Professor Dr. med. Gerhard Döring
Professor Dr. med. Dr. lit. h.c. Theodor Hellbrügge

DAS KIND VON 0−6

Professor Dr. med Gerhard Döring
Professor Dr. med. Dr. lit. h.c. Theodor Hellbrügge

DAS KIND
VON 0-6

Ärztliche Ratschläge
für Schwangerschaft
und Geburt,
über Pflege und Ernährung
des Kindes sowie wichtige
Hinweise zur Entwicklung und
Erziehung bis zum Schulalter
mit einer Übersicht
der häufigsten Kinderkrankheiten

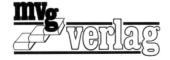
mvg verlag

CIP-Kurztitelaufnahme der Deutschen Bibliothek

Döring, Gerhard:
Das Kind von 0−6 : ärztl. Ratschläge für
Schwangerschaft u. Geburt, über Pflege u.
Ernährung d. Kindes sowie Hinweise zur
Entwicklung u. Erziehung bis zum Schulalter
mit e. Übersicht d. häufigsten Kinder-
krankheiten / Gerhard Döring ; Theodor
Hellbrügge. − 3. überarb. u. erw. Aufl. −
Landsberg am Lech : mvg − moderne verlagsgesellschaft, 1986.
(mvg-Sachbücher)
ISBN 3-478-05303-X
NE: Hellbrügge, Theodor:

Das Titelfoto wurde uns mit freundlicher Genehmigung von der
Firma Aponti, Köln, zur Verfügung gestellt.

3. überarbeitete und erweiterte Auflage

© mvg − moderne verlagsgesellschaft mbh
8910 Landsberg am Lech
Umschlaggestaltung: Baeuerle und Gruber
Druck: Presse-Druck, Augsburg
Bindearbeiten: Thomas, Augsburg
Printed in Germany 050 303/1186402
ISBN 3-478-05303-X

Inhaltsverzeichnis

1. Teil   Schwangerschaft und Geburt

2. Teil   Das Kind wächst heran

1. Teil
Schwangerschaft und Geburt

Liebe werdende Mutter!

Der erste Teil dieses Buches ist hauptsächlich an Sie gerichtet.
Sicher möchten Sie eine angenehme Schwangerschaft und eine leichte
und unkomplizierte Geburt haben. Dazu können Sie selbst viel
beitragen. Die beste Voraussetzung ist der regelmäßige Gang zum
Arzt zur Vorsorgeuntersuchung. Wie wichtig die regelmäßige ärztliche Kontrolle in der Schwangerschaft ist, geht schon daraus hervor,
daß Frühgeburten bei Müttern, die in der Schwangerschaft gar
nicht oder nur selten zum Arzt gingen, dreimal so oft vorkommen,
wie bei regelmäßig ärztlich überwachten Müttern.
Eine wesentliche Aufgabe dieses Buches ist die Vermittlung von
Kenntnissen über die Vorgänge im mütterlichen Körper in der
Schwangerschaft und während der Geburt. Das ist notwendiger
als viele Frauen meinen. Wenn man eine Sache versteht, hat man
keine Angst mehr vor ihr. Frauen, die nicht wissen, was in der
Schwangerschaft und bei der Geburt passiert, haben Angst.
Wer Angst hat, geht verspannt ins Krankenhaus zur Geburt –
und es ist schon lange bekannt, daß eine verspannte Frau während
der Geburt stärkere Schmerzen verspürt. Auf diese Weise hilft
Aufklärung, Angst zu beseitigen und das „Bescheidwissen" zu einer
leichteren Entbindung.
Ich habe versucht, außer den normalen Vorgängen im mütterlichen
Körper während der Schwangerschaft und der Geburt noch viele
andere Fragen zu beantworten, die eine werdende Mutter – und
nicht zuletzt auch den werdenden Vater – beschäftigen. Hier soll
nur eine kleine Auswahl der wichtigsten Kapitel genannt werden:
Wird es ein Junge oder ein Mädchen?" – „Werden es Zwillinge?" –
– „Bin ich schwanger oder nicht?" – „Wann spricht man von
Fehlgeburt?" – „Die Bauchhöhlenschwangerschaft ist lebensbedroh-
lich!" – „Gibt es eine Vorbeugung gegen die gefürchteten Mißbildungen?" – „Was ist ein Rhesus-Faktor?" – „Was ist eine Risikogeburt?" – „Stillprobleme" – „Familienplanung".
Aus meiner jahrzehntelangen Praxis als Frauenarzt weiß ich, daß
bei sehr vielen Frauen die Kenntnisse über die genannten Probleme
sehr schlecht sind. Ziel dieses Buches ist es, das Wissen zu vermitteln,
das eine Frau braucht, um die Veränderungen ihres Körpers in
der Schwangerschaft richtig verstehen zu können – und um ruhig
und gelassen an die Geburt heranzugehen.

Alles Gute wünscht Ihnen

Ihr Professor Dr. med. Gerhard Döring

Der Beginn des menschlichen Lebens

Wie das menschliche Leben entsteht

Von welchem Augenblick an man vom Beginn des Lebens sprechen kann, darüber gibt es unter Biologen, Medizinern, Juristen und Theologen unterschiedliche Auffassungen.

Die Forschung auf dem Gebiet der Biologie der Fortpflanzung hat aber ganz eindeutig festgestellt, welche Voraussetzungen bei der Frau und dem Mann erfüllt sein müssen, damit ein neues menschliches Leben überhaupt entstehen kann. Auch die Vorgänge, die zur Entstehung eines neuen menschlichen Lebens im Körper der Frau vor sich gehen, sind genau bekannt.

Damit ein neuer Mensch entstehen und heranwachsen kann, muß ein winziges Ei, das sich im Leib einer Frau entwickelt hat, mit einer noch winzigeren Samenzelle, die sich in den Geschlechtsteilen eines Mannes ausgebildet hat, zusammentreffen.

Erst wenn die männliche Samenzelle, die man auch „Spermie“ oder „Spermatozoe“ nennt, in das weibliche Ei eingedrungen ist, kann neues menschliches Leben entstehen und heranwachsen. Dieser Vorgang wird „Befruchtung“ genannt oder auch „Empfängnis“. Beim Menschen findet die Befruchtung oder Empfängnis, die zum Heranwachsen und zur Geburt eines neuen Menschen führt, stets im Leibe der Frau statt, die dadurch, wenn alles ohne ernsthafte Störung vor sich geht, zur Mutter eines Kindes wird.

Wie die weiblichen Fortpflanzungsorgane funktionieren

Der Follikel springt

Ebenso wie sich in den Geschlechtsteilen des Mannes, den Hoden, die Samenzellen bilden, so reifen im Körper der Frau, sobald sie geschlechtsreif ist, Eizellen heran, die vom männlichen Samen befruchtet werden können.

Jede gesunde Frau stellt im Laufe ihres Lebens vierhundert bis fünfhundert ausgereifte Eizellen zur Befruchtung bereit. Als Hinweis dafür, daß in jedem Zyklus eine reife Eizelle bereit gestellt wird, nimmt man die monatliche Blutung an. Doch gilt dies noch nicht für die allerersten Monatsblutungen eines jungen Mädchens. Von der allerersten Blutung an dauert es meistens noch zwei oder drei Jahre, bis in dem Monatszyklus auch jedesmal eine reife Eizelle von den Eierstöcken zur Befruchtung freigegeben wird. Hat die Blutung aus der Gebärmutter aufgehört, dann beginnt die Reifung einer neuen Eizelle in einem der beiden Eierstöcke, die der Arzt als „Ovarien“ bezeichnet. Ist die neue Eizelle reif, dann löst sie sich aus dem Eierstock ab, man spricht vom „Follikelsprung“. Dieser findet in einem normalen Zyklus von etwa 4wöchiger Dauer etwa am 14./15. Tag statt. Danach

14

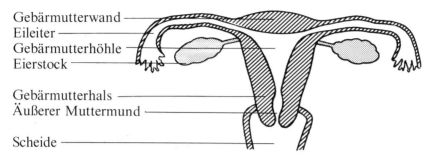

Gebärmutterwand
Eileiter
Gebärmutterhöhle
Eierstock

Gebärmutterhals
Äußerer Muttermund

Scheide

Schema der inneren weiblichen Genitalorgane

ist die Eizelle zur Befruchtung und nach einer Wanderung durch den Eileiter zur Einbettung in der Gebärmutterhöhle bereit. Die Eizelle wandert, ob sie befruchtet wurde oder nicht, in jedem Fall durch den Eileiter hindurch in die Gebärmutterhöhle hinein. Wird sie auf diesem Wege im Eileiter nicht befruchtet, dann wird sie mit der monatlichen Blutung aus der Gebärmutter hinausgeschwemmt.

Die Eierstöcke (Ovarien) liegen im Körper der Frau rechts und links nur wenige Zentimeter neben der Gebärmutter (s. Abb.).

Jeder Eierstock hat die ungefähre Größe und die Form eines Taubeneies. Die Eierstöcke haben zwei wichtige Aufgaben zu erfüllen. In ihnen reifen die Eizellen, die durch den Follikelsprung zur Wanderung durch den Eileiter freigegeben werden. Ebenso wichtig ist die Produktion der weiblichen Geschlechtshormone, auch „Sexualhormone" genannt, die den normalen Ablauf der Fortpflanzung regeln. Die Zeit, die vom ersten Tag einer regulären Monatsblutung bis zum letzten Tag *vor* der nächsten Monatsblutung vergeht, wird „Zyklus" oder auch „Menstruationszyklus" genannt. Während dieses Zyklus wird jeweils eine reife Eizelle aus den Eierstöcken durch den Follikelsprung freigegeben.

Das sind, solange eine Frau geschlechtsreif ist, innerhalb von 30 bis 35 Jahren rund 400 Eizellen. In jedem Zyklus wächst nun eine der Eizellen samt der sie umgebenden flüssigkeitsgefüllten Blase, dem Follikel, von einer kaum sichtbaren Größe bis auf etwa Kirschgröße heran. Die Eizelle selbst hat einen Durchmesser von ein zehntel Millimeter, ist aber trotzdem die größte menschliche Zelle. Man kann sie gerade noch mit bloßem Auge sehen. Wenn das Bläschen, das Follikel genannt wird, platzt, gelangt die Eizelle aus dem Eierstock in den Eileiter.

Das menschliche Ei muß wandern

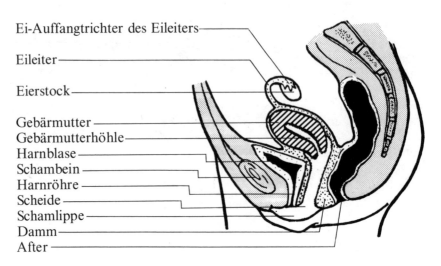

Ei-Auffangtrichter des Eileiters————————

Eileiter————————

Eierstock————————

Gebärmutter ————————
Gebärmutterhöhle————————
Harnblase————————
Schambein————————
Harnröhre————————
Scheide————————
Schamlippe————————
Damm————————
After ————————

Schematische Darstellung der weiblichen Genitalorgane und ihrer Nachbarorgane. Dargestellt ist ein Längsschnitt durch das Becken und die darin befindlichen Organe

Die Eileiter sind röhrenförmige Gebilde von 8 bis 10 Zentimeter Länge und einem halben Zentimeter Dicke. Sie ziehen auf beiden Seiten vom Eierstock zur Gebärmutter (s. Abb.). Die blütenkelchartige Erweiterung in der Nähe des Eierstockes ist für das Auffangen der Eizelle von Bedeutung. Die wichtigste Aufgabe der Eileiter aber ist es, die Eizelle nach dem Follikelsprung in die Gebärmutter zu leiten. Im Eileiter findet dann die Befruchtung der Eizelle durch den männlichen Samen statt.

Das ist deshalb möglich, weil die männlichen Samenzellen, die während des Liebesaktes in die Scheide der Frau gelangt sind, zum Teil durch den Gebärmutterhals und die Gebärmutter hindurchwandern und in die Eileiter eindringen. Trifft eine männliche Samenzelle im Eileiter auf eine Eizelle, dann bohrt sich der Kopf der männlichen Samenzelle in die Eizelle hinein und die Befruchtung ist vollzogen.

Die Gebärmutter ist ein Wunderorgan Von diesem Augenblick an beginnt die große Rolle der Gebärmutter, die sich Monat für Monat immer wieder von neuem auf ihre Hauptaufgabe, dem neuen Leben Nahrung zu vermitteln und schützende Hülle zu sein, vorbereitet hat. Die äußeren Zeichen für diese Vorbereitung sind die regelmäßigen monatlichen Blutungen. Während der Schwangerschaft hören diese Blutungen bis über die Geburt hinaus auf.

16

Die Gebärmutter ist ein etwa hühnereigroßes, birnenförmiges Organ, das im unteren Teil des Frauenleibes, der Arzt sagt im „kleinen Becken", liegt. Man unterscheidet den höherliegenden, dickeren Gebärmutterkörper, in den die Eileiter einmünden und den tiefer unten liegenden, in die Scheide mündenden schlanken Gebärmutterhals (s. Abbildung). Beide sind für die Empfängnis und die Schwangerschaft von großer Bedeutung.

Der Gebärmutterhals hat mehrere ganz verschiedene Aufgaben: Außerhalb der Schwangerschaft schließt er die Gebärmutterhöhle nach unten gegen das Eindringen von Keimen ab. Dieser Verschluß, der aus einem Pfropfen zähflüssigen Sekrets besteht, öffnet sich aus zwei verschiedenen Anlässen: Während der Regelblutung fließt das Blut aus der Gebärmutterhöhle durch den Gebärmutterhals in die Scheide ab. Der zweite Anlaß ist die mögliche Zeugung. Kurz vor und während des Follikelsprungs wird der Schleim drei bis vier Tage lang für die Samenfäden, die aus der Scheide in die Gebärmutterhöhle nach oben wandern, durchlässig. Während der Schwangerschaft stellt der Gebärmutterhals wieder einen ganz festen Abschluß der Gebärmutter nach unten dar. Manchmal funktioniert dieser Verschluß nicht einwandfrei. Dabei kann es zu Fehlgeburten oder auch zu Frühgeburten kommen. Schließlich muß sich der Gebärmutterhals während der Geburt ganz weit öffnen können, um das Kind hindurchzulassen.

Außerhalb der Schwangerschaft ist es die wichtigste Aufgabe des Gebärmutterkörpers, in jedem Monat alle notwendigen Vorbereitungen zu treffen, damit sich eine befruchtete Eizelle in die Gebärmutterschleimhaut einnisten kann. Zu diesem Zweck wird die Gebärmutterschleimhaut, mit der die Gebärmutterhöhle ringsum ausgekleidet ist, bei der Regelblutung abgebaut, ausgestoßen und danach wieder neu aufgebaut. Sie muß genau zu dem Zeitpunkt, an dem das befruchtete Ei sich einbetten kann, alle Eigenschaften haben, die sie als „Eibett" braucht. Das wird durch die weiblichen Sexualhormone, die in den Eierstöcken gebildet werden, bewirkt. Diese Hormone heißen „Follikelhormon" und „Gelbkörperhormon". Wird die Eizelle nicht befruchtet, dann wird die nun nicht benötigte Gebärmutterschleimhaut, mit Blut vermischt, als „Regelblutung" oder „Monatsblutung" nach außen abgestoßen.

Die Gebärmutter ragt mit dem Gebärmutterhals, der vom Arzt „Zervix" genannt wird, wie ein Zapfen von oben in die Scheide der Frau hinein (siehe Abbildung).

Die Scheide selbst, auch „Vagina" genannt, ist ein etwa 10 cm langer elastischer Muskelschlauch. Sie verbindet die inneren Geschlechtsorgane, das sind die Gebärmutter, die Eileiter und die Eierstöcke, mit den äußeren Genitalorganen.

Wie die männlichen Fortpflanzungsorgane funktionieren

Für den Zeugungsvorgang und die Empfängnis sind die männlichen Fortpflanzungsorgane genauso wichtig wie die weiblichen. Deshalb soll jetzt hier beschrieben werden, wie sie gebaut sind und was in ihnen vor sich geht.

Ähnlich wie die weiblichen Eierstöcke die Keime der reifenden Eizellen bergen, so reifen in den männlichen Keimdrüsen, den Hoden, die männlichen Samenzellen, auch „Spermien" genannt, heran. Das außerdem in den Hoden erzeugte männliche Sexualhormon ist für den Körper des Mannes und seine Sexualfunktion ebenso bedeutsam wie die weiblichen Sexualhormone für den Monatszyklus der Frau.

Die ersten männlichen Samenzellen werden erst nach der männlichen Geschlechtsreife in den Hoden erzeugt. Der Arzt nennt den Eintritt der Geschlechtsreife „Pubertät". Sie tritt beim männlichen Jugendlichen in Mitteleuropa um das dreizehnte Lebensjahr herum auf, während Mädchen durchschnittlich schon um das zwölfte Lebensjahr herum die erste Monatsblutung erleben. Ein fester Zeitpunkt für den Eintritt der Pubertät kann nicht festgelegt werden. Im weiblichen Körper sind die unausgereiften Eizellen schon bei der Geburt in den Eierstöcken ruhend vorhanden; die männlichen Samenzellen werden dagegen erst von der Pubertät an von Grund auf neu erzeugt.

Die männlichen Samenzellen entstehen im Hoden

Die männlichen Samenzellen entstehen in feinen Kanälchen, von denen jeder einzelne Hoden rund sechshundert enthält. Diese Samenkanälchen münden in einem dem Hoden angepaßten Wulst, der wiederum in den Samenleiter übergeht. Da die beiden eiförmigen Hoden außerhalb des Leibes im herunterhängenden Hodensack leicht beweglich liegen, ist es möglich, sie und den ihnen aufliegenden Wulst, den man „Nebenhoden" nennt, mit den Fingern zu tasten.

Die in den Samenkanälchen der Hoden entstehenden Samenfäden werden von den Nebenhoden in die Samenleiter hineingeleitet und gelangen von dort auf einem weiten, etwa 45 cm langen Weg durch den „Leistenkanal" in die männliche Bauchhöhle hinein. Dort erreichen die Samenfäden die sogenannten „Samenampullen", wo sie eine Zeitlang aufbewahrt werden. Diesen Speichern für Samenfäden, den Samenampullen, sind wiederum sogenannte „Samenbläschen" angelagert. Hier werden Zusatzstoffe hergestellt, die der „Samenflüssigkeit" hinzugefügt werden. Die „Samenflüssigkeit" ist hauptsächlich ein Produkt der unmittelbar an die Samenampullen anschließenden Vorsteherdrüse, die der Arzt „Prostata" nennt.

18

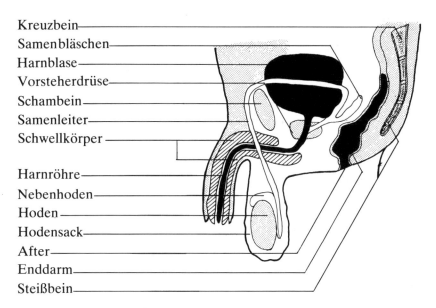

Kreuzbein
Samenbläschen
Harnblase
Vorsteherdrüse
Schambein
Samenleiter
Schwellkörper

Harnröhre
Nebenhoden
Hoden
Hodensack
After
Enddarm
Steißbein

Schematische Darstellung der männlichen Genitalorgane und ihrer Nachbarorgane. Dargestellt ist ein Längsschnitt durch das Becken.

Findet nun auf dem Höhepunkt des sexuellen Kontaktes die Ausstoßung der Samenflüssigkeit (Ejakulation) statt, dann wirken die Samenampullen, die Samenbläschen und die Vorsteherdrüse folgendermaßen zusammen: Die Ausstoßung der Samenflüssigkeit beginnt mit der stoßartigen Entleerung des Inhaltes der Samenampullen, der Samenbläschen und der Vorsteherdrüse in die Harnröhre. Die auf diese Weise zusammengeführte Samenflüssigkeit wird anschließend durch kräftige Zusammenziehungen der Muskeln, die an der Wurzel des männlichen Gliedes die Harnröhre umgeben, nach außen, das heißt im Normalfall in die Scheide der Frau geschleudert.

Die Vorsteherdrüse oder „Prostata", die unmittelbar unter der Harnblase die Harnröhre ringförmig umschließt und etwa die Größe einer Kastanie hat, erfüllt bei der Ausstoßung oder „Ejakulation" der Samenflüssigkeit eine weitere wichtige Aufgabe. Sie sorgt auch dafür, daß die auszustoßende Samenflüssigkeit den Weg durch die Harnröhre nach außen nimmt und nicht etwa in die Harnblase hineingelangt.

... und werden bei der Ejakulation ausgeschleudert

Der Moment, in dem das neue Leben entsteht

Nach dem Follikelsprung kann die Eizelle nur sechs bis zwölf Stunden lang befruchtet werden. Nach höchstens zwölf Stunden geht sie zugrunde.

Die männlichen Samenfäden brauchen etwa eine Stunde, bis sie am Ort der Befruchtung angekommen sind. Sie müssen dazu einen langen Weg zurücklegen: Aus der Scheide durch den Gebärmutterhals in die Gebärmutterhöhle und von hier aus in die Eileiter. Der Schleim im Gebärmutterhals ist nur kurz vor und während des Follikelsprunges so dünn, daß die Samenfäden hindurchwandern können. Die männlichen Samenfäden leben länger als die weibliche Eizelle, nämlich zwei bis drei Tage. Daher kommt es, daß sich trotz der kurzen Lebensdauer der weiblichen Eizelle im Eileiter die Zeit der Empfängnismöglichkeit der Frau auf einige Tage verlängert.

Befruchtung Die reife Eizelle liegt nach dem Follikelsprung im äußersten Ende des Eileiters. Bis zu dieser Stelle muß sich der Samenfaden vorangearbeitet haben, bis er in die Eizelle eindringen kann. Nur hier findet die Befruchtung statt. Gewöhnlich dringt nur ein einziger Samenfaden in die Eizelle ein. Oft gelingt es zwei oder mehreren Samenfäden gleichzeitig in die Eizelle einzudringen, das bleibt aber für den normalen Ablauf der Befruchtung ohne Bedeutung.

Relativ selten entstehen Zwillinge. Eineiige Zwillinge haben stets das gleiche Geschlecht. Zwillinge verschiedenen Geschlechts entstehen stets aus zwei Eizellen, die von verschiedenen Samenzellen befruchtet worden sind.

Werden es Zwillinge?

Auf 85 Geburten entfällt eine Zwillingsgeburt, auf 7200 Geburten eine Drillingsgeburt und auf 614000 Geburten eine Vierlingsgeburt. Fünflingsgeburten sind in der ganzen Welt bisher nur knapp 100mal beobachtet worden und nur selten haben Fünflinge das Erwachsenenalter erreicht. Von den insgesamt beobachteten Sechslingen sind erst in jüngster Zeit mit Hilfe optimaler Aufzuchtbedingungen einige am Leben geblieben.

Wir unterscheiden eineiige und zweieiige Zwillinge. Eineiige Zwillinge entstehen, wie der Name sagt, aus einer befruchteten Eizelle. Die Teilung in zwei selbständige Keimlinge kann dabei sehr früh während der ersten Tage nach der Vereinigung von Eizelle und Samenzelle erfolgen; sie kann auch während des ganzen Weges der befruchteten Eizelle durch den Eileiter und die Gebärmutter stattfinden und sie kann schließlich auch noch in den ersten Tagen nach der Einnistung in die Gebärmutterschleimhaut geschehen. Eineiige Zwillinge haben bekanntlich die gleichen Erbanlagen. Deshalb sind sie sich auch stets zum Verwechseln ähnlich.

Für die Entstehung von zweieiigen Zwillingen gibt es dagegen mehrere Möglichkeiten:

1. In beiden Eierstöcken kann ein Follikel mit je einer Eizelle springen,
2. in einem Eierstock können zwei Follikel mit je einer Eizelle springen,
3. ein Follikel kann zwei Eizellen enthalten.

Zweieiige Zwillinge haben untereinander keine größere Ähnlichkeit als normale Geschwister. Sie können also auch recht unterschiedlich aussehen.

Zwillingsgeburten sind Risikogeburten. Wegen der erhöhten Gefahren für Mutter und Kind müssen Zwillingsgeburten stets in der Klinik stattfinden.

Der Moment nach der Befruchtung

Normal aber ist es, daß nur ein einziger männlicher Samenfaden in eine weibliche Eizelle eindringt und dort die Befruchtung vollzieht, die dann nur ein einzelnes neues Leben zur Entwicklung bringt.

Nach dem Eindringen des Kopfes der männlichen Samenzelle in die weibliche Eizelle wird er zunächst noch durch seinen Peitschenschwanz in Richtung des Kernes der weiblichen Samenzelle vorwärtsgestoßen. Sobald sich aber der weibliche und der männliche Kern nah genug gekommen sind, fällt der Peitschenschwanz, der ja nur als Fortbewegungsapparat dient, vom Kopf der männlichen Samenzelle ab. Die weibliche Eizelle umgibt sich gleichzeitig mit einer festen Eiweißhülle, die allen übrigen, die weibliche Eizelle noch umschwärmenden männlichen Samenzellen das Eindringen in die Eizelle von da ab unmöglich macht.

Der eingedrungene Kopf der männlichen Samenzelle beginnt sofort zu wachsen und wird dadurch zum sogenannten „männlichen Vorkern", der sich mit dem „weiblichen Vorkern", zu dem sich der Kern der weiblichen Eizelle inzwischen ebenfalls umgebildet hat, zu einem gemeinsamen Zellkern vereinigt. Das ist der wichtigste Abschnitt des ganzen Vorgangs. Mit ihm erst ist die Befruchtung endgültig vollzogen.

Zu diesem Zeitpunkt ist bereits festgelegt, ob sich aus der befruchteten Eizelle ein Knabe oder ein Mädchen entwickeln wird. Auch alle vererblichen Eigenschaften des neuen Lebewesens stehen zu diesem Zeitpunkt schon fest. Die befruchtete Eizelle wird innerhalb von drei

Die Frucht nistet sich ein

21

bis vier Tagen durch den Eileiter befördert und gelangt schließlich in die Gebärmutter. Dann vergehen noch einmal so viele Tage, bis sich die Eizelle in die Gebärmutterschleimhaut einnistet. Die Einnistung der befruchteten Eizelle, die der Arzt auch „Nidation" nennt, beginnt also erst etwa acht Tage nach der Empfängnis.

Die Einnistung der befruchteten Eizelle ist für die weitere Entwicklung des neu entstandenen Lebens von grundlegender Bedeutung. Solange eine befruchtete Eizelle sich noch nicht in die Wand der Gebärmutter eingenistet hat, kann für die betroffene Frau auch noch nicht von einer Schwangerschaft gesprochen werden. Der Körper der werdenden Mutter erhält erst durch die Einnistung einer befruchteten Eizelle die Nachricht, daß neues Leben in ihr zu keimen begonnen hat. Und erst von da ab stellt sich der ganze mütterliche Körper auf das neue keimende Leben ein. Nun beginnen auch die vielen Umstellungen im Körper der Mutter, die für die eingetretene Schwangerschaft so kennzeichnend und bedeutsam sind. Der Arzt nennt deshalb die Tage, die nach der Befruchtung bis zum Einnisten der Eizelle in die Gebärmutterwand vergehen, die „Vorschwangerschaft". Die eigentliche Schwangerschaft beginnt also erst mit der gelungenen Einnistung in die Gebärmutterschleimhaut.

Die große Frage: Wird es ein Junge oder ein Mädchen?

Es ist schon erklärt worden, daß die Entscheidung darüber, ob sich aus einer befruchteten Eizelle ein Junge oder ein Mädchen entwickeln wird, bereits im Augenblick der vollzogenen Befruchtung im Eileiter gefallen ist. Das kommt daher, daß das Geschlecht des Kindes bei dem Zusammentreffen der weiblichen und männlichen Erbanlagen, die in den sogenannten Erbschleifen enthalten sind, mitentschieden wird.

Die stäbchenartigen Erbschleifen werden auch „Chromosomen" genannt. Jede weibliche Eizelle und jeder männliche Spermienkopf enthalten 23 solcher Chromosomen, die sich miteinander vereinigen müssen, damit sich ein vollausgebildeter, gesunder neuer Mensch entwickeln kann. Diese 23 Chromosomen, die in jeder gesunden weiblichen Eizelle und männlichen Samenzelle enthalten sind, werden ein „Chromosomensatz" genannt.

Das Y-Chromosom bestimmt den Jungen

Jede gesunde weibliche Eizelle enthält immer den gleichen Chromosomensatz, während in gesunden männlichen Samenzellen nur 22 Chromosomen stets die gleichen sind. Das 23. männliche Chromosom ist entweder ein sogenanntes X-Chromosom oder ein sogenanntes Y-Chromosom, und dieser Unterschied bewirkt die Entstehung eines

22

Jungen (durch ein Y-Chromosom) oder eines Mädchen (durch ein X-Chromosom). Wenn eine Samenzelle mit einem X-Chromosom in die Eizelle eindringt, die stets ein X-Chromosom enthält, so entsteht ein Mädchen (Geschlechtschromosomen XX). Vereinigt sich dagegen eine Samenzelle mit einem Y-Chromosom mit der Eizelle, so entsteht ein Knabe (Geschlechtschromosomen XY). Das Geschlecht jedes neuentstehenden menschlichen Lebens wird also stets durch den Mann bestimmt, doch hat der Mann keinen Einfluß darauf.

Seit vielen tausend Jahren bis zum heutigen Tage ist es immer wieder versucht worden, das Geschlecht eines zu erwartenden Kindes willkürlich zu beeinflussen. Bis heute ist es nicht gelungen, eine Methode zu entwickeln, die mit Sicherheit das Geschlecht des Kindes zu beeinflussen erlaubt. Wie man das Geschlecht des Kindes willkürlich zu beeinflussen sucht
Einen Versuch, durch chemische Verstärkung oder Abschwächung des Säuregrades in der Scheide das Geschlecht des Kindes zu beeinflussen, machte vor etwa 40 Jahren der Königsberger Gynäkologe Professor *Unterberger*. Seine Methode ist in jüngster Zeit von dem bekannten amerikanischen Gynäkologen Professor *Shettles* wieder aufgegriffen worden. Über die Zuverlässigkeit, mit der man auf diese Weise einen Jungen oder ein Mädchen zeugen kann, gibt es bisher keine umfangreichen beweisenden Zahlenangaben.

In den letzten Jahren spielt eine andere Methode eine Rolle. Einer amerikanischen Frauenärztin fiel auf, daß nach künstlicher Befruchtung, die ja immer möglichst genau am Tage des Follikelsprunges vorgenommen wird, sehr viel mehr Knaben als Mädchen geboren wurden. Daraus hat der deutsche Bevölkerungswissenschaftler *Dr. Hatzold* eine Methode entwickelt, wie man einen Knaben oder ein Mädchen zeugt und die auf folgender Annahme beruht: Samenfäden mit Y-Chromosom (die zur Zeugung eines Knaben führen) bewegen sich schneller, haben aber eine kürzere Lebensdauer. Erfolgt also ein sexueller Kontakt genau zum Zeitpunkt des Follikelsprunges, so gelangen die schnelleren Y-Samenfäden zuerst zur Eizelle, und es wird ein Knabe gezeugt. Findet dagegen nur eine Beiwohnung zwei Tage vor dem Follikelsprung statt, so sind inzwischen die Y-Samenfäden erlahmt, und die langlebigeren X-Samenfäden können die Eizelle befruchten. Es entsteht diesmal ein Mädchen. Zeitwahlmethode

Die Aufgabe, das Geschlecht des Kindes vor der Geburt zu bestimmen, ist von der modernen Medizin gelöst worden. Heute gibt es zwei Möglichkeiten, das Geschlecht des Kindes im Mutterleib festzustellen. Die erste Methode besteht darin, daß man mit Hilfe des Ultraschalles im letzten Drittel der Schwangerschaft oft sehen kann, ob männliche Wie das Geschlecht eines Kindes vor der Geburt festgestellt werden kann

23

Genitalorgane vorhanden sind. Diese Methode ist nicht sehr zuverlässig. Bei der zweiten Methode saugt man mit einer Hohlnadel etwas Fruchtwasser aus der Fruchtblase heraus (Amniocentese). Durch Züchtung und Färbung der im Fruchtwasser enthaltenen kindlichen Hautzellen können die Chromosomen dargestellt werden. So kann man sicher feststellen, ob es sich um einen Knaben oder um ein Mädchen handelt. Diese zweite Methode ist für Kind und Mutter nicht ganz ungefährlich und kommt deshalb allein zur Befriedigung der Neugier werdender Eltern nicht in Frage.

Wie das Kind im Mutterleib heranwächst

Während der „Vorschwangerschaft", das sind die sieben bis acht Tage nach der Befruchtung bis zur Einnistung der befruchteten Eizelle in die Gebärmutterwand, verwandelt sich die Eizelle durch Zellteilung unaufhörlich. Obwohl sie durch diese Umwandlungen nicht wesentlich größer wird, als die Eizelle von Anfang an war, entsteht eine Zellkugel, die wie eine Maulbeere aussieht und deshalb „Morula" genannt wird. Die Vergrößerung dieser Zellkugel durch starkes Wachstum beginnt erst nach der Einnistung der Zellkugel in die Gebärmutterschleimhaut. Und jetzt erst, nach der erfolgreichen Einnistung in die Gebärmutterwand, spricht der Arzt von „Schwangerschaft". Auch die Bezeichnungen ändern sich nun.

In der Embryonalzeit entwickeln sich alle Organe
Die rapide wachsende Zellkugel erhält von nun ab den Namen „Embryo", und die Zeit von der Einnistung bis zum Ende des dritten Schwangerschaftsmonats wird „Embryonalzeit" genannt. Nach der Einnistung entnimmt der Embryo die Nahrungsstoffe, die er braucht, aus dem mütterlichen Blut und beginnt rasch zu wachsen. Die Geschwindigkeit dieses Wachstums ist einzigartig: Der menschliche Embryo nimmt in den ersten vier Wochen nach der Einnistung um das 20000fache an Gewicht zu. Im zweiten Monat beträgt die Gewichtszunahme immer noch das 50fache und im dritten Monat etwa das 10fache (s. Tabelle).
10 Wochen nach der Befruchtung, das sind etwa 12 Wochen nach der letzten Monatsblutung, hat die menschliche Frucht eine Länge von rund 7 Zentimetern erreicht und besitzt bereits alle lebenswichtigen Organe. Äußerlich erkennt man die Frucht jetzt schon als „Mensch".

Wie der Fetus wächst
Von diesem Zeitpunkt an nennt man die menschliche Frucht nicht mehr Embryo, sondern Fetus. Am Ende des dritten Schwangerschaftsmonats kann auch bereits durch Betrachtung mit dem bloßen Auge

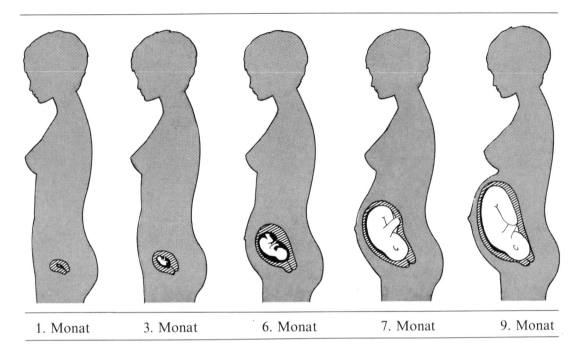

1. Monat	3. Monat	6. Monat	7. Monat	9. Monat

Die Größe der menschlichen Frucht und der Gebärmutter in verschiedenen Schwangerschaftsmonaten im Körper der Mutter.

festgestellt werden, ob es sich um einen Knaben oder um ein Mädchen handelt. In der nachfolgenden Tabelle können die Beziehungen zwischen dem Alter der Frucht und der Körperlänge beziehungsweise dem Körpergewicht abgelesen werden.

Der Fetus nimmt nicht mehr so schnell an Gewicht zu wie vorher der Embryo. Trotzdem ist die Zunahme immer noch beachtlich. Sie beträgt im vierten Monat noch das 7fache, im fünften Monat das 3fache und im sechsten Monat das Doppelte. Außer diesem einzigartigen Wachstum verändert sich der Fetus während dieser Zeit ganz gewaltig. Er wird immer menschlicher und macht sich sogar bereits selbständig bemerkbar. Von diesen Veränderungen sollen hier einige besonders wichtige beschrieben werden.

Gegen Ende des vierten Monats ist der Körper des Fetus mit feinen Haaren bekleidet. Die Bewegungen, die das Kind schon vom dritten Monat an vollführt, werden im fünften Monat so kräftig, daß sie von

Das Kind im Mutterleib

25

der Mutter wahrgenommen und gespürt werden. Der Arzt spricht von „Kindsbewegungen". Die Leber des Fetus und andere Drüsen, die für die Verdauung verantwortlich sind, fangen an, Sekrete abzusondern; im Darm sammelt sich das sogenannte Kindspech an, das „Mekonium". An den Fingern wachsen die Fingernägel. Schon im sechsten Monat findet man auf den Fingerkuppen die Linien, die später durch Fingerabdrücke sichtbar gemacht werden können. Sie werden „Papillarlinien" genannt und bleiben während des ganzen Lebens unverändert. Am Ende des siebten Monats sind alle lebenswichtigen Funktionen schon so ausgereift, daß ein Kind, das so früh geboren wird, bei bester klinischer Pflege eine gewisse Chance hat, am Leben zu bleiben. Dabei wiegt es zu dieser Zeit nur etwas mehr als 1000 Gramm. Am Ende des achten Monats haben sich die Überlebenschancen bereits sehr verbessert. Natürlich sind die Chancen für ein Kind am besten, wenn es „rechtzeitig", das heißt nach 40 Wochen zur Welt kommt.

Schwangerschaftswoche	Körperlänge	Körpergewicht
1	$^1/_{10}$ mm	1 millionstel g
4	0,5 cm	$^1/_{50}$ g
8	3,5 cm	1,1 g
12	7,0 cm	14,2 g
16	15 cm	108 g
20	25 cm	316 g
24	30 cm	630 g
28	35 cm	1045 g
32	40 cm	1700 g
36	45 cm	2380 g
40	50 cm	3300 g

Die Entwicklung von Körperlänge und Körpergewicht in den zehn Schwangerschaftsmonaten

Bin ich schwanger oder nicht?

Jede Frau, die sich ein Kind wünscht, möchte so rasch wie möglich wissen, ob ihr Wunsch in Erfüllung geht oder nicht. Wir können diese Frage heute zuverlässig und rasch beantworten. Es gibt Untersuchungsmethoden, die eine Schwangerschaft mit einer Sicherheit von 98% bereits 10 Tage nach dem Ausbleiben der nächsten Monatsblutung zu erkennen gestatten. Das Ausbleiben der Monatsblutung ist ja ein ganz allgemein bekanntes Anzeichen für eine möglicherweise eingetretene Schwangerschaft, das gemeinsam mit plötzlich auftretender Übelkeit und einem Spannungsgefühl in den Brüsten zu den „unsicheren" Schwangerschaftszeichen gehört. Weil diese Anzeichen unsicher sind und oft trügen, haben die Menschen schon vor mehr als 3000 Jahren versucht, eine eingetretene Schwangerschaft früher und sicherer nachzuweisen. Aus den ältesten erhaltenen schriftlichen Aufzeichnungen, den altägyptischen Papyri, weiß man, daß man bereits vor mehr als 3000 Jahren Rezepte kannte, mit deren Hilfe man versuchte, eine Schwangerschaft sehr früh nachzuweisen.

Alle diese Versuche blieben jedoch unzuverlässig oder vergeblich, bis zum Jahre 1928, als die beiden Berliner Forscher *S. Aschheim* und *B. Zondek* durch die Behandlung weißer Mäuse mit dem Morgenurin einer Schwangeren einen 98% sicheren Schwangerschaftstest erfanden. Allerdings dauerte es damals noch 4 Tage, bis die Antwort feststand, während heute die Frage nach der Schwangerschaft durch den sogenannten „immunbiologischen" Schwangerschaftsnachweis bereits nach 2 Minuten beantwortet werden kann. Alle bisher durch solche Laboratoriumsuntersuchungen erfolgenden Schwangerschaftsnachweise können aber frühestens 10 Tage nach dem Ausbleiben der Monatsblutung angewandt werden, weil vorher die für den Nachweis erforderlichen Hormonmengen im Urin der schwangeren Frau noch nicht auftreten. Der neueste Schwangerschaftstest, der β-HCG-Test, sagt schon am 28. Zyklustag aus, ob eine Schwangerschaft eingetreten ist oder nicht.

Die Schwangerschaft läßt sich im Urin nachweisen

Es gibt noch ein weiteres, von jeder Frau selbst anzuwendendes Verfahren, das relativ früh Auskunft über den Eintritt einer Schwangerschaft gibt. Dieses Verfahren besitzt, wenn es sorgfältig durchgeführt wird, die gleiche Zuverlässigkeit wie die schon genannten Laboratoriumsuntersuchungen. Die Antwort auf die Frage „schwanger oder nicht?" kann durch eine regelmäßige Messung der Körpertemperatur kurz nach dem Aufwachen gefunden werden. Der Arzt spricht von „Messung der Basaltemperatur". Das machen beispielsweise alle Frauen, die wegen Empfängnisschwierigkeiten in ärztlicher Behandlung stehen. Bei einer nichtschwangeren Frau steigt die Tem-

Man kann sie auch mit dem Fieberthermometer erkennen

27

peratur 1 bis 2 Tage nach dem Follikelsprung an und fällt nach durchschnittlich 12 bis 13 Tagen kurz vor oder mit Einsetzen der Monatsblutung wieder ab. Bleibt die Temperatur dagegen 18 Tage lang erhöht, so ist mit 98%iger Sicherheit eine Schwangerschaft eingetreten. Eine Frau, die sich dieses Verfahrens bedienen will, schreibt also die täglich gemessene Morgentemperatur sorgfältig auf oder trägt sie in ein Kurvenblatt ein und kann dann, falls die Temperatur nach dem 12./13. Tage kurz vor der Monatsblutung abfällt, erkennen, daß sie nicht schwanger ist. Bleibt die Temperatur dagegen weitere 6 Tage lang auf der gleichen Höhe, dann kann sie mit 98% sicher sein, daß eine Schwangerschaft eingetreten ist. Die Messung kann grundsätzlich mit jedem Fieberthermometer erfolgen, es gibt aber auch spezielle „Basalthemperaturmesser"« in der Apotheke, die bequemer abgelesen werden können als das übliche Fieberthermometer.

Mit Hilfe der sorgfältigen täglichen Messung der Basaltemperatur kann eine Schwangerschaft also schon etwa 6 Tage nach dem Ausbleiben der Monatsblutung festgestellt werden.

Für den untersuchenden Arzt allerdings sind „sichere Schwangerschaftszeichen" erst das deutliche Fühlen von Bewegungen des Kindes im Mutterleib, das Hören der kindlichen Herztöne und die Sichtbarkeit der kindlichen Knochen in einer Röntgenaufnahme oder im Ultraschallbild.

Das Problem ist gelöst Die Möglichkeit, mit einem Tropfen Urin und mit den immunbiologischen Tests innerhalb von 2 Minuten die Diagnose „schwanger oder nicht" stellen zu können, hat das Problem endgültig gelöst und alle anderen Nachweismethoden verdrängt.

Die Schwangerschaft verändert den ganzen Körper

Wie groß die Gebärmutter wird Nach der Einnistung der befruchteten Eizelle in die Gebärmutterschleimhaut beginnen die Schwangerschaftsveränderungen des mütterlichen Organismus. In erster Linie verändern sich die Fortpflanzungsorgane, also die Gebärmutter, die Scheide und die Brüste. Aber auch alle anderen Organe des mütterlichen Körpers werden durch die Schwangerschaft beeinflußt. Der Sinn dieser Veränderungen ist die Vorbereitung des mütterlichen Körpers auf die mit Schwangerschaft und späterer Geburt verbundenen ganz besonderen Aufgaben.

Die wichtigsten Schwangerschaftsveränderungen bestehen in den Veränderungen der Fortpflanzungsorgane selbst: Die Gebärmutter zeigt eine rasche, auffällige Größenzunahme, die in der Schwangerschaft

28

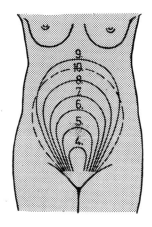

Die Linien geben die Konturen der Gebär-mutter am Ende der einzelnen Schwanger-schaftsmonate an. Ende des 6. Monats ist die Höhe des Nabels erreicht. Ende des 9. Monats der Rippenbogen. Ende des 10. Monats steht die Gebärmutter etwas weniger hoch, weil der Kopf des Kindes bereits tiefer tritt.

von ihrem Normalgewicht von 50 Gramm bis auf 1000 bis 1500 Gramm heranwächst (Abbildung).

Die Haut der Scheide wird dicker, weicher und bekommt eine dunkel-violette Farbe. Diese Verfärbung wird zu den „unsicheren" Schwan-gerschaftszeichen gerechnet. Die Brustdrüse, die bereits während der Schwangerschaft auf die Produktion von Muttermilch vorbereitet wird, nimmt ebenfalls erheblich an Größe zu. Die Brust ist von der Mitte **Die Brust wächst** der Schwangerschaft an bereit, Muttermilch zu produzieren. Das kann für eine etwaige Fehlgeburt in der zweiten Hälfte der Schwanger-schaft von großer Bedeutung sein, denn dann kommt fast immer auch eine vorübergehende Milchproduktion in Gang. Viele Frauen empfin-den die Vergrößerung der Brüste in der Schwangerschaft als lästig; bei manchen ist sie sogar schmerzhaft. Dann hilft oft ein gutsitzender Büstenhalter, der 24 Stunden täglich getragen werden soll. Sehr starke Beschwerden können durch kalte Umschläge oder das zeitweise Auf-legen eines Eisbeutels gelindert werden. Die Schilddrüse, die ein le-benswichtiges Hormon herstellt, zeigt ebenfalls typische Schwanger-schaftsveränderungen: Sie vergrößert sich um das Zwei- bis Drei-fache und sieht dann manchmal wie ein kleiner Kropf aus.

Im Körper einer Frau werden gegen Ende der Schwangerschaft meh- **. . . und Wasser wird** rere Liter Flüssigkeit „zurückgehalten", der Arzt sagt „retiniert". **in den Geweben** Diese Wassereinlagerung in die Gewebe hängt mit den Sexualhormo- **eingelagert** nen zusammen, die während der Schwangerschaft in großen Mengen im mütterlichen Körper gebildet werden. Wenn unmittelbar nach der Geburt diese Hormonproduktion stark abfällt, dann setzt in den ersten Tagen des Wochenbettes eine für viele Frauen überraschende „Harn-flut" ein: Die Urinausscheidung ist einige Tage doppelt so hoch wie gewöhnlich oder sogar noch höher.
Auch die normale Blutmenge im Körper der Frau ist am Ende der Schwangerschaft um einen halben bis einen ganzen Liter vermehrt.

Die seelischen Veränderungen, die während der Schwangerschaft auftreten können, sind allgemein bekannt: so zum Beispiel die plötzlich auftretenden Vorlieben für oder Abneigungen gegen bestimmte Nahrungsmittel. Die Stimmung ist meist positiv gefärbt, die werdende Mutter ist eben „guter Hoffnung". Das hat aber auch seine Gefahren. Die seelische Ausrichtung auf das zu erwartende Kind führt manchmal zu einer Vernachlässigung der übrigen Lebensinhalte. Manche Frauen laufen in der Schwangerschaft wie „mit Scheuklappen" durch ihre Welt. Eine stärkere Labilität kann dazu führen, daß seelische Konflikte, die beispielsweise leicht eintreten, wenn das Kind unerwünscht ist, ein krankhaftes und unstillbares Schwangerenerbrechen auslösen. Was kann nun die werdende Mutter von sich aus tun, damit die Schwangerschaft für sie und ihr Kind so leicht wie möglich abläuft und durchzustehen ist?

Die ärztlichen Schwangerschaftsvorsorge-Untersuchungen sind für Mutter und Kind wichtig

Jede Frau sollte sich während ihrer Schwangerschaft alle vier Wochen ihrem Arzt vorstellen. Durch regelmäßige Arztbesuche während der Schwangerschaft können viele Gefahren von Mutter und Kind abgewendet werden. Das ist mit Sicherheit nachgewiesen. Ernste, ja unter Umständen lebensgefährliche Komplikationen in der Schwangerschaft und während der Geburt kommen am häufigsten bei Frauen vor, die während ihrer Schwangerschaft entweder überhaupt nicht oder nur ganz selten bei ihrem Arzt waren. Bei diesen Frauen ist auch die Kindersterblichkeit während der Schwangerschaft, der Geburt und während der ersten 7 Wochenbettage doppelt so hoch wie bei Frauen, die regelmäßig den Arzt aufgesucht haben.
Bei uns bezahlen die gesetzlichen Krankenkassen alle ärztlichen Leistungen, die bei der Betreuung in der Schwangerschaft, während der Geburt und im Wochenbett nötig sind. Seit dem 1. 4. 1975 darf jede werdende Mutter alle 4 Wochen ihren Arzt aufsuchen.

Der erste Gang zum Arzt sollte im zweiten Monat der Schwangerschaft erfolgen und dann alle 4 Wochen wiederholt werden. In den beiden letzten Monaten ist sogar in Abständen von 14 Tagen eine Schwangerschaftskontrolle ratsam.

Was tut nun der Arzt bei diesen Schwangerschaftskontrollen? Bei der ersten Untersuchung geht es meistens vor allem um die Frage „schwanger oder nicht?". Durch die gynäkologische Untersuchung wird festgestellt, ob die Fortpflanzungsorgane normal beschaffen sind.

Qualität der Schwangeren-Betreuung	Frühgeburten-quote in %	Kindersterblichkeit unter der Geburt bis 7 Tage nach Geb. in %
ausreichend betreut	5,9	3,2
ungenügend betreut	13,3	5,3
nicht betreut	17,8	6,5

Die Zahlen dieser Tabelle zeigen, wie gefährlich es für das Kind ist, wenn die Mutter in der Schwangerschaft zu selten oder gar nicht zur Kontrolle zum Arzt geht: Die Häufigkeit von Frühgeburten steigt auf das Dreifache und die Kindersterblichkeit steigt auf das Doppelte an. Diese Zahlen stammen aus der Zeit, als man die Notwendigkeit der regelmäßigen Vorsorgeuntersuchung in der Schwangerschaft erkannte (aus der I. Universitäts-Frauenklinik in München von F. Zimmer). Heute liegen die absoluten Zahlen ohne Zweifel niedriger, aber die Unterschiede sind die gleichen.

Der Arzt fragt die werdende Mutter nach dem Verlauf vorausgegangener Geburten oder Fehlgeburten, nach irgendwelchen Besonderheiten der Monatsblutung und nach Erkrankungen, weil er feststellen will, ob besondere Schutzmaßnahmen für die Schwangere getroffen werden müssen. Die allgemeine Untersuchung hilft dem Arzt, ein enges Becken rechtzeitig zu erkennen, und macht ihn darauf aufmerksam, ob stärkere Krampfadern möglicherweise eine Spezialbehandlung erfordern. Der Arzt nimmt Blut ab, um den Blutfarbstoffgehalt, die Blutgruppe und den Rhesusfaktor, über den ab Seite 55 ausführlich gesprochen wird, festzustellen. Außerdem wird das Blut untersucht, ob Röteln-Antikörper und sonstige Antikörper vorhanden sind. Ratsam ist die Vornahme eines Lues-Such-Tests.

Der Urin der Schwangeren muß auf Eiweiß und Zucker untersucht werden. Auch der Blutdruck wird gemessen, weil eine Blutdruckerhöhung das erste und wichtigste Zeichen der „Schwangerschaftskrankheit" ist, die sehr gefährlich sein kann (der Arzt spricht von Toxikose oder Spätgestose). Der Arzt stellt auch das Gewicht fest, weil er so am einfachsten beurteilen kann, ob sich die Schwangere richtig ernährt; eine übermäßige Gewichtszunahme kann ebenfalls ein Zeichen der „Schwangerschaftskrankheit" sein.
Bei den monatlich wiederholten Untersuchungen kontrolliert der Arzt vor allem das Wachstum der Gebärmutter in den späteren Monaten dann auch die Lage des Kindes und die kindlichen Herztöne. Vom

Gewicht, Blutdruck und Urin kontrollieren

31

Ende des 3. Monats an können mit dem kleinen Ultraschallgerät, das nach dem Doppler'schen Prinzip arbeitet, die kindlichen Herzaktionen nachgewiesen werden. Mit Hilfe des Ultraschallbildes kann geprüft werden, ob die Entwicklung zeitgerecht ist, wie das Kind liegt, ob es Zwillinge sind und wo die Plazenta sitzt. Bei jeder Untersuchung wird der Blutdruck gemessen, wird der Urin auf Eiweiß geprüft und das Gewicht festgestellt.

... und das Blut untersuchen

Hat sich bei der ersten Untersuchung herausgestellt, daß die werdende Mutter Rhesus-negativ ist, so wird das Blut auf das Vorhandensein von „Rhesus-Antikörpern" untersucht. Der Arzt spricht vom „Rhesusfaktor", der unbedingt festgestellt werden muß. Rhesusfaktor wird eine blutgruppenähnliche Eigenschaft der roten Blutkörperchen genannt. Etwa 85% der europäischen Bevölkerung haben diesen Rhesusfaktor in ihrem Blut, nur 15% haben ihn nicht. Dieser Unterschied kann bei allen Blutübertragungen nach Unfällen und bei schweren Erkrankungen für das Weiterleben und die Gesundung von entscheidender Bedeutung sein. Unterschiede im Vorhandensein des Rhesusfaktors können für das Kind im Mutterleib Risiken heraufbeschwören.

Was der Arzt wissen muß

Eine werdende Mutter kann von der Empfängnis bis zur Geburt und während der Säuglingszeit von mehr als nur einem Arzt betreut werden. Soll das Kind in einer Klinik zur Welt gebracht werden und liegt diese Klinik weiter von der Wohnung der Schwangeren entfernt, dann wird die Geburt mit großer Wahrscheinlichkeit von einem anderen als dem kontrollierenden Arzt geleitet. Nicht immer ist also der Arzt, der die Schwangere alle 4 Wochen untersucht, auch der Arzt, der später die Geburt leitet. Während der Geburt ist es aber von allergrößter Bedeutung für eine Frau, daß sich der Geburtshelfer über den bisherigen Schwangerschaftsverlauf genau informieren kann. Oftmals ist das geradezu von lebensrettender Bedeutung für eine Frau, die etwa am Ende der Schwangerschaft mit starken Blutungen in das nächste Krankenhaus eingewiesen wird. Dann muß der Arzt im Krankenhaus unbedingt zuverlässig wissen, welche Blutgruppe die Schwangere hat.

Was im Mutterpaß steht

Für alle diese und andere Fälle wurde von ärztlicher Seite der Mutterpaß entwickelt, den eine Schwangere stets bei sich tragen muß. In diesem Mutterpaß werden genaue Eintragungen über die Blutgruppe, über den Rhesusfaktor und auch darüber, ob im Blut der Schwangeren Antikörper gefunden worden sind, gemacht. Diese Eintragungen sind nicht nur bei Blutungszwischenfällen für die Mutter, sondern auch bei Blutgruppenunverträglichkeiten für das Kind von größter Wichtigkeit. Ferner enthält der Mutterpaß Eintragungen über den Verlauf früherer Schwangerschaften, vor allem aber auch über die wichtigsten Befunde aus der gerade jetzt bestehenden Schwangerschaft, die vom Arzt alle 4 Wochen erhoben worden sind: Blutdruck, Gewicht, Urinbefund und die Größe der Gebärmutter. Der Mutterpaß enthält auch Angaben über den Zeitpunkt der letzten Regelblutung und über den mutmaßlichen Geburtstermin. Kommt eine Frau, die während der Schwangerschaft den Wohnort wechseln mußte, zu einem neuen Arzt, so kann er sich dank des Mutterpasses sofort über den bisherigen Schwangerschaftsverlauf informieren und etwa zu erwartende Schwierigkeiten genau erkennen. Alle notwendigen Entscheidungen können dann ohne Zeitverzögerung getroffen werden. Deshalb ist die Einführung des Mutterpasses ein sehr großer Fortschritt für die Betreuung von Mutter und Kind.

Im allgemeinen fühlt sich eine werdende Mutter recht wohl. Sie ist eben, wie schon gesagt, „guter Hoffnung". Dennoch sollte sie, bevor sie zum erstenmal den Arzt besucht, auf einem Zettel alle Fragen notieren, die sie dem Arzt stellen möchte. Auch sollte sie alle Beschwerden und Krankheiten eintragen, unter denen sie in ihrem bisherigen Leben bis heute zu leiden hatte und an die sie sich genau erinnern kann. Dies gilt vor allen Dingen für alle Beschwerden, die an den Geschlechts- und Fortpflanzungsorganen aufgetreten sind, aber auch für alle anderen ernsthaften Erkrankungen, die sie durchgemacht hat.

Was die Schwangere essen soll

Es ist nicht gleichgültig, wie sich die werdende Mutter ernährt. Deshalb ist ein wichtiger Bestandteil der ärztlichen Schwangerenbetreuung die Ernährungsberatung. Es ist ganz falsch, wenn immer wieder behauptet wird, eine Schwangere müsse mengenmäßig „für zwei essen". Das führt lediglich dazu, daß viele Frauen während der Schwangerschaft weit mehr an Gewicht zunehmen, als für sie gut und gesund ist. Die Gewichtszunahme sollte während der ganzen Schwangerschaft nicht mehr als durchschnittlich 11 Kilogramm betragen. Das gilt für eine Frau, die vor der Schwangerschaft das Normalgewicht für ihre Größe hatte. Frauen, die vor der Schwangerschaft weniger als das Normalgewicht hatten, dürfen während der Schwangerschaft allerdings mehr als 11 Kilogramm zunehmen, ohne daß dies bedenklich wäre. Dagegen müssen diejenigen Frauen, die vor der Schwangerschaft ein stärkeres Übergewicht hatten, besonders darauf achten, die zulässige Gewichtszunahme nicht zu überschreiten. Keinesfalls aber

Für zwei essen ist gefährlich

33

Essen Sie reichlich eiweißhaltige Nahrungsmittel dürfen Frauen mit Übergewicht während der Schwangerschaft eine Abmagerungskur machen. Das wäre für Mutter und Kind gefährlich. Das gilt auch für den Aberglauben, ein Kind im Mutterleib würde klein bleiben und die Geburt dadurch leichter vonstatten gehen, wenn die Mutter wenig ißt. Wer so handelt, gefährdet die Gesundheit von Mutter und Kind.

Die Gewichtszunahme ist übrigens nicht in allen Monaten der Schwangerschaft die gleiche. In den ersten 3 Monaten nehmen viele Frauen überhaupt nicht zu. Während des mittleren Drittels, also im vierten bis sechsten Monat der Schwangerschaft, beträgt die normale Zunahme wöchentlich 250 bis 400 Gramm. Die Gewichtszunahme ist am stärksten in der Zeit von der 25 bis 36. Schwangerschaftswoche mit wöchentlich 400 bis 500 Gramm. In den letzten 2 bis 4 Wochen nehmen dann die meisten Schwangeren gar nicht oder nur noch sehr wenig zu. Es ist durchaus sinnvoll, wenn die werdende Mutter ihr Gewicht täglich selbst auf der Waage feststellt.

Selbst Frauen, die sich auf das Ganze gesehen in der Schwangerschaft eher zu reichlich ernähren, nehmen nicht selten trotzdem zu wenig Eiweiß zu sich. Die Schwangere braucht wegen des rapide wachsenden Kindes etwa doppelt soviel Eiweiß wie die Nichtschwangere. Die werdende Mutter sollte also ihre Ernährung auf mageres Fleisch, Geflügel, Milch, mageren Käse, Magerquark, Joghurt, Fisch und Eier umstellen. Besonders der Magerquark ist für Schwangere, die zuviel an Gewicht zunehmen, ein geradezu ideales Nahrungsmittel: Er sättigt, enthält hochwertiges Eiweiß, das die Schwangere ganz besonders braucht, und „setzt nicht an". Daß Magerquark das billigste Nahrungsmittel mit wertvollem Eiweiß ist, kann dabei nicht als Nachteil angesehen werden.

Vorsicht vor Fett! Fett braucht eine Schwangere nur wenig. In den meisten Gegenden unseres Landes nimmt das Fett ohnehin einen unnötig großen Platz in der Ernährung ein. Ernährungsfachleute haben ausgerechnet, daß gegenwärtig pro Kopf und Tag mehr als 120 Gramm Fett gegessen werden. Das ist für eine gesunde Ernährung – auch außerhalb der Schwangerschaft – viel zu viel. In der Schwangerschaft ist ein so hoher Fettgenuß sogar gefährlich. Es kommt dadurch leichter zu Störungen des Stoffwechsels und zu einer unnötigen Belastung der Leber. 50 bis 60 Gramm Fett pro Tag sind für eine Schwangere richtig und ausreichend. Auch bei fettarmer Ernährung sind in den Grundnahrungsmitteln pro Tag etwa 25 bis 30 Gramm Fett enthalten. Deshalb sollten von der werdenden Mutter als Streich-, Koch- und Bratfett nicht mehr als 25 bis 30 Gramm pro Tag zusätzlich gegessen

Nahrungsmitteltabelle

100 Gramm enthalten:	Wasser in Gramm	Fett in Gramm	Eiweiß in Gramm	Kohlehydrate in Gramm	Energie		Vitamin A (I. E.)*	Vitamin B 1 mg*	Vitamin B 2 mg	Vitamin C mg	Kalzium mg	Magnesium mg	Eisen mg	Phosphor mg
					Joule kj	Kalorien kcal								
Äpfel (frisch)	84	0,4	0,3	15	230	55	90	0,04	0,02	3–30	6	6	0,3	10
Bananen (frisch)	73,5	0,4	1,3	24	414	199	430	0,09	0,06	10	8	31	0,6	28
1 Zitrone (5 cm ∅)	55	0,4	0,6	5,4	88	21	—	0,02	—	28	26	6	0,4	14
1 Orange (8 cm ∅)	135	0,3	0,9	17,5	293	70	290	0,12	0,05	76	51	15	0,6	12
Pflaumen (frisch)	85,7	0,2	0,7	12,9	245	58	350	0,15	0,03	5	17	11	0,5	20
Trauben	81,6	0,4	0,8	16,7	300	72	80	0,05	0,03	4	17	7	0,6	21
grüne Bohnen (frisch)	89,1	0,2	2,4	7,6	138	33	700	0,06	0,12	12	73	26	1,2	44
Erbsen (frisch)	75	0,4	6,7	17	364	87	690	0,3	0,18	26	22	27	2	118
Karotten (frisch)	88,6	0,2	1,1	9,1	147	35	2000	0,13	0,06	4,3	41	17	0,9	34
Kartoffeln (frisch)	77,8	0,1	2	19,1	364	87	40	0,1	0,04	23	14	27	0,8	52
Linsen (getrocknet)	10	1	25,7	59,2	1482	354	570	0,5	0,32	5	1200	96	8,6	438
Petersilie	84	1	3,7	9	255	61	8230	0,11	0,28	189	190	52	3,2	80
Spinat (frisch)	92,1	0,3	2,2	3,9	109	26	9420	0,08	0,2	59	87	55	6,6	45
Erdnüsse (geröstet)	5,2	46	30,6	18,2	2720	650	360	0,3	0,15	—	74	167	1,9	393
Haselnüsse	6	60,9	12,7	18	2890	690	100	0,4	—	3	290	140	4,1	350
Schwarzbrot	37	3,5	9,5	48	1060	253	—	0,28	0,15	—	60	150	2,6	370
Eierteigwaren	9,1	5	14,3	70,6	1630	390	200	0,13	0,12	—	24	—	1,9	156
Butter	15,5	81	0,6	0,4	3240	775	3300	—	0,01	—	16	1	0,2	16
Eier (roh)	74	11,5	12,8	0,7	615	147	1140	0,12	0,34	—	54	13	2,4	210
Kuhmilch (frisch)	87,3	4	3,3	4,9	275	66	130	0,04	0,16	1,8	135	125	0,14	99
Käse (Camembert)	51	25,2	19,7	—	1255	300	3610	—	0,83	—	680	—	0,9	500
Hähnchen (gegrillt)	66	12,6	20,2	—	833	199	—	0,11	0,18	—	16	—	1,9	218
Rinderbraten	53	31	15,5	—	1444	345	—	0,1	0,12	—	9	—	2,3	167
Rinderleber (roh)	70,9	4,2	19,8	3,6	550	131	19200	0,27	2,8	31	8	22	12,1	373
Schweinskotelett	53	32	14,6	—	1465	350	—	1	0,2	—	8	12	2,2	157

* I. E. = Internationale Einheiten, mg = Milligramm

werden. Nicht wenige Frauen verdanken ihre übermäßige Gewichtszunahme in der Schwangerschaft der Unsitte, als Zwischenmahlzeiten
regelmäßig große Butterbrote zu essen. Sie sollten statt dessen besser
ein Glas Milch trinken.

Vorsicht mit Süßigkeiten! Die sogenannten Kohlenhydrate machen den Hauptbestandteil von
Brot, Kartoffeln, Teigwaren, Süßigkeiten und Kuchen aus; sie stellen
den Hauptanteil der Nahrungsmittel in und außerhalb der Schwangerschaft dar. Als täglicher Bedarf in der Schwangerschaft werden 300
bis 400 Gramm angegeben. Frauen, die in der Schwangerschaft indessen großen Appetit auf Süßigkeiten verspüren und diesem Appetit
nachgeben, haben dann auch immer große Schwierigkeiten, ihr Gewicht in den empfohlenen Grenzen zu halten.

Salzarme Kost ist die beste Besonders wichtig ist es für Schwangere, vom mittleren Drittel der
Schwangerschaft an mit Kochsalz zu sparen. Alle anderen Gewürze
sind, sofern sie nicht salzhaltig sind, in Maßen erlaubt. Das gilt zum
Beispiel für Pfeffer, Paprika, Curry, Kräuter usw.
Schwangere haben einen besonders hohen Kalkbedarf, weil das Kind
mit seiner Hilfe die Knochen und die Zähne aufbaut. Am einfachsten
läßt sich dieser Bedarf durch Milch und Milchprodukte decken, die
viel Kalk enthalten. Wird Milch abgelehnt, weil sie nicht vertragen
wird, so sollte auf jeden Fall Kalk in Tablettenform zusätzlich eingenommen werden.

Doppelter Vitaminbedarf Auch der tägliche Vitaminbedarf ist in der Schwangerschaft etwa um
das Doppelte erhöht. Er kann durch frisches Obst, Gemüse und Salate
gedeckt werden. Man kann aber auch hier des Guten zuviel tun: Mehr
als 250 bis 400 Gramm Obst pro Tag können Verdauungsstörungen
hervorrufen und dazu noch eine übermäßige Gewichtszunahme verursachen. Da ein Vitaminmangel aber zu allen möglichen Beschwerden, wie Speichelfluß, Nervenschmerzen, Blutarmut, Zahnfleischblu-
ten, Müdigkeit, Zahnkaries usw., führen kann, geben viele Ärzte ihren
Patientinnen in der Schwangerschaft grundsätzlich Vitaminpräparate,
die den gleichen Dienst tun. Vitaminpräparate sind übrigens als Nahrungsmittel und in der üblichen Dosierung jedenfalls nicht als Arzneien
anzusehen.

Nicht zu wenig trinken! Entgegen einem weitverbreiteten Vorurteil soll eine Schwangere keineswegs wenig trinken! Ein bis eineinhalb Liter täglich sind nicht nur
erlaubt, sondern geradezu notwendig. Wenn möglich, sollte täglich
wenigstens ein halber Liter Milch getrunken werden, wegen des hohen
Eiweiß-, Kalk- und Phosphorgehaltes. Frische Fruchtsäfte sind in

Mengen bis zu einem halben Liter täglich erwünscht. Größere Mengen Fruchtsaft sind allerdings wegen des beträchtlichen Gehalts an Kalorien – oder Joule, wie es jetzt heißt – nicht unbedenklich.

Einige Bemerkungen zur Schwangerschaftsmode

Gesundheit und Schönheit sind wichtig. Beiden läßt sich auch während der Schwangerschaft gerecht werden. Die werdende Mutter sollte sich nicht beengt, gedrückt, gespannt oder durch die Kleidung behindert fühlen. Sorgfältig angepaßte Unter- und Überkleider sollen ihr im Gegenteil Behaglichkeit und Halt verleihen.

Die bewußte Pflege von Aussehen und Kleidung ist in der Schwangerschaft von großer Bedeutung. Die werdende Mutter will nicht auffallen; sie soll keineswegs schwerfällig und unsicher wirken. Auch ihren Geschmack darf und soll sie zur Anwendung bringen. Denn jede Vernachlässigung der Kleidung während der Schwangerschaft zieht nur allzuleicht eine Vernachlässigung der Körperpflege, der Hygiene und der Ernährung nach sich. Gerade die werdende Mutter darf sich nicht gehenlassen, sondern muß sich im Interesse ihres Kindes und in ihrem eigenen Interesse um eine bewußte, geordnete Lebensführung bemühen.

Bis zum fünften oder sechsten Monat können die Kleider meist noch aus der täglichen Garderobe bestehen, wobei aber alle Röcke mit engem Taillenband schon sehr früh ausgeschieden werden müssen. Neben der gesundheitlichen Forderung, daß kein Druck und keine Spannung auf den schwangeren Bauch ausgeübt werden dürfen, ist hier auch die ästhetisch geschmackliche Seite besonders bedeutsam.

Die Modeschöpfer haben sich in den letzten Jahrzehnten bemüht, eine Reihe gesunder und ästhetisch befriedigender Lösungen für dieses Problem zu finden. Spezialgeschäfte stellen eine reiche Auswahl moderner Bekleidungsmodelle für die werdende Mutter zur Verfügung. Dadurch helfen sie der werdenden Mutter, ihr Selbstvertrauen und ihre Zuversicht zu stärken.

Der passende Büstenhalter

Die Brustdrüsen zeigen schon während der ersten Schwangerschaftsmonate ein erhebliches Wachstum. Dadurch kann ein Schweregefühl und Spannungsgefühl in den Brüsten auftreten. In jedem Falle sollte die werdende Mutter, sobald sie eine Vergrößerung ihrer Brüste feststellt, einen straffen, gutsitzenden Büstenhalter anlegen. Der Büstenhalter muß zwar straff sitzen, soll aber nicht einengen. Deshalb ist es auch wichtig, für die fortschreitende Vergrößerung der Brüste stets einen nächstgrößeren Büstenhalter in Reserve zu haben.

Der Büstenhalter soll besonders die untere Partie der Brust stützen und so das Überhängen und Abdrücken der sich dort vergrößernden Brustdrüsen, in denen die Muttermilch entsteht, verhindern. Auf diese Weise wird auch einer späteren Hängebrust vorgebeugt. Der untere Abschluß des Büstenhalters darf einige Zentimeter breit sein, doch muß darauf geachtet werden, daß der Abschluß nicht die geringste Atembehinderung bewirkt. Auch die Achselträger sollen breit und weich sein; sie dürfen nicht einschnüren.

Der Strumpfhalter Im Zeitalter der Strumpfhose trägt kaum noch eine junge Frau Strumpfhalter. Sollte dieser doch getragen werden, dann soll er weich, dehnbar und vor allem weit genug gewählt werden. Im Sommer sollte die werdende Mutter so oft wie möglich weder Strümpfe noch Strumpfhalter tragen.

Wann ist ein Stützgürtel notwendig? Ein Schwangerschafts-Gürtel ist normalerweise überhaupt nicht nötig. Die Bauchdecken sind straff und kräftig genug, um das Gewicht zu tragen, ebenso der Beckenboden und der Rücken. Eine regelmäßig durchgeführte Körpergymnastik (siehe Seite 63) hält die Muskeln instand. Stützgürtel, die zu früh und ohne Notwendigkeit getragen werden, bewirken eine Erschlaffung der Bauchmuskulatur: Jeder Muskel, dem man seine Arbeit abnimmt, wird schlaff, und auf die Dauer verkümmert er.

Eine schon bestehende Muskelschwäche kann durch den Stützgürtel ausgeglichen werden. Dieses Hilfsmittel kann in den letzten 2 bis 3 Monaten der Schwangerschaft eine gewisse Erleichterung bedeuten und Überdehnungen verhüten, doch kann es den Halt, der aus Muskeln, Sehnen und Bändern stammt, nicht ersetzen. Nur geübte Muskeln haben die nötige Wehenkraft für die Geburt, wenn sie sich frei betätigen konnten und nicht durch ständiges Tragen eines Stützgürtels lahmgelegt wurden. Ausnahmen, die für das Tragen eines Stützgürtels sprechen, sind das Vorhandensein einer konstitutionellen Muskelschwäche, Muskelanomalien, Bruchgefährdung und die Lähmung gewisser Muskelgruppen nach Kinderlähmung. Das Urteil hierüber muß aber dem kontrollierenden Arzt überlassen bleiben. Sollten sich bei einer Erstgebärenden in den letzten Wochen der Schwangerschaft auffallende Überdehnungen des Bauches, ziehende Schmerzen im Rücken, in den Flanken und im Unterbauch zeigen sowie Blasendruck und mühsames Gehen, so ist möglicherweise das Tragen eines Stützgürtels notwendig. Solche Erscheinungen treten z. B. bei übermäßiger Fruchtwasserbildung, Mehrlingen und großem Kind auf. In jedem Falle aber muß der kontrollierende Arzt über solche Beschwerden genau orientiert werden. Nur er kann dann die Entscheidung über das Tragen eines Stützgürtels treffen.

38

Ringförmige Strumpfbänder und Strümpfe mit eingearbeiteten ringförmigen Gummibändern sind in der Schwangerschaft verboten. Sie führen zu einer Erschwerung des Blutrückstroms aus den Beinen und begünstigen auf diese Weise die Entstehung oder Verschlimmerung von Krampfadern.

Welche Pflege der Körper während der Schwangerschaft braucht

Die allgemeine Pflege des weiblichen Körpers ist besonders während, aber auch nach der Schwangerschaft außerordentlich wichtig.

Von früher empfohlenen besonderen Pflegemaßnahmen der Brust in der Schwangerschaft, wie Bürsten, Kaltwasseranwendung, Alkoholanwendung usw., ist man völlig abgekommen. Die werdende Mutter soll die Brust auch in der Schwangerschaft in ihre tägliche Körperreinigung mit einbeziehen. Das heißt im wesentlichen Anwendung von warmem Wasser und Seife.

Die Pflege der Brust

Wenn während der letzten Wochen vor der Geburt eine gelblichweiße Flüssigkeit, die sogenannte Vormilch, vom Arzt „Kolostrum" genannt, aus den Brustwarzen austritt und die Umgebung spürbar befeuchtet, so sollte die werdende Mutter diese Flüssigkeit mit Watte abtupfen und nicht auf der Haut eintrocknen lassen. Die Haut könnte sonst gereizt werden. Tritt die Vormilch häufig aus, dann ist es geraten, Saugmull in den Büstenhalter einzulegen.

Wichtig ist die Pflege der Zähne. Nicht nur die auf Seite 50 erwähnten Zahnkontrollen durch den Zahnarzt im dritten und im sechsten oder siebten Schwangerschaftsmonat sind unbedingt erforderlich. Die Zähne müssen auch zweimal täglich mit einer weichen Zahnbürste gereinigt und gleichzeitig muß das Zahnfleisch massiert werden.

Die Zähne pflegen

Es ist keineswegs notwendig, daß während der Schwangerschaft und der Stillzeit das Gebiß verfällt, wie viele glauben. Eine gewisse Selbstdisziplin gehört allerdings dazu. Vor allem sollten zu viele Weißmehlspeisen und Süßigkeiten gemieden werden.

Auch die Haut braucht mehr als sonst sorgfältige Pflege. Durch den angeregten Kreislauf und die vermehrte Schilddrüsentätigkeit während der Schwangerschaft friert die werdende Mutter zwar weniger, sie fühlt sich bei warmem Wetter aber auch schneller als früher erhitzt. Ihre Haut ist aufgelockert, zarter und am Ende der Schwangerschaft trocken, oft juckt sie sogar leicht. Hautpflege mit einem guten Körper-

Die Hautpflege

öl ist ratsam. Zum täglichen Programm der schwangeren Frau gehört natürlich auch die tägliche Pflege der Haut mit Wasser und Seife.

Die Sprödigkeit der Haare

Die Haare werden oft trocken und bleiben vor allem während der Stillzeit spröde. Nach der Stillzeit werden sie dann wieder weich und eher fettig.

Die „Haarmauserung" mit reichlichem Haarausfall meist über die Stillzeit hinaus ist ganz unbedenklich. Die Mutter braucht darüber nicht zu erschrecken. Denn schon bald bildet sich neuer und weicher Haarflaum. Vor allem am Haaransatz und an den Schläfen ist er zuerst sichtbar. Regelmäßiges Bürsten und kräftige Massage der Kopfhaut beschleunigen diesen Wachstumsprozeß.

Die brüchigen Fingernägel

Ärgerlich für jede gepflegte Frau ist das Brüchigwerden der Fingernägel, die oftmals schon bei kleinen Handreichungen abbrechen. Ursache ist meistens Kalk- und Vitamin-A- und -D-Mangel in der Nahrung. Eine entsprechend vielseitige Ernährung bringt fast stets Abhilfe; in schwereren Fällen wird der Arzt durch geeignete Medikamente nachhelfen können.

Die Pflege der angestrengten Füße

Besonders die Füße müssen während der Schwangerschaft sorgfältig betreut werden, denn auf ihnen lastet nun ein großes Gewicht. Fußleiden können sich durch die Schwangerschaft verschlimmern. Deshalb sind bei starkem Senk- oder Spreizfuß und bei Zehendeformation orthopädische Einlagen notwendig. Der Schwerpunkt des Körpers wird während der Schwangerschaft mehr und mehr nach vorn verlagert, was durch die Wirbelsäule automatisch ausgeglichen wird. Hohe Absätze an den Schuhen begünstigen das Vornüberfallen des Oberkörpers; die Folge davon ist eine Verschlechterung der Haltung mit hohem Kreuz, gedrehtem Becken und verspannten Oberschenkel- und Gesäßmuskeln. Deshalb sollen schon frühzeitig flache Schuhe mit höchstens ein bis drei Zentimeter hohen Absätzen, die auch genügend breit sein sollen, getragen werden.

Was man in der Schwangerschaft besser unterlassen sollte

Berufstätigkeit während der Schwangerschaft

Sobald eine Schwangerschaft festgestellt ist, darf eine Frau viele Dinge nicht mehr tun. Sie darf nicht mehr schwer heben, das heißt nicht mehr als fünf Kilogramm auf einmal. Dieses Verbot steht ausdrücklich im Mutterschutzgesetz. Tragen soll eine Schwangere sogar nicht mehr als 3 Kilo. Dieses Gewicht hat bereits eine gefüllte Einkaufstasche! Das Tragen solcher Gewichte führt zu einer starken Anspan-

40

nung der Bauchmuskulatur und damit zu einer Erhöhung des Druckes im Leib. Eine solche Druckerhöhung kann für eine Schwangerschaft nachteilig sein. Sie kann zu Störungen im Haften des Mutterkuchens, zu Fehlgeburten und Frühgeburten führen. Aus den gleichen Gründen soll eine Schwangere sich auch nicht hochrecken oder Tätigkeiten ausüben, bei denen sie dauernd stehen, hocken oder sich gebückt halten muß.

Diese Arbeiten sind übrigens auch im Mutterschutzgesetz für werdende Mütter ausdrücklich verboten. Das gleiche gilt für eine berufliche Tätigkeit, die auf Beförderungsmitteln, wie Omnibussen, Straßenbahnen, Mietwagen u. a., ausgeübt wird. Gesetzlich verboten sind für werdende Mütter ferner alle beruflichen Tätigkeiten, „bei denen durch ein gesteigertes Arbeitstempo ein höheres Entgelt erzielt werden kann", wie z. B. die Akkordarbeit „sowie Arbeit am Fließband mit vorgeschriebenem Arbeitstempo". Verboten sind ferner: Berufsarbeit mit Überstunden, Nachtarbeit und Arbeit an Sonn- und Feiertagen. Dieses Verbot gilt nicht für Frauen, die im Familienhaushalt mit hauswirtschaftlichen Arbeiten beschäftigt sind.

Erlaubt ist dagegen die gewohnte Arbeit, soweit sie nicht Schwerarbeit ist. Deshalb soll die Schwangere auch bei der Hausarbeit an die bereits aufgezählten Verbote denken. Heben, Tragen, Strecken und Bücken sind unbedingt zu vermeiden. In den letzten 6 Wochen vor der Geburt dürfen werdende Mütter nicht beruflich beschäftigt werden, es sei denn, sie erklären sich ausdrücklich zur Arbeit bereit; diese Erklärung kann aber jederzeit widerrufen werden. Das schreibt das Mutterschutzgesetz ausdrücklich vor. Dieser gesetzliche Schutz ist sehr sinnvoll, denn körperliche Belastungen in den letzten 6 Wochen führen erfahrungsgemäß zu gehäuften Frühgeburten. Wer, wie der Arzt und Geburtshelfer immer wieder feststellen muß, wieviel schlechter die Lebensaussichten von Frühgeborenen sind, der wird alles daransetzen, Frühgeburten zu vermeiden. Bei diesen Bemühungen aber ist die werdende Mutter der beste und wichtigste Helfer des Arztes.

Von Sportarten, die zu heftigen Erschütterungen des ganzen Körpers, Sport also auch der Unterleibsorgane, führen und die deshalb eine Fehlgeburt auslösen können, muß ausdrücklich abgeraten werden. Dazu gehören Reiten, Skilaufen, Leichtathletik, Tennis, Eislauf und vor allem natürlich das Motorradfahren. Auch anstrengende Bergtouren sind auf jeden Fall zu vermeiden. Mäßiges Radfahren ist dann erlaubt, wenn es der Frau die täglich zurücklegenden Wege erleichtert. Größere Radtouren sind in jedem Falle schädlich. Erlaubt ist in erster Linie das Schwimmen. Es stellt die beste Möglichkeit dar, die körperliche Leistungsfähigkeit ohne Anstrengung zu erhalten. Aber auch hier muß vom Schwimmen im Sinne des Wettkampfsportes abgeraten werden. Erlaubt, sogar sehr zu befürworten ist die speziell auf diesen Zustand ausgerichtete Schwangerengymnastik. Doch sollte die werdende Mutter an der Schwangerengymnastik nicht vor der 20. Schwangerschaftswoche teilnehmen. In den letzten 4 Wochen vor dem errechneten Geburtstermin muß auch vom Schwimmen abgeraten werden.

Reisen Immer wieder wird der Arzt gefragt, ob eine Schwangere reisen darf. Diese Frage kann grundsätzlich so beantwortet werden, daß jedes Reisen in der Schwangerschaft die Gefahr einer Fehlgeburt oder Frühgeburt erhöht. Das Risiko ist aber in verschiedenen Monaten der Schwangerschaft verschieden groß. Am größten sind diese Gefahren während der ersten 4 Schwangerschaftsmonate. Woher kommt das? In dieser Zeit kann es bei stärkeren Belastungen leichter zu Blutungen, ja sogar zu einer Fehlgeburt kommen. Auch in den letzten beiden Monaten einer Schwangerschaft muß vom Reisen dringend abgeraten werden. In dieser Zeit ist die Gefahr einer Frühgeburt besonders groß. Deshalb sollte die werdende Mutter unumgängliche Reisen, Umzüge usw., wenn irgend möglich, in die am wenigsten gefährdete Zeit, das heißt nach dem Ende des vierten Monats bis 8 Wochen vor dem Geburtstermin, verlegen. In dieser Zeit sind die Risiken für die Schwangerschaft jedenfalls noch am kleinsten.
Für nicht aufschiebbare Reisen in den gefährdeten Monaten der Schwangerschaft sollte man wissen, daß Fliegen gefahrloser ist als eine Bahnfahrt. Die Bahnfahrt aber ist wiederum harmloser als eine Reise im Kraftwagen. Ist eine Fahrt mit dem Kraftwagen gar nicht zu vermeiden, dann sollte die Schwangere auf keinen Fall selbst am Steuer sitzen. Bei längeren Fahrten sollen Pausen eingelegt werden.

Geschlechtsverkehr während der Schwangerschaft Einer gesunden Schwangeren, die nicht bereits eine Fehlgeburt gehabt hat, muß vom sexuellen Verkehr erst während der letzten 4 bis 6 Wochen abgeraten werden. Bei gefährdeten Schwangerschaften, wenn also bereits eine oder mehrere Fehlgeburten stattfanden oder wenn eine Schwangerschaft trotz eines dringenden Kinderwunsches erst nach großen Schwierigkeiten zustande gekommen ist, muß auch während der gefährdeten ersten 4 Monate Zurückhaltung angeraten werden. Je nach der Schwangerschaftsvorgeschichte sollte diese Zurückhaltung darin bestehen, daß die Ehepartner so schonend wie möglich miteinander umgehen. An den Tagen, an denen die Frau früher ihre Monatsblutung erwartete, sollten sich die Eheleute des Geschlechtsverkehrs völlig enthalten.
Wurden bereits mehrere Fehlgeburten durchgemacht und besteht ein dringender Kinderwunsch, dann muß der Arzt während der ganzen ersten 4 Monate zur völligen Enthaltsamkeit raten.

42

Von amerikanischen Forschern wird neuerdings sogar empfohlen, beim sexuellen Verkehr während der Schwangerschaft den Orgasmus bei der Frau nach Möglichkeit zu vermeiden. Ich halte diese Bedenken für unbegründet.

Über die Frage, ob in der Schwangerschaft Alkohol erlaubt ist, gibt es unterschiedliche Auffassungen. Ich meine, gegen Wein oder Bier in kleinen Mengen (z. B. abends 1/4 Liter Wein) bestehen keine Bedenken. Größere Mengen und hochprozentige Spirituosen sollen in der Schwangerschaft gemieden werden. Stärkerer Alkohol-Mißbrauch läßt gehäuft kindliche Mißbildungen auftreten. Diese Zusammenhänge sind in den letzten Jahren nachgewiesen worden. Kaffee oder Tee sind in mäßigen Mengen ebenfalls erlaubt. **Alkohol**

Starke Raucherinnen – das beweist die ärztliche Erfahrung und die Statistik – haben häufiger Fehlgeburten und Frühgeburten. Auch nach der normalen Tragzeit von 9 Monaten wiegen die Kinder von starken Raucherinnen deutlich weniger als die von Nichtraucherinnen. Der Arzt sollte Schwangeren vom Rauchen abraten. Schäden hat man in großen Untersuchungsreihen beobachtet, wenn 10 Zigaretten und mehr pro Tag geraucht wurden. **Schadet Rauchen dem Kind?**

Wegen der Gefahr einer Schädigung des Kindes sollen während der ersten 3 Monate der Schwangerschaft grundsätzlich alle Medikamente und Schlafmittel weggelassen werden. In dieser Zeit, in der sich die Organe des Embryos ausbilden, gilt diese Empfehlung auch für „harmlose Kopfweh- und Schlafmittel". Erlaubt sind in den ersten 3 Monaten ausschließlich die vom Arzt verordneten Mittel. Dabei wird es sich meist um Mittel gegen ein übermäßig starkes Schwangerenerbrechen handeln. Bei dieser durchaus ernst zu nehmenden Störung der Frühschwangerschaft ist es für das Kind gefährlicher, wenn das übermäßige Erbrechen dauernd anhält und die Mutter gar nicht oder nur unzureichend behandelt wird. Wenn wirksame Medikamente gegeben werden und das Erbrechen dadurch aufhört, bestehen keine zusätzlichen Gefahren für das Kind. **Können Medikamente gefährlich sein?**
Es gibt außerdem noch eine Reihe von Gefahren für das Kind und die Mutter während der Schwangerschaft, die unter allen Umständen, sobald sie sich bemerkbar machen, mit ärztlichen Mitteln bekämpft werden müssen, damit Mutter und Kind nicht schon vor der Geburt Schaden leiden.

Viele Frauen fragen nach Impfungen, weil sie eine weite Reise machen wollen und viele Staaten bestimmte Schutzimpfungen verlangen. Die am häufigsten verlangte Pockenimpfung darf aber in der Schwanger- **Impfungen während der Schwangerschaft**

43

schaft nicht vorgenommen werden, weil die lebenden Pockenviren auf das Kind übergehen und dieses schädigen können. Bedenken bestehen gleichermaßen gegen die Impfung gegen Gelbfieber. Wenn zum Beispiel das Pockenvirus in den ersten 3 Monaten der Schwangerschaft auf das Kind übergeht, besteht die Gefahr einer Mißbildung. In späteren Schwangerschaftsmonaten kann das Kind an Pocken erkranken. Als empfehlenswert gelten in der Schwangerschaft die Tetanus-Schutzimpfung und die Polioimpfung. In beiden Fällen hat sogar das Kind nach der Geburt einen Infektionsschutz durch die von der Mutter produzierten Antikörper.

Falls also die Frage einer Impfung aktuell wird, so fragt man am besten den Arzt, der die Betreuung in der Schwangerschaft übernommen hat, ob diese Impfung in der Schwangerschaft vorgenommen werden darf. Wegen der Häufigkeit von Röteln und der Gefahr, daß nach Infektion der werdenden Mutter in der Frühschwangerschaft das Kind geschädigt werden kann, sollte das Blut bereits vor der ersten Schwangerschaft auf Röteln-Antikörper untersucht werden. Fehlen diese Antikörper, so kann der Infektionsschutz mit Hilfe einer Rötelnschutzimpfung hergestellt werden. Das darf nur außerhalb einer Schwangerschaft geschehen. Nach dieser Impfung darf eine Frau erst nach einer Pause von 2 Monaten wieder schwanger werden.

Tiere in der Schwangerschaft | Frauen, die sich ein Kind wünschen, fürchten sich zu Recht vor der Toxoplasmose. Ihre Erreger können in der Schwangerschaft auf das Kind im Mutterleib übergehen und es schädigen. Allerdings nur, wenn die erste Infektion mit Toxoplasmose in dieser Schwangerschaft stattfindet. Wer sichergehen will, läßt bereits vor der Schwangerschaft sein Blut auf Toxoplasmose-Antikörper untersuchen. Sind diese vorhanden, dann besteht keine Gefahr einer neuen Infektion und damit auch keine Gefahr, daß in einer späteren Schwangerschaft das Kind an Toxoplasmose erkranken könnte. Im fortpflanzungsfähigen Alter sind bei rund 70–80% aller Frauen Antikörper gegen Toxoplasmose vorhanden.

Eine Frau, die keine Toxoplasmose-Antikörper besitzt, sollte vor allem in der Schwangerschaft kein rohes Fleisch essen, weil dadurch eine Infektionsgefahr gegeben ist. (Z. B. blutige Steaks oder Beefsteak tatar). Überträger der Toxoplasmose sind nicht, wie man lange Zeit angenommen hatte, Hunde – sondern Katzen, die mit ihrem Kot Toxoplasmen ausscheiden können.

Das Kind im Mutterleib lebt gefährlich

Die Gefahren des Lebens sind im Mutterleib und während der Geburt prozentual sogar noch größer als in späteren Lebensabschnitten. Der berühmte Münchner Kinderarzt Professor *von Pfaundler* hat schon vor mehr als 40 Jahren darauf hingewiesen, daß die gefürchtetsten Krankheiten, wie der Krebs, die Herz- und Kreislauferkrankungen, die Tuberkulose und andere, im Vergleich zu den Gefahren im Mutterleib zahlenmäßig „Bagatellen" seien.

Schon während der Einnistung der befruchteten Eizelle in der Gebärmutterwand gehen rund 50% der befruchteten Eizellen zugrunde. Außerdem enden etwa 10% aller Frühschwangerschaften auch ohne äußere Einwirkung durch eine Fehlgeburt.

Wann spricht man von Fehlgeburt?

Unter einer Fehlgeburt verstehen wir die vorzeitige Beendigung einer Schwangerschaft zu einem Zeitpunkt, an dem das Kind noch nicht am Leben erhalten werden kann. Verliert eine Frau ihr Kind bis zum Ende der 28. Schwangerschaftswoche*), so spricht man von Fehlgeburt. Nach der 28. Woche spricht man von Frühgeburt.

Die häufigsten Ursachen einer Fehlgeburt sind Anlagestörungen der Frucht. In diesen Fällen entwickelt sich zwar eine „Schwangerschaft", die Gebärmutter wird größer, und auch der Schwangerschaftstest fällt positiv aus. Kommt es aber dann zur Fehlgeburt, so findet man nur Eihüllen und die Anlage des Mutterkuchens – aber keinen Embryo. Der Arzt spricht dann von einem „Abortivei". **Ursachen einer Fehlgeburt**

Eine weitere häufige Fehlgeburtenursache ist eine mangelhafte Hormonproduktion in den Eierstöcken der Mutter. Wenn zu wenig Gelbkörperhormon, das der Arzt als „Schwangerschafts-Schutzhormon" bezeichnet, gebildet wird, kommt es zur Fehlgeburt.

Die von der Mutter ausgehenden Fehlgeburtenursachen sind jedoch seltener als die von der Frucht selbst ausgehenden. Unter den mütterlichen Ursachen ist vor allem der mangelhafte Verschluß des Gebärmutterhalses (Zervixinsuffizienz), bei dem die Fehlgeburt meist im

---

*) Wenn von „Schwangerschaftsmonaten" die Rede ist, gibt es meist Mißverständnisse, weil Laien die Schwangerschaft von der Empfängnis an mit 9 Kalendermonaten rechnen. – Geburtshelfer in aller Welt dagegen rechnen von der letzten Regel an 10 Monate zu 28 Tagen. Mißverständnisse lassen sich am leichtesten vermeiden, wenn man grundsätzlich von Schwangerschaftswochen redet.

vierten, fünften oder sechsten Monat eintritt, am häufigsten. Andere mütterliche Ursachen sind Fehlbildungen der Gebärmutter, Knotenbildung in der Gebärmutter und Infektionskrankheiten. Sie alle können durch die ärztliche Untersuchung und regelmäßige Kontrolle festgestellt und unwirksam gemacht werden.

Drei Alarmzeichen sollte jede Schwangere allerdings kennen und beachten, weil sie dann sofort den Arzt aufsuchen muß:

1. Bei der geringsten Blutung oder Absonderung von blutig oder bräunlich gefärbtem Ausfluß muß der Arzt ohne jedes Abwarten benachrichtigt werden. Eine Blutung in den ersten Monaten der Schwangerschaft ist das häufigste und typischste Zeichen einer Fehlgeburt oder einer drohenden Fehlgeburt.

2. Bei ziehenden Schmerzen im Unterleib, so wie sie sonst vor oder während der Monatsblutung auftreten. Diese Schmerzen haben oft wehenartigen Charakter. Nur der Arzt kann beurteilen, ob solche Schmerzen harmlos sind oder ob eine Fehlgeburt droht.

3. Beim Abgang von Fruchtwasser. Dieses erkennt man am ehesten daran, daß man sich nicht erklären kann, woher diese wässerige Flüssigkeit kommt, die ganz anders beschaffen ist als Ausfluß oder Urin.

Wird der Arzt in solchen Fällen früh genug aufgesucht, dann gelingt es heute in vielen Fällen, eine drohende Fehlgeburt aufzuhalten, so daß die Schwangerschaft ausgetragen werden kann. Die Behandlung besteht in strenger Bettruhe, der Zufuhr von großen Mengen Gelbkörperhormon und weiteren Medikamenten, die eine „Beruhigung" der Gebärmutter bewirken. Dabei kommt es sehr darauf an, daß ein für die Anwendung in der Schwangerschaft geeignetes Gelbkörperhormon genommen wird. Bei einer Schwäche des Gebärmutterhalses kann der Arzt fast immer durch einen kleinen operativen Eingriff helfen.

Die wichtigste vorbeugende Maßnahme ist die regelmäßige ärztliche Untersuchung alle 4 Wochen. Viele Ursachen einer drohenden Fehlgeburt kann der Arzt rechtzeitig feststellen, so daß noch während der Schwangerschaft geholfen werden kann. Vor allem müssen, wie schon dargestellt, besondere körperliche Belastungen während der Schwangerschaft vermieden werden. Verboten ist insbesondere schweres Heben und das Sichhochrecken. Keine Wohnungsumzüge oder Möbelumstellungen während der ersten 4 Schwangerschaftsmonate, da in dieser Zeit die Gefahr einer Fehlgeburt am größten ist.

Reisen in der Frühschwangerschaft, vor allem größere und anstrengende, sollten unterlassen werden. Einer Frau, die schon mehrere Fehlgeburten durchgemacht hat und die noch kein lebendes Kind besitzt, wird der Arzt jedes Reisen strikt untersagen.

Sport ist in der Schwangerschaft generell verboten, mit Ausnahme von Schwimmen und Schwangerschaftsgymnastik.

Starke Raucherinnen sollten ihren Zigarettenkonsum auf höchstens 5 Stück pro Tag reduzieren. Das gelingt erfahrungsgemäß eher als der Versuch, das Rauchen völlig aufzugeben.

Die Ernährung muß genügend eiweißhaltige Nahrungsmittel, wie Milch, Quark, Käse, mageres Fleisch, Fisch, Eier, und viele Vitamine enthalten.

Weil sich 90% aller Fehlgeburten im zweiten oder dritten Monat der Schwangerschaft ereignen, muß auch zu gewissen Einschränkungen des sexuellen Verkehrs geraten werden. Auf jeden Fall aber sollte dieser möglichst schonend und seltener erfolgen. Frauen mit Kinderwunsch, die schon mehrere Fehlgeburten durchgemacht haben, müssen, wie schon angeraten, in den ersten 4 Monaten ganz auf ihn verzichten. Hier werden vom zukünftigen Vater Rücksichten erwartet, wenn es auch bei normal verlaufender Schwangerschaft nicht nötig ist, den Geschlechtsverkehr ganz aufzugeben. Liebevolle Fürsorge und schonende Behandlung der werdenden Mutter sind hierbei die beste Verhaltensweise.

Gerade in der Frühschwangerschaft, das heißt bis zum Ende des dritten Monats, sollte sich eine Frau besonders vor Ansteckungen durch Infektionskrankheiten hüten. In Grippezeiten muß sie größere Menschenansammlungen, wie sie in Kinos, Theatern, auf Partys und Bällen die Regel sind, meiden. Nach der Geburt oder nach Fehlgeburten ist es ratsam, mindestens 4 bis 6 Monate (nach einer Geburt besser 12 Monate) vergehen zu lassen, ehe man sich wieder ein Kind wünscht. Bei zu kurzen Abständen zwischen den Schwangerschaften gibt es nämlich häufiger Fehlgeburten und Frühgeburten.

Die Bauchhöhlenschwangerschaft ist lebensbedrohlich

Ein mehr oder weniger dramatisches Ereignis ist es, wenn sich die junge Frucht nicht in der Gebärmutter, sondern außerhalb der Gebärmutter („Extrauteringravidität" sagt der Arzt), und zwar meistens im Eileiter ansiedelt. Das kommt auf 100 Schwangerschaften durchschnittlich einmal vor. Am Anfang einer Extrauteringravidität stehen zunächst dieselben Zeichen wie bei einer normalen Schwangerschaft: Ausbleiben der Regel, Übelkeit, positiver Schwangerschaftstest. In der Mehrzahl der Fälle kommt es in der Mitte bis Ende des zweiten Schwangerschaftsmonats (vom ersten Tag der letzten Regel an gerechnet) zu einer leichten Blutung und zu meist leichten krampfartigen

Schmerzen auf einer Seite. In seltenen Fällen ist der Verlauf dramatisch:

Aus völligem Wohlbefinden kommt es plötzlich zu sehr starken Schmerzen im Unterleib, die in den Oberbauch, die Schulter und den Arm ausstrahlen können. Sehr schnell tritt ein akuter Schwächezustand ein, der meist in eine Ohnmacht übergeht. Da es bei dieser Form der Bauchhöhlenschwangerschaft zu einer starken Blutung in die Bauchhöhle kommt, ist die davon betroffene Frau auffallend blaß und kurzatmig, der Puls ist sehr schnell und nur schlecht zu fühlen. Bei diesen Symptomen muß die Patientin ohne Zeitverlust ins Krankenhaus transportiert werden.

Jede Extrauteringravidität muß operiert werden. Erstes Ziel der Operation ist es, die Blutung zu stillen. Der betroffene Eileiter muß meistens entfernt werden, der Eierstock auf dieser Seite kann fast immer erhalten werden. Komplikationen sind selten, die Patientinnen erholen sich meistens sehr rasch. Bei späteren Schwangerschaften ist die Gefahr einer Wiederholung dieses Ereignisses rund 25%.

Harmlose und weniger harmlose Beschwerden

Eine Schwangerschaft, auch wenn sie ganz normal verläuft, bedeutet stets eine große zusätzliche Belastung für den mütterlichen Organismus. Wenn die Natur auch den Körper der Frau für diese zusätzliche Belastung eingerichtet hat, so darf die werdende Mutter ihr altgewohntes Leben nicht ohne jede Rücksicht auf das in ihr keimende Leben weiterführen wollen. Verschiedene Organe des mütterlichen Körpers verändern sich und müssen mehr leisten, als sie das vor der Schwangerschaft tun mußten.

Diese Veränderungen sind zum großen Teil harmlos, doch zeigen manche Veränderungen den Beginn von Störungen an, die ärztlich behandelt werden müssen, wenn sie nicht für die Gesundheit und das Leben von Mutter und Kind zum Risiko werden sollen.

Schwangerschafts-erbrechen Übelkeit und Erbrechen in der Frühschwangerschaft können bis zu einem gewissen Grad als normal angesehen werden. Auch wenn eine Zeitlang jeden Morgen erbrochen wird, ist das dann unbedenklich, wenn die Mahlzeiten im Magen behalten werden und die Schwangere nicht an Gewicht abnimmt. Bei dieser harmlosen Form des Erbrechens in der Schwangerschaft wird seit Generationen mit Erfolg empfohlen, morgens im Bett zu frühstücken und erst 1 bis 2 Stunden später aufzustehen. Tritt aber das Erbrechen so häufig auf, daß keine Mahlzeit mehr im Magen behalten wird, dann muß unbedingt der

48

Arzt aufgesucht werden. Dieser muß dann klären, ob es sich um ein „unstillbares Schwangerenerbrechen", das er als „Hyperemesis gravidarum" bezeichnet, handelt. Dieses unstillbare Schwangerenerbrechen ist eine ernst zu nehmende Erkrankung. Es kann nur im Krankenhaus rasch und erfolgreich behandelt werden. Jedes stärkere, zur Gewichtsabnahme und zu einer Beeinträchtigung des Allgemeinbefindens führende Erbrechen in der Schwangerschaft muß mit geeigneten Medikamenten behandelt werden. Das Schwangerenerbrechen ist eine Ausnahme von der Regel, Medikamente in der Frühschwangerschaft möglichst zu meiden. Es konnte nämlich nachgewiesen werden, daß die zur Behandlung des Schwangerenerbrechens geeigneten Medikamente dem Kind nicht schaden. Es kann aber sehr wohl zu Entwicklungsstörungen beim Kind kommen, wenn ein stärkeres Schwangerenerbrechen nicht oder nicht wirksam behandelt wird.

Ein häufiges Problem in der Schwangerschaft sind Krampfadern. Sie verschlimmern sich in der Schwangerschaft oder treten oft erstmals gerade während der Schwangerschaft auf. Die Ursache liegt in einer Erweiterung der Blutgefäße bei gleichzeitiger Erschwerung des Blutrückstroms aus den Beinen. Mehrgebärende haben mehr als doppelt so häufig Krampfadern wie Erstgebärende. Vor allem dann, wenn die Schwangerschaften rasch aufeinander folgen, entstehen sie leicht. Zur Vermeidung von Krampfadern sollte die werdende Mutter während der Schwangerschaft so wenig wie möglich stehen. Die normalerweise im Stehen verrichteten Tätigkeiten lassen sich fast alle auch im Sitzen oder im Auf- und Abgehen ausüben. Das Gehen ist jedenfalls viel weniger belastend als das Stehen. Eine weitere wichtige vorbeugende Maßnahme ist der Gebrauch einer „schiefen Ebene", die sich auch bei bereits vorhandenen Krampfaderbeschwerden sehr vorteilhaft auswirkt. Unter der „schiefen Ebene" wird ein Hochstellen des Fußendes des Bettes um 8 bis 10 Zentimeter verstanden. Eine solche Schräglage wird nicht als unangenehm empfunden, erleichtert aber den Rückstrom des Blutes aus den Beinen sehr. Bei stark hervortretenden Krampfadern sollten die Beine morgens vor dem Aufstehen mit elastischen Binden gewickelt oder elastische Strümpfe getragen werden.
Treten umschriebene Rötung und Schmerzen im Bereich einer Krampfader auf, so handelt es sich wahrscheinlich um eine Venenentzündung (Thrombophlebitis), bei der unbedingt sofort der Arzt konsultiert werden muß. Eine oberflächliche Venenentzündung ist nicht sehr bedenklich, weil dabei nur äußerst selten eine Lungenembolie zu befürchten ist.
Sehr viel seltener, aber auch gefährlicher ist dagegen eine „Thrombose" der tiefen Beinvenen während der Schwangerschaft, die der werdenden

Die lästigen Krampfadern

Mutter durch heftige Schmerzen und das auffällige Dickwerden eines Beines angezeigt wird. In diesem Fall muß unbedingt Behandlung im Krankenhaus erfolgen, die vom Arzt verordnet wird.

Zum Zahnarzt gehen „Jede Schwangerschaft kostet die Mutter einen Zahn", das ist eine weitverbreitete Volksmeinung, die man auch heute noch oft hören kann. Diese Meinung ist insofern richtig, als die Zahnschmelzbeschädigungen, vom Zahnarzt „Karies" genannt, während der Schwangerschaft um ein Vielfaches erhöht sind. Aus diesem Grunde sollte die werdende Mutter während der Schwangerschaft zwei- bis dreimal zum Zahnarzt gehen. Und zwar auch dann, wenn sie keine Beschwerden hat. Entgegen der Volksmeinung ist auch in der Schwangerschaft jede Zahnbehandlung möglich. Der Zahnarzt hat lediglich zu berücksichtigen, daß während einer Schwangerschaft mit Rücksicht auf das heranreifende Kind keine Narkosen gegeben werden dürfen, bei denen der Sauerstoffgehalt im mütterlichen Blut absinkt.

Zu den vorbeugenden Maßnahmen gehört auch die Zufuhr von Kalk während der Schwangerschaft. Das gilt besonders für die letzten 3 bis 4 Schwangerschaftsmonate, in denen ein Kalktransport von der Mutter zum Kind einsetzt, weil das Kind während dieser Zeit Kalk in seine Knochen einlagert. Der Kalkbedarf ist dann so groß, daß er durch die Ernährung nur dann gedeckt wird, wenn die werdende Mutter viel Milch trinkt und reichlich Milchprodukte, wie Quark, Käse usw., zu sich nimmt. Auch das Einnehmen von Kalktabletten ist zu empfehlen. Es soll übrigens schon gleich hier bemerkt werden, daß der Kalkbedarf einer stillenden Mutter noch größer ist als der einer hochschwangeren, werdenden Mutter.

Auf Herzklopfen und Blutdruck achten Das häufige Herzklopfen ist harmlos, wenn der Blutdruck normal ist; der aber wird ja vom Arzt regelmäßig kontrolliert. Ein niedriger Blutdruck tritt oft als Ursache einer verminderten Leistungsfähigkeit auf. Dann kann die werdende Mutter unter Schwindelgefühlen oder auch Ohnmachten, die aber ziemlich selten sind, leiden. Wird regelmäßig ein systolischer Blutdruck von 100 mm Hg oder weniger gemessen, so sollte der Arzt mit geeigneten Medikamenten behandeln. Noch ernster ist die Blutdruckerhöhung in der Schwangerschaft. Ein erhöhter Blutdruck kann das erste Zeichen der typischen „Schwangerschaftserkrankung" sein; medizinisch als „Spätgestose", „Schwangerschaftstoxikose" oder „Präeklampsie" bekannt. Diese Erkrankung, deren schwerste Form die Schwangerschaftskrämpfe sind (Eklampsie), ist für Mutter und Kind ziemlich gefährlich, weil sie den Tod der Mutter oder des Kindes zur Folge haben kann. Diese schweren Gefahren lassen sich aber in so gut wie allen Fällen ausschal-

50

ten, wenn ihre ersten Anzeichen bereits während der Schwangerschaft erkannt und bekämpft werden können (s. auch Seite 54). Wegen dieser großen Gefahren, die durch rechtzeitige Betreuung der werdenden Mutter gebannt werden können, haben Ärzte und Geburtshelfer schon immer die regelmäßige ärztliche Schwangerenbetreuung gefordert und durchgesetzt. Aus diesen Gründen wird sich jede gesunde werdende Mutter einer regelmäßigen ärztlichen Kontrolle gerne unterziehen, auch wenn die Schwangerschaft keine merkbaren Beschwerden macht.

Eine häufige Störung in der Schwangerschaft ist eine deutliche Darmträgheit. Wenn nicht mindestens alle 2 Tage eine normale Darmentleerung erfolgt, sollten Abführmittel genommen werden. Da aber stärker wirkende Abführmittel unter Umständen eine Fehlgeburt oder Frühgeburt auslösen können, sollte die werdende Mutter die Auswahl geeigneter unschädlicher Abführmittel stets dem Arzt überlassen.

Die Darmträgheit

Oft klagen Schwangere auch über Hämorrhoiden. In der Schwangerschaft ist die Entstehung von Hämorrhoiden begünstigt durch die Erweiterung der Blutgefäße im Verein mit der fast stets vorhandenen Darmträgheit. Meist genügt die Behandlung mit entsprechenden Salben und Zäpfchen, die der Arzt verordnen muß und die eine Zeitlang täglich nach jeder Darmentleerung angewandt werden müssen, die Hämorrhoiden wieder zum Verschwinden zu bringen. In seltenen Fällen kann auch ein harmloser operativer Eingriff erforderlich werden, dann nämlich, wenn „thrombosierte Hämorrhoidalknoten" unerträgliche Schmerzen verursachen.

Hämorrhoiden

Viele Frauen werden während der Schwangerschaft auch von Kreuzschmerzen geplagt. Diese Schmerzen hängen mit der Veränderung der Körperbelastung durch die schwangere Gebärmutter zusammen. Hier helfen meist gymnastische Übungen zur Haltungskorrektur (s. Seite 67) und das Schlafen auf einer harten Matratze.

Kreuzschmerzen

Von der Mitte der Schwangerschaft an haben viele Frauen regelmäßig Wadenkrämpfe, meist nachts. Oft steckt ein Kalk-, Magnesium- und Vitaminmangel dahinter, der vom Arzt erkannt und beseitigt werden kann. Es ist wichtig zu wissen, daß Wadenkrämpfe im allgemeinen harmlos sind.

Wadenkrämpfe

Die meisten Schwangeren bekommen in der zweiten Hälfte der Schwangerschaft sogenannte „Schwangerschaftsstreifen", die der Arzt „Striae gravidarum" nennt. Diese Streifen treten vor allem am Bauch,

Schwangerschaftsstreifen sind ungefährlich

51

an den Hüften und an der Brust auf. Sie haben in der ersten Schwangerschaft eine bläulichrote Farbe, die nach der Schwangerschaft verblaßt, so daß alte Schwangerschaftsstreifen das perlmutterfarbene Aussehen alter Narben haben. Viele Frauen versuchen, durch Massage der Haut mit Massageöl das Auftreten dieser Streifen zu verhindern. Eine zuverlässige Vorbeugung gibt es jedoch bis heute noch nicht.

Gibt es eine Vorbeugung gegen die gefürchteten Mißbildungen?

Früher wurden Mißbildungen meist als Erbfehler angesehen. Seit etwa drei Jahrzehnten weiß man aber, daß viele Mißbildungen keineswegs durch fehlerhafte Erbanlagen bedingt sind, sondern durch irgendwelche schädlichen Einwirkungen auf den Embryo „von außen her". Diese wichtige wissenschaftliche Entdeckung wurde zuerst durch eine Beobachtung des australischen Augenarztes *Gregg* im Jahre 1941 eingeleitet. Der Augenarzt stellte nämlich fest, daß bestimmte kindliche Mißbildungen immer dann vermehrt auftraten, wenn die Mutter in der Frühschwangerschaft an Röteln erkrankt war. Dieser Zusammenhang wurde kurze Zeit später von Forschern aus aller Welt bestätigt. Bis zu diesem Zeitpunkt waren die Röteln als harmlose Krankheit angesehen worden.

Mißbildungen durch Röteln und andere Viruserkrankungen
Die Röteln zeigen sich durch rosa Flecken im Gesicht und am Körper die nicht miteinander zusammenfließen, an. Bei leichtem Fieber und Anschwellungen in den Nackendrüsen verschwinden der Ausschlag und das Fieber nach wenigen Tagen. Es stellt sich weder Husten noch Halsschmerzen ein.
Bei der werdenden Mutter aber bringen die Röteln schwere Gefahren für das heranreifende Kind mit sich, die sich in körperlichen Mißbildungen äußern können.
Nicht nur die Röteln, sondern auch andere Viruskrankheiten können mißgebildete und gehirngeschädigte Kinder verursachen, wenn die werdende Mutter in den ersten 3 Schwangerschaftsmonaten an ihnen erkrankt. Unter den Umwelteinflüssen auf den Embryo können darüber hinaus auch andere Faktoren, wie Sauerstoffmangel, Einwirkung von Arzneimitteln oder das Fehlen wichtiger Nahrungsstoffe, zur Entstehung von Mißbildungen führen.

Mißbildungen entstehen nur während der Embryonalzeit
Die Zeit, in der durch die genannten äußeren Einflüsse echte Mißbildungen entstehen können, ist auf die sogenannte Embryonalzeit, das ist die Zeit von der Einnistung der befruchteten Eizelle bis zur 12. Schwangerschaftswoche, begrenzt. Viele Einflüsse, die in dieser

52

Zeit der Frucht ernstliche Schäden zufügen können, sind in den späteren Monaten der Schwangerschaft ohne jede nachteilige Wirkung. Aber auch in späteren Schwangerschaftsmonaten sind Erkrankungen der Frucht möglich, die Schäden hinterlassen können.

Was kann nun die werdende Mutter zur Vorbeugung gegen die durch äußere Einflüsse bedingten Mißbildungen selbst tun? Sie kann sehr viel tun. Vor allem sollte sie die folgenden Ratschläge streng beachten und befolgen:

1. Ratschlag: Sie muß sich so gut wie überhaupt möglich ernähren. Der während der Schwangerschaft erhöhte Bedarf an Eiweiß und Vitaminen muß unbedingt erfüllt werden. Das „unstillbare Schwangerschaftserbrechen" bewirkt einen gefährlichen Nährstoff- und Vitaminmangel, der unbedingt ausgeglichen werden muß. Deshalb sind die ärztlichen Anordnungen zur Beseitigung des Schwangerschaftserbrechens sorgfältig einzuhalten. Andernfalls kann das heranreifende Kind ernsthafte Schädigungen davontragen. *Vorbeugende Maßnahmen*

2. Ratschlag: Während der Emryonalperiode, das heißt vom Ausbleiben der Monatsblutung bis zur 12. Schwangerschaftswoche, sollten möglichst überhaupt keine Medikamente genommen werden. Eine Ausnahme bilden lediglich die Behandlung des schweren Schwangerenerbrechens sowie andere vom Arzt verordnete Medikamente.

3. Ratschlag: In der Zeit der Embryonalentwicklung sollen Röntgenuntersuchungen auf lebensbedrohliche Zustände beschränkt werden.

4. Ratschlag: Nach einer Geburt oder einer Fehlgeburt sollte eine schwangerschaftsfreie Pause von mindestens 4 bis 6 Monaten eingehalten werden, damit sich die Gebärmutterschleimhaut erholen kann. Ein untaugliches „Eibett" kann die Entwicklung der Frucht erheblich stören.

5. Ratschlag: Stoffwechselerkrankungen der Mutter, wie zum Beispiel die Zuckerkrankheit, müssen in der Frühschwangerschaft ganz besonders sorgfältig behandelt werden, weil sonst die Entwicklung des Embryos nachteilig beeinflußt wird.

6. Ratschlag: Jede hochfieberhafte Erkrankung und jede virusverdächtige Erkrankung muß in der Frühschwangerschaft vom Arzt behandelt werden. Ziel dieser Behandlung ist es, die Zeit abzukürzen, während der die Viren im Blut der Mutter kreisen und damit auch auf die Frucht übergehen können.

Schwangerschafts-
abbruch wegen
Mißbildungsgefahr

Wegen der erheblichen Gefahr einer kindlichen Mißbildung darf in vielen Ländern der Erde eine Schwangerschaft abgebrochen werden. wenn die werdende Mutter während der ersten 12 Wochen ihrer Schwangerschaft an Röteln erkrankt war. Seit der Reform des § 218 vom Juni 1976 darf auch in der Bundesrepublik Deutschland eine Schwangerschaft abgebrochen werden, wenn mit der Geburt eines mißgebildeten oder erbkranken Kindes gerechnet werden muß. Bei dieser Entscheidung ist auch die nicht zumutbare seelische Belastung für die werdende Mutter mit berücksichtigt worden.

Die werdende Mutter muß sich also, falls sie nicht schon in ihrer Jugend an Röteln erkrankt war, während der Frühschwangerschaft vor jeder Viruserkrankung sorgfältig hüten. Sie sollte vor allen Dingen jede Menschenansammlung, wo die Ansteckungsgefahr besonders groß ist, nach Möglichkeit meiden.

Hat die werdende Mutter dagegen die Röteln bereits in ihrer Kindheit hinter sich gebracht, dann kreisen in ihrem Blut Abwehrkörper, die noch nach mehreren Jahrzehnten einen bleibenden Ansteckungsschutz für sie bereitstellen. Sie kann dann zeit ihres Lebens nicht noch einmal an den Röteln erkranken. Das bedeutet dann auch einen entscheidenden Schutz für ihr ungeborenes Kind. Aus alledem geht übrigens auch hervor, daß Eltern ihre Töchter im Kindesalter nicht allzu ängstlich vor der Ansteckung mit Masern, Windpocken, Röteln oder Mumps bewahren sollten, damit sie später als werdende Mütter nicht der Gefahr ausgesetzt sind, aus diesem Grunde ein mißgebildetes Kind zu bekommen.

Was in den letzten Schwangerschaftsmonaten gefährlich ist

Im letzten Drittel der Schwangerschaft können neue Gefahren für Mutter und Kind auftreten. Glücklicherweise kann ein großer Teil dieser Gefahren vermieden oder zumindest stark abgeschwächt werden. Voraussetzung dafür ist allerdings, daß sich die werdende Mutter regelmäßig den ärztlichen Kontrolluntersuchungen unterzieht.

Die Schwanger-
schaftskrämpfe

Unter den Gefahren für die Mutter steht die sogenannte „Schwangerschaftskrankheit", vom Arzt „Spätgestose", „Toxikose", „Präeklampsie" genannt, ihrer Häufigkeit nach an der Spitze. Das erste Anzeichen ist fast immer ein Blutdruckanstieg. Wenn dieser nicht erkannt wird und unbehandelt bleibt, treten häufig lebensgefährliche

54

Zustände für Mutter und Kind auf. Die schwerste Form dieser Schwangerschaftskrankheit ist die „Eklampsie" (Schwangerschaftskrämpfe). Geht eine schwangere Frau jedoch regelmäßig zum Arzt, so wird durch die Blutdruckmessung bereits jeder leichte Blutdruckanstieg erkannt und behandelt, so daß die schwerwiegenden Folgen für Mutter und Kind fast immer vermieden werden können.

Viele Komplikationen, die unter der Geburt für Mutter und Kind gefährlich werden könnten, lassen sich dank der regelmäßigen Untersuchungen bereits während der Schwangerschaft vom Arzt vorhersagen. Wichtige Beispiele sind: enges Becken, Steißlage des Kindes, Querlage des Kindes, höheres Lebensalter der Mutter, Geschwülste im Bereich der Fortpflanzungsorgane, Mißbildungen der Gebärmutter, Herz- und Lungenkrankheiten, vorangegangene Operationen an den Genitalorganen, vor allem Kaiserschnitte, und überstandene Nierenerkrankungen. In diesen oder ähnlichen Fällen, die dann als „Risikogeburten" bezeichnet werden, dringt der Arzt darauf, daß die Geburt auf jeden Fall in der Klinik stattfindet.

Was ist ein Rhesusfaktor?

Viele werdende Mütter haben schon einmal etwas über die Gefahren der Blutunverträglichkeit gehört oder gelesen. Häufig waren diese Informationen unkorrekt, so daß viele werdende Mütter ganz zu Unrecht in Sorge sind. Es besteht keineswegs in jedem Fall eine Gefahr für das Kind, wenn das Blut des Vaters Rhesus-positiv und das der Mutter Rhesus-negativ ist. Das läßt sich leicht an Zahlen beweisen: In etwa 10% aller Ehen ist das Blut des Mannes tatsächlich Rhesus-positiv und das der Frau Rhesus-negativ. Trotzdem kommt es nur bei 0,5% aller Kinder, also immer bei einem von 200, zu einer durch den Rhesusfaktor bedingten Blutunverträglichkeit. Die Gefahr ist viel seltener, als viele Mütter glauben.

85% aller Menschen haben an ihren roten Blutkörperchen ein bestimmtes Merkmal, das „Rhesusfaktor" genannt wird. Diese Menschen nennt man Rhesus-positiv. Die restlichen 15% der Menschen besitzen den Rhesusfaktor nicht, man nennt sie deshalb Rhesus-negativ. Gelangt Blut eines Rhesus-positiven Menschen in den Blutkreislauf eines Rhesus-negativen Menschen, so kann es bei diesem Menschen zur Bildung von Rhesus-Antikörpern kommen. Antikörper sind Abwehrstoffe, die bei einer späteren Blutübertragung eingreifen können. Deshalb muß man bei einer Blutübertragung nicht nur

Wie die Blutunverträglichkeit zustande kommt

auf die „klassischen" Blutgruppen 0, A, B oder AB achten, sondern auch auf den Rhesusfaktor.

<table>
<tr><td>Schädigung durch nicht erkannte Rhesusunverträg- lichkeit</td><td>Wenn nun eine Rhesus-negative Mutter ein Rhesus-positives Kind zur Welt bringt, so gelangen unter der Geburt kindliche rote Blutkörper- chen in den mütterlichen Blutkreislauf und können dort die Bildung von Antikörpern veranlassen. Bei einer späteren Schwangerschaft mit einem Rhesus-positiven Kind gelangen dann diese mütterlichen Rhesus-Antikörper in den kindlichen Blutkreislauf und zerstören dort rote Blutkörperchen. Solche Kinder entwickeln nach der Geburt sehr rasch eine schwere Gelbsucht, an der sie, wenn der Arzt nicht sofort eingreift, entweder sterben oder schwere Schäden davontragen. Sie können sich zu spastisch gelähmten oder mit anderen Gehirnschäden behafteten Kindern entwickeln. Durch eine rechtzeitig vorgenommene Blutaustausch-Transfusion unmittelbar nach der Geburt gelingt es, rund 90% dieser sehr gefährdeten Kinder zu retten, das heißt, sie gesund am Leben zu erhalten.</td></tr>
</table>

Die Gefahren der Rhesusunverträglichkeit treten fast immer erst bei der zweiten oder einer späteren Schwangerschaft in Erscheinung. Das kommt daher, daß die roten Blutkörperchen des Kindes vor allem während der Geburt in den mütterlichen Blutkreislauf gelangen. Die Rhesus-Antikörper werden im Blut der Mutter erst nach Tagen bis Wochen gebildet. Deshalb ist das erste Kind nicht in Gefahr. Hat aber die Mutter nach der ersten Geburt in ihrem Blut Rhesus-Antikörper gebildet, dann verschwinden sie nicht wieder, und das zweite Kind und alle folgenden Kinder sind gefährdet.

Gefahr ab dem 2. Kind

Die Gefährdung des Kindes durch den Rhesusfaktor kann aber be- reits während der Schwangerschaft erkannt werden. Das ist der Grund, warum heute bei allen Schwangeren die Blutgruppe und der Rhesusfaktor bestimmt werden. Bei allen Rhesus-negativen Schwange- ren wird eine weitere Untersuchung vorgenommen, um zu klären, ob auch Rhesus-Antikörper vorhanden sind, oder nicht. Erst wenn auch Rhesus-Antikörper nachgewiesen werden, muß mit einer Blut- unverträglichkeit und den damit verbundenen Gefahren für das Kind gerechnet werden.

Erkennung des Rhesusfaktors

Die moderne Medizin kennt Möglichkeiten, die durch den Rhesus- faktor verursachten Gefahren für Leben und Gesundheit des Kindes praktisch aus der Welt zu schaffen. Durch die Injektion eines spezifischen Eiweißkörpers (Anti-D-Globulin) nach der Geburt kann die Entstehung von Rhesus-Antikörpern bei der Mutter verhindert

56

werden. Allerdings ist es bisher nicht gelungen, die einmal eingetretene Bildung von Rhesus-Antikörpern im Blut der Mutter wieder rückgängig zu machen.

Außer mit dem Rhesusfaktor gibt es auch Blutunverträglichkeiten innerhalb der klassischen Blutgruppen 0, A, B und AB. Treten Unverträglichkeiten auf, dann hat das Kind meist die Blutgruppe A und die Mutter die Blutgruppe 0. Diese Blutunverträglichkeiten im A-B-0-System sind aber weniger gefährlich und verlaufen vor allem weniger dramatisch als die Rhesusunverträglichkeiten. Es genügt, in solchen Fällen zunächst einmal abzuwarten, ob eine schwere Gelbsucht beim Neugeborenen entsteht. Die Konzentration des gelben Farbstoffes Bilirubin im Blut des Kindes wird laufend kontrolliert, um festzustellen, ob eine Blutaustausch-Transfusion durchgeführt werden muß. Da die A-B-0-bedingten Blutunverträglichkeiten genauso häufig sind wie die Rhesusfaktorunverträglichkeiten, sind im ganzen 1 Prozent aller Neugeborenen gefährdet.
Auch aus diesem Grunde ist die regelmäßige ärztliche Untersuchung der werdenden Mutter von entscheidender Wichtigkeit.

Andere Blutunverträglichkeiten

Wie man sich auf die Geburt vorbereitet

Etwa 3 Wochen vor dem Geburtstermin sollte ein Köfferchen fix und fertig gepackt bereitstehen, damit bei plötzlich und etwas verfrüht einsetzender Geburt die Übersiedlung in die Klinik nicht durch das Packen unnötig verzögert wird.
Das Köfferchen sollte enthalten:
4 bis 6 Nachthemden, die vorn bis zum Nabel geöffnet werden können, 8 bis 12 kochbare Schlüpfer, Bettjacke oder Wollschal (evtl. Strickjacke), ein weiter Morgenrock oder Bademantel, Hausschuhe, Strumpfhosen, 4 bis 6 Stillbüstenhalter, Waschutensilien (Zahnbürste, Zahncreme, Kamm, Haarbürste, Seife und Körperpuder, Eau de Cologne möglichst in einem Sprühgefäß, Massageöl zur Selbstmassage). Bindengürtel oder Monatshöschen und Monatsbinden werden von der Klinik gestellt. Taschentücher, Unterhaltungslektüre und für die Heimkehr Kleider, die die richtige Größe haben, nicht vergessen!

Für die Mutter

Nabelbinden, 2 Mull- oder Zellstoffwindeln und Windelhöschen, Frotteehöschen, Baumwollhemdchen, Wolljäckchen, Mützchen, Ausgehgarnitur, Tragekissen oder kleines Federbett (Kopfkissen), also nur die Sachen, die für den Weg von der Klinik nach Hause gebraucht werden.

Für das Kind

Soll der Vater bei der Geburt anwesend sein? Die meisten Ärzte stehen heute auf dem Standpunkt, daß die „gemeinsame" Schwangerschaft eine Eheschule für die Eltern ist, die als Förderung der ehelichen Gemeinschaft hoch eingeschätzt werden kann.

Das Erlebnis der Geburt verbindet zwei Menschen wie kaum etwas anderes im Leben. Wenn der Mann seiner Frau während der Geburt auch nicht direkt beistehen kann, so genügt doch das „Da-sein", sein Mitfühlen, ihr Kraft zu geben, ihr Vertrauen einzuflößen und ihr ein Gefühl häuslicher Geborgenheit zu vermitteln. Da tut jeder Händedruck, jedes zärtliche Wort geradezu Wunder. Erzwungen werden soll die Gegenwart des Ehemannes bei der Geburt selbstverständlich nicht. Es kann sein, daß der junge Vater glaubt, das Geburtserlebnis nicht verarbeiten zu können. Es kann auch sein, daß die junge Frau eine gewisse Scheu davor hat, ihren Mann zusehen zu lassen, wie ihr Kind zur Welt kommt.

Elternkurse, besondere Väterkurse, wie sie heute in den meisten Städten abgehalten werden, können dieser Scheu vorbeugen und die Abneigung beseitigen. In diesen Kursen lernen Frauen und Männer den Geburtsverlauf bereits am Modell kennen. Vor allem werden die Männer dann unterrichtet, wie sie ihren Ehefrauen während der Geburt wirksam beistehen können. Der Mann ist bei der Geburt kein störender Faktor, wie man zu Großmutters Zeiten noch allgemein glaubte. Damals wurde er zur Tür hinausgedrängt, oft sogar monatelang aus dem Hause. Der Haushalt wurde während der letzten Schwangerschaftsmonate und während des Wochenbetts von Tanten, Müttern, Säuglingsschwestern und Hauspersonal allein regiert. Das ist inzwischen, schon wegen der Geburten in der Klinik, gründlich anders geworden. Die Behauptung, daß die späteren sexuellen Beziehungen der Eheleute darunter leiden könnten, wenn der Mann seine Frau während des Geburtsaktes so „gnadenlos nackt" sieht, trifft wohl nur für psychisch sehr labile Männer zu. Für die meisten Eheleute gilt, daß im Gegenteil das gemeinsame Geburtserlebnis eine positive Wirkung auf beide Partner hat, die für das weitere Eheleben von entscheidender, die Gemeinschaft festigender Bedeutung ist. Namhafte Gynäkologen bestätigen es immer wieder, daß sie niemals Nachteile oder Störungen, sondern immer nur positive Auswirkungen bei den Ehepartnern beobachtet haben, wenn beide auch während des Geburtsaktes zusammen waren.

Auch Psychiater halten es für den Ehemann für nützlich, bei der Geburt seines Kindes anwesend zu sein, „weil dieses Erlebnis eine gemeinsame tiefere Einsicht und Bereitschaft, sich der veränderten Lebenssituation anzupassen, schafft".

58

Jede Frühgeburt ist riskant

Für das Kind ist eine zu frühe Geburt ein sehr großes Risiko. In unserem Land sterben jährlich zwischen 4000 und 6000 Kinder nur deshalb, weil sie zu früh geboren werden.

Frühgeborene haben geringere Lebenschancen

Als „Frühgeborene" bezeichnet man nach internationaler Vereinbarung diejenigen Kinder, die bei der Geburt nur 2500 Gramm oder noch weniger wiegen. Frühgeburten sind im übrigen keineswegs seltene Ereignisse. Von 100 Kindern sind durchschnittlich 7 Frühgeborene.

Für den Arzt ist die Frühgeburt, vor allem wegen der damit verbundenen Gefahren für das kindliche Leben, problematisch. Die kindlichen Verluste vor der Geburt, unter der Geburt und in den 10 ersten Lebenstagen (der Arzt spricht von „perinataler Mortalität") sind bei den Frühgeborenen fast 20mal so hoch wie bei den normal ausgetragenen Kindern. Natürlich hängen die Lebensaussichten eines Kindes sehr stark davon ab, ob es sich um ein sehr kleines Kind von z. B. 1000 Gramm Geburtsgewicht oder um ein Kind mit 2400 Gramm Gewicht handelt. Während Frühgeborene mit rund 1000 Gramm Geburtsgewicht nur zu etwa 5% am Leben bleiben, steigen die Überlebenschancen bei den größeren Frühgeborenen von 2000 bis 2500 Gramm auf etwa 95%.

Auch während des ganzen ersten Lebensjahres sind frühgeborene Kinder erhöhten Gefahren ausgesetzt.

Am häufigsten sind Frühgeburten bei den Frauen, die es in der Schwangerschaft versäumt haben, zum Arzt zu gehen. Auch die volle Berufstätigkeit in den letzten Schwangerschaftswochen wirkt sich erfahrungsgemäß nachteilig aus. Das Beschäftigungsverbot für werdende Mütter während der letzten sechs Wochen vor der Geburt, das im Mutterschutzgesetz festgelegt ist, hilft Frühgeburten zu verhindern. Bei jungen Müttern unter 20 Jahren ist die Frühgeburtenhäufigkeit um 50 bis 100% höher als bei 20- bis 29jährigen Müttern. Nach statistischen Erhebungen treten häufiger Frühgeburten auf, wenn der Abstand zwischen den Schwangerschaften zu klein ist. Am sichersten ist nach diesen Untersuchungen ein Abstand von zwei bis zweieinhalb Jahren.

Über den Zusammenhang zwischen starkem Rauchen und der Zahl der Frühgeburten wurden schon vor 30 Jahren Untersuchungen veröffentlicht. Neuere Forschungsergebnisse haben diesen Zusammenhang bestätigt. Starke Raucherinnen, die mehr als 20 Zigaretten pro Tag rauchen, haben etwa doppelt so häufig eine Frühgeburt wie Nichtraucherinnen. Je mehr Zigaretten täglich geraucht werden, um so höher steigt auch die Frühgeburtenquote an.

Auch Erkrankungen der Mutter können eine Frühgeburt zur Folge haben, so zum Beispiel die schon besprochene „Schwangerschaftskrankheit", deren auffällige Anzeichen der hohe Blutdruck, die Eiweißausscheidung im Urin und angeschwollene Füße sind.

Was können Sie tun, um einer Frühgeburt vorzubeugen? Das Wichtigste ist die regelmäßige ärztliche Schwangerenbetreuung. Die ärztlichen Untersuchungen können auch andere Frühgeburtenursachen, wie etwa ein mangelhafter Verschluß des Gebärmutterhalses oder eine Nierenbeckenentzündung, feststellen. Doch lassen sich durch geeignete ärztliche Behandlung Frühgeburten in vielen Fällen vermeiden. Dabei ist besonders die frühzeitige Erkennung und Behandlung der Schwangerschaftskrankheit von allergrößter Bedeutung. Die werdende Mutter darf auch nicht schwer arbeiten, auch soll sie in den 2 letzten Monaten nicht mehr reisen oder gar umziehen oder die Wohnung umstellen.

Die Zeichen einer drohenden Frühgeburt Das häufigste Zeichen einer drohenden Frühgeburt sind Wehen. Sobald ziehende Schmerzen im Unterleib auftreten, die den Beschwerden bei der Monatsblutung ähnlich sind, muß unverzüglich der Arzt benachrichtigt werden. Das gleiche gilt für jede Blutung und für das Abgehen von Fruchtwasser.
In vielen Fällen kann der Arzt dann die Schwangerschaft solange erhalten, bis das Kind günstige Lebenschancen hat. Die Behandlung, die in solchen Fällen zweckmäßig im Krankenhaus vorgenommen werden sollte, besteht in strenger Bettruhe. Außerdem werden Medikamente gegeben, die die Gebärmutter „beruhigen". Das gelingt zwar nicht immer, doch wird der Arzt wegen der schlechten Lebensaussichten der kleinen Frühgeborenen jede Möglichkeit wahrnehmen, die Schwangerschaft zu verlängern und dadurch die kindlichen Überlebenschancen zu verbessern.

Klinikentbindung ist unerläßlich Läßt sich eine Frühgeburt nicht aufhalten, dann hängt das Schicksal des Kindes weitgehend davon ab, daß die Geburt so schonend wie möglich abläuft. Eine Frühgeburt sollte deshalb grundsätzlich nicht zu Hause, sondern stets in einer Klinik mit angeschlossener Kinderklinik (mit Frühgeborenenstation) erfolgen. Bei der Wahl der schmerzlindernden Maßnahmen für die Mutter unter der Geburt muß die größere Empfindlichkeit der Frühgeborenen berücksichtigt werden. Deshalb müssen auch manche gern geübte Methoden der Schmerzlinderung bei einer Frühgeburt unterlassen werden, weil sie eine zusätzliche Gefahr für das Kind bedeuten. Der Geburtshelfer wird der Mutter erklären, daß sie bei einer Frühgeburt mit Rücksicht auf das Kind weniger Schmerzmittel bekommt. Das soll aber nicht heißen, daß die werdende Mutter auf schmerzlindernde Maßnahmen ganz

60

verzichten muß. Alle Maßnahmen, bei denen die Schmerzlinderung durch Einspritzungen ins mütterliche Gewebe erfolgt (Pudendusblock und Damminfiltration), sind für das Kind ungefährlich und deshalb erlaubt. Mit diesen Maßnahmen gelingt es, das Durchtreten des Kindes und auch den Dammschnitt weitgehend schmerzfrei zu machen. Ein Dammschnitt wird von allen Gynäkologen gerade bei Frühgeburten für besonders wichtig und nützlich gehalten, weil mit seiner Hilfe die Dauer der Austreibungsperiode abgekürzt werden kann. Diese Verkürzung der Geburtsdauer ist eine wichtige Maßnahme, um die Belastung der kleinen Frühgeborenen durch die Geburt zu vermindern und damit das große Risiko herabzusetzen.

Die weitere Betreuung eines Frühgeborenen soll dann möglichst in einer speziellen Frühgeborenenabteilung erfolgen.

Auch die übertragene Schwangerschaft ist gefährlich

Von einer Übertragung spricht man, wenn die durchschnittliche Schwangerschaftsdauer, die normalerweise 280 Tage nach Beginn der letzten Regel dauert, um 14 Tage oder mehr überschritten wird. Die Übertragung ist für das Kind gefährlich, weil der Mutterkuchen, „Plazenta" genannt, altert und dann das Kind schlechter mit Nahrungsmitteln und Sauerstoff versorgt. Die Sterblichkeit von Kindern, die 3 bis 4 Wochen nach dem errechneten Geburtstermin geboren werden, ist etwa viermal so hoch wie bei rechtzeitig geborenen Kindern. Eine regelmäßig vom Arzt überwachte Schwangere wird im allgemeinen 7–10 Tage nach dem errechneten Geburtstermin vorsorglich in die Klinik bestellt, damit die Geburt in Gang gebracht werden kann. Manche Frauen fürchten sich vor der künstlichen Einleitung einer Geburt, weil sie meinen, das könnte für das Kind gefährlich sein. Diese Sorge ist völlig unbegründet. Es wurde im Gegenteil nachgewiesen, daß die Sterblichkeit übertragener Kinder kleiner wird, wenn die Geburt durch ärztliche Hilfe eingeleitet wurde.

Wie die Geburt erleichtert wird

Für einen schonenden Geburtsverlauf und eine für Mutter und Kind möglichst leichte Geburt sind die heute üblichen Methoden der Geburtserleichterung sehr bedeutsam. Diese vorbereitenden Maßnahmen beginnen am besten in der zweiten Hälfte der Schwangerschaft. Dazu ist nicht nur die inzwischen allgemein bekannte Schwangerengymnastik, sondern auch die seelische Vorbereitung auf die Geburt selbst zu rechnen.

Die seelische Vorbereitung ist sogar besonders wichtig, weil viele Frauen Angst vor der Geburt haben, vor allem, wenn es sich um ihre erste Entbindung handelt. Die Unwissenheit ist die Hauptquelle dieser Angst, genau wie in der Schwangerschaft. Deshalb wird der Arzt die werdende Mutter über alles, was in der Schwangerschaft vorgeht, ebenso aufklären und unterrichten wie über die Geburt. Es hat sich auch als sehr förderlich für die seelische Vorbereitung erwiesen, der Schwangeren den Entbindungsraum schon während der Schwangerschaft zu zeigen. Bei dieser Gelegenheit sollte die Schwangere auch ein paar Worte mit der Hebamme wechseln. Besonders beruhigend wirkt sich das Vertrauensverhältnis aus, das zwischen der werdenden Mutter einerseits und dem Arzt und der Hebamme andererseits während der Schwangerenbetreuung hergestellt wird, wenn die spätere Entbindung vom gleichen Arzt und von der gleichen Hebamme geleitet wird.

Zu den seelischen Vorbereitungen gehört auch ein ausführliches Gespräch zwischen dem Geburtshelfer und der werdenden Mutter über die vom Geburtshelfer bevorzugten Methoden zur Schmerzlinderung unter der Geburt. Gerade diese Aufklärung beseitigt erfahrungsgemäß viele Ängste. Zu diesem vorbereitenden Gespräch während der Schwangerschaft gehört auch der Hinweis auf die großen Vorteile eines Dammschnittes, der eine abgekürzte Austreibungsperiode, die ein großer Vorteil für das Kind ist, ermöglicht. Für die Mutter ist außerdem bedeutsam, daß die Beckenbodenmuskulatur nur nach einem Dammschnitt die gleiche gute Beschaffenheit hat wie vor der ersten Geburt.

Die Vorbereitung auf die Geburt besteht aus Entspannungsübungen, Atemübungen und der eigentlichen Schwangerschaftsgymnastik (s. S. 63 f).
Vielerorts haben sich Gymnastik und Aufklärungskurse gut bewährt, an denen jeweils etwa zehn Schwangere teilnehmen. Sie finden nach der 20. Schwangerschaftswoche wöchentlich einmal statt. Meist werden sie von einer besonders geschulten Heilgymnastin oder einer Hebamme geleitet.

Begonnen wird mit Atemübungen (siehe nächste Seite). Bei der Bauchatmung legt die Schwangere beide Hände auf den Bauch, so daß sie spürt, wie sich der Bauch beim Einatmen wölbt. Bei der Brustkorbatmung werden die Hände entsprechend an den unteren Rand des Brustkorbes gelegt, so daß beim Einatmen die Bewegungen des Brustkorbes verspürt werden. Die dritte Atemform, die systematisch geübt wird, ist das Hecheln. Alle diese Atemformen werden während der Geburt gebraucht, teils zum leichteren Ablenken und zum Entspannen, teils beim Mitpressen in der Austreibungsperiode.

Am Ende jeder Übungsstunde werden Entspannungsübungen durchgeführt. Es gibt die Entspannungslage auf dem Rücken und die auf der Seite. Entspannt ist der Körper, wenn diese Lagen eingehalten werden können, ohne daß irgendein Muskel betätigt wird. Diese Entspannungslagen dienen zur Geburtserleichterung in der Eröffnungsperiode, während der sie bevorzugt eingehalten werden sollen. Am leichtesten lernt man die Entspannung, wenn ein bestimmter Muskel zunächst angespannt und anschließend wieder entspannt wird. Erst wenn man gelernt hat, was Entspannung ist, kann man versuchen, auch ohne vorherige Muskelanspannung die Entspannung herbeizuführen. Die richtige Entspannung gibt dem Körper das Gefühl der Schwere und der Müdigkeit.

Ein kleiner Kurs in Schwangerengymnastik

Es wird empfohlen, mit den Atemübungen bereits im 3. Monat der Schwangerschaft zu beginnen und sie täglich bis zur Geburt fortzusetzen.

Atemübungen

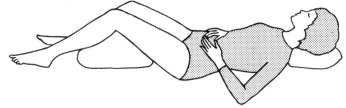

a) Bauchatmung. Hände locker auf den Bauch legen, damit man spürt, wie sich die Bauchdecke beim Atmen bewegt. Durch die Nase einatmen, dabei die Bauchdecke gegen die Hände drücken. Dann langsam durch den Mund wieder ausatmen.

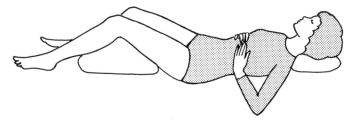

b) Brustkorbatmung. Hände auf den Rippenbogen legen, daß die Fingerspitzen sich berühren. Beim Einatmen muß man spüren, wie die Rippen sich heben. Wieder durch die Nase ein- und durch den Mund ausatmen.

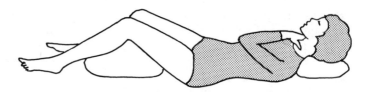

c) Das Hecheln. Eine Hand locker an den Halsansatz legen. Mit halb-offenem Mund schnell und oberflächlich atmen wie ein „kleiner atem-loser Hund". Das Hecheln braucht man unter der Geburt, wenn die Gebärende nicht mitpressen soll.

Entspannungs-
übungen

Vom 3. Monat bis zur Geburt täglich.

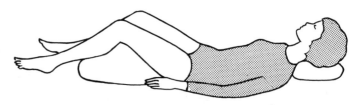

a) Entspannungslage auf dem Rücken. Die Arme und Hände liegen ganz zwanglos neben dem Körper. Ein Kissen unter den Kopf, ein zweites unter die Knie. Zuerst alle Muskeln (Arme, Beine, Bauch, Damm, Gesicht) anspannen und anschließend alle Muskeln ganz erschlaffen lassen. Diese Übung 3–4mal wiederholen.

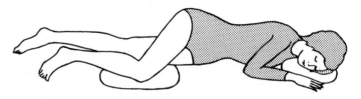

b) Entspannungslage auf der Seite. Liegt man bequemer auf der rechten Seite, so kommt ein Kissen unter das linke Knie. Der obere Arm wird leicht angewinkelt, die Hand liegt etwa in Kopfhöhe. Die 5minütige Entspannungssitzung gehört in Rücken- oder Seitenlage an das Ende der täglichen Gymnastik. In den späteren Schwanger-schaftsmonaten wird die Seitenlage stets bevorzugt.

Die eigentliche Schwangerengymnastik besteht aus einer Reihe von Schwangeren- nützlichen Übungen. Diese dienen einerseits zur Lockerung der Ge- übungen lenke und des Beckens, andererseits zur Vorbereitung des Körpers auf die unter der Geburt von ihm verlangte „Arbeit". Zu den Lockerungsübungen gehören die Hocke, der Schneidersitz, der Vier- füßlerstand und der Fersensitz.

Eine einfache Übung zur Korrektur einer schlechten Körperhaltung ist besonders wichtig. Man legt sich ein Buch auf den Kopf, das mit einer Hand festgehalten wird. Diese Übung ist besonders geeignet, die schlechte Körperhaltung zu verbessern.

Es gibt auch „Vorübungen zum Pressen", die aber mit Vorsicht an- zuwenden sind, damit nicht vorzeitige Wehen angeregt werden. Die werdende Mutter liegt auf dem Rücken, zieht beide Beine hoch und hält sie mit beiden Händen jeweils unterhalb des Knies fest. Diese Übung entspricht der Haltung, die während der Austreibungsperiode beim Pressen eingenommen werden muß. Bei diesen Übungen darf natürlich während der Schwangerschaft nicht gepreßt werden, um einer Fehlge- burt oder Frühgeburt vorzubeugen. Zur Vorbereitung der Bauch- muskulatur auf die Preßarbeit dient noch eine weitere Übung, das Hochheben der Beine in Rückenlage.

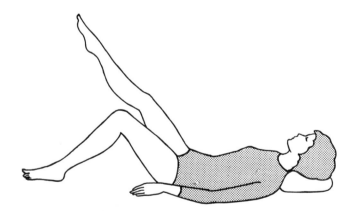

a) Anheben der Beine abwechselnd. Nie beide Beine gleichzeitig an- Lockerungs- heben, weil das zu sehr anstrengt und möglicherweise für die übungen Aufrechterhaltung der Schwangerschaft gefährlich werden kann.

65

b) Die Hocke dient der Lockerung
der Bein- und Beckengelenke.
Zweckmäßig hält sich die werdende Mutter
bei dieser Übung an einem Stuhl fest.

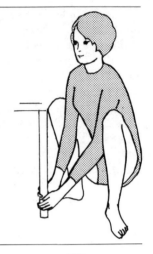

c) Der Schneidersitz.
Dabei werden die Hände auf die
Innenseite der Knie gelegt und die Knie
nach unten gedrückt. Diese Übung dient
der Lockerung der Gelenke.

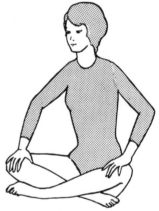

d) Der Vierfüßlerstand mit Katzenbuckel.

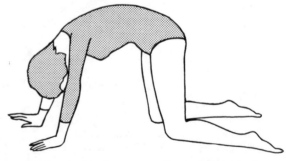

e) Der Vierfüßlerstand mit Hohlkreuz.

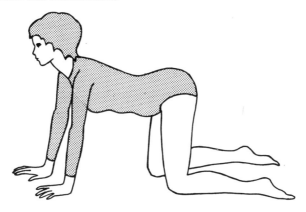

Diese Übungen dienen der Beweglichkeit der Wirbelsäule. Sie zeigen der Schwangeren den Unterschied zwischen dem (ungünstigen!) Hohlkreuz und dem unter der Geburt nützlichen Katzenbuckel.

Viele Frauen neigen in der Schwangerschaft zu einer schlechten Körperhaltung mit Hohlkreuz, hängenden Schultern und herausgestrecktem Bauch. Wenn man sich gerade hinstellt, ein Buch auf den Kopf legt und sich gegen dieses Buch zu strecken versucht, nimmt man automatisch die richtige Körperhaltung ein, ohne Hohlkreuz, aufrecht mit geraden Schultern und mit (soweit möglich) eingezogenem Bauch.

Die Haltungskorrektur

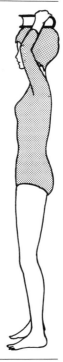

Der Fersensitz dient ebenfalls der Haltungskorrektur.
1. Knien und Hohlkreuz herstellen.
2. Auf die Fersen setzen und einen Katzenbuckel machen.

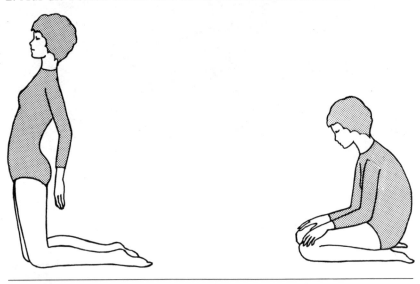

Vorübung zum Pressen Rückenlage mit leicht angewinkelten Beinen als Ausgangshaltung einnehmen.

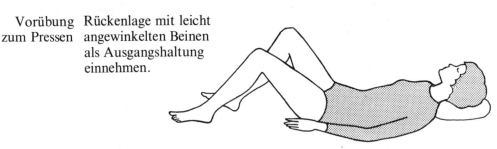

Die beiden Hände fassen nun die gebeugten Beine unterhalb der Knie und ziehen sie in Richtung zum Kinn nach oben. Diese Haltung wird unter der Geburt während der Austreibungsperiode gebraucht, wenn die Gebärende mitpreßt. Bei den Vorübungen in der Schwangerschaft soll aber keinesfalls gepreßt werden.

Wie der Geburtstermin errechnet wird

Eine Schwangerschaft dauert durchschnittlich 40 Wochen, wenn vom ersten Tag der letzten Monatsblutung an gerechnet wird. Die Berechnung des mutmaßlichen Niederkunftstermins erfolgt vom Geburtshelfer meist mit Hilfe der „Naegeleschen Regel". Diese ist schon 100 Jahre alt. Vom ersten Tag der letzten Monatsblutung werden drei Kalendermonate zurückgerechnet und anschließend 7 Tage hinzugezählt. Wenn also zum Beispiel die letzte Monatsblutung am 1. April begann, so errechnet man mit Hilfe der Naegeleschen Regel als voraussichtlichen Geburtstermin den 8. Januar. Neuere statistische Erhebungen über die durchschnittliche Länge der Schwangerschaft haben die alte Naegelesche Regel übrigens vollauf bestätigt.

Weicht die Länge des Monatszyklus der werdenden Mutter stark von den durchschnittlichen 28 Tagen ab, so muß diese Abweichung in die Terminberechnung mit einbezogen werden. Beträgt die Zykluslänge der werdenden Mutter beispielsweise 3 Wochen, dann muß von dem mit Hilfe der Naegeleschen Regel errechneten Termin eine Woche abgezogen werden, um den mutmaßlichen Geburtstermin festzustellen. Entsprechend muß bei einem fünfwöchigen Zyklus eine Woche dazugezählt werden. Am genauesten kann der Geburtstermin vorhergesagt werden, wenn eine Frau im Monat der Empfängnis ihre Morgentemperatur, auch „Basaltemperatur" oder „Aufwachtemperatur" genannt, regelmäßig gemessen hat. Dann können zu dem Tag, an dem die Temperatur angestiegen ist, einfach 266 Tage hinzugezählt werden. Das ergibt eine viel exaktere Vorhersage des Geburtstermins, als wenn von der letzten Monatsblutung ausgegangen wird. Man muß aber wissen, daß auch bei zuverlässiger Terminberechnung nur wenige Kinder genau am mutmaßlichen Geburtstermin zur Welt kommen. Die tatsächlichen Geburtstermine liegen in einer Spanne von plus minus 14 Tagen um den errechneten Geburtstermin herum.

Wann muß der Weg in die Klinik angetreten werden?

Eine werdende Mutter, die am Ende ihrer Schwangerschaft ist, braucht nicht gleich beim ersten Ziehen im Leib die Klinik aufzusuchen. Vorwehen, sogenannte „wilde Wehen", setzen meist schon 4 Wochen vor der Geburt ein.
Am Anfang ist die Unterscheidung zwischen Vorwehen und richtigen Wehen kaum möglich. Vorwehen pflegen in unregelmäßigen Zeit-

Vorwehen und „echte" Wehen

Schwangerschaftskalender

Erster Tag der letzten Menstruation: magere Ziffer

Tag der Geburt: darunterstehende fette Ziffer

	1	2	3	4	5	6	7	8	9	10	11	12	13	14	15	16	17	18	19	20	21	22	23	24	25	26	27	28	29	30	31
Januar	1	2	3	4	5	6	7	8	9	10	11	12	13	14	15	16	17	18	19	20	21	22	23	24	25	26	27	28	29	30	31
Oktober / Nov.	**8**	**9**	**10**	**11**	**12**	**13**	**14**	**15**	**16**	**17**	**18**	**19**	**20**	**21**	**22**	**23**	**24**	**25**	**26**	**27**	**28**	**29**	**30**	**31**	**1**	**2**	**3**	**4**	**5**	**6**	**7**
Februar	1	2	3	4	5	6	7	8	9	10	11	12	13	14	15	16	17	18	19	20	21	22	23	24	25	26	27	28			
November / Dezember	**8**	**9**	**10**	**11**	**12**	**13**	**14**	**15**	**16**	**17**	**18**	**19**	**20**	**21**	**22**	**23**	**24**	**25**	**26**	**27**	**28**	**29**	**30**	**1**	**2**	**3**	**4**	**5**			
März	1	2	3	4	5	6	7	8	9	10	11	12	13	14	15	16	17	18	19	20	21	22	23	24	25	26	27	28	29	30	31
Dezember / Januar	**6**	**7**	**8**	**9**	**10**	**11**	**12**	**13**	**14**	**15**	**16**	**17**	**18**	**19**	**20**	**21**	**22**	**23**	**24**	**25**	**26**	**27**	**28**	**29**	**30**	**31**	**1**	**2**	**3**	**4**	**5**
April	1	2	3	4	5	6	7	8	9	10	11	12	13	14	15	16	17	18	19	20	21	22	23	24	25	26	27	28	29	30	
Januar / Februar	**6**	**7**	**8**	**9**	**10**	**11**	**12**	**13**	**14**	**15**	**16**	**17**	**18**	**19**	**20**	**21**	**22**	**23**	**24**	**25**	**26**	**27**	**28**	**29**	**30**	**31**	**1**	**2**	**3**	**4**	
Mai	1	2	3	4	5	6	7	8	9	10	11	12	13	14	15	16	17	18	19	20	21	22	23	24	25	26	27	28	29	30	31
Februar / März	**5**	**6**	**7**	**8**	**9**	**10**	**11**	**12**	**13**	**14**	**15**	**16**	**17**	**18**	**19**	**20**	**21**	**22**	**23**	**24**	**25**	**26**	**27**	**28**	**1**	**2**	**3**	**4**	**5**	**6**	**7**
Juni	1	2	3	4	5	6	7	8	9	10	11	12	13	14	15	16	17	18	19	20	21	22	23	24	25	26	27	28	29	30	
März / April	**8**	**9**	**10**	**11**	**12**	**13**	**14**	**15**	**16**	**17**	**18**	**19**	**20**	**21**	**22**	**23**	**24**	**25**	**26**	**27**	**28**	**29**	**30**	**31**	**1**	**2**	**3**	**4**	**5**	**6**	
Juli	1	2	3	4	5	6	7	8	9	10	11	12	13	14	15	16	17	18	19	20	21	22	23	24	25	26	27	28	29	30	31
April / Mai	**7**	**8**	**9**	**10**	**11**	**12**	**13**	**14**	**15**	**16**	**17**	**18**	**19**	**20**	**21**	**22**	**23**	**24**	**25**	**26**	**27**	**28**	**29**	**30**	**1**	**2**	**3**	**4**	**5**	**6**	**7**
August	1	2	3	4	5	6	7	8	9	10	11	12	13	14	15	16	17	18	19	20	21	22	23	24	25	26	27	28	29	30	31
Mai / Juni	**8**	**9**	**10**	**11**	**12**	**13**	**14**	**15**	**16**	**17**	**18**	**19**	**20**	**21**	**22**	**23**	**24**	**25**	**26**	**27**	**28**	**29**	**30**	**31**	**1**	**2**	**3**	**4**	**5**	**6**	**7**
September	1	2	3	4	5	6	7	8	9	10	11	12	13	14	15	16	17	18	19	20	21	22	23	24	25	26	27	28	29	30	
Juni / Juli	**8**	**9**	**10**	**11**	**12**	**13**	**14**	**15**	**16**	**17**	**18**	**19**	**20**	**21**	**22**	**23**	**24**	**25**	**26**	**27**	**28**	**29**	**30**	**1**	**2**	**3**	**4**	**5**	**6**	**7**	
Oktober	1	2	3	4	5	6	7	8	9	10	11	12	13	14	15	16	17	18	19	20	21	22	23	24	25	26	27	28	29	30	31
Juli / August	**8**	**9**	**10**	**11**	**12**	**13**	**14**	**15**	**16**	**17**	**18**	**19**	**20**	**21**	**22**	**23**	**24**	**25**	**26**	**27**	**28**	**29**	**30**	**31**	**1**	**2**	**3**	**4**	**5**	**6**	**7**
November	1	2	3	4	5	6	7	8	9	10	11	12	13	14	15	16	17	18	19	20	21	22	23	24	25	26	27	28	29	30	
August / September	**8**	**9**	**10**	**11**	**12**	**13**	**14**	**15**	**16**	**17**	**18**	**19**	**20**	**21**	**22**	**23**	**24**	**25**	**26**	**27**	**28**	**29**	**30**	**31**	**1**	**2**	**3**	**4**	**5**	**6**	
Dezember	1	2	3	4	5	6	7	8	9	10	11	12	13	14	15	16	17	18	19	20	21	22	23	24	25	26	27	28	29	30	31
September / Dez. Oktober	**7**	**8**	**9**	**10**	**11**	**12**	**13**	**14**	**15**	**16**	**17**	**18**	**19**	**20**	**21**	**22**	**23**	**24**	**25**	**26**	**27**	**28**	**29**	**30**	**1**	**2**	**3**	**4**	**5**	**6**	**7**

abständen aufzutreten. Geburtswehen werden dagegen bald einen Rhythmus einhalten. Die Abstände zwischen den Wehen sind anfangs 20–30 Minuten und die Dauer der Wehe 10–20 Sekunden. Nach 1–2 Stunden etwa sind die Wehenabstände 10—15 Minuten, und die Dauer der Kontraktion hat auf 30–40 Sekunden zugenommen. Jetzt wiederholen sich die Wehen in ganz regelmäßigen Abständen, so daß kein Verwechseln mit Vorwehen mehr möglich ist. Wenn man die Hand auf den Leib legt, spürt man, wie die Gebärmutter während der Wehe hart wird. Jetzt ist es Zeit, das Krankenhaus aufzusuchen oder die Hebamme zu benachrichtigen.

Wenn der Muttermund im Verlauf der Eröffnungsperiode erweitert wird, fließt der vorher im Gebärmutterhals befindliche Schleim ab. Dieser Schleim ist meistens blutig gefärbt, weil bei der Eröffnung des Gebärmutterhalses kleine Blutgefäße einreißen. Wenn die Hebamme oder der Geburtshelfer das beobachtet, sagen sie, „es zeichnet". Jetzt wird es höchste Zeit, den Weg ins Krankenhaus anzutreten.

Es zeichnet

Manchmal kommt es auch zum Blasensprung, noch bevor eine regelmäßige Wehentätigkeit eingesetzt hat. Der Arzt spricht dann von einem „vorzeitigen Blasensprung". Erkannt werden kann der Blasensprung am einfachsten daran, daß sich die werdende Mutter nicht erklären kann, woher dieses „Wasser" kommt, das so ganz anders ist als ein Ausfluß oder auch Urin. Geht das Fruchtwasser vorzeitig ab, dann muß unverzüglich die Klinik aufgesucht werden.

Vorzeitiger Blasensprung

Der sofortige Transport in die Klinik ist ebenso dringend erforderlich, wenn die werdende Mutter aus der Scheide blutet. Es kann sich um den Beginn einer gefährlichen Blutung handeln, wie sie beispielsweise durch einen falschen Sitz des Mutterkuchenbodens bewirkt werden kann. Ob eine solche Blutung gefährlich oder harmlos ist, das kann allein der Arzt entscheiden. Hier gilt für die werdende Mutter die Mahnung: Lieber einmal zu früh in die Klinik, als sich schweren Gefahren leichtfertig auszusetzen.

Bei einer Blutung sofort in die Klinik

Soll die Geburt in der Klinik oder zu Hause erfolgen?

In den meisten westlichen Ländern finden heute mehr als 90% aller Geburten in Kliniken statt. Das ist in erster Linie mit dem Streben nach größerer Sicherheit zu erklären. Wenn man an die Möglichkeiten der vielen Komplikationen bei der Geburt denkt, dann bietet die personelle und apparative Einrichtung einer Klinik ein Höchstmaß an Sicherheit. Diese Sicherheit ist bei einer Hausentbindung nicht zu garantieren. Manchmal kann zum Beispiel die Möglichkeit, jederzeit und ohne Zeitverlust eine geburtshilfliche Operation, wie einen Kaiserschnitt, vornehmen zu können, für das Schicksal von Mutter und Kind entscheidend sein. Natürlich kann eine Frau ihr Kind auch zu Hause bekommen, wenn eine normale Geburt ohne Komplikationen erwartet werden darf.

Hausentbindung Finanzielle Gründe sind es heute kaum mehr, die eine Frau veranlassen können, ihr Kind zu Hause zu bekommen. Die Kosten für die Entbindung und das Wochenbett im Krankenhaus werden von den Krankenkassen übernommen. Es sind also eher sentimentale Gründe, die für eine Geburt zu Hause sprechen: der Wunsch, das Kind „im Rahmen der Familie" zur Welt zu bringen. Diese Gründe sind sorgfältig gegenüber den Vorteilen, die eine Entbindung in der Klinik bietet, abzuwägen.

Wenn die Geburt zu Hause stattfinden soll, dann müssen in Absprache mit der Hebamme und mit dem Geburtshelfer rechtzeitig die notwendigen Vorbereitungen besprochen und in die Tat umgesetzt werden. Der für die Entbindung vorgesehene Raum muß gut lüftbar und andererseits gut heizbar sein. Die Temperatur sollte 18 bis 20 Grad betragen. Staubfänger, wie Teppiche und Polstermöbel, sollten nicht vorhanden sein oder entfernt werden. Der Boden sollte feucht aufgewischt werden können. Das Bett darf nicht zu niedrig sein und muß feste Matratzen haben. Es muß von beiden Seiten zugänglich sein. Nach Möglichkeit sollte das Bett weder direkt neben einem Fenster noch neben der Heizung stehen. Am praktischsten ist ein Zimmer direkt neben dem Badezimmer. Sonst muß eine Schüssel zur Händedesinfektion vorhanden sein. Am Fußende des Bettes soll eine transportable und kräftige Lichtquelle bereitstehen. Wegen der sonst noch zu beschaffenden Utensilien wendet man sich am besten rechtzeitig an die Hebamme.

Risikogeburten gehören in die Klinik Nicht immer, aber doch in sehr vielen Fällen läßt sich bereits während der Schwangerschaft erkennen, daß bei der Geburt mit erhöhten Risiken gerechnet werden muß. Der Arzt spricht dann von einer „Risikogeburt". Jede Risikogeburt muß aber in einer für alle Notsituationen eingerichteten Klinik erfolgen. Das bedeutet, daß dort zu jeder Zeit ein erfahrener Geburtshelfer anwesend ist und daß ohne Verzögerung notwendig werdende Operationen vorgenommen werden können. Dazu müssen aber auch außer dem operierenden Arzt ständig ein Anästhesist und Assistenzärzte zur Verfügung stehen. Das ist nur in einem Krankenhaus gesichert. Es muß auch jederzeit möglich sein, Laboruntersuchungen vornehmen zu lassen und Bluttransfusionen durchzuführen. Ferner muß auch die beste Versorgung des Neugeborenen gesichert sein.

Zu den Risikogeburten werden gezählt:

Das enge Becken („Mißverhältnis" zwischen dem Kopf des Kindes und dem Becken der Mutter).

Regelwidrige Kindslagen, das sind „Steißlagen" und „Querlagen".

Mehrlingsschwangerschaften.

Drohende oder im Gang befindliche Frühgeburten.

Übertragene Schwangerschaften.

Schwangerschaftsvergiftung (Toxikose, Spätgestose).

Blutunverträglichkeiten.

Zuckerkrankheit bei der Mutter.

Frauen, die mit 32 Jahren oder später ihr erstes Kind erwarten.

Frauen, die bereits vier Kinder geboren haben.

Frauen, die 40 Jahre oder älter sind.

Vermehrtes Fruchtwasser.

Blutungen in den letzten Monaten der Schwangerschaft oder auch unter der Geburt.

Fieber unter der Geburt.

Frauen mit schweren Erkrankungen, wie Herz-, Lungenkrankheiten oder anderen.

Starke Fettsucht.

Frauen, die einen Kaiserschnitt durchgemacht haben.

Frauen, die gynäkologische Operationen durchgemacht haben.

Frauen, bei denen die Schwangerschaft erst nach längerer Sterilitätsbehandlung eintrat.

Frauen, die bei früheren Geburten Schwierigkeiten mit der Lösung der Nachgeburt oder eine Nachblutung hatten.

Frauen, die Nierenerkrankungen durchgemacht haben.

Frauen, die bereits ein Riesenkind von neun Pfund oder mehr geboren haben.

Frauen, die bereits bei einer früheren Geburt das Kind verloren haben oder die ein geschädigtes Kind zur Welt brachten.

Frauen, die Schwangerschaftsabbrüche durchgemacht haben.

Wenn die Geburt mehr als 12 Stunden dauert.

Da in allen aufgezählten Situationen mit einem erhöhten Risiko für Mutter und Kind unter der Geburt gerechnet werden muß, soll die Geburt auf jeden Fall in der Klinik stattfinden.

Wie das Kind geboren wird

Das Vorbereitungsprogramm der Hebamme

Die unmittelbaren Vorbereitungen für eine Geburt in einer Klinik oder im Privathaus unterscheiden sich nicht grundsätzlich voneinander. Die Hebamme fragt nach der Schwangerschaftsvorgeschichte und legt ein Krankenblatt an. Es folgt eine äußere Untersuchung und eine Untersuchung durch den Darm, um festzustellen, ob alles in Ordnung ist. Dazu gehört auch die Kontrolle der kindlichen Herztöne und das Messen des Blutdruckes bei der Mutter. Diese erste Untersuchung ist vor allem deshalb erforderlich, weil festgestellt werden muß, wie weit die Geburt schon vorangegangen ist. Handelt es sich um eine bereits weit fortgeschrittene Geburt, dann entfallen einige sonst übliche Vorbereitungsmaßnahmen. Befindet sich die Geburt noch im Anfang der Eröffnungsperiode und ist die Fruchtblase noch nicht gesprungen, dann läuft das normale Vorbereitungsprogramm ab: Die Harnblase wird entleert und der Urin auf Eiweiß und Zucker untersucht. Die Entleerung des Darmes erfolgt mit Hilfe eines Einlaufes, um eine möglichst vollständige Entleerung zu erreichen. Dann folgt ein warmes Vollbad. Ist die Fruchtblase schon gesprungen und Fruchtwasser abgegangen, unterbleibt das Bad. Die werdende Mutter wird sofort ins Bett gelegt, das sie nun wegen der Gefahr eines Nabelschnurvorfalles nicht mehr verlassen darf.

Die Wehen und Herztöne in der Eröffnungsperiode

Die Eröffnungsperiode dauert vom Beginn der regelmäßigen Wehentätigkeit bis zur Erweiterung des Muttermundes. Während dieser Zeit wird das Befinden der Mutter und des ungeborenen Kindes von der Hebamme laufend überwacht. Die Körpertemperatur und der Puls werden alle 6 Stunden kontrolliert, auch der Blutdruck wird alle 2 Stunden gemessen. Die Qualität und die Häufigkeit der Wehen werden von der Hebamme beurteilt. Alle 10 bis 15 Minuten werden die Herztöne des Kindes abgehört; die Zahl der Herzschläge pro Minute wird festgestellt und in das Geburtsprotokoll eingetragen oder der Herzschlag wird apparativ überwacht (Cardiotokographie). Die Häufigkeit und die „Frequenz" der kindlichen Herztöne und ihre Veränderungen sind die wichtigste Möglichkeit, das Befinden des Kindes bereits vor der Geburt zu überwachen. Normalerweise schlägt das kindliche Herz zwischen 120- und 140mal in der Minute. Überschreiten die Herztöne eine Frequenz von 160 Schlägen pro Minute oder unterschreiten sie 100 Schläge pro Minute, so besteht eine so ernste Gefahr für das Leben des Kindes. Die Geburt muß schleunigst beendet werden. Wenn die Geburtswege noch nicht erweitert sind, wird erforderlichenfalls ein Kaiserschnitt gemacht.

Die Nahrungsaufnahme unter der Geburt muß stark eingeschränkt werden.

Sehr ängstliche oder aufgeregte Mütter brauchen ein Beruhigungsmittel, das aber vom Arzt verordnet werden muß. Das sind meist solche werdenden Mütter, die ihr erstes Kind bekommen und die nicht an einem Vorbereitungskursus teilgenommen haben.

Treten stärkere Schmerzen auf, dann verabfolgt der Arzt ein Medikament, das die Schmerzen lindert und das durch seine krampflösende Wirkung zugleich die Erweiterung des Muttermundes fördert.

Maßnahmen zur Geburtserleichterung

Schmerz-linderung Die Schmerzlinderung unter der Geburt ist eine wichtige Aufgabe des Geburtshelfers. Eine der in der ganzen Welt am meisten verbreiteten Methoden der Schmerzlinderung während der Geburt ist das Einatmen eines Gemisches aus Lachgas und Sauerstoff. Die werdende Mutter nimmt bei den modernen Geräten die Atemmaske selbst in die Hand und setzt sie auf, wenn die Wehe einsetzt. Das Gasgemisch strömt erst dann aus dem Apparat, wenn die Patientin die Maske aufgesetzt hat und einatmet. So kann die Atmung dieser schmerzlindernden Gase von der werdenden Mutter selbst je nach ihrer Schmerzempfindung individuell gesteuert werden. Da das Lachgas-Sauerstoff-Gemisch stets so eingestellt ist, daß der Sauerstoffanteil mindestens 20% (meist 50%) beträgt, ist diese Form der Schmerzlinderung für Mutter und Kind ungefährlich. Unter der Geburt müssen alle Maßnahmen, insbesondere auch die Schmerzlinderung, darauf abgestellt sein, daß sie nicht nur für die Mutter, sondern auch für das ungeborene Kind gefahrlos sind.

Zur Geburtserleichterung im weiteren Sinn gehört auch die Unterstützung einer ungenügenden Wehentätigkeit. Lassen die Wehen nach, so gibt man heute zur Unterstüzung ein Wehenhormon, am besten in Form einer Dauertropfinfusion in die Armvene. Diese Unterstützung der Wehentätigkeit ist nicht selten deshalb erforderlich, weil sonst infolge der Wehenschwäche die Geburt zu lange dauern würde. Das würde nicht nur zur vorzeitigen Erschöpfung der Mutter führen, die in der Austreibungsphase noch Kräfte zum Mitpressen braucht, sondern könnte infolge der zu langen Geburtsdauer das Kind schädigen.

Die Austreibungsperiode

Diese zählt man von dem Moment an, da der Muttermund völlig erweitert ist und der Kopf auf dem Beckenboden steht, bis zur Geburt des Kindes. Sie dauert bei unkomplizierten Geburten durchschnittlich 15 bis 20 Minuten. Während dieser Zeit muß die Mutter bei den Wehen mitpressen. Meist verspürt sie ganz von selbst einen Drang zum Mitpressen. Andernfalls gibt die Hebamme genaue Anweisungen. Wird stärkerer Schmerz verspürt, der zwar während der Austreibungsperiode seltener ist als während der Eröffnungsperiode, so darf in den Wehenpausen Lachgas genommen werden. Die kindlichen Herztöne werden apparativ kontrolliert oder in jeder Wehenpause von der Hebamme abgehört und registriert.

Das Kind wird geboren

Wenn der kindliche Kopf durch die mütterlichen Gewebe tritt, die dabei stark gedehnt werden, verspürt die Mutter den stärksten Schmerz während der ganzen Geburt. Aus diesem Grund wurden für diese Phase der Geburt besondere Maßnahmen der Schmerzlinderung entwickelt. Früher bevorzugten es viele Frauen, für eine kurze Zeit von etwa 10 bis 12 Minuten zu schlafen. Ein solcher Kurzschlaf läßt sich durch eine vom Arzt gegebene intravenöse Spritze erreichen. Diese Methode hat den Vorteil, daß der Dammschnitt völlig schmerzfrei angelegt werden kann. Dann ist nicht nur das Kind geboren, wenn die Mutter nach einigen Minuten wieder aufwacht, sondern auch der Schnitt wieder genäht und die Nachgeburt (Plazenta) ebenfalls schon ausgestoßen.

Kurzschlaf zur Schmerzlinderung

Heute dominiert die Einspritzung von Schmerzmitteln ins Gewebe, die der Arzt als Pudendusblock und Damminfiltration bezeichnet. Diese Form der Schmerzlinderung wird von denjenigen Müttern vorgezogen, die an der Geburt ihres Kindes mit vollem Bewußtsein teilnehmen wollen. Diese Schmerzlinderung gilt als besonders schonend für das Kind, so daß sie bevorzugt bei den kleinen und besonders empfindlichen Frühgeborenen angewandt wird.

Was ist ein Pudendusblock?

Zur Geburtserleichterung im weiteren Sinn gehört auch der Dammschnitt, vom Arzt „Episiotomie" genannt. Der Dammschnitt hat folgende für Mutter und Kind nicht zu unterschätzende Vorteile: Für die Mutter ist er günstig, weil ihr Gewebe nicht maximal gedehnt werden muß, so daß später nicht, wie sonst so oft, „eine Senkung" auftritt. Außerdem heilt ein „Schnitt" glatter als ein ohne Schnitt

Der Dammschnitt

77

eventuell auftretender „Riß". Für das Kind ist die durch den Damm-schnitt bewirkte Verkürzung der Austreibungsperiode sehr nützlich.

Was mit dem Neugeborenen nach der Geburt geschieht

Abnabeln Ist das Kind geboren, dann wird die Nabelschnur zwischen zwei Abklemmungen durchschnitten. Das Kind wird auf den Wickeltisch gelegt, wo es weiter versorgt wird. Der Geburtshelfer überzeugt sich durch die Untersuchung des Kindes davon, daß alles in Ordnung ist. Falls die Atmung des Kindes nicht von selbst normal in Gang kommt, hilft der Arzt durch geeignete Maßnahmen entsprechend nach. In den meisten Kliniken wird seit Jahren bei jedem Neugeborenen die Lebens-frische nach einem bestimmten Schema überprüft. Diese Methode wird „Apgar-Schema" genannt. Dabei werden der Herzschlag, die Atmung, der Muskeltonus, die Reflexe und die Hautfarbe des Kindes nach Punkten beurteilt.

Die Betreuung und Versorgung des Neugeborenen unmittelbar nach der Geburt

Nach der Geburt liegt das neugeborene Kind zunächst zwischen den Beinen der Mutter auf dem Kreißsaalbett. Was in den nächsten Minu-ten geschieht ist dazu da, Gefahren vom Kind abzuwenden. Die ersten Minuten sind dafür entscheidend, ob die Atmung normal in Gang kommt oder ob das Kind sofort ärztlich behandelt werden muß (man spricht von Wiederbelebungsmaßnahmen). Die fehlende Sauerstoffzufuhr in den ersten Lebensminuten ist für das Kind äußerst gefährlich. Es kann daran sterben oder einen Hirnschaden davon-tragen, das heißt, sich zu einem spastisch gelähmten Kind entwickeln.

Was geschieht nun tatsächlich der Reihe nach?

Was mit dem ● Das allererste nach der Geburt ist das Freisaugen von Nase und
Neugeborenen Rachen von Schleim und Fruchtwasser. Das macht die Hebamme
geschieht oder der Geburtshelfer mit einem weichen Gummischlauch.
● Dann erst folgt das „provisorische" Abnabeln zwischen zwei Klem-men, die an die Nabelschnur gesetzt werden. Damit ist das Kind vom mütterlichen Kreislauf getrennt.
● Eine Minute nach der Geburt wird die Lebensfrische des Neu-geborenen nach einer Check-Liste, dem sogenannten Apgar-Schema geprüft. Beurteilt werden Atmung, Herzschlag, Muskeltonus, Reflexe

78

und Hautfarbe. Die schriftliche Fixierung dieses Tests ist von großer Bedeutung für die Beurteilung etwa auftretender späterer Störungen. Das Ergebnis dieses Tests wird einmal im geburtshilflichen Krankenblatt, im Mutterpaß und auch im „Untersuchungsheft für Kinder" bei der „Neugeborenen-Erstuntersuchung" eingetragen.

● Wenn die Mutter wach ist, wird ihr das Kind gezeigt und in den Arm gelegt. Für die Mutter der schönste Augenblick der ganzen Geburt!

● Anschließend wird das Kind auf den Wickeltisch gelegt und der Nabel endgültig versorgt. Er wird mit einem schmalen Bändchen abgebunden, 1–2 cm lang abgeschnitten und mit einer keimfreien Nabelbinde umwickelt.

● Dann wird in die Augen eine Lösung eingetropft, die bestimmte Keime abtöten soll, die früher (bevor diese Maßnahme gesetzlich vorgeschrieben wurde) nicht selten zur Erblindung geführt haben.

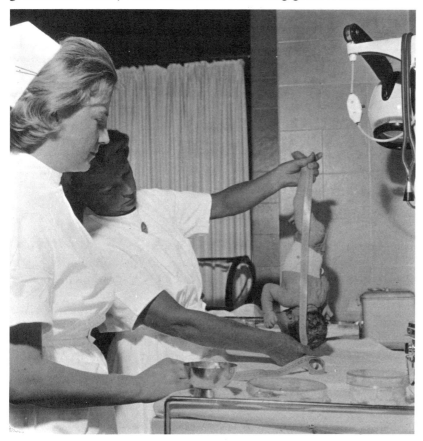

Die Hebamme mißt die Körperlänge des Neugeborenen. Das ist ein wichtiges Reifezeichen.

● Zur Vermeidung einer Verwechslung bekommt das Kind an das eine Handgelenk eine Nummer (die mit der Nummer auf der Kinderkrankenkurve übereinstimmt) und an das andere Handgelenk zur doppelten Sicherung ein Bändchen mit dem Familiennamen.

● Jetzt folgt die erste ärztliche Untersuchung des neugeborenen Kindes. Die Beurteilung der Lebensfrische nach dem Apgar-Schema wurde bereits auf Seite 78 erwähnt. Der Arzt (in der Regel der Geburtshelfer) untersucht das Kind von Kopf bis Fuß, ob alles normal ist. Vor allem fahndet er nach äußerlich sichtbaren Mißbildungen. Er muß bei dieser Untersuchung auch beurteilen, ob das Kind reif ist. Außerdem untersucht er, ob das Kind eine Gelbsucht hat oder Ödeme.

● Jetzt ist es soweit, daß das Kind gewogen und gemessen wird. Länge, Gewicht und Kopfumfang sind die wichtigsten Zeichen er Reife. Sie werden schriftlich festgehalten.

● Schließlich wird das Kind in üblicher Weise angezogen und der Mutter nochmals – oder wenn die Mutter bisher geschlafen hat, erstmals – gezeigt und in den Arm gelegt. Anschließend kommt das Kind in ein angewärmtes Neugeborenenbettchen und bleibt wie die Mutter 2 Stunden im Kreißsaal, damit die ersten Stunden optimal überwacht sind.

● Die Neugeborenen-Erstuntersuchung wird in der Regel vom Geburtshelfer vorgenommen, weil diese Untersuchung unmittelbar nach der Geburt stattfinden muß.

Die Neugeborenen-Basisuntersuchung, die meistens zwischen dem 3. und 10. Lebenstag vorgenommen wird, gehört in die Hand des Kinderarztes (siehe Seite 268).

Wehen in der Nachgeburtsperiode

Nach der Geburt des Kindes kommt es noch einmal zu Wehen. Diese Nachgeburtswehen bewirken die Lösung und Ausstoßung der Nachgeburt. Das dauert normalerweise etwa eine Viertelstunde. Damit ist die Geburt beendet.

Nach der Geburt wird die Mutter für weitere 2 Stunden von der Hebamme sorgfältig überwacht. In dieser Zeit ist besondere Aufmerksamkeit geboten, weil Nachblutungen auftreten können. Erst nach Ablauf dieser 2 Stunden wird die Mutter in ihr Zimmer gebracht.

Wenn unter der Geburt Operationen notwendig sind

Die weitaus größte Zahl aller Geburten verläuft normal, das heißt, der Arzt braucht außer der üblichen Geburtsüberwachung und Geburtserleichterung nicht weiter einzugreifen. Das hängt damit zusammen, daß fast 95% aller Kinder während der Geburt die günstigste Lage einnehmen, bei der das Hinterhaupt, das ist der hintere Teil des kindlichen Kopfes, die Führung übernimmt. Der Arzt spricht dann von einer Geburt in Hinterhauptslage. Am häufigsten muß der Arzt operativ eingreifen, wenn sich herausstellt, daß sich das Kind in einer akuten Gefahr befindet. Das erkennt man in erster Linie an den Veränderungen der kindlichen Herzfrequenz. Die geburtshilfliche Operation, die dann erforderlich wird, damit die Geburt so rasch wie möglich beendet werden kann, hängt in erster Linie davon ab, wie weit die Geburt bereits fortgeschritten ist. Die häufigste geburtshilfliche Operation ist die Vakuumextraktion (früher die Zangenextraktion).

Zange und Vacuumextraktion können vom Arzt erst dann durchgeführt werden, wenn der Muttermund völlig erweitert ist und der kindliche Kopf bereits sehr tief steht. Ist das nicht der Fall, dann muß das Kind mit Hilfe eines Kaiserschnittes entwickelt werden. Die Art der geburtshilflichen Operation hängt aber auch von der Lage des Kindes ab.
Handelt es sich um eine Steißlage oder Querlage, dann sind wieder andere Maßnahmen erforderlich. Steißlagen kommen unter 100 Geburten drei- bis viermal vor, Querlagen knapp einmal. Diese Lagen des Kindes sind also ziemlich selten. Sowohl bei der Steißlage als auch bei der Querlage ist das Risiko für das Kind unter der Geburt um ein Vielfaches größer als bei der Schädellage.
Geburtshilfliche Operationen werden ferner erforderlich, wenn das Becken der Mutter zu eng ist oder wenn infolge eines falschen Sitzes der Nachgeburt, die der Arzt „Placenta praevia" nennt, starke Blutungen auftreten.

Gründe für eine geburtshilfliche Operation

Die häufigsten
Gründe, weshalb
eine Geburt durch
Operation beendet
werden muß

Beschleunigung oder Verlangsamung der Herzfrequenz.

Nabelschnurvorfall.

Verfärbtes Fruchtwasser.

Geburtsdauer von mehr als 12 Stunden.

Austreibungsperiode von mehr als 30 Minuten.

Erkrankungen der Mutter.

Erschöpfungszustand der Mutter.

Geburtsstillstand.

Blutungen in der Spätschwangerschaft oder unter der Geburt.

Geburtsunmöglichkeit (enges Becken, Querlage usw.)

Weichteilschwierigkeiten (Gebärmutterriß).

Vakuum- oder
Zangenextraktion

Viele werdende Mütter erkundigen sich nach der Vakuumextraktion, weil sie gehört haben, daß dies die häufigste geburtshilfliche Operation sei. Sie wollen wissen, ob diese Methode für das Kind auch ungefährlich ist.

Die Saugglocke, mit deren Hilfe die Vakuumextraktion des Kindes erfolgt, hat seit ihrer Einführung durch den Schweden Malmström im Jahre 1954 die Zange aus der Geburtshilfe fast völlig verdrängt. Unter 100 Geburten werden heute rund 10 mit Hilfe der Saugglocke beendet. Der häufigste Grund für ihre Anwendung ist die durch Sauerstoffmangel bedingte Beschleunigung oder Verlangsamung der kindlichen Herzfrequenz während der Austreibungsperiode, das heißt, wenn der Muttermund bereits erweitert ist. Die Saugglocke hat die Zangenentbindung deshalb verdrängt, weil sie für das Kind unschädlicher ist. Dennoch ist die Geburtszange nicht völlig aus der Geburtshilfe verschwunden. Es gibt auch Situationen, in denen die Zangengeburt vorteilhafter und schonender ist als die Saugglocke. Viele Mütter fürchten, ihr Kind könnte durch die Saugglocke verletzt werden. Diese Angst ist unbegründet. Am Hinterkopf, wo die Saugglocke gesessen hat, entsteht durch die Einwirkung des Unterdruckes, das ist die deutsche Bedeutung für das Wort Vakuum, eine Geburtsgeschwulst. Diese Geschwulst besteht aus nichts anderem als einer Flüssigkeitsansammlung in und unter der Kopfhaut. Solche Flüssigkeitsansammlungen kommen auch bei normalen Geburten vor, besonders dann, wenn der Muttermund sich nur langsam erweitert. Diese Geburtsgeschwulst ist völlig harmlos und verschwindet innerhalb weniger Stunden. Seltener kommt es zu einem Bluterguß unter der Kopfhaut, der vom Arzt „Kephalhämatom" genannt wird. Die Rückbildung eines solchen Blutergusses dauert zwar einige Wochen, bleibt aber ebenfalls ohne Folgen für das Kind. Verletzungen des kindlichen Schädels bei sehr schwierigen Vakuumextraktionen sind im übrigen viel seltener als bei schwierigen Zangenentbindungen. Außerdem ersetzt man heute alle schwierigen Extraktionen durch einen Kaiserschnitt.

Der Kaiserschnitt war noch vor 100 Jahren eine für die Mutter höchst gefährliche Angelegenheit. Heute gehört der Kaiserschnitt fast zur täglichen Routine einer geburtshilflichen Abteilung. Das ist möglich geworden, seit es gelang, die Gefahren des Kaiserschnittes für die Mutter auf weit unter ein Prozent herabzudrücken. Früher wagte man den Kaiserschnitt vor allem in den Fällen, wenn durch eine geburtshilfliche Komplikation das Leben der Mutter in Gefahr geriet. Dies geschah zum Beispiel bei einem engen Becken, bei Querlagen oder wenn es infolge falschen Sitzes der Nachgeburt zu lebensgefährlichen Blutungen kam. Heute wird dagegen ein Kaiserschnitt häufiger gemacht, um Gefahren für das Kind abzuwenden. Das gilt für alle Notfallsituationen, in die das Kind geraten ist. Wenn dann die Geburt noch nicht so weit fortgeschritten ist, daß sie auf natürlichem Wege durch Zangen- oder Vakuumextraktion beendet werden kann, wird der Kaiserschnitt angewandt.

Viele Frauen haben falsche Vorstellungen von den Folgen eines Kaiserschnittes. Sie fürchten, später körperlich nicht voll leistungsfähig zu sein oder keine Kinder mehr bekommen zu können. Diese Befürchtungen sind weitgehend unbegründet. Der Klinikaufenthalt ist nach einem Kaiserschnitt durchschnittlich nur 4 Tage länger als nach einer normalen Geburt. 4 Wochen nach der Entlassung aus der Klinik ist die Mutter, die einen Kaiserschnitt durchgemacht hat, wieder voll leistungsfähig. Sie ist dann den gleichen Belastungen und Arbeiten gewachsen wie vor der Operation.

Eine Mutter, die sich nach einem Kaiserschnitt noch Kinder wünscht, braucht sich keine Sorgen zu machen. Die Statistiken zeigen ganz einwandfrei: Nach einem Kaiserschnitt haben Frauen die gleichen Aus-

Der Kaiserschnitt

sichten, wieder schwanger zu werden, wie Frauen im gleichen Alter ohne Kaiserschnitt.

Die weitverbreitete Vorstellung, nach einem Kaiserschnitt müsse jede Geburt wieder mit einem Kaiserschnitt beendet werden, trifft nur in wenigen Fällen zu. Ein solcher Grund ist zum Beispiel ein zu enges Becken. In allen anderen Fällen wird der Geburtshelfer zunächst abwarten, ob die Geburt auf normalem Weg erfolgt oder nicht. Mütter, die bereits einen Kaiserschnitt erhalten haben, sollten allerdings grundsätzlich bei weiteren Geburten die Klinik aufsuchen. Auch bei dem zweiten oder dritten Kaiserschnitt ist die Gefahr für die Mutter praktisch nicht größer als beim ersten Kaiserschnitt. Die meisten Geburtshelfer sind allerdings der Ansicht, daß man einer Frau nicht mehr als drei Kaiserschnitte zumuten sollte. Auf Wunsch der Mutter und ihres Mannes verknüpfen sie dann den dritten Kaiserschnitt mit einer Unterbindung der mütterlichen Eileiter, damit keine weitere Schwangerschaft mehr eintreten kann. Gegen eine solche Sterilisierung anläßlich des dritten Kaiserschnittes bestehen weder moralische noch juristische Bedenken.

Was im Wochenbett beachtet werden sollte

So wird die Zeitspanne genannt, die mit der Geburt beginnt und die so lange dauert, bis alle Schwangerschafts- und Geburtsveränderungen des mütterlichen Organismus völlig zurückgebildet wurden. Das normale Wochenbett dauert insgesamt 4 bis 6 Wochen. Der recht plötzliche Übergang vom schwangeren in den nichtschwangeren Zustand bedeutet für eine Frau eine erhebliche Belastung, das macht klar, daß eine Wöchnerin besonderer Schonung bedarf. In dieser Zeit treten besonders leicht Kreislauf- und Stoffwechselstörungen auf oder verschlimmern sich; manchmal flackert jetzt auch eine alte Tuberkulose wieder auf. Ganz charakteristisch sind Stimmungsschwankungen. Zwar sind weitaus die meisten Wöchnerinnen ausgesprochen guter Dinge. Manche Frauen sinken aber in eine depressive Stimmungslage, sie sehen nur noch schwarz und haben Angst vor dem, was in der nächsten Zeit alles auf sie zukommt, dem sie sich nicht gewachsen fühlen. Ziemlich selten handelt es sich um echte Psychosen, bei denen eine Behandlung durch den Psychiater erforderlich ist.

Die Gebärmutter bildet sich zurück

Die Rückbildung der Gebärmutter, die bereits im Frühwochenbett vor sich geht, grenzt ans Wunderbare. Die Gebärmutter wiegt am Ende der Schwangerschaft 1000 bis 1500 Gramm und umschließt einen Inhalt von 3 bis 4 Litern. Nach Ablauf von 8 bis 10 Tagen ist sie bereits wieder so klein wie eine Mannsfaust. Für die Wöchnerin selbst ist der Ablauf dieser Rückbildung an den Nachwehen und am Wochenfluß zu erkennen. Beides ist für eine normale Rückbildung der Gebärmutter unerläßlich. Um Störungen der Rückbildungsvorgänge erkennen und behandeln zu können, wird die Größenabnahme der Gebärmutter täglich vom Arzt oder bei Hausentbindungen von der Hebamme kontrolliert. Starken Veränderungen war am Ende der Schwangerschaft und unter der Geburt auch die Bauch- und die Beckenbodenmuskulatur ausgesetzt. Hier werden die Rückbildungsvorgänge durch die Wochenbettgymnastik unterstützt. Nie wieder ist im Leben einer Frau die tägliche Gymnastik so nötig und so nützlich wie im Wochenbett (siehe ausführlich Seite 87)!

Keine tagelange Bettruhe

Es ist längst erkannt, daß regelmäßige, tägliche gymnastische Bewegungsübungen die Muskulatur schneller und weit besser in einen guten Zustand zurückbringen als das früher übliche Wickeln des Leibes mit elastischen Binden. Eine solche Wicklung kann allerdings in dem seltenen Fall einer extremen Schwäche der Bauchdecken vorübergehend von Nutzen sein. Sie sollte dann allerdings nur zusätzlich zur Gymnastik angewandt werden. Im Interesse der Aktivierung der Muskulatur und der Blutgefäße sind die meisten Ärzte heute davon abgekommen, der Wöchnerin tagelange Bettruhe zu verordnen. Heute steht eine Wöchnerin schon innerhalb der ersten 12 Stunden nach der Geburt zum erstenmal wieder auf. Dieses „Frühaufstehen im Wochenbett" gilt zugleich als hilfreiche Vorbeugung gegen die gefürchteten „Thrombosen" und „Embolien". Das sind Gerinnselbildungen in den Blutadern, die sich loslösen und vom Blutstrom bis in die Lungen geschwemmt werden können. Das ist eine im höchsten Maße lebensgefährliche Komplikation.

Wie lange dauert der Wochenfluß Ein typischer Vorgang im Wochenbett ist der Wochenfluß. Wo die Plazenta innen an der Gebärmutter gesessen hat, ist nach der Geburt zunächst eine große Wundfläche. Es wird Blut abgesondert, vermischt mit abgestoßenen Gewebsteilen und Wundsekret; das ist der Wochenfluß. Er ist zunächst reichlich und sieht aus wie Blut. Nach etwa 5 Tagen wird er bräunlich und geringer an Menge. Vom 10. bis 11. Tag an ist der Wochenfluß gelbbräunlich und wird deutlich schwächer. Nach 3 bis 6 Wochen verschwindet er ganz. Sind diese Absonderungen zum Beispiel 4 bis 5 Wochen nach der Geburt noch blutig und so stark oder stärker wie eine Regelblutung, sollte der Arzt aufgesucht werden.

Sauberkeit wichtigstes Gebot Da der Wochenfluß Bakterien enthält, ist im Wochenbett auf peinlichste Sauberkeit zu achten. Die Hebamme oder andere mit der Pflege der Wöchnerin vertraute Pflegekräfte geben die nötigen Ratschläge. Während der ersten 5 bis 6 Tage wird das äußere Genitale mehrmals täglich mit einer Desinfektionslösung abgespült. Das soll im Anschluß an die Körperreinigung erfolgen, nicht umgekehrt. Es ist darauf zu achten, daß die Wöchnerin einmal am Tag Stuhl hat und daß die Blasenentleerung ohne Schwierigkeiten und ohne Schmerzen möglich ist. Die Ernährung soll während der ersten 7 Tage leicht sein, blähende Speisen sind zu meiden. Wenn gestillt wird, muß die Flüssigkeitszufuhr erhöht werden: Eine vollstillende Mutter braucht ¾ bis 1 Liter Flüssigkeit mehr als eine nichtschwangere Frau! Oft wird außer acht gelassen, daß eine stillende Mutter einen noch größeren Vitamin- und Kalkbedarf hat als eine hochschwangere Frau. Während der Stillperiode ist also die zusätzliche Gabe an Vitaminpräparaten und Kalktabletten sehr anzuraten.
Zum Wochenbett gehört auch das Abheilen des Dammschnittes; er ist im allgemeinen 5 Tage nach der Geburt bereits fest verheilt, so daß die Fäden gezogen werden können.

Sexuelle Karenz Solange der Wochenfluß anhält, muß der Geschlechtsverkehr unterlassen werden. Das ist meistens 4 bis 6 Wochen lang der Fall. In der gleichen Zeit ist auch das Vollbad noch untersagt. Das Duschen aber ist erlaubt. Eine Wöchnerin sollte keinesfalls gleich nach der Entlassung aus der Klinik die gewohnte Arbeit wiederaufnehmen. Auch nicht im Haushalt! Vor allem muß vom vielen Treppensteigen, von Heben und Tragen dringend abgeraten werden. Am besten kümmert sich eine Wöchnerin in den ersten beiden Wochen nach der Klinikentlassung nur um ihr Kind. Laut Mutterschutzgesetz gilt für berufstätige Mütter ein Beschäftigungsverbot von 8 Wochen nach der Entbindung (nach Früh- oder Mehrlingsgeburt 12 Wochen).

Die meisten Frauen stellen im Wochenbett ein Übergewicht von 3 bis Baby-Speck
5 Kilogramm fest, das sie meist gern wieder loswerden möchten. Mit einer eiweißreichen, aber fett- und kohlenhydratarmen Kost, die außerdem wenig Salz enthalten soll, gelingt die Verminderung des Gewichts auf normale Werte gewöhnlich ohne Schwierigkeiten. Mit dieser Diät sollen Frauen, die ihr Kind stillen, aber erst nach der Beendigung des Stillens beginnen.
Etwa 6 Wochen nach der Geburt ist eine ärztliche Nachkontrolle ratsam, bei welcher der Arzt prüft, ob sich die Fortpflanzungsorgane wieder völlig zurückgebildet haben.

Ein kleiner Kurs in Wochenbettgymnastik

Schon vom 2. Tag an dürfen, wenn der Arzt nichts dagegen einzuwenden hat, verschiedene Übungen gemacht werden.

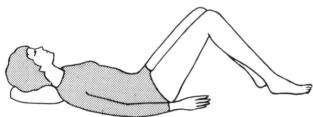

Leichteste Bauchmuskelübung: In Rückenlage tief einatmen, dann die Luft kräftig so durch die halboffenen Lippen blasen, als ob man eine Kerze ausblasen möchte.

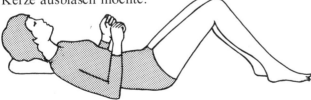

Kreislaufgymnastik mit den Händen: Ellenbogen aufstützen und beide Hände abwechselnd zur Faust ballen und Finger spreizen.

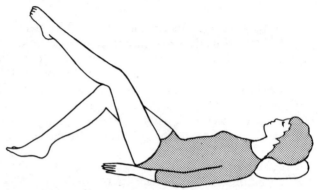

Kreislaufgymnastik mit den Zehen: Ein Bein über das andere schlagen und nur die Zehen ruckartig nach oben und unten bewegen.

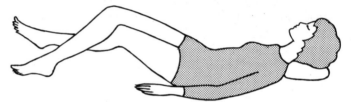

Beckenbodengymnastik (vom 4. Tag an): Die Beine werden gekreuzt. Dann wird die Beckenbodenmuskulatur fest angespannt; das sind die gleichen Muskelanspannungen, derer man sich bedient, um eine Blasen- oder Darmentleerung zu verhindern. Am besten ist es, beim Einatmen anzuspannen und beim Ausatmen wieder zu entspannen.

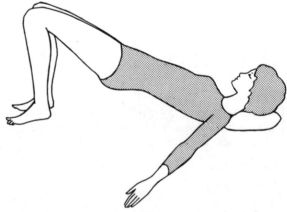

Kombinierte Bauch- und Beckenbodengymnastik: Füße in den Knien anwinkeln und aufstellen. Beim Einatmen das Becken anheben, einige Sekunden oben lassen und beim Ausatmen langsam wieder senken und entspannen.

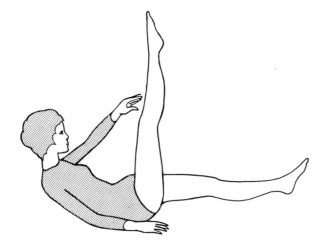

Kräftigung der schrägen Bauchmuskeln: Gleichzeitig den linken Arm
und das rechte Bein mit Schwung anheben und wieder senken.

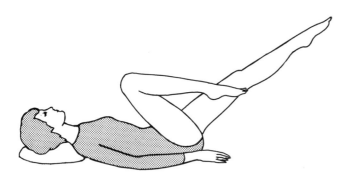

Fortgeschrittene Bauchmuskelübung (nach 14 Tagen): Zu Anfang ein
Bein anheben und anwinkeln, später beide Beine gleichzeitig heben
und anwinkeln. Werden beide Beine flach nur wenig angehoben, so
werden die Bauchmuskeln am stärksten beansprucht.

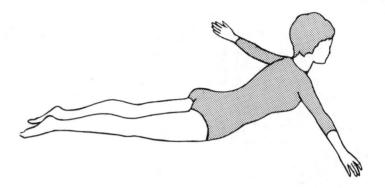

Rückenmuskelübung (nach 6 Wochen): In Bauchlage ohne Hilfe der Arme den Kopf möglichst weit anheben. Wer es fertigbringt, kann später die gestreckten Beine gleichzeitig mit dem Kopf anheben.

Übung zur Kräftigung der Brustmuskulatur:

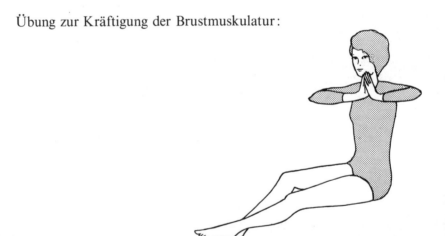

a) Ellenbogen knapp in Schulterhöhe, Finger spreizen und die Hände so kräftig wie möglich gegeneinanderdrücken.
b) Arme waagerecht strecken und sie so weit wie möglich nach hinten schwingen. Diese Übung ist für die Zeit nach dem Stillen gedacht oder für Frauen, die nicht stillen.

Das Stillen hat so viele Vorteile

Das Ingangkommen der Milchproduktion ist eine Folge von hormo- Einschießen der Milch nellen Veränderungen im weiblichen Körper nach der Geburt. Durch den Wegfall der „Plazenta", aus der sich das Kind im Mutterleib ernährte, sinkt die Konzentration der weiblichen Sexualhormone von einem Tag auf den anderen sehr stark ab. Das bewirkt eine Stimulierung des milchbildenden Hormons in einer Drüse im Gehirn, der „Hirnanhangsdrüse" (Hypophyse) genannt. Auch der Reiz durch das Saugen des Kindes spielt für das Ingangkommen der Milchproduktion eine Rolle. So kommt es etwa 2 bis 4 Tage nach der Geburt zum „Einschießen" der Milch in die mütterlichen Brüste. Man nennt das so, weil die Brüste sehr plötzlich anschwellen und zugleich hart und empfindlich werden.

Das Ingangbleiben der Milchproduktion hängt ausschließlich von der Entleerung der Brust ab. Trinkt das Kind die Brust leer, so wird reichlich neue Milch gebildet. Braucht das Kind nicht alle Milch, die sich bildet, und bleibt Milch zurück, so bildet die Brustdrüse anschließend weniger Milch. Das Angebot an Muttermilch wird also weitgehend von der Nachfrage durch den Säugling bestimmt.

Ob eine Frau ihr Kind voll stillen kann, hängt keineswegs von der Größe der Brust ab. Auch Frauen mit kleinen Brüsten können oft ihr Kind voll stillen.

Die oft gestellte Frage, ob das Stillen der Figur schade, muß so be- Schadet das Stillen der Figur? antwortet werden, daß:

● die Größe der Brust nach Beendigung des Stillens selbstverständlich kleiner ist als während der Schwangerschaft oder während der Stillperiode;

● die Gestalt und Festigkeit der Brust weniger vom Stillen oder Nichtstillen abhängt als vielmehr von gewissen angeborenen „konstitutionellen" Faktoren, wie der Verteilung von Drüsengewebe, Fettgewebe und elastischen Fasern, vom Arzt „Bindegewebe" genannt, in der Brust.

Warum wird eigentlich vom Arzt das Stillen durch die Mutter so sehr empfohlen?

Über das Stillen gibt es unter den Müttern verschiedene Meinungen, die sich in drei Gruppen zusammenfassen lassen. Die erste Gruppe will ihr Kind auf jeden Fall stillen. Diesen Frauen braucht der Arzt nicht zuzureden.

Die zweite Gruppe will unter gar keinen Umständen stillen. Hier nützt das Zureden des Arztes meist nicht viel.

Die dritte, ziemlich umfangreiche Gruppe von Frauen ist ausgesprochen unentschlossen. Einer werdenden Mutter dieser Gruppe sollte der Arzt bereits während der Schwangerschaft ausführlich erklären, welche Vorteile das Stillen für sie selbst und vor allem für ihr Kind hat.

Kinderärzte und Psychologen halten den engen körperlichen Kontakt zwischen Mutter und Kind beim Stillen im Hinblick auf die normale seelische Entwicklung des Kindes für sehr wichtig. An der Mutterbrust entwickelt der Säugling das Gefühl der Geborgenheit und sammelt seine ersten persönlichen Lebenserfahrungen. Die Kinderheilkunde hat festgestellt, daß diese Erfahrungen für das ganze fernere Leben bestimmend sind.

Das ideale Nahrungsmittel für den Säugling
Die Muttermilch enthält außerdem wichtige Nahrungsstoffe, wie Fett, Zucker, Eiweiß, Vitamine, Mineralsalze usw., in dem günstigsten Mischungsverhältnis für das Kind. Muttermilch kann der Säugling leichter verdauen als jede aus Kuhmilch hergestellte Ersatzmilch. Da die Muttermilch roh getrunken wird, bleiben auch alle Vitamine erhalten, während beim Kochen der Kuhmilch ein Teil der Vitamine zerstört wird. Muttermilch enthält weiter viele Schutzstoffe gegen Infektionskrankheiten, die dem Säugling zugute kommen und ihn schützen. Die von der Mutter früher einmal gebildeten Antikörper im Blut gehen mit der Muttermilch auf das Kind über und verhüten auf Monate hinaus eine Ansteckung mit den Infektionskrankheiten, die von der Mutter bereits durchgemacht wurden.

Mit Muttermilch ernährte Kinder leiden auch so gut wie niemals an den gefürchteten schweren Verdauungsstörungen des Säuglingsalters. Auch für die Mutter selbst ist das Stillen von Bedeutung: Durch das Stillen wird die Rückbildung der Gebärmutter gefördert. Jedesmal, wenn das Kind trinkt, kommt es auf dem Wege über nervöse Reflexe zu Zusammenziehungen der Gebärmuttermuskulatur. Diese aber sind der Rückbildung dienlich.

Nicht ganz ohne Bedeutung ist schließlich auch noch die Feststellung, daß Stillen weitaus billiger ist und weniger Arbeit macht als jede andere Form der Säuglingsernährung.

Gibt es Gründe gegen das Stillen?

Als Stillhindernisse sollten nur Gründe gelten, die der Gesundheit, nicht aber nur der Bequemlichkeit dienen:

● Mütter mit einer Lungentuberkulose dürfen ihr Kind nicht stillen. Einmal besteht durchaus Ansteckungsgefahr, zum anderen würde die

Belastung durch das Stillen die Gefahr einer Verschlechterung der Tuberkulose bei der Mutter heraufbeschwören.

● Entgegen einer weitverbreiteten Meinung darf die Mutter, die eine Syphilis (Lues) hat, ihr Kind stillen. Der Säugling steckt sich dabei nicht an.

● Bei anderen ernsten Krankheiten, wie Herzkrankheiten usw., muß der behandelnde Arzt entscheiden, ob das Stillen erlaubt werden kann oder nicht.

Wenn ernst zu nehmende Gründe gegen das Stillen bestehen, dann kann heute durch eine Behandlung mit geeigneten Medikamenten erreicht werden, daß ein Milch-„Einschuß" erst gar nicht eintritt.

Wie oft soll das Kind gestillt werden?

In vielen Kliniken wird heute das Kind sofort nach der Geburt zum erstenmal angelegt, wenn es der Zustand von Mutter und Kind erlaubt. Mindestens fünfmal pro Tag und Nacht soll es gestillt werden.

In den ersten Tagen ist nur etwas Vormilch, „Kolostrum" genannt, vorhanden. Richtig stillen kann eine Wöchnerin erst nach dem Milcheinschuß, der meist am dritten oder vierten Tag – manchmal aber auch erst am fünften Tag – einsetzt. Solange das Kind nicht genügend Milch von der Mutter erhält, wird mit der Flasche zugefüttert. Der Säugling darf aber keinesfalls zu viel Milch mit der Flasche bekommen, da er sonst an der Brust trinkfaul wird. Wenn infolge der Trinkfaulheit die Brust nicht leergetrunken wird, geht die Milchproduktion wieder zurück, ehe sie richtig in Gang gekommen ist.

In den ersten Lebenswochen schreien viele Säuglinge in der Nacht, weil sie Hunger haben. Früher hat man die Meinung vertreten, man müsse aus erzieherischen Gründen die Nachtpause einhalten und die Kinder einfach schreien lassen. In den letzten Jahrzehnten hat sich unter dem Einfluß moderner Kinderärzte die Meinung durchgesetzt, ein in der Nacht vor Hunger schreiendes Kind sollte an die Brust genommen und gestillt oder mit der Flasche gefüttert werden. Der erzieherische Wert des Nachtsschreien-Lassens hat sich als überaus fragwürdig herausgestellt. Außerdem gedeihen die Kinder offensichtlich besser, wenn man ihrem Verlangen nach einer nächtlichen Mahlzeit nachgibt. Nach 2 bis 3 Monaten verlangen diese Kinder dann keine nächtliche Mahlzeit mehr. Das hängt damit zusammen, daß junge Säuglinge noch keinen ausgeprägten Tag-Nacht-Rhythmus haben. Dieser Rhythmus entwickelt sich erst im Verlauf einiger Monate.

Auch nachts stillen?

Man kann noch weiter gehen und von den üblichen, mit der Uhr bestimmten, festen Nahrungspausen ganz abrücken. Viele Kinderärzte empfehlen die „selbstgewählte Nahrungsaufnahme", die in den USA unter dem Namen „self demand feeding" seit Jahrzehnten weite Verbreitung gefunden hat. Dabei wird das Kind nur dann an die Brust gelegt, wenn es nach Nahrung verlangt, also unter Umständen öfter oder aber auch seltener als bei den üblichen regelmäßigen Stillzeiten. Es darf soviel trinken wie es will. Diese Form des Stillens ist aber nur realisierbar, wenn Mutter und Kind nach dem „Rooming-in"-System zusammen untergebracht sind. Die selbstgewählte Nahrungsaufnahme kann aber nur für stillende Mütter empfohlen werden. Bei künstlich ernährten Kindern ist sie wegen der Gefahr der Überfütterung nicht ratsam, ja sogar gefährlich.

So wird das Kind angelegt

Während der ersten Tage des Wochenbettes wird im Liegen im Bett gestillt. Die Mutter wendet sich leicht auf die Seite des Kindes zu. Es ist sehr praktisch, sich ein Kissen in den Rücken zu stopfen, damit diese Lage nicht unbequem ist und ermüdet. Das Neugeborene liegt parallel auf der Seite der Mutter, die eine Hand hinter den Rücken und den Kopf des Kindes legt, das Kind festhält und gegen ihre Brust drückt. Mit dem gespreizten Zeige- und Mittelfinger der anderen Hand faßt die Mutter ihre Brust außerhalb des Warzenhofes und schiebt die Brustwarze an den Mund ihres Kindes. Ein gesunder und hungriger Säugling wird daraufhin seinen Mund aufreißen und Brustwarze samt Warzenhof in den Mund nehmen und lebhaft saugen (wenn er nicht zu sehr mit Schreien beschäftigt ist, weil er schon lange hungrig war und nichts bekommen hat). Die Hand der Mutter hält bei einer großen Brust die Brust etwas zurück, damit sie nicht direkt vor der Nase des Kindes liegt und es am Atmen hindert.

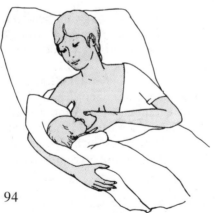 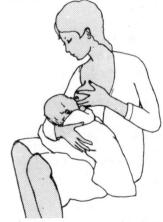

Im späteren Wochenbett wird das Kind meist im Sitzen gestillt. Dazu soll sich die Mutter in einen möglichst bequemen Stuhl oder Sessel mit Rückenlehne setzen. Sie muß entspannt sitzen und das Kind bequem auf dem Schoß liegen haben können. Wenn es der Bequemlichkeit dient, soll die Mutter die Füße auf eine Fußbank oder etwas Entsprechendes stellen. Die Mutter legt wieder den Kopf des Kindes in den einen Arm (Ellenbeuge) und bietet mit der anderen Hand dem Kind die Brust in der oben beschriebenen Weise an und sorgt dafür, daß das Kind frei atmen kann (siehe Abbildung).

Nach 5 Minuten hat ein Säugling nachweislich schon 75% seiner Trinkmenge getrunken. Man soll ein Kind deshalb nicht länger als 12 bis 15 Minuten anlegen. Das längere Anlegen ist nicht nützlich für das Kind und gefährlich für die Brustwarzen: Es kommt leichter zu Einrissen, aus denen sich beim Eindringen von Krankheitserregern die gefürchtete Brustentzündung (Mastitis) entwickeln kann. Zur Vermeidung von Brustentzündungen ist es von entscheidender Bedeutung daß sich die Mutter vor dem Stillen die Hände peinlich sauber wäscht. Die Brust wird mit abgekochtem (keimfreiem) Wasser abgewaschen und mit einem sauberen Tuch trockengetupft. Als Vorbeugung gegen eine Brustentzündung wird vom Arzt vielfach die Anwendung einer keimtötenden Salbe empfohlen, die man einmal am Tage auf den Mulltupfer aufträgt, der die Brustwarze im Büstenhalter schützt.

Eine für das Stillen gutgeeignete Brust produziert täglich etwas mehr Milch, wenn die Brust jeweils leergetrunken worden ist. Es kommt dann der Tag, an dem das Kind die Brust nicht leertrinkt. Vielfach wird empfohlen, anschließend die noch vorhandene Milch aus der Brust herauszudrücken. Das halte ich für falsch, und zwar aus zwei Gründen: Einmal nimmt manche Brust das dauernde Herumdrücken mit den Händen der Mutter übel, und es kommt leichter zu einer Brustentzündung. Zum anderen bewirkt das Leerdrücken, daß mehr Milch produziert wird, als das Kind braucht – und welche Frau will schon mehr Milch, als ihr eigenes Kind braucht! Im allgemeinen regulieren sich hier Nachfrage und Angebot sehr schön ein: Die Brust produziert dann gerade soviel Milch, wie das Kind braucht.

Wie lange soll gestillt werden?

Das Beste für das Kind sind 3 bis 4 Monate. Viele Frauen können nicht so lange stillen, weil sie nach der achtwöchigen Schutzfrist wieder ihrer Berufsarbeit nachgehen müssen. Dann ist es jedenfalls besser für das Kind, wenn es 6 bis 8 Wochen gestillt wird, als wenn es gar nicht gestillt würde. Viele Ärzte sind sogar der Meinung, daß es besser ist, ein Kind 10 bis 14 Tage zu stillen als überhaupt nicht.

Gibt es Ernährungsrichtlinien für stillende Mütter?

Die stillende Mutter soll an den Ernährungsgewohnheiten der Schwangerschaft festhalten, das heißt, viel Eiweiß und viele Vitamine zu sich nehmen. Im ganzen braucht die stillende Mutter etwa 10% mehr Kalorien als die werdende Mutter am Ende der Schwangerschaft. Das heißt also, etwa ein Drittel mehr als die nichtschwangere Frau. Vor allem ist selbstverständlich der Flüssigkeitsbedarf erhöht. Eine vollstillende Frau braucht 2 bis 2½ Liter Flüssigkeit täglich. Wegen ihres hohen Kalkgehaltes wird der stillenden Mutter empfohlen, täglich 1 Liter Milch zu trinken. Bei Abneigung gegen Milch ist wegen des hohen Kalkverlustes an das Kind dringend zu Kalktabletten zu raten. Da alle Stoffe, die im Zuge der Verdauung in das mütterliche Blut gelangen, mit der Muttermilch auch auf das Kind übergehen, wird stillenden Müttern dringend geraten, tagsüber keine alkoholhaltigen Flüssigkeiten zu sich zu nehmen. Erlaubt ist lediglich ein Glas Wein am Abend. Auch soll nur wenig Kaffee getrunken und auf jeden Fall nur sehr wenig geraucht werden.

Hygiene verhindert die Brustentzündung

Äußerste Sauberkeit Heute kommt es nur noch sehr selten zu jener Brustentzündung, die vom Arzt „Mastitis" genannt wird. Meist gelangen Krankheitserreger über Schrunden an der Brustwarze in das Gewebe der Brustdrüse, vor allem dann, wenn die Brüste nicht mit der notwendigen Sorgfalt saubergehalten worden sind. Die Brustentzündung geht mit starken Schmerzen, Fieber und einer teilweisen Rötung der Brust einher. Es ist außerordentlich wichtig, daß beim Auftreten dieser Anzeichen ohne jeden Zeitverlust der Arzt aufgesucht wird. Innerhalb der ersten 24 Stunden nach dem Auftreten dieser Anzeichen gelingt es heute fast immer, durch geeignete Medikamente (Antibiotika) die Brustentzündung innerhalb weniger Tage zum Verschwinden zu bringen. Geschieht das nicht, dann können sich Abszesse entwickeln, die zu einer chirurgischen und meist langwierigen Behandlung der Brustentzündung zwingen. Es lohnt sich also, bei der Pflege der Brust äußerste Sauberkeit walten zu lassen. Vor und nach dem Stillen sollten die Brustwarzen mit sterilem Wasser vorsichtig abgewaschen werden. Ganz besonders wichtig ist das gründliche Händewaschen vor dem

Stillen, für das in vielen Kliniken eine besondere Desinfektionslösung benutzt wird. Risse in der Brustwarzenhaut, sogenannte Schrunden, müssen ebenfalls von dem Arzt behandelt werden, da sie zum Ausgangspunkt für eine Brustentzündung werden können.

Viele Frauen haben falsche Vorstellungen über die Frage, ob sie während der Stillperiode schwanger werden können. Sie meinen, das sei nicht möglich. Man kann sich aber keinesfalls auf eine sichere Unfruchtbarkeit während des Stillens verlassen. Wenn auch die meisten Frauen in dieser Zeit keinen Follikelsprung haben, so gibt es aber Frauen, bei denen die normale Funktion der Eierstöcke lange vor Ende der Stillperiode wiedereinsetzt. Es ist also sicherer, auch in dieser Zeit Vorsorge zu treffen, damit nicht zu früh wieder eine Schwangerschaft eintritt.

Schwanger während der Stillzeit?

Familienplanung

Das beste Alter zum Kinderkriegen

Als das am besten geeignete Alter einer Frau für Schwangerschaft und Geburt gilt die Zeit vom 18. bis 30. Lebensjahr. Diese Meinung läßt sich durch verschiedene Gründe erhärten. Zunächst psychologische Gründe: Allzu junge Mütter haben meist nicht die seelische Reife, den Belastungen einer Schwangerschaft, der Geburt, des Wochenbetts und nicht zuletzt der Aufzucht des Säuglings ohne Schaden für ihre Familie und ihr Kind gewachsen zu sein. Bei „zu alten" Müttern bestehen ähnliche Bedenken, die nicht auf mangelnder Reife beruhen, doch läßt die Eignung für das Aufziehen von Kindern jenseits des 35. Lebensjahres bei den meisten Menschen ohne Zweifel nach. Wichtiger sind die medizinischen Gründe.

Risiko für ältere Erstgebärende Die Gefahren und Risiken für Mutter und Kind sind vor dem 18. Lebensjahr der Mutter höher als während der obengenannten, bestgeeigneten Jahre. Diese Risiken nehmen vor allem nach dem 30. Lebensjahr laufend zu. Die Müttersterblichkeit ist mit 35 Jahren bereits etwa dreimal so hoch wie mit 25 Jahren. Auch die Kindersterblichkeit steigt mit dem mütterlichen Alter erheblich an und ist jenseits der 35 etwa doppelt so hoch wie in den am besten geeigneten Jahren. Auch die Häufigkeit mißgebildeter Kinder steigt bei älteren Müttern an. Altersbedingte Risiken für Mutter und Kind sind am ausgeprägtesten bei denjenigen Frauen, die ihr erstes Kind bekommen.

Spielt auch die Gesundheit eine Rolle? Es besteht kein Zweifel, daß gesunde Ehepartner den Belastungen, die durch eine Schwangerschaft, die Geburt und die Erziehung und Betreuung von Kleinkindern hervorgerufen werden, besser gewachsen sind als ein Ehepaar, dessen körperliche oder seelische Leistungsfähigkeit eingeschränkt ist. Das gilt natürlich in ganz besonderem Maße für die Frau, weil sie ja die ganze Last der Schwangerschaft, der Geburt, des Wochenbettes und schließlich auch die Hauptlast der Kindererziehung zu tragen hat.
Wenn der Kinderwunsch nicht wie geplant in Erfüllung geht, sollte man nicht nur die unmittelbar mit der Fortpflanzung in Beziehung stehenden Organe und Funktionen untersuchen lassen, sondern auch dem gesundheitlichen Allgemeinbefinden Beachtung schenken: Starkes Übergewicht wie starkes Untergewicht können die Fruchtbarkeit einer Frau erheblich beeinträchtigen. Manche Erkrankung, die auf den ersten Blick gar nichts mit der Fortpflanzung zu tun zu haben scheint, wie zum Beispiel eine Schilddrüsenüber- oder -unterfunktion oder die Zuckerkrankheit, kann dennoch eine Unfruchtbarkeit hervorrufen. Gerade bei den genannten Krankheiten der Mutter ist nicht nur die

98

Fruchtbarkeit herabgesetzt, sondern es kommt auch häufiger als durchschnittlich zu Fehlgeburten und zu Fehlbildungen des Kindes im Mutterleib. Das alles sollte für die Entscheidung, ein oder mehrere Kinder zu bekommen, mitbestimmend sein.

Der Frage, welcher Abstand zwischen den Geburten der gesündeste ist, hat man früher kaum Beachtung geschenkt. Man hat höchstens erkannt, daß bei zu schneller Aufeinanderfolge der Geburten die Mutter zu sehr beansprucht und die Familie zu groß wird. In neuerer Zeit hat man festgestellt, daß zu kurze Geburtenabstände nicht nur für die Mutter, sondern auch für das Kind gefährlich sind. Beträgt der Abstand zwischen zwei Geburten weniger als zwei Jahre, so werden gehäuft Fehlgeburten und Frühgeburten beobachtet. Das ist der Grund, warum heute viele Ärzte, vor allem Frauenärzte, jede Frau nach einer Geburt auf den Nutzen einer schwangerschaftsfreien Zeit von anderthalb bis zwei Jahren hinweisen. Mit diesem Hinweis ist dann zwangsläufig eine Beratung über empfehlenswerte Möglichkeiten der Empfängnisverhütung verbunden.
Wie nötig diese Unterweisung ist, ergibt sich aus der statistisch gesicherten Tatsache, daß ohne empfängnisverhütende Maßnahmen 3 Monate nach der ersten Monatsblutung nach einer Geburt bereits 53% der Frauen wieder ein Kind erwarten. Nach den am besten für sie geeigneten Maßnahmen zur Empfängnisregelung sollte eine Frau am besten den Arzt ihres Vertrauens fragen.

Kurze Information über eine Familienplanung

Nach einer Geburt ist eine Frau erfahrungsgemäß besonders aufgeschlossen für eine Beratung über empfängnisverhütende Maßnahmen durch den Arzt ihres Vertrauens. Das kommt dem Bestreben des Geburtshelfers entgegen, jeder Frau zu einer angemessenen Pause zwischen den Schwangerschaften zu verhelfen. Wer auf diesem Gebiet nicht bereits Bescheid weiß, soll während des Wochenbettes, am besten bei dem Gespräch mit dem Geburtshelfer, das auf die Entlassungsuntersuchung folgt, sich über alles Notwendige aufklären lassen.
Welche Methoden der Familienplanung der Arzt empfiehlt, das hängt von verschiedenen Umständen ab:

● Ob eine 100%ige Sicherheit notwendig ist, oder ob es mehr darauf ankommt, die Abstände zwischen den Schwangerschaften auf ein vernünftiges Maß zu verlängern;
● von der Verträglichkeit der einzelnen Verhütungsmittel;

● ob eine Methode von dem betreffenden Ehepaar auch akzeptiert wird. Dabei spielt die Frage eine große Rolle, ob die Frau bereit ist, die Last der Familienplanung auf sich zu nehmen oder nicht.

Die Pille   Hundertprozentige Sicherheit bietet nur die Pille. Das ist der Grund für die außerordentliche Beliebtheit und die weite Verbreitung der Pille. Seit 1974 nehmen in der Bundesrepublik Deutschland 4,0 Millionen Frauen die Pille. Das entspricht 32% aller Frauen und Mädchen im Alter von 15 bis 45 Jahren. Die Pille ist rezeptpflichtig. Das ist gut so. So muß eine Frau vor der Anwendung der Pille mit ihrem Arzt sprechen. Der Arzt muß durch Gespräch und Untersuchung feststellen, ob nicht gewichtige Gründe vorhanden sind, die gegen eine Anwendung der Pille sprechen. Es gibt relativ wenig Frauen, die wegen stärkerer Beschwerden oder wegen gefährlicher Nebenwirkungen die Pille nicht nehmen dürfen. Das sind nicht mehr als etwa 4% aller Frauen. Wenn eine Frau, die früher keinerlei Beschwerden hatte, erst nach der Anwendung der Pille Beschwerden, wie zum Beispiel migräneartige Kopfschmerzen oder Sehstörungen, bekommt, muß sie sofort ihren Arzt aufsuchen, der ihr dann sagen wird, daß sie die Pille nicht weiternehmen darf.

Während der Anwendung der Pille soll eine Frau alle 6 bis 12 Monate zu einer ärztlichen Kontrolle gehen. Dabei muß eine gynäkologische Untersuchung vorgenommen werden. Es wird einmal im Jahr ein Krebsvorsorgeabstrich gemacht, und es wird vor allem darüber gesprochen, wie die Verträglichkeit der Pille ist, ob unangenehme Nebenwirkungen auftreten oder nicht. Auch soll der Blutdruck kontrolliert werden.

Pausen während   Eine Frau, die die Pille gut verträgt – und das sind etwa 96% aller
der Pilleneinnahme   Frauen –, darf die Pille lange Zeit nehmen. Von Pillenpausen ist abzuraten, weil es infolge einer Verspätung von Eisprung (und Regelblutung) relativ oft zu ungewollten Schwangerschaften kommt.

Zu den hormonalen Verhütungsmitteln zählt auch die sogenannte „Pille danach" (morning-after-pill). Sie verhindert die Einnistung der Eizelle in die Gebärmutter. Die Einwirkung erfolgt zwischen Empfängnis und Einnistung des Eies. Ein solcher Eingriff ist nicht als Schwangerschaftsabbruch zu bewerten, weil seit der Reform des § 218 im Jahre 1974 ein Eingriff erst nach vollendeter Einnistung als Abbruch gilt.

Die Pille danach ist eine wirkliche Hilfe, wenn eine Frau beispielsweise vergewaltigt wurde oder wenn es aus einem anderen Grund zu einem ungewollten sexuellen Kontakt um die Zeit des Eisprungs ge-

100

kommen ist. Seit Sommer 85 ist für diese Methode ein spezielles Präparat im Handel. Davon müssen zwei Dragees möglichst bald nach dem sexuellen Kontakt (nicht später als 48 Stunden „danach") und zwei weitere Dragees 12 Stunden später genommen werden. Die Zuverlässigkeit ist sehr hoch. Die Verordnung muß durch den Arzt erfolgen.

Wenn eine Frau die Pille nicht nehmen darf

Bei allen Fragen, die bei Ihnen im Zusammenhang mit der Pille auftauchen, sprechen Sie bitte mit Ihrem Arzt, der Ihnen die Pille verordnet hat und zu dem Sie zu den regelmäßigen Kontrollen gehen. Wird die Pille aus irgendeinem Grund abgelehnt oder darf sie von einer Frau nicht genommen werden, dann müssen Patientin und Arzt sich über die weiteren Möglichkeiten unterhalten. Der Arzt neigt dazu, nur möglichst zuverlässige Verhütungsmittel zu empfehlen. Das hängt mit der Erfahrung zusammen, daß bei dem Versagen eines Verhütungsmittels, wenn also eine ungewollte Schwangerschaft eintritt, ganz besonders leicht der Entschluß zur Abtreibung gefaßt wird.
Eine 100%ige Zuverlässigkeit bietet – wie schon gesagt – nur die Pille. In puncto Zuverlässigkeit an zweiter Stelle stehen vier Methoden mit vergleichbarer Sicherheit: das Intrauterinpessar, die Minipille, die Temperaturmethode und das Kondom.

Das Intrauterinpessar

Bei den Intrauterinpessaren handelt es sich heute um Schleifen oder Spiralen aus gewebefreundlichem Plastikmaterial, die vom Arzt in die Gebärmutter eingesetzt werden und dort lange Zeit verbleiben können. In den letzten Jahren haben das Kupfer-T und andere kupferhaltige Intrauterinpessare („Spiralen") die weiteste Verbreitung gefunden.

Der Arzt kann bei einer Frau, die bereits Kinder geboren hat, die Schleife an den letzten Tagen der Regelblutung meist ohne nennenswerte Schmerzen ambulant einsetzen. Eine Dehnung des Gebärmutterhalses ist meistens nicht nötig. Harmlose Nebenwirkungen sind leichte Blutungen nach dem Einsetzen und verstärkte und verlängerte Regelblutungen während der folgenden 2 bis 3 Monate. Ganz selten kommt es zu so starken Schmerzen, daß das Gebärmutterpessar vom Arzt wieder entfernt werden muß. Es gibt Frauen, die für die Anwendung eines solchen Gebärmutterpessars nicht geeignet sind. Vor allem bei Frauen, die mit Eierstockentzündungen (Salpigitiden, Adnexentzündungen) zu tun haben, darf ein Intrauterinpessar nicht eingesetzt werden. Diese Frage muß in jedem einzelnen Fall vom Arzt (am häufigsten machen solche Einlagen Frauenärzte) sorgfältig geprüft werden, ehe eine Schleife in die Gebärmutter eingesetzt wird.

Schwerwiegende Nebenwirkungen sind Eileiterentzündungen, die 5–7mal häufiger vorkommen, wenn eine Frau die Spirale trägt. Aus diesem Grund raten viele Frauenärzte jungen Mädchen und jungen Frauen, die sich später Kinder wünschen, von der Anwendung der Spirale ab.

Frauenärzte raten, daß Frauen mit einem Intrauterinpessar alle 6 Monate zu einer Kontrolluntersuchung gehen.

Die Minipille Die Wirkungsweise der Minipille hat mit der üblichen Pille nichts zu tun, denn der Follikelsprung wird nicht gehemmt. Der Wirkungsmechanismus geht über Veränderungen des Schleims im Gebärmutterhals, so daß die Samenfäden auch zur Zeit des Follikelsprunges nicht in die Gebärmutter eindringen können. Die Minipille muß im Gegensatz zur üblichen Pille ohne jede Pause, also auch während der Regelblutung, täglich genommen werden. Eine hohe Sicherheit wird nur dann erreicht, wenn der Einnahmefehler nicht mehr als 3 Stunden beträgt. Hauptvorteil der Minipille: Es gibt keine Nebenerscheinungen, die zum Weglassen der Minipille zwingen könnten. Nachteil: Bei manchen Frauen leidet die Regelmäßigkeit des Zyklus, das heißt, die Abstände zwischen der Regelblutungen werden unregelmäßig.

Die Temperatur- Die früheren sogenannten Zeitwahlmethoden (Knaus-Ogino) waren
methode äußerst unzuverlässig. Sie sind in der ganzen Welt in Mißkredit. Das gilt nicht für die Temperaturmethode, denn damit kann eine Frau in jedem Zyklus feststellen, wann bei ihr der Follikelsprung war. 1 bis 2 Tage nach dem Follikelsprung steigt die im Darm oder im Mund gemessene Temperatur (morgens vor dem Aufstehen gemessen) um 2 bis 3 Zehntelgrade an. Vom dritten Tag der angestiegenen Temperatur bis zur folgenden Regelblutung kann keine Empfängnis eintreten. Das sind immerhin 9 bis 10 Tage.

Es ist klar, daß die Temperaturmethode keine für junge Paare geeignete Methode ist. Es fehlt da meist die nötige Bereitschaft, an vielen Tagen in jedem Zyklus sexuelle Enthaltsamkeit einzuhalten. Bei länger verheirateten Ehepaaren mit einigen Kindern klappt die Temperaturmethode vorzüglich. Vor Einführung der Pille war die Temperaturmethode wegen ihrer hohen Zuverlässigkeit weit verbreitet. Sie ist auch heute noch beliebt bei Ehepaaren, die eine Methode ohne Medikamente oder mechanische Hilfsmittel bevorzugen.

Vorteil der Temperaturmethode ist außer der hohen Zuverlässigkeit die absolute Unschädlichkeit.

Nach neueren Untersuchungen muß man heute auch das Kondom als „relativ zuverlässig" bezeichnen. Es hat außerdem den Vorteil, daß es vor einer Infektion mit Geschlechtskrankheiten weitgehend schützt. Es gibt keine Kontraindikationen und so gut wie keine Nebenwirkungen.

Relativ zuverlässig ist nach neuesten Veröffentlichungen auch das alte Scheidendiaphragma, das der deutsche Frauenarzt Mensinga vor gut 100 Jahren erfunden hat. Es wird von der Frau selbst in die Scheide eingeführt und verhindert durch ein Gummi-„Diaphragma" das Aufsteigen der Samenfäden aus der Scheide in die Gebärmutter. Ähnlich wie bei dem Kondom gibt es keine Kontraindikationen und so gut wie keine Nebenwirkungen oder Risiken.

Die Zuverlässigkeit der genannten vier Methoden „zweiter Wahl" ist zwar niedriger als die der Pille, jedoch höher als die der anderen Verhütungsmittel. Als Maß der Zuverlässigkeit von Verhütungsmitteln gilt die Zahl der ungewollten Schwangerschaften, die durchschnittlich eintreten, wenn 100 Frauen ein Jahr lang eine bestimmte Methode anwenden. Bei den genannten Methoden (Intrauterinpessar, Minipille Temperaturmethode und Kondom) liegt diese Versagerquote zwischen 1 und 3 ungewollten Schwangerschaften auf 100 Anwendungsjahre.

Wenn es nicht um eine möglichst hohe Zuverlässigkeit geht, sondern mehr um vernünftige Pausen zwischen den Schwangerschaften, mit anderen Worten, wenn eine eintretende Schwangerschaft nicht als Unglück betrachtet wird, kommen noch einige andere Methoden in Betracht, die man als Methode „mittlerer Zuverlässigkeit" bezeichnen kann. Dabei handelt es sich um das Scheidendiaphragma und die modernsten Varianten der in die Scheide einzuführenden chemischen Mittel.

Alle anderen Methoden, wie die Kalendermethode nach Knaus und Ogino, die sogenannte Ovulations-Methode nach Billings und der vorzeitig unterbrochene sexuelle Kontakt (Coitus interruptus) können wegen ihrer Unzuverlässigkeit zur Anwendung nicht empfohlen werden. Bei diesen Verhütungsmitteln liegt die Versagerquote um 20 bis 30, das heißt, von 100 Frauen, die eine dieser Methoden ein Jahr lang anwenden, werden innerhalb Jahresfrist 20 bis 30 Frauen ungewollt schwanger.

2. Teil
Das Kind wächst heran

Liebe Eltern!

Nach neun Monaten, zuletzt mühevoller Schwangerschaft, war die Geburt Ihres Kindes ein wirklich befreiendes Ereignis. Vielleicht waren Sie ein wenig enttäuscht, denn schön sind Neugeborene kurz nach der Geburt wirklich noch nicht. Nur die Verwandten suchen voller Spannung Ähnlichkeiten: gleicht der Sprößling mehr dem Vater? – mehr der Mutter? Vielleicht suchen auch die Großeltern für sich eine Ähnlichkeit. Es geht jedenfalls gleich aufregend zu.

Sozialentwicklung Obwohl alle körperlichen und geistigen Eigenschaften von den Eltern ererbt und damit entscheidend vorgebildet sind, hängt die Entwicklung der lebensnotwendigen Fähigkeiten ganz wesentlich ab von der prägenden Kraft des Elternhauses in den ersten Lebensjahren. Ob sie will oder nicht: die wichtigste Lebensperson für das Kind ist die Mutter – ihr zur Seite der Vater und die Geschwister. Alles was die Eltern dem Kind vorleben, ihre Mimik, ihre Gesten, ihre Freude, ihren Ärger, sogar ihre Sprache, ahmt das Kind nach. Die „Muttersprache" ist kein leeres Wort.

Dieses Buch, das praktische Ratschläge für die Eltern zur Pflege ihres Kindes vermitteln soll, wird vor allem eine Funktion in der Entwicklung des Kindes besonders hervorheben: die Sozialentwicklung. Ob und wie selbständig das Kind einmal sein wird, ob und in welcher Weise es in die Lebensgemeinschaft der anderen Menschen hineinwächst, hängt entscheidend davon ab, ob die Eltern ihrem Kind das Wichtigste schenken, was sie nur schenken können: ihre Zeit.

Stillen Für die Entwicklung der Selbständigkeit und der Gemeinschaftsfähigkeit spielt die Pflege und Erziehung des jungen Kindes eine bislang kaum genügend erkannte Rolle. Das wußte man bis vor kurzem deswegen nicht, weil viele Säuglinge, die zum Beispiel nicht gestillt werden konnten, starben. Obgleich heute die Ernährung über die Flasche technisch funktioniert, wird in diesem Buch nachzulesen sein, daß „Stillen" nicht nur Nahrung für das körperliche Wohlergehen des Kindes ist, sondern daß es nichts Schöneres für Mutter und Kind gibt, wenn sie sich täglich fast drei Stunden lang in das Gesicht schauen, sich aneinander schmiegen, wenn das Kind die warme Haut fühlt, den Geruch der Mutter wahrnimmt, ganz nah bei ihr ist. In der hautnahen Pflege lernt das Kind schon ganz früh, daß das Leben miteinander schöner ist.

So vermitteln die folgenden Ratschläge des Kinderarztes die Grundregeln der Erziehung in den ersten Kinderjahren, sie geben Hinweise auf Baden, Wickeln, Ernährung und Lebensvorgänge wie Schlafen, Waschen, Schreien und Stuhlgang. Die Erziehung umfaßt dabei gleichzeitig auch die ganze Umwelt des Kindes mit Laufstall, Spielecke und Kindermöbeln, ferner Empfehlungen für Kleidung und Schuhwerk usw. Die Bedeutung der ersten Kinderjahre bringt es mit sich, daß die Besonderheiten der Entwicklung des Kindes, seine frühe Sozial- und Sprachentwicklung sowie die Lebenselemente des Spielens ausdrücklich hervorgehoben werden.

Aus der Entwicklung des normalen Kindes heraus verstehen sich die Hinweise zur Für- und Vorsorge sowie Frühbehandlung, wenn sich Mängel finden sollten. Schließlich finden die Eltern in diesem Buch auch näheres über die häufigsten Kinderkrankheiten.

Ich hoffe und wünsche, daß Sie, liebe Eltern, in diesem Buch alle Fragen beantwortet bekommen, die sich Ihnen tagtäglich bei der Pflege und Erziehung Ihres Kindes stellen.

Zur 2. Auflage freue ich mich, daß so viele Eltern offensichtlich von diesem Buch Erkenntnisse für die Pflege und Erziehung ihres Kindes gewonnen haben.

Die 3. Auflage wurde auf den neuesten Stand der Kenntnisse gebracht. Vor allem das Stillkapitel wurde auf die Beseitigung von Stillhindernissen hin ergänzt, wobei Erfahrungen von La Leche League International miteinbezogen werden konnten.

Bei dem Kapitel über die Kinderernährung wurden Empfehlungen der Ernährungskommission der Deutschen Gesellschaft für Kinderheilkunde und des Forschungsinstituts für Kinderernährung in Dortmund zusätzlich berücksichtigt. Bei dem Kapitel über die Zahnprophylaxe wurden internationale Erfahrungen über die Fluorid-Prophylaxe an Millionen von Kindern in aller Welt mit der Möglichkeit der weitgehenden Kariesausrottung am Beispiel der Stadt Basel einbezogen.

Ein zusätzliches Kapitel weist auf Grundlagen unseres Lebens hin, wie sie in der industrialisierten Gesellschaft zu einer Kostbarkeit geworden sind: gutes Wasser, frische Luft und Ruhe.

Die Notwendigkeit der Neuauflage zeigt, daß dieser Ratgeber für Eltern junger Kinder auf eine gute Resonanz gestoßen ist. In diesem Sinne danke ich allen für vielfältige Anregungen.

Ihr Professor Dr. med. Dr. lit. h. c. Theodor Hellbrügge

Das Neugeborene und seine Mutter brauchen Hilfe

Mit der Geburt beginnen die Komplikationen des Lebens

Mit der Geburt muß sich das Kind in allen seinen Lebensbedingungen völlig umstellen. Im Mutterleib war es geschützt; es hatte dort eine gleichmäßige Temperatur und Feuchtigkeit. Vor groben Verletzungen bewahrten es ein Wasserbett und die mütterlichen Bauchdecken. Mit dem Abnabeln beginnt das selbständige Leben. Jetzt muß das Kind auch diejenigen Lebensfunktionen selbst übernehmen, die ihm vorher von der Mutter abgenommen wurden.

Über die Nabelvene erhielt das Kind während der Schwangerschaft alle Stoffe, die es zu seinem Leben benötigte. Der Sauerstoff gelangte aus dem mütterlichen Blut über die Gebärmutter von der Nabelvene aus zum Kind hin; das verbrauchte Blut ging über die Nabelarterie wieder in den mütterlichen Körper zurück. Alle Nährstoffe wurden bereits in den mütterlichen Verdauungsorganen verdaut und so weit umgewandelt, daß sie über das Blut leicht vom Kind aufgenommen werden konnten. Auch die Wachstumsstoffe, in erster Linie Eiweiß, wurden dem Kind über das Blut von der Mutter bereits in einer vorbereiteten Form angeboten. *Während der Schwangerschaft lebte das Kind von der Mutter*

Mit der Abnabelung muß sich der kindliche Körper gewaltig umstellen. Die Umstellung betrifft vor allem den Kreislauf. Vor der Geburt ruhte die Lungenfunktion des Kindes. Deshalb mußte die Lunge bei der Blutzufuhr umgangen werden. Über ein Loch wurde das Blut von der linken Herzkammer direkt in die rechte Herzkammer geführt, und durch einen Gefäßkurzschluß gelangte das Blut unmittelbar vom Herzen in den Körperkreislauf. Mit der Geburt werden diese Kurzschlüsse überflüssig, aber der Übergang vom vorgeburtlichen zum nachgeburtlichen Kreislauf geschieht nicht ohne Schwierigkeit. Bis das Loch zwischen den Herzkammern geschlossen ist und das zusätzliche arterielle Gefäß sich auflöst, dauert es länger als nur wenige Tage. Während dieser Zeit ist der Kreislauf so labil, daß unter Umständen der Eindruck eines Herzfehlers entsteht. Normalerweise sollte diese Umstellung aber mit drei Monaten beendet sein. *Die größte Umstellung betrifft Kreislauf und Lunge*

Mit dem ersten Atemzug wird Luft in die Lunge eingesogen, und das Blut schießt in den Lungenkreislauf. Die kleinen Blutgefäße in den Lungenbläschen füllen sich. Die Lunge bekommt ihre schwammartige Beschaffenheit, das Kind atmet selbst.

Es ist verständlich, daß auch diese Umstellung mit Schwierigkeiten verbunden ist; deswegen ist die Atmung in den ersten Lebenstagen meist noch unregelmäßig.

Der Geburtsstreß zeigt sich im Blut Weitere Umstellungsschwierigkeiten äußern sich vor allem im Blut: es kommt zu einem Anstieg der weißen Blutkörperchen wie bei einer schweren Entzündung. Auch die roten Blutkörperchen und der Blutfarbstoff steigen an. Diese Veränderungen werden als eine akute Alarmreaktion (Streß) gedeutet, an der man ablesen kann, daß auch die normale Geburt ein Ereignis ist, das den kindlichen Körper stark belastet. Es dauert etwa acht Tage, bis sich am Blut erkennen läßt, daß die Umstellung in der Neugeborenenperiode bewältigt wurde.

Auch die Niere hat Schwierigkeiten Erhebliche Umstellungsschwierigkeiten hat auch die Niere. Ähnlich wie bei einer Nierenentzündung kann es zu Ödemen kommen. Sie äußern sich in Wassereinlagerungen an den Hand- und Fußrücken, insbesondere aber im Bereich des Genitale. Beim Buben sind die Hoden stark angeschwollen, beim Mädchen die Schamlippen.
Es ist normal, daß das Kind unmittelbar nach der Geburt Harn läßt. Sie brauchen sich nicht aufzuregen, wenn er danach für 24 Stunden ausbleibt. Normal ist ebenfalls, wenn der Harn gelbbraun gefärbt ist, d. h. wenn in der Windel entsprechende Harnflecken auftreten.

Besonders gefährdet ist das Gehirn Auch in der Statistik ist die Geburt ein gefahrbringendes Ereignis. Die Umstellungsschwierigkeiten in der Neugeborenenperiode bringen manche Gefahren für das Kind mit sich. Die bedeutendsten betreffen das Gehirn und das zentrale Nervensystem, weil dieses Gewebe bei Sauerstoffmangelzuständen schwer geschädigt werden kann.

Die **Asphyxie** ist ein Zustand, bei dem die Atmung des Kindes aussetzt, das Herz und der Kreislauf aber noch eine Weile weiterarbeiten, wodurch die Möglichkeit der Wiederbelebung gegeben ist. Aber ein Atemstillstand, der über wenige Minuten anhält, ist sehr gefährlich für das Gehirn wegen des Sauerstoffmangels.
Dieser Scheintod des Neugeborenen hat verschiedenste Ursachen, die meistens in krankhaften Zuständen bei der Mutter liegen. Es kann zu wenig Sauerstoff angeboten werden, weil die Mutter eine Blutarmut, ein Herzleiden oder ein Krampfleiden hat. Es kann zu wenig Sauerstoff angeboten werden, weil der Mutterkuchen krank ist oder sich unter der Geburt vorzeitig löst. Schließlich kann die Sauerstoffzufuhr auch durch vorzeitiges Abklemmen der Nabelschnur gedrosselt werden (Nabelschnurumschlingung, Nabelschnurknoten oder Vorfall).
Störungen im zentralen Nervensystem äußern sich unter anderem in Krampfzuständen. Dies muß aber nicht auf eine Hirnschädigung zurückzuführen sein, sondern kann durch eine Kalkarmut zustande kommen.

110

Manche Umstellungsschwierigkeiten zeigen sich im Erbrechen, andere in einer verstärkten Austrocknung, wobei es zu einem Durstfieber mit Temperaturen bis 40°C kommen kann. Man sollte sich aber nicht darauf verlassen, sondern immer bei erhöhten Temperaturen den Kinderarzt fragen.

Umstellungs-schwierigkeiten benötigen ärztliche Hilfe

Weitere Umstellungsschwierigkeiten brauchen an dieser Stelle nicht behandelt zu werden. Das Risiko ist aber um so geringer, je besser die ärztliche Betreuung durch Geburtshelfer und Kinderarzt in der Neugeborenenperiode sind.

> Um das Risiko dieser gefährlichen Umstellungsschwierigkeiten so gering wie möglich zu halten, sollte sich jede Mutter vor der Geburt erkundigen, ob in der Klinik oder dem Entbindungsheim, wo sie ihr Kind zur Welt bringen will, jederzeit ein Arzt zur Verfügung steht. Geburtshilfliche Institutionen, in denen der Arzt erst gerufen werden muß, wenn ein Notfall eintritt, sollten Sie nicht aufsuchen.

Die Nabelpflege ist vordringlich, aber einfach

Mit der Umstellung des Kindes auf sein eigenes Leben wird die Nabelschnur überflüssig. Die Natur hat das Nabelschnurgewebe so ausgestattet, daß es bei Luftzutritt schnell austrocknet und einschrumpft. Wer dies weiß, braucht vor der Nabelpflege keine Angst zu haben. Je trockener der Nabelrest (durch Puder) gehalten wird, je mehr Luft an den Nabel herankommt, desto schneller geht die Schrumpfung vonstatten und desto schneller fällt die Nabelschnur ab. Normalerweise sollte dies zwischen dem 5. und 10. Lebenstag geschehen.
Praktische Nabelpflege besteht darin, einen keimfreien Tupfer auf den Nabel zu legen und ihn mit der Nabelbinde zu befestigen. Achten Sie darauf, daß die Binde den Bauch nicht einschnürt. Die Atmung könnte sonst behindert und die Bauchhaut gereizt werden. Wenn die Nabelbinde mit Urin durchtränkt ist, braucht sie nur gewechselt zu werden.
Der Nabelstumpf ist eine Quelle von Infektionen. Deshalb sollte man so wenig wie möglich daran manipulieren. Wenn der Nabel näßt oder gar eitert, müssen Sie dies sofort dem Kinderarzt mitteilen.
Das erste Bad ist erst erlaubt, wenn der Nabel abgeheilt ist.

Was beim Neugeborenen nicht dramatisch ist

Deformierter Kopf Bekommen Sie keinen Schreck beim ersten Anblick Ihres Kindes. Normalerweise übernimmt der Kopf die Führung beim Durchtritt durch den Geburtskanal. Dabei kommt es fast immer zu Verformungen des Schädels, die sich insbesondere in der Kopfgeschwulst äußern. Sie kann gefährlich aussehen, wenn sie wegen Blutaustritt dunkelblau verfärbt ist.
Es dauert aber nur einige Tage, dann verschwindet diese Kopfgeschwulst, und Sie merken, daß Ihr Erschrecken umsonst war.
Wenn Blutgefäße unterhalb des Schädelknochens platzen, kann eine Kopfblutgeschwulst einseitig oder sogar doppelseitig vorkommen. Es dauert länger, bis eine solche Geschwulst zurückgeht. Sie ist aber ebenfalls harmlos und bedarf keiner Behandlung. Unter Umständen kann es einige Wochen dauern, bis die Kopfform normal ist.

Geburtsgewicht Das normale Geburtsgewicht beträgt zwischen 3000 und 3600 Gramm. Entsprechend ist auch eine Körperlänge von 48 bis 51 cm normal. Kinder, welche unter 2500 Gramm wiegen, werden merkwürdigerweise als „zu früh" geboren angesehen, obwohl eine Zeit (zu früh) eigentlich nicht in Gramm ausgedrückt werden kann. Besser ist deswegen der Ausdruck „Mangelgeburt", d. h. das Kind kann auch untermaßig oder sogar unterentwickelt sein. Wenn das Kind über 4500 Gramm wiegt, spricht man von Riesenkindern. Zu kleine und zu große Kinder sind Sorgenkinder und bedürfen der besonderen kinderärztlichen Aufmerksamkeit.

. . . und Gewichtsabnahme Eine Gewichtsabnahme in den ersten Tagen nach der Geburt ist ganz normal. Das Kind verliert Flüssigkeit, weil Harn und Kindspech abgehen und die Oberhaut etwas eintrocknet. Auf der anderen Seite muß das Kind erst lernen, selbständig Nahrung aufzunehmen. Ein Gewichtsverlust von bis zu 10% (300 g) braucht Sie also nicht aufzuregen. Nach dem dritten oder fünften Tag steigt das Gewicht allmählich wieder an. Zwei Wochen nach der Geburt soll das Geburtsgewicht wieder erreicht sein.

Käseschmiere und Hautschuppen Die Haut des neugeborenen Kindes ist bei der Geburt noch mit Käseschmiere überzogen. Meist wird sie mit dem ersten Bad und etwas Öl beseitigt. Dann schimmert die Haut rosig mit einem leichten Stich ins Gelbe. Mit dem Eintrocknen der Haut stoßen sich die obersten Hautzellen ab. Diese Neugeborenenschuppung ist ganz normal.

Die gelbliche Farbe der Haut und Hornhaut kommt durch Gallen- **Gelbsucht**
farbstoffe zustande, weil die Leber des jungen Kindes noch nicht voll
arbeitet und die Gallenfarbstoffe nicht richtig abbauen kann. Man
kann die Gelbsucht nachweisen, wenn man mit dem Finger auf die
Haut drückt. Dann verschwindet in der Umgebung die rosige Farbe,
und das Gelb leuchtet.
Die Neugeborenengelbsucht wird dann krankhaft, wenn sie bereits in
den ersten zwei bis drei Tagen auftritt oder wenn sie über längere
Zeit andauert. Da die meisten Kinder in der Klinik geboren werden,
wird der Arzt die notwendigen Konsequenzen ziehen, wenn es zu einer
krankhaften Gelbsucht kommt.

Im Darm des Neugeborenen befindet sich das Kindspech. Es be- **Kindspech**
steht aus verschluckten Hauthaaren, Hautzellen, Fettsubstanzen, Gallenfarbstoffen und Absonderungen des Darmes. Dieses „Mekonium"
ist schwarz. Es wird meist schon in den ersten zwölf Stunden entleert. Sollte jedoch das Kindspech noch nach 24 Stunden nicht gekommen sein, ist unbedingt der Arzt zu rufen.

Die Herzfrequenz des neugeborenen Kindes ist sehr hoch. Es braucht **Herz und Puls**
Sie nicht aufzuregen, wenn Sie 120 Schläge pro Minute messen. Auch
die Atemtätigkeit ist in den ersten Lebenstagen noch unregelmäßig,
das Kind atmet ganz flach. Wenn um das Munddreieck eine leichte
Blässe zu sehen ist oder sogar die Finger wie abgestorben aussehen,
kann das in den ersten Tagen noch ganz normal sein.

Während der Schwangerschaft bildet sich im Körper der Mutter ein **Brustdrüsen-**
Überschuß von Hormonen. Sie bewirken die Schwangerschaftsver- **schwellungen**
änderungen. Es ist verständlich, daß ein Teil dieses Überschusses auch
auf das Kind übergeht. Dies ist der Grund, warum neugeborene Kinder häufig Brustdrüsenschwellungen haben. Sie sind bei Knaben und
Mädchen gleicherweise festzustellen.

Es braucht Sie nicht aufzuregen, wenn Ihr Kind einseitig oder dop- **Hexenmilch**
pelseitig in der Neugeborenenperiode dicke Brüste hat oder wenn sich
bei Druck sogar daraus „Hexenmilch" entleert. Besser unterlassen
Sie aber jegliche Manipulation, weil es sonst zu Entzündungen kommen kann. Diese Brustdrüsenschwellungen bilden sich von selbst
zurück; es kann unter Umständen aber Wochen dauern.

Bei Mädchen kann es zu Scheidenblutungen kommen, die ebenfalls **Scheidenblutungen**
durch Hormone der Mutter bedingt sind. Solche Blutungen treten
meistens zwischen dem dritten und siebten Lebenstag auf. Sie haben

113

die gleiche Bedeutung wie eine Menstruationsblutung bei der Frau, d. h. sie kommen aus einer durch die Hormonentwicklung erweiterten Gebärmutter. Einer Behandlung bedürfen auch diese Blutungen nicht.

Aknepusteln Schließlich finden sich kleine Hautveränderungen wie bei einer Akne während der Pubertät. Die feinen weißen Pünktchen nennt man Milien. Sie sind gefüllte Talgdrüsen. Bei starker Hormonübertragung kommt es zur Akne mit schwarzen Mitessern. Auch diese Hautveränderungen klingen nach drei Wochen von selbst ab, wenn die Hormone der Mutter abgebaut sind.

Primitive Reflexe Auch das Nervensystem des neugeborenen Kindes funktioniert noch nicht voll. Deshalb finden sich „primitive Reflexe". Manche dieser Reflexe sind lebenswichtig, wie z. B. der Saugreflex oder der Schluckreflex. Andere Reflexe erinnern an Zeiten, in denen das Kind noch als „Greifling" am Körper der Mutter aufwuchs, so der Handgreifreflex. Ein anderer Umklammerungsreflex ist der sogenannte Moro-Reflex (von dem Kinderarzt *Ernst Moro* beschrieben). Wenn das Kind erschrickt oder einer Erschütterung ausgesetzt wird, spreizt es plötzlich seine Arme weit auseinander. Alle diese Reflexe sind in der Neugeborenenperiode ganz normal und kein Grund zum Aufregen.

Auch für die Mutter ist die Neugeborenenperiode aufregend

Nicht nur für das Kind, sondern auch für die Mutter ist die Neugeborenenperiode eine aufregende Zeit. Die Geburt des Kindes bringt zwar eine große Erleichterung, nicht nur im körperlichen Sinne. Aber mit dem Ausstoßen des Kindes sind die vielfältigen Veränderungen, welche den Körper der Frau während der Schwangerschaft betroffen haben, noch keineswegs beseitigt.

Nicht selten kommt es auch zu seelischen Veränderungen. Manche Frau ist bestürzt über die Aufgabe, die das neugeborene Kind ihr bereitet, und sie hat Angst, ob sie die Pflege des Kindes bewältigen wird.

Nicht selten ist diese psychische Belastung so groß, daß es zu ernsten Depressionen kommen kann. Die Familie sollte wissen, daß die Mutter in den ersten Tagen nach der Geburt sehr labil ist und unter Umständen ohne Grund weint. Wenn die übrige Familie diese Besonderheiten kennt, wird sie besser darauf eingehen und der Wöchnerin helfen.

114

Das Stillen kann der Mutter im Anfang erhebliche Schwierigkeiten bereiten. Diese Schwierigkeiten sind größer, wenn die Mutter nicht während der Schwangerschaft bereits Stillvorbereitungen getroffen hat und wenn das Kind nicht unmittelbar nach der Geburt schon im Kreißsaal zum Stillen angelegt wird.

Stillschwierigkeiten lassen sich vermeiden

Bis vor wenigen Jahren hat man gemeint, daß die Milch am 3. Tag nach der Geburt einschießen würde. Dabei wurden fieberähnliche Temperaturen bei der Mutter gemessen und die Brüste taten weh. In Wirklichkeit handelt es sich hier bereits um eine krankhafte Milchstauung, weil man das neugeborene Kind erst nach 2 oder 3 Tagen der Mutter zum Stillen gegeben hat. Diese Milchstauung ist völlig überflüssig, wenn der Säugling gleich nach der Geburt angelegt wird und jedesmal trinken darf, wenn er Hunger hat.

Ein starrer Stundenplan nach dem 4-Stunden-Rhythmus entspricht nicht der inneren Uhr des Kindes. Diese Uhr hat im Anfang einen Rhythmus zwischen 2–4 Stunden, ist aber bei jedem Säugling etwas verschieden. Es dauert etwa 6–8 Wochen bis die innere Uhr des Kindes, auch für sein Hungergefühl, sich an die 24-Stunden-Periodik des Tag/Nacht-Rhythmus angeglichen hat (s. auch S. 135). Während dieser Zeit ist es also notwendig, das Kind über Tag und Nacht häufig anzulegen, wenn es dies wünscht. Nach 8 Wochen beginnt das Kind nachts durchzuschlafen, Sie haben einen zufriedenen Säugling und sind selbst zufrieden.

Ein starrer Stundenplan ist ungünstig

Bei Muttermilch leert sich der Magen schneller als bei Flaschenmilch. Deshalb wird das gestillte Kind schneller hungrig und muß öfter gefüttert werden. Ein weiterer Nachteil besteht darin, daß ein heißhungriges Kind, das vier Stunden auf die nächste Mahlzeit warten mußte, so gierig kaut und saugt, daß die Brustwarze verletzt wird.

Es ist überflüssig, in der Neugeborenenperiode Tee oder Wasser zu geben. Die Vormilch (siehe Kapitel: Stillen) und die einschießende Milch genügen, um den Säugling satt zu machen. Wenn außer Brustmilch Flüssigkeit zusätzlich gegeben werden muß, so sollte dies mit einem Löffel geschehen.

Die meisten Kinder werden in der Klinik bereits für das Stillen verdorben, weil sie sich an der Flasche weniger anstrengen müssen und deswegen trinkfaul werden.

In vorbildlichen Kliniken werden Neugeborene und Mütter ständig zusammengebracht. Dies muß nicht immer das „Ein-Zimmer-Programm" (rooming in) sein, aber die Mutter sollte ihr Kind ständig zu sich holen dürfen, wenn sie es wünscht. Insbesondere sollte sie schon

Mutter und Neugeborenes gehören zusammen

115

in der Klinik lernen, daß ihr Säugling nachts Hunger hat und ihn auch nachts füttern dürfen.

Dies bedeutet, daß die Säuglingsabteilungen in den Geburtskliniken aufgelöst werden und die Säuglinge in jedem Fall in der Nähe ihrer Mutter untergebracht werden. Außerdem ist notwendig, daß die Mutter noch in der Klinik alle Techniken der Pflege ihres Kindes einschließlich des Stillens sicher beherrschen lernt. Leider ist in den Krankenhäusern meist zu wenig Zeit und zu wenig Personal, um die Mutter sicher anzuleiten. In manchen Geburtskliniken hält sich das Pflegepersonal auch für zu perfekt, um die Pflege bereits in der Klinik den Müttern zu überlassen. Die Folgen dieses Verhaltens bekommt manche Mutter schmerzlich zu spüren.

Nicht selten bricht eine ganze Welt zusammen, wenn die Mutter mit ihrem neugeborenen Kind nach wenigen Tagen nach Hause zurückkommt. Jetzt muß sie neben ihrer bisherigen Tätigkeit als Hausfrau und – wenn ältere Kinder da sind, auch als Mutter – ihr Neugeborenes versorgen, und dies nimmt sie wirklich voll in Anspruch. Es ist verständlich, daß in einer solchen Situation die Mütter dringend der Hilfe bedürfen. Die wenigsten Menschen wissen, daß das Pflegen eines jungen Säuglings allein schon einen Acht-Stunden-Tag bei manchen Müttern in Anspruch nimmt.

Die junge Mutter benötigt Hilfe Die Familie muß darüber nachdenken, wie der jungen Mutter nach der Entbindung geholfen werden kann:

● Es ist möglich, daß sich der Vater einige Tage beurlauben läßt, um Mutter und Kind beim Eingewöhnen in die Familie behilflich zu sein.
● Es ist möglich, daß sich die älteren Geschwister des Kindes von der Schule frei nehmen, um einige Handreichungen der Mutter abzunehmen.
● Es ist möglich, daß sich Nachbarinnen bereiterklären, in den ersten Tagen zu helfen, aber um die Nachbarschaftshilfe muß man vorher bitten.
● Es ist möglich, daß die Gemeindeschwester für einige Tage zur Hilfe kommt oder auf dem Lande die Hebamme.

Sichern Sie sich aber in jedem Falle schon vor der Geburt eine Hilfe während des Wochenbettes, sonst könnte es zu bösen Überraschungen kommen.

Mutterschutzgesetze Der Mutterschutz ist in besonderen Gesetzen fixiert. Erkundigen Sie sich bei Ihrer Krankenkasse und beachten Sie die Seiten **458 ff.**

116

Die Gesundheitsvorsorge beginnt beim Neugeborenen

Gesundheitsvorsorge kann nicht früh genug einsetzen, denn schon in den ersten Lebenswochen können Mangelzustände eintreten, welche die Entwicklung des Kindes auf das schwerste gefährden. Dies betrifft nicht nur akute Störungen, wie sie nicht selten unter der Geburt auftreten und die einen unmittelbaren ärztlichen Eingriff erfordern, sondern auch chronische Störungen, deren Vorhandensein nicht immer auf den ersten Blick beim Neugeborenen schon erkennbar ist. Deswegen wurden in unserem Lande große Bereiche der Gesundheitsvorsorge bereits in die Neugeborenenperiode verlegt.

Die ersten Kindervorsorgeuntersuchungen

Die ersten beiden von insgesamt 8 Kindervorsorgeuntersuchungen fallen in die Neugeborenenperiode, um einerseits akute Anpassungsstörungen des Kindes sofort zu diagnostizieren und zu behandeln, andererseits gesundheitliche Schäden möglichst schon am Ende der ersten Lebenswoche zu erkennen.

Die Neugeborenen-Erstuntersuchung (U1) registriert – wie auf Seite 78 näher erläutert – vor allem den Lebenszustand des Neugeborenen nach dem Apgar-Index gleich nach der Geburt, um auf dieser Basis schnellstmöglich ärztliche Hilfe einleiten zu können.

Die Neugeborenen-Basisuntersuchung (U2) betrifft eine umfassende kinderärztliche Beurteilung, bei der – in Verbindung mit der Suche nach Stoffwechselstörungen – wichtige, u. U. das Leben bedrohende Krankheitszeichen festgestellt werden, um das Kind sobald wie möglich einer geeigneten Frühbehandlung zuzuführen. Näheres hierzu s. Seite 80.

Ein Suchprogramm soll Stoffwechselerkrankungen verhindern helfen

Ohne daß es der Mutter besonders bewußt wird, läuft bei jedem Neugeborenen in unserem Lande automatisch ein Suchprogramm nach Stoffwechselerkrankungen ab.

Aus einigen Tropfen Blut, die in der Regel aus der Ferse des Neugeborenen entnommen werden, können hochspezialisierte Laboratorien das Vorhandensein von Stoffwechselstörungen feststellen. Die im folgenden aufgeführten Stoffwechselerkrankungen sind erfreulicherweise selten. Sie führen zudem Namen, die schwer nachzulesen und ebenso schwer auszusprechen sind. Ihre Früherkennung hat aber für das Kind eine schicksalhafte Bedeutung, denn es gibt heute Möglichkeiten der Frühbehandlung, welche das Auftreten schwerer Folgeschäden verhindern.

Phenylketonurie   Es handelt sich um eine rezessiv vererbte Stoffwechselanomalie. Infolge eines Enzymdefektes wird die Aminosäure Phenylalanin nicht richtig abgebaut. Es entstehen giftige Stoffwechselprodukte wie die Phenylbrenztraubensäure, die vor allem das Hirn schädigen. Der Phenylbrenztraubensäure-Schwachsinn wird unbehandelt im Laufe der Kindheit immer stärker und ist in den ersten Lebensjahren mit Krampfneigung verbunden.

Die frühzeitige Diagnose verhindert diese Entwicklung durch eine, allerdings über Jahre zu gebende Diätnahrung, in der die Aminosäure Phenylalanin nicht vorkommt.

Galaktosämie   Galaktose ist ein Bestandteil des Milchzuckers. Bei der Galaktosämie ist also zuviel Galaktose im Blut. Dies kommt dadurch zustande, daß der Milchzucker infolge eines Enzymdefektes nicht abgebaut werden kann. Die Galaktosämie führt nach wenigen Lebenstagen zu Vergiftungserscheinungen mit Erbrechen, Durchfällen und extremer Abmagerung. Es kommt zu Schäden der Leber, der Nieren und auf die Dauer auch der Augen. Unbehandelt führt auch diese Erkrankung zu einem geistigen Entwicklungsrückstand, wenn die Kinder die frühe Säuglingszeit überleben.

Die Früherkennung der Galaktosämie verhindert diese lebensgefährliche Entwicklung, wenn die Säuglinge mit einer milchzuckerfreien Diät (auch keine Milcherzeugnisse wie Butter) ernährt werden.

Ahornsirup-   Auch bei der Ahornsirupkrankheit – der Name kommt von dem Urkrankheit   ingeruch nach Ahornsirup (wie Lakritze) – handelt es sich um eine erbliche Stoffwechselanomalie mit einem Enzymdefekt. Deswegen werden die Aminosäuren Leucin, Isoleucin und Valin nicht oder nicht genügend abgebaut.

Der fehlgeleitete Stoffwechsel bedingt eine schwere Vergiftung mit tödlichem Verlauf, die bereits in den ersten Lebenstagen auch mit einer akuten Hirnschädigung einhergeht. Derzufolge kommt es zur Nahrungsverweigerung, Bewußtlosigkeit, Krämpfen und Atemstörungen. Unbehandelt erfolgt innerhalb weniger Tage, Wochen, aber fast immer im ersten Lebensjahr der Tod.

Mit der Früherkennung kann sofort eine erfolgreiche Behandlung einsetzen. Sie besteht in einer Diät, bei der dem Säugling ein Aminosäurengemisch ohne Leucin, Isoleucin und Valin angeboten wird. Die Diät muß in einer Kinderklinik eingeleitet werden.

Ein weiterer wichtiger Suchtest in der Neugeborenenperiode betrifft die Unterfunktion der Schilddrüse. Es kommt zu einer mangelhaften Versorgung aller Körperzellen mit Schilddrüsenhormonen, welche zu Störungen des Wachstums und der Entwicklung führen, die mit Minderwuchs und verzögerter Entwicklung sämtlicher körperlichen, geistigen und psychischen Funktionen einhergehen. Die Säuglinge fallen schon frühzeitig durch langsames Trinken mit Neigung zur Verstopfung auf. Sie haben ein altes, faltiges Gesicht, einen stumpfen Gesichtsausdruck mit großer geschwollener Zunge sowie einer rauhen, trockenen Haut und einem großen Bauch.

Mit der Früherkennung einer Hypothyreose muß sofort eine langjährige Schilddrüsenhormonkur eingeleitet werden. Auf diese Weise werden die schwerwiegenden Entwicklungsstörungen verhindert.

Hypothyreose

Die Krankheitsbezeichung setzt sich aus zwei Teilen zusammen: mucus = Schleim, viscosus = zähflüssig. Es handelt sich um eine Drüsenerkrankung, welche die Lungen, die Bauchspeicheldrüse und den Darmtrakt betrifft. Die Drüsenflüssigkeiten werden infolge einer Zellstoffwechselstörung so eingedickt, daß die Drüsenausgänge schließlich verstopfen.

Der Suchtest beim Neugeborenen wird im Mekonium, also im Kindspech, durchgeführt. Bei einem positiven Mekoniumtest müssen weitere diagnostische Maßnahmen getroffen werden, damit frühzeitig eine geeignete Behandlung (Krankengymnastik, Inhalationstherapie zur Verflüssigung des zähen Sekretes in der Lunge, Antibiotikatherapie etc.) durchgeführt wird.

Bei älteren Kindern wird die Krankheit manchmal daran erkannt, daß die Kinder beim Küssen salzig schmecken.

Mukoviszidose

Bei Neugeborenen zuckerkranker Mütter kann es zu einer starken Unterzuckerung kommen, wenn die Mutter während der Schwangerschaft ihre Zuckerkrankheit nicht überwachen ließ. Die Kinder sind bei der Geburt meist überdick und sehen wegen ihres hochroten und pausbäckigen Gesichtes besonders gesund aus. In Wirklichkeit kommt es durch die Unterzuckerung aber zu lebensbedrohlichen Komplikationen mit Krämpfen und Kollaps. Eine sofortige klinische Behandlung vermag diese schwere Stoffwechselentgleisung schnellstmöglich zu beheben.

Hypoglykämie-Syndrom

Frühbehandlung von Blutunverträglichkeit verhindert Schwachsinn

Blutunverträglichkeiten können durch den sogenannten Rhesusfaktor oder innerhalb der klassischen Blutgruppen O, A, B, und AB auftreten (s. Seite 55, 56).

Beim Neugeborenen kommt es infolge des verstärkten Verfalles von roten Blutkörperchen nicht nur zu einer Blutarmut, sondern auch zu einem erhöhten Auftreten von Gallenfarbstoffen. Dieser Icterus gravis (= schwere Gelbsucht) entwickelt sich innerhalb des ersten Tages von Stunde zu Stunde zunehmend und geht nach 3 bis 5 Tagen in Bewußtlosigkeit und Krämpfe über, weil die Gallenstoffe das Gehirn schädigen. In schweren Fällen besteht gleichzeitig eine komplette Wassersucht, vor allem mit Ergüssen in den Körperhöhlen.

Zur Verminderung der das Gehirn schädigenden Gallenstoffe muß schnellstmöglich eine Phototherapie eingeleitet werden. Durch das Licht wird der unlösliche Gallenfarbstoff Bilirubin in eine wasserlösliche Form umgewandelt und kann somit über Galle und Harn ausgeschieden werden. Eine weitere wichtige Behandlung besteht in Blutaustausch-Transfusionen mit Blut, das die krankhaften Faktoren nicht enthält.

Auch die Kropfprophylaxe sollte schon in der Neugeborenenperiode beginnen

Obwohl in der Bundesrepublik ein Angebot an Lebensmitteln zur Verfügung steht wie in keinem anderen Land der Welt, ist ein nicht geringer Teil der Bevölkerung falsch ernährt. Dies betrifft nicht nur die Überernährung, deren Ursache nicht selten schon in einer ständigen Überfütterung des Kindes im Säuglingsalter liegt, sondern auch den Mangel an bestimmten Nährstoffen.

Am weitest verbreitet ist der Jodmangel, der Schilddrüsenfunktionsstörungen zur Folge hat. „Jodmangel macht Millionen krank", stellt der Arbeitskreis Jodmangel für Ärzte und Gesundheitsorganisationen fest. Jod ist der wichtigste Baustein für die Funktion der Schilddrüse. Bei zu wenig Jod versucht der Körper, das irgendwie erreichbare Jod dadurch auszuwerten, daß das Schilddrüsengewebe vermehrt wird. Es kommt zum Kropf. Der Jodmangelkropf ist eine echte Volkskrankheit, die auch in eine Unterfunktion der Schilddrüse übergehen kann.

Wenn der erhöhte Jodbedarf während der Schwangerschaft nicht von der Mutter gedeckt wurde, kann es schon beim Neugeborenen zu einem Kropf kommen. Bei schwerer Unterfunktion tritt ein Schilddrüsenhormonmangel des keimenden Kindes auf, der zu schwersten Entwicklungsstörungen des gesamten Organismus führt mit Zwergwuchs, Schwachsinn verschiedenen Grades, aufgestülpter, dicker Nase, dicker Zunge, kurzen Fingern, Innenohrschwerhörigkeit oder Taubheit, mangelnder Sprachentwicklung etc.. Jodprophylaxe bei werdenden Müttern und jungen Säuglingen verhindert diese angeborene schwere Schilddrüsenunterfunktionskrankheit, auch Kretinismus genannt.

Schilddrüsen-
unterfunktion
kann zu
schweren Ent-
wicklungs-
störungen führen

Bei leichteren Jodmangelstörungen sind die Erscheinungen diskreter, d.h. die geistige Leistungsfähigkeit wird nur gering beeinträchtigt. In jedem Fall ist durch eine ausreichende mütterliche Jodversorgung von 230 μg/täglich durch Jodsalz oder Jodidtabletten dieser schwere kindliche Schaden zu verhindern.

Während der normale Tagesbedarf des Erwachsenen bei 200 μg liegt, ist er mit 260 μg während der Stillzeit noch höher als während der Schwangerschaft mit 230 μg. Deswegen kann der Jodhunger von Brustkindern oft nicht gestillt werden, weshalb Säuglinge von Müttern mit einem Kropf ebenfalls unter Jodmangel leiden.

Die starke Verbreitung von Kröpfen im Alpenvorland hängt damit zusammen, daß die Würmzeitgletscher vor 20 000 Jahren langsam ab schmolzen und das meiste Jod aus der Erde ins Meer schwemmten. An der Küste sind Kropfträger selten, weil über das Meersalz und über die salzhaltige Luft am Meer Jod aufgenommen wird.

Die umseitige Abbildung zeigt die Kropfhäufigkeit bei Kindern nach Feststellungen der Göttinger Universitäts-Kinderklinik. Man erkennt, daß der Kropf und die Schilddrüsenfunktionsstörung bei fast 1/3 aller Mädchen während der Pubertät sich anhäuft, aber auch noch bei fast 15 bis 20 % der Jungen obligat ist.

Jodprophylaxe
verhindert
Kropf

Durch systematische Einführung der Kropfprophylaxe mit Hilfe von Jodsalz wurde der Kropf in der Schweiz und auch in Schweden praktisch beseitigt. Allem verkauften Salz in der Schweiz wird seit 1980 20 mg Kaliumjodid und in Schweden 50 mg Kaliumjodid zugesetzt. Die generelle Jodierung des Koch- und Speisesalzes ist auch in Österreich seit 1960 vorgeschrieben. Seitdem haben nur noch unter 4 % der Schulkinder einen tastbaren und noch nicht einmal 1 % einen sichtbaren Kropf.

Ein Kropf ist kein Schönheitsfehler, sondern ein ernstes Risiko für die Gesundheit. Deshalb muß jeder Kropf ärztlich behandelt werden.

Wichtiger als die Behandlung ist aber die Prophylaxe. Eine Prise Jod im Salz hält die Funktion der Schilddrüse intakt.

Solange in der Bundesrepublik nicht ausschließlich jodiertes Salz verkauft wird, sollten alle gesundheitsbewußten Mütter in ihrem Haushalt nur jodiertes Salz verwenden. Sie helfen damit maßgeblich, die Kropfkrankheit zu beseitigen.

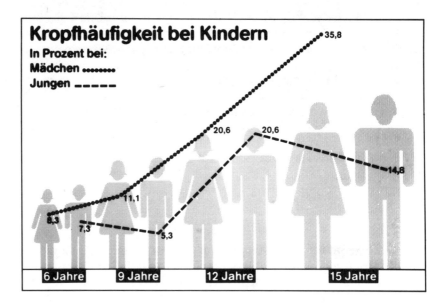

Eine erschreckend hohe Zahl von Kindern, die bereits unter einer vergrößerten Schilddrüse (Kropf) zu leiden haben, wurde bei einer Untersuchung von über 1 700 Schulkindern im Alter zwischen 6 und 15 Jahren an der Göttinger Universitätsklinik festgestellt. Besonders auffallend ist dabei, daß Schilddrüsenvergrößerungen bei Mädchen häufiger sind als bei Jungen. Die Ärzte der Göttinger Klinik empfehlen daher eine Vorbeugung mit jodiertem Speisesalz bereits vom frühesten Kindesalter an. Ebenso wichtig ist aber auch, daß Schwangere und stillende Mütter rechtzeitig mit Jodsalz den in der Nahrung vorhandenen Jodmangel ausgleichen.

122

Baden und Wickeln sind erste Bekanntschaften mit der Hygiene

Das tägliche Bad ist ein Hochgenuß

Der Nabel ist etwa 14 Tage nach der Geburt ganz abgeheilt, und nun kommt der große Augenblick des ersten Bades. Mit dem Bad Ihres Baby beginnen Sie am besten morgens gegen zehn Uhr vor der Morgenmahlzeit. Vielleicht haben Sie in der Mütterberatung oder von der Hebamme schon gelernt, wie Ihr Kind dabei gehalten werden muß. Hier soll es noch einmal wiederholt werden. Es hängt sehr oft vom ersten Bad ab, ob Ihr Kind zu einem vergnügten Wasserplantscher wird, oder ob es schon beim Anblick der Wanne zu weinen anfängt und immer wieder Angst vor dem Wasser bekommt. Wenn Ihr Baby das Bad genießt, dann wird es danach auch hungrig sein. Es ist sehr wichtig, daß Sie es gleich beim erstenmal fertigbringen, daß Ihrem Baby das Baden Spaß macht. Dazu ist vor allen Dingen die richtige Badewassertemperatur, nahe bei 36°, erforderlich. Lassen Sie zuerst das kalte Wasser ein, und geben Sie dann solange heißes Wasser zu, bis das Badethermometer, mit dem Sie im Badewasser kräftig herumrühren, bei mehrmaliger Probe 36° Celsius anzeigt.

Das erste Bad benötigt Vorbereitungen

Die richtige Badetemperatur können Sie auch mit dem Unterarm fühlen. Halten Sie den ganzen Arm ins Wasser, dann merken Sie leicht, ob es zu heiß oder zu kalt ist.

. . . und die richtige Wassertemperatur

Beim Baden ruht das Köpfchen Ihres Kindes auf dem Handgelenk, die Hand umfaßt von unten her Babys linke Schulter. Die andere Hand hält das Gesäß, damit Sie das Baby ganz langsam in das Wasser gleiten lassen können. Dann heben Sie Ihr Kind langsam, mit den Füßen zuerst, in die Badewanne, indem Ihr linker Unterarm hinter dem Kopf des Babys vorbei mit der linken Hand unter die Achselhöhle faßt. Die rechte Hand umfaßt die beiden Füßchen. Langsam tauchen Sie Ihr Baby mit den Füßen voran in das lauwarme Wasser hinein. Ihr Baby darf dabei nicht durch zu rasches Eintauchen erschreckt werden. Sie müssen ihm Zeit lassen, sich an das Fruchtwasser in Ihrer Gebärmutter zu erinnern, das ebenso warm war und in dem es so viele Monate behaglich herumschwamm.
Diese „Früherinnerung" mit der Behaglichkeit des warmen Wassers und Ihre Nähe machen das tägliche Bad zu einem Hochgenuß! Aber lassen Sie sich dabei viel Zeit!

Wie das Baby beim Baden gehalten wird

In den ersten Wochen braucht Ihr Baby nicht abgewaschen oder gar mit dem Waschlappen abgerubbelt zu werden. Dazu ist seine Haut viel zu empfindlich. Das Bad dient vor allem dazu, den angetrockneten Schweiß, Urin und gelegentliche Kotreste von seiner Haut abzu-

Badezusatz

schwemmen. Wenn Sie dem Badewasser einen Baby-Badezusatz oder Badecreme zusetzen, dann reinigt sich die Haut ganz von selbst. Wollen Sie den Waschlappen verwenden, dann verfahren Sie vorsichtig, und benutzen Sie vor allem keine Erwachsenenseife.

Nun wird mit der rechten Hand zuerst das Köpfchen (nicht das Gesicht!) und dann der ganze Körper eingeseift. Besonders sorgfältig sind die Hautfältchen am Hals, an den Armen und Beinchen einzuseifen. Dann wird gründlich, aber sanft nachgespült. Auch im Bad darf Ihr Baby strampeln und später, wenn es größer geworden ist, plantschen und mit sauberen Badetieren herumspielen.

Die Abtrocknen-Zeremonie gehört auch dazu

Wie das Badelaken am besten liegt

Im Anfang sollte das Babybad etwa fünf Minuten dauern, die langsam bis zur doppelten Zeit ausgedehnt werden dürfen. Achten Sie darauf, daß sich das Badewasser nicht deutlich spürbar abkühlt. Nach dem Bad wird Ihr Baby in ein großes Badetuch aus Frotteestoff gelegt und sorgfältig abgetupft. Hat das Laken keine Kapuze, in die der Kopf eingefügt werden kann, dann legen Sie das Laken mit den Eckenspitzen so hin, daß eine Eckenspitze von oben über den Kopf Ihres Babys geklappt werden kann. Sie können dann den Kopf leichter trockentupfen. Legen Sie die Badelaken immer so zusammen, daß Ihr Baby immer nur auf die Innenseite zu liegen kommt und daß immer die gleiche Eckenspitze für den Kopf und die gleiche für den Po und die Beine Verwendung findet. Die Laken sollten aus reinweißem Frotteestoff bestehen und so groß sein, daß Ihr Baby vollständig und warm darin eingewickelt werden kann. Bunte Badelaken saugen weniger gut.

Beim Abtrocknen werden Sie Ihr Baby anschauen, Sie werden mit ihm sprechen, es necken, es anlächeln und dabei erleben, wie Ihr Liebling vor Freude aufjauchzt. Die Badezeremonie gehört zu den schönsten Minuten des Tages, und Sie sollten wissen, daß dabei wichtige Entwicklungsschritte für Ihr Kind ablaufen. Die tägliche Freude beim Baden ist wichtiger als alle Einzelheiten der Badehygiene.

Hautöl zur Kinderpflege

Zur Hautpflege verteilen Sie etwas Kinderöl auf Ihren Handflächen und massieren den ganzen kleinen Körper vorsichtig damit ein. Vergessen Sie auch dabei die empfindlichen Fältchen nicht. Dann darf Ihr Baby noch ein wenig im warmen Zimmer strampeln, damit sich seine Muskeln kräftigen. Näschen, Ohren und Nabel werden mit einem in Öl getauchten Wattebausch oder einem Wattestäbchen ganz vorsichtig gereinigt. Wenn Ihr Kind gecremt, gepudert, gewickelt und angezogen ist, bürsten Sie seine Härchen mit einer weichen Bürste. Später können

Sie Ihr Kind auch, wenn das besser in Ihren Haushaltsplan paßt, vor der vierten Mahlzeit abends baden. Suchen Sie sich auf jeden Fall eine Zeit aus, in der Sie Ruhe haben und nicht gestört werden.

Wenn nötig, aber wenigstens einmal täglich, sollten Sie auch die Augen Ihres Babys mit einem feuchten Waschlappen oder einem angefeuchteten Wattebausch (für jedes Auge einen frischen) vorsichtig auswischen. Das gleiche gilt für die Ohren und die Nasenlöcher, die Sie mit Hilfe der üblichen „Wattestäbchen" säubern. Fahren Sie aber mit dem Stäbchen nur in der Ohrmuschel herum und nicht in den Gehörgang hinein. Der reinigt sich selbst. Haben Sie ein Mädchen, dann lassen Sie auch seine Scheide mit dem Wattestäbchen in Ruhe. Sie können ihm dabei nur schaden.
Während Sie Ihr Kind säubern und frisch wickeln, muß die Raumtemperatur mindestens 21 °C betragen. Überzeugen Sie sich davon, bevor Sie anfangen.

Pflege der Augen, Ohren und der Nase

Auch die Finger- und Zehennägel sollten ungefähr einmal wöchentlich geschnitten werden. Die Nägelchen müssen immer ganz kurz und gerade geschnitten sein, damit das Baby sich nicht kratzen kann. Das geht ganz leicht, wenn Sie die Nägel mit einer umgekehrten Nagelschere geradeschneiden. Längere Fingernägel sind auch eine Brutstätte für Bakterien. Sie können, weil das Baby seine Finger gerne in den Mund steckt, zu Infektionskrankheiten führen.

Nagelpflege

Jedes Wäschestück, vor allem wenn es die Haut berührt, muß – mit Ausnahme der „Wegwerfwindeln" natürlich – vor dem ersten Gebrauch gekocht und so sorgfältig ausgespült werden, daß mit Sicherheit keine Waschmittelreste zurückbleiben können. Sonst sind Wundsein und Ausschläge die Folge. Das Baby hat – ebenso wie seine eigene Bettwäsche – auch seinen eigenen Überzug für die Wickelkommode, der für nichts anderes gebraucht werden darf. Eigene Waschlappen und Frotteetücher, die ebenfalls kochfest sein müssen, sind selbstverständlich. Alle Wäsche einschließlich Waschlappen sollte gekocht werden.

Wäschehygiene

Es gibt Badewannenaufsätze zu kaufen, in die Sie die Kleinwanne für Ihr Baby einpassen können. Die Wanne für Ihr Baby sollte aus Plastikmaterial sein, weil das warme Wasser in einer solchen Wanne länger warm bleibt als in Email oder Metall. Es gibt auch Wickelaufsätze für die Badewanne, die eine Wickelkommode ersetzen können. Gut tut aber auch ein einfaches, rutschfest eingepaßtes, mit Schaumgummi überzogenes Brett, das Ihr Mann womöglich selbst bastelt.

Badewanne

| Wickelkommode | Die Wickelkommode hat natürlich den Vorteil, daß sie zugleich alle Schubladen und Fächer für Babys Wäsche, Kleidchen und Pflegemittel enthält. Sie muß sehr sicher stehen und darf nicht wackeln. Die oberste Auflagefläche soll ziemlich groß sein. Aber neben dem strampelnden Baby soll noch alles, was gerade zu seiner Pflege gebraucht wird, gut Platz haben.
Sie muß auch hoch genug sein, damit Sie sich nicht zu sehr bücken müssen und dadurch Rückenschmerzen bekommen. Bedenken Sie, daß Sie täglich mindestens zwei Stunden an dieser Kommode verbringen. |

| ... und Platz für Utensilien | Über die Schaumgummiauflage ziehen Sie einen festsitzenden, aber zum Reinigen leicht abziehbaren Frotteestoff. Für die vielen Dosen und Gerätschaften, die zur Pflege Ihres Babys gebraucht werden, sollten Sie gleich ein Regal anbringen lassen. Es sollte so hoch hängen, daß Ihr Baby, wenn es größer geworden ist und auf der Kommode herumstrampelt, nicht hinaufreichen kann. Die Beleuchtung über der Wickelkommode soll hell sein, aber das Baby nicht blenden können. Sie soll auch so angebracht sein, daß Ihr Baby nicht im Schatten seiner Mutter gepflegt werden muß. Es ist auch vorteilhaft, wenn die Wickelkommode seitlich und hinten von einer etwa 10 cm hohen Leiste begrenzt ist, die schon manchen Säugling vor dem Hinunterpurzeln bewahrt hat. |

Von Seifen, Öl und Puder

Nicht jeden Tag muß gebadet werden. Es genügt, wenn das dreimal in der Woche geschieht.

Aber gewaschen, gesäubert und gepflegt werden muß Ihr Baby mehrmals täglich. Der für viele Babies zu scharfe Urin muß abgewaschen werden, ganz zu schweigen vom Stuhlgang.

Nehmen Sie dazu niemals einen Schwamm. Aus dem können Sie auch durch Kochen die Bakterienhaufen nicht entfernen. Nehmen Sie Waschlappen, und zwar jedesmal einen frischen. Jeder gebrauchte Waschlappen kommt sofort in die Kochwäsche.

| Babyöl zum Reinigen | Statt Wasser können Sie zum Reinigen Ihres Babys auch Öl oder Reinigungsmilch nehmen. Wollen Sie beim Wasser bleiben, dann dürfen Sie nur besonders milde Spezial-Kinderseife verwenden. Sonst gibt es leicht wunde Haut.
Babyöl wird zum Reinigen mit einem Wattebausch in alle Falten und Ritzen und über die Haut sorgfältig eingebracht. Noch vorhandener Puder oder Salbenreste werden abgewischt. Benutzen Sie Reinigungsmilch, dann lösen sich alle Schmutz-, Schweiß- und Urinreste gleich- |

126

zeitig vollständig mit auf. In der Reinigungsmilch ist auch ein Fett enthalten, das in die Babyhaut eindringt und sie pflegt.

Mädchen sollen die Schamspalte stets von oben nach unten, beziehungsweise von vorn nach hinten gesäubert bekommen, damit keine Bakterien aus dem After in die Scheide verschleppt werden, dort eindringen und sich festsetzen können. So wird Ihr Kind von früh auf daran gewöhnt, auch später, wenn es sich selber waschen kann, ebenso zu verfahren. Tut es das, dann wird ihm manche unangenehme Krankheitserfahrung erspart bleiben.

Nach dem Reinigen pudern Sie den Po Ihres Babys leicht ein. **Puder** Nehmen Sie nicht zuviel Puder, damit sich keine kleinen Klumpen **für den Po** bilden können. Entdecken Sie wunde Stellen, dann sollten Sie diese nach der Reinigung nicht nur mit einer Kinder-Wundcreme bedecken, sondern auch herauszufinden versuchen, woher das Wundsein gekommen ist.
Es kann sich um eine zu lange Einwirkung von Urin und Kot auf diese Hautstellen handeln, es kann eine schlechtgewaschene Windel oder der Gummi eines Windelhöschens die Ursache sein. Und schließlich kann es sich um die Auswirkungen einer Verdauungsstörung handeln. Apfelsinensaft und Spinat rufen bei empfindlichen Kindern oft Rötungen der Haut und schließlich Wundsein hervor.

Wunde Haut ist gegen Urin besonders empfindlich. Deswegen benötigt **Creme oder** die Haut Schutz. Am zweckmäßigsten sind zinkhaltige Pasten oder **Paste?** Cremes. Man kann sie an der weißen Farbe erkennen. Beim Auftragen achten Sie darauf, daß alle Wundflächen gut bedeckt werden.

Erstausstattung für das Baby

Sollten Sie das Glück haben, eine Mutter, Schwiegermutter oder Tante zu besitzen, die sich ein Vergnügen daraus machen und die Zeit haben, für Ihr künftiges Baby eine Erstausstattung zu stricken und zusammenzustellen, dann dürfen Sie sich — bis auf die Windeln (wegen der modernen Wickeltechnik, siehe Seite 130) — ruhig den Erfahrungen dieser Fach-Damen anvertrauen.

Auf den folgenden Seiten bringen wir eine Übersicht über eine Grundausstattung. Selbstverständlich gibt es heute auch komplette Baby-Ausstattungen zu kaufen.

Windeln und Kleidung	24 Mullwindeln 80 × 80 cm oder 2 Pakete Wegwerfwindeln (ein paar Mullwindeln sollten Sie sich jedoch unbedingt anschaffen, weil diese für andere Gelegenheiten immer wieder benötigt werden, z.B. als Spucktücher usw.),

Windeln und Kleidung

24 Mullwindeln 80 × 80 cm oder 2 Pakete Wegwerfwindeln (ein paar Mullwindeln sollten Sie sich jedoch unbedingt anschaffen, weil diese für andere Gelegenheiten immer wieder benötigt werden, z.B. als Spucktücher usw.),
2 Packungen Windeleinlagen aus Vliesstoff, um den gröbsten Schmutz aufzufangen,
je 6 Frotteehöschen Größe 2 und 3,
2 Baby-Sicherheitsnadeln (keine normalen Sicherheitsnadeln),
3 Gummiwindelhöschen Größe 1,
je 2 bis 4 Strampelhöschen (am besten aus Frottee-Stretch) in den Größen 1 und 2,
3 elastische Nabelbinden,
1 Packung Mullkompressen (sie werden direkt auf den Nabel gelegt),
je 4 bis 6 Baumwollhemdchen Größe 2 und 3,
je 4 bis 6 Baumwolljäckchen Größe 2 und 3,
4 bis 6 Lätzchen,
1 Mützchen,
1 Wolljäckchen (bzw. Ausfahrgarnitur, evtl. mit kleinen Wollschuhen),
1 Paar Fausthandschuhe.

Bettausstattung

1 Körbchen, Bett oder Wiege,
1 Matratze aus Schaumgummi (evtl. mit Roßhaarauflage – nicht zu weich!),
2 Matratzenbezüge,
3 Bettücher,
3 Betteinlagen aus Molton (mit wasserdichtem Mittelteil) 80 × 80 cm, als Matratzenschoner,
1 Wolldecke, möglichst reine Wolle, oder Steppdecke,
1 Baumwolldecke,
3 Kissenbezüge für die Wolldecke, Steppdecke bzw. Baumwolldecke, evtl. ein Strampelsack oder eine Strampeldecke,
zuerst kein Kopfkissen, sondern nur eine Mullwindel gefaltet auflegen, evtl. später ein hartes, flaches Roßhaarkissen (wenn Sie ein Roßhaarkissen verwenden, benötigen Sie dazu 3 passende Bezüge).

Pflegeausstattung

1 Plastikbadewanne,
1 kleine Waschschüssel zum Waschen des Gesichts,
1 Windeleimer,
1 Seifenschale mit Kinderseife (evtl. Baby-Shampoo für die Haarwäsche),
6 verschiedene Waschlappen für Gesicht und Körper, die nach jedem Gebrauch ausgekocht werden,
4 flauschige Frotteetücher,

128

2 Frottee-Badetücher,
1 weiche Baby-Haarbürste und 1 Baby-Kamm,
1 runde Nagelschere, Hautöl, Puder, Baby-Hautcreme und Watte,
Watte-Ohrstäbchen,
1 Badethermometer,
1 Zimmerthermometer,
1 Fieberthermometer,
1 Wärmeflasche mit Frotteeüberzug.
Eine Kinderwaage können Sie sich in der Apotheke oder Drogerie
leihen.

Wie die Windel richtig sitzt

Wickeln hat nicht nur etwas mit Sauberkeit und Hygiene zu tun.
Von der richtigen Wickelmethode hängt es auch ab, ob Ihr Kind
Freude an der Bewegung bekommt.

Richtiges Wickeln fördert die gesunde Entwicklung

Noch vor wenigen Jahrzehnten glaubten viele Ärzte und alle Mütter,
ein Baby müsse so fest wie möglich gewickelt werden. In der
Praxis sah das dann so aus: Die Mullwindel wurde zu einem großen
Dreieck gefaltet. Sie reichte tief über die Schenkel und wurde fest
angezogen. Aber nicht genug damit: Die krummen Babybeine wurden
auch noch gestreckt und zuerst mit einem kleinen Tuch und schließlich
noch mit einem Moltontuch verpackt. Das fertiggewickelte Baby
glich mehr einem wasserfesten Überseepaket als einem kleinen
Menschen. Moderne Kinderärzte haben erkannt, daß diese Wickelmethode nicht nur unpraktisch, sondern sogar gesundheitsschädlich
ist. Babies müssen sich möglichst frei bewegen können. Wenn sie
eingeschnürt sind, werden sie daran gehindert, ihre Nerven und ihre
Muskeln zu üben. Das aber bedeutet eine Einschränkung der Bewegung, die sich auch auf die seelisch-geistige Entwicklung auswirken
kann.

In fortschrittlichen Kinderkliniken werden Babies heute nach der
„Drachenmethode" oder nach der „Breitwickelmethode" gewickelt.
Diese neue Methode hat neben der größeren Bewegungsfreiheit für
das Kind noch einen weiteren Vorteil. Die österreichische Kinder-
ärztin *Margit Hochleitner* erklärt ihn so: Auf das Baby wird eine
Spreizwirkung ausgeübt, die seiner Hüfte die beste Entwicklungsmög-
lichkeit gibt.

Vorteile des Breitwickelns

Windeln können Sie dazu auch die neuen sogenannten „van-Li-Windeln" verwenden. Diese Windeln sind so geschnitten, daß sich jegliches Falten erübrigt. Die Fachgeschäfte führen sie. Der Wickeleffekt ist der gleiche wie bei der Drachenmethode.

1. Die Windel wird wie ein Papierdrachen auf den Tisch gelegt. Das ist ganz einfach zu erreichen: Die quadratische Windel wird mit einer Ecke nach unten auf den Tisch gelegt. Dann werden die beiden äußeren Ecken rechts und links aufgenommen und so zusammengeführt, daß sie sich gerade berühren.

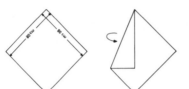 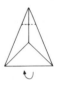

2. Jetzt klappen Sie den oberen „Drachenteil" nach unten und die untere Spitze nach oben. Als Einlage können Sie Saugeinlagen und Trockenwindeln oder eine auf die Breite von 8 bis 10 Zentimetern gefaltete Mullwindel verwenden.

3. Ziehen Sie Ihr Baby beim Windelunterschieben nicht an den Füßen hoch! Denn das Hohlkreuz oder der Buckel, den es dabei machen muß, sind ungesund für das Baby. Richtig ist es, wenn Sie die Hand unter die Kniekehlen legen, das Baby so leicht anheben und die Windeln unterlegen.

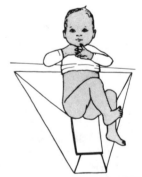

4. So liegt das Baby
auf der Windel und der Einlage.

5. Bevor Sie mit dem Wickeln beginnen, denken Sie daran, daß Sie Ihr Kind gut, aber nicht zu fest „verpacken" dürfen. Die Windel darf auch nicht zu tief nach unten rutschen, denn das Baby soll im Rücken Halt bekommen. Dabei darf seine Bewegungsfreiheit nicht leiden.

130

6. Nun klappen Sie die Drachen-
spitze samt der Einlage mit der
rechten Hand auf den Bauch des
Babys. Wenn Sie als Einlage eine
gefaltete Windel genommen haben,
dann legen Sie den vorderen Teil der
Windel doppelt ein, damit die gesamte Flüssigkeit, die das Baby aus-
scheidet, sicher aufgesaugt werden
kann.

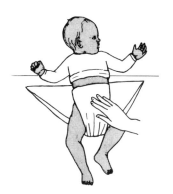

7. Nun greifen Sie mit der linken
Hand nach der linken Windelspitze
und ziehen sie nicht zu fest, eher
locker über den Bauch des Babys.

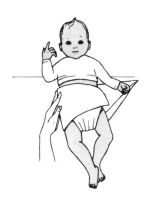

8. Halten Sie mit der linken Hand
den unteren und linken Windelteil
auf dem Bauch fest. Mit der Rechten
holen Sie jetzt den rechten Windel-
zipfel und ziehen ihn ebenfalls nicht
zu fest über die anderen beiden
Windelecken.

9. Auf diesem Bild können Sie ganz
deutlich die „Spreizwirkung" erkennen, die auf die Beine des Babys
ausgeübt wird. Die Spreizwirkung
wird zusätzlich noch durch die 8 bis
10 cm breite Einlage erzielt.

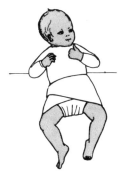

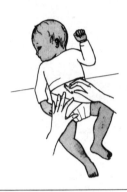

10. Mit der linken Hand halten Sie nun alle Windelteile zusammen. Mit der rechten Hand halten Sie eine große Baby-Sicherheitsnadel. Es ist wichtig, daß Sie die Sicherheitsnadel stets von unten mit dem Kopf nach oben einstecken. Dann kann die Nadel nicht aufspringen.

11. Ihr Baby kann sich nun – so gewindelt – hin und her drehen und auch auf den Rücken rollen. Gerade das Rollen ist besonders wichtig für die Entwicklung der Rückenmuskulatur.

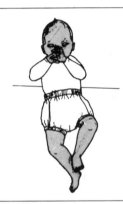

12. Auch beim Unterschieben der Gummiwindelhose darf das Baby keinen „Kopfstand" machen. Nehmen Sie auch keine zu enge Gummihose. Außerdem muß die Gummihose luftdurchlässig sein und dem Baby volle Bewegungsfreiheit lassen.

13. Bei dieser Wickelmethode kann Ihr Baby mit sich selbst alle Experimente machen, die ihm guttun. Es kann die Füße und Beine mit den Händen greifen. Es kann sogar versuchen, seine Zehen in den Mund zu stecken. Das Baby muß seinen eigenen Körper erkennen und „begreifen". Das ist wichtig für seine geistige Entwicklung.

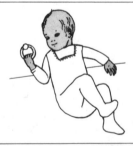

14. Schließlich können Sie Ihrem Kind am Ende des Wickelns eine Frotteehose oder eine Strampelhose anziehen.

15. Ist Ihr Kind auf diese Weise gewickelt worden, dann kann es nach Herzenslust strampeln und sich bewegen. Und noch einen Vorteil hat diese neue Wickeltechnik: Sie wirkt vorbeugend gegen Hüftschäden.

Säuglinge und Kleinkinder schlafen nicht wie Erwachsene

Viele Eltern stellen sich vor, daß Kinder zum Schlafen einfach in das Bett gelegt werden und daß sie am nächsten Morgen wach wieder aus dem Bett herausgenommen werden können. Das ist keineswegs der Fall.

Der Säugling schläft in kleinen Portionen

Der Schlaf im Kindesalter hat eigene Gesetze, die sich von denen des Erwachsenen erheblich unterscheiden. Das gilt ganz besonders für den Schlaf und das Wachsein des gesunden Säuglings.

In der ersten Lebenszeit hat sich nämlich die „Schlafuhr" des Kindes noch nicht richtig angepaßt. Säuglinge und Kleinkinder schlafen nur in kleinen Portionen, die sich über Tag und Nacht in gleicher Weise verteilen. In den ersten Wochen sind Säuglinge nachts ebenso häufig wach wie tagsüber – und sie schlafen in der Nacht ebenso häufig wie am Tag. Der Schlaf des gesunden Säuglings entspricht in seiner Gesamtheit keineswegs dem 24-Stunden-Rhythmus, wie er durch die Drehung der Erde um die Sonne unserem gesamten Leben aufgeprägt worden ist. Die innere „Schlafuhr" des Säuglings hält nämlich den 24-Stunden-Rhythmus nur ungefähr ein. Das bedeutet, daß eine Schlafportion Ihres Kindes, die tags zuvor vielleicht um 3 Uhr lag, am nächsten Tag gegen 3.30 Uhr oder 4 Uhr liegen kann. Auch das Umgekehrte kommt vor. Es dauert einige Wochen, bis sich die innere Uhr Ihres Kindes der äußeren Uhr der Erwachsenen angepaßt hat. In den ersten Lebenswochen des Säuglings verteilen sich also Schlafen und Wachen noch ganz unregelmäßig über die Tages- und Nachtzeit.

Die Schlafuhr geht anders

Allmählich werden dann verschiedene kleine Schlafportionen und mehrere Wachportionen von jeweils ungefähr 1 ½ Stunden zusammengelegt. So entwickeln sich längere Zeiten für Schlafen und Wachen. Erst im Alter von etwa 4 Monaten können Sie am Vormittag zwischen 6 und 11 Uhr und am Nachmittag zwischen 14 und 19 Uhr mit längeren Wachzeiten Ihres Kindes rechnen. Zwischen 19 Uhr abends und 6 Uhr früh entwickelt sich dann auch ein durchgehender Schlaf. Das Wachsein am Tage wird dagegen noch längere Zeit durch einen Mittagsschlaf unterbrochen.

Die innere Uhr Ihres Kindes hat Konsequenzen nicht nur für den Schlaf, sondern auch für das Mahlzeitenverhalten. Sie erziehen Ihr Kind zur natürlichen Pünktlichkeit, wenn Sie seinen eigenen Rhythmus gewähren lassen. Nehmen Sie Ihr Kind nur auf, wenn es schreit und nach Nahrung verlangt. In den ersten Wochen erscheint Ihnen

Die innere Uhr bestimmt auch den Mahlzeitenrhythmus

dies unregelmäßig. In Wirklichkeit spielt sich die innere Uhr so ein, daß die nächtliche Mahlzeit nach wenigen Wochen selbst entfällt und die Mahlzeiten am Tage wahrscheinlich zur gleichen Zeit verlangt werden. Mit dieser Methode sparen Sie Ihrem Kind und der ganzen Familie viel Ärger.

Die innere Uhr des Kindes ist erst am Ende der Kindheit voll auf die Uhr des Erwachsenen eingestellt. Das bekommen die Eltern besonders morgens zu spüren. Kleinkinder sind nämlich bereits gegen 5 Uhr morgens wach, und zwar unabhängig davon, ob sie abends erst um 10 oder schon um 7 Uhr ins Bett gelegt wurden. Kleinkinder schlafen zwar, wenn man sie ins Bett gelegt hat, etwa um 7 Uhr abends, ein, doch diese Zeiten verschieben sich im Laufe der Kindheit so, daß sich das Einschlafen am Abend immer etwas später vollzieht. Damit liegt aber auch die Aufwachzeit später. Mit anderen Worten:

Während des Schulalters wird das Kind immer mehr vom Abendschläfer zum Morgenschläfer. Eltern, die etwas über diese Vorgänge wissen, brauchen sich also nicht darüber zu wundern, daß ihr vierjähriges Kind bereits um 5 Uhr morgens munter ist, während das Siebenjährige um 7.30 Uhr noch schlafen will.

Die Schlafhaltung Eine weitere Eigenart des kindlichen Schlafes ist die typische Schlafhaltung: Beim jungen Säugling liegt der ganze Körper symmetrisch auf dem Rücken. Die Arme werden im Ellbogen gebeugt und seitlich vom Kopf gehalten. Die Vorderarme sind leicht angewinkelt, die Fäustchen sind nach innen geballt und liegen etwa in Kopfhöhe. Die typische Schlafhaltung des Säuglings wird durch einen ganz natürlichen Erregungszustand der Armmuskulatur verursacht. Die Schlafhaltung verschwindet erst im letzten Viertel des ersten Lebensjahres.

Der Traumschlaf ist gesund

Bewegung während des Schlafes Mitten aus dem Schlaf heraus – oder auch während des ruhigen Wachseins – verdreht der junge Säugling plötzlich seine Augen und wendet sie nach innen. Es tritt ein kurzer Lidkrampf auf. Manche Kinder verziehen auch für einige Sekunden die Mundwinkel, als ob sie Schmerzen hätten. Solche seltsamen Bewegungsausbrüche beunruhigen oft seine Mutter oder andere zufällige Beobachter.

Jede Mutter, die ein solches Gebaren bei ihrem Liebling zum erstenmal sieht, erschrickt. Vor allem bei der halbseitigen oder doppelseitigen Zuckungen, die an Krampfanfälle erinnern. Solche Zuckungen fallen meistens beim Einschlafen des Kindes zum erstenmal auf. Sie dauern in der Regel etwa 3 bis 5 Sekunden. Diese Erschei-

134

nungen haben aber mit Anfällen nichts zu tun. Sie sind auch nichts Krankhaftes.

Die eigenartigen Bewegungszuckungen während des Schlafes wurden durch eingehende wissenschaftliche Untersuchungen gut aufgeklärt. Bei genauer Beobachtung zeigte sich nämlich, daß während des Schlafens verschiedene Perioden abwechseln, in denen das Kind entweder tief schläft oder sehr bewegt ist.

Die bewegten Schlafperioden zeichnen sich dadurch aus, daß sich die Augen schnell bewegen, daß die Muskulatur in Zuckungen gerät, daß bei Buben das Glied ansteigt (was nichts mit Geschlechtlichkeit zu tun hat) und daß das Gehirn in einem besonderen Erregungszustand ist. Letzteres wurde durch Ableiten der Gehirnaktionsströme am EEG nachgewiesen. Bei älteren Kindern und Erwachsenen sind solche Aktivschlafphasen immer mit Träumen verbunden. Ob auch junge Kinder dabei schon träumen, wissen wir nicht. Es steht aber fest, daß diese Traumschlafphasen für die Gesundheit und das Gedeihen Ihres Kindes sehr wichtig sind. Sie brauchen also nicht zu erschrecken, wenn Ihr Kind im Traum einmal unruhig ist oder aufschreit.

Traum-Schlafperioden

Kleinkinder haben überhaupt eine ganz besonders gute Beziehung zum Schlaf. Sie schlafen überall und in jeder Stellung. Dabei lassen sie sich nicht einmal durch die Unruhe in ihrer Umgebung stören. Mittags, wenn sie müde sind, schlafen kleine Kinder auf dem Schoß ihrer Mutter ein. Auch in der Straßenbahn, in der Eisenbahn, oft sogar auf dem verkehrsreichsten Platz in der Stadt geschieht das. Dabei ist es ganz gleichgültig, ob die Kinder auf hartem Boden, im Laufstall oder irgendwo während des Spielens einschlafen – sie machen einfach ihr Nickerchen, wenn sie müde sind.

Der Schlaf des Kleinkindes

Wie lange Kinder schlafen

Die Schlafzeiten wechseln in den verschiedenen Altersstufen. Jedes Kind hat seine ganz individuelle Schlafzeit. Es gibt Kinder, die mehr Schlaf nötig haben. Auch überschätzen die Erwachsenen im allgemeinen das Schlafbedürfnis ihrer Kinder. Selbst in den meisten Büchern über Kindererziehung werden seit vielen Jahren Schlafzeiten angegeben, die viel zu lang sind.

Das Schlafbedürfnis

Die Ergebnisse wissenschaftlicher Untersuchungen über den durchschnittlichen Schlafbedarf des Kindes beweisen eindeutig, daß es falsch ist, das Neugeborene beinahe ständig über Tag und Nacht schlafen

... beim Säugling

135

zu lassen. Auch Schlafzeiten von 18 bis 20 Stunden sind für den Säugling zu lang angegeben. Sorgfältige Untersuchungen haben eindeutig ergeben, daß der junge Säugling im allgemeinen nicht länger als 15 bis 16 Stunden am Tag schläft. Am Ende des dritten Lebensmonats schlafen Säuglinge etwa 14 bis 15 von den 24 Stunden im Laufe des Tages. Vom vierten bis sechsten Monat schlafen sie etwa 12 Stunden und vom zehnten bis zwölften höchstens 12 bis 13 Stunden im Laufe des Tages. Das entspricht einer durchschnittlichen Schlafzeit von etwa 12 bis 13 Stunden. Manche Kinder schlafen allerdings auch 14 Stunden am Ende des ersten Lebensjahres.

... beim Kleinkind Auch der tägliche Schlafbedarf des Kleinkindes wird im allgemeinen überschätzt. Durchschnittlich schlafen kleine Kinder im zweiten Lebensjahr noch etwa 13 ½ Stunden, wobei das Mittagsschläfchen inbegriffen ist. Im fünften bis sechsten Lebensjahr schlafen sie noch etwa 11 ½ bis 12 Stunden. Dieser geringere Schlafbedarf kann durch einen stufenweisen Wegfall des Mittags- oder Nachmittagsschläfchens erfüllt werden.

Aber auch hier muß die Mutter die persönlichen Besonderheiten ihres Kindes berücksichtigen. Es gibt Kinder, die bereits mit 2 Jahren dazu neigen, an einigen Tagen in der Woche mittags nicht mehr zu schlafen. Im allgemeinen hält aber das vierjährige Kind noch gern in seinem Zimmer ein Schläfchen – wir nennen es das Spielschläfchen. Mit diesem Wort soll ausgedrückt werden, daß der Nachmittagsschlaf nicht der gleichen Zeremonien (siehe Seite 138) bedarf wie der Nachtschlaf. Er sollte auch nicht erzwungen werden.

... beim Schulkind Der Schlaf des Schulkindes ist kürzer als der des Kleinkindes, aber immerhin noch länger als der des Erwachsenen. Im Alter von 7 bis 9 Jahren schlafen Schulkinder etwa 11 Stunden, im Alter von 10 bis 11 Jahren etwa 10 ½ Stunden, im Alter von 12 bis 13 Jahren 10 Stunden, im Alter von 14 bis 16 Jahren 9 Stunden. Auch der Jugendliche hat im Alter von 17 bis 18 Jahren im allgemeinen mit 8 ½ Stunden noch ein etwas größeres Schlafbedürfnis als der Erwachsene.

Von vielen Eltern wird übersehen, daß der Schlafbedarf des Schulkindes gegenüber dem des Kleinkindes vermindert ist. Die meisten Eltern setzen die Zubettgehzeiten ihrer verschiedenaltrigen Kinder gleichzeitig an. Deshalb spielen sich in vielen Familien während der Abendstunden mehr oder minder heftige Auseinandersetzungen ab. Vor allem dann, wenn die Schulkinder ins Bett sollen. Dann werden alle möglichen Ausreden und Einwände von den Kindern vorgebracht, um das Zubettgehen noch um einige Zeit hinauszuschieben. Wenn die Eltern aber wissen, daß ihr älteres Kind kein so großes

Schlafbedürfnis hat, wie Sie das im allgemeinen annehmen, dann lassen sich solche abendlichen Auseinandersetzungen, die immer zu Ärger und Umgehungsversuchen führen, vermeiden.

Beim Zubettgehen kann es Ärger geben

Wann ein Kind zu Bett gehen soll, das richtet sich natürlich grundsätzlich nach dem Schlafbedürfnis, und zwar nicht allein nach dem individuellen Schlafbedürfnis des jeweiligen Kindes, sondern auch nach seinem Alter. Im allgemeinen können Sie folgende Faustregel anwenden: Um wieviel Uhr zu Bett?

Zwei- bis fünfjährige Kinder gehören abends zwischen 7.30 und 8 Uhr ins Bett.
Das sieben- bis neunjährige Kind sollte abends um 8 Uhr,
das zehn- bis elfjährige Kind zwischen 8.30 und 9 Uhr zu Bett gehen.
Dem dreizehn- bis fünfzehnjährigen Kind kann mehr Spielraum zugestanden werden. Es genügt, wenn es um 9.30 Uhr abends im Bett liegt.
Der fünfzehn- bis achtzehnjährige Jugendliche darf, nach unseren heutigen Erkenntnissen – ohne weiteres bis 10 Uhr abends aufbleiben.

Nicht alle Eltern werden mit diesem Zeitplan einverstanden sein, doch sind auf diesem Gebiet in letzter Zeit neue Erkenntnisse und Forschungen wirksam geworden. Der oben wiedergegebene Schlafzeitplan entspricht jedenfalls den von Ärzten, Wissenschaftlern und Forschern ermittelten Zeiten des Zubettgehens, die heute als angemessen zu gelten haben.

Die Zeiten des Aufstehens sind ebenfalls sehr verschieden. Im Alter von 2 bis 5 Jahren muß damit gerechnet werden, daß bereits morgens um 6 Uhr fast alle Kleinkinder wach sind. Im Alter von 6 bis 10 Jahren schlafen aber um diese Zeit noch mehr als die Hälfte aller Kinder. Es ist daher zu empfehlen, vom siebten Lebensjahr ab das Aufstehen morgens zwischen 7 und 8 Uhr anzusetzen. Diese Zeit kann dann etwa bis zum fünfzehnten Lebensjahr eingehalten werden. Frühere Aufstehzeiten sind erst jenseits des siebzehnten Lebensjahres vernünftig. Eine solche Forderung stößt sich indessen leider oft an dem langen Schulweg, was für viele Kinder eine sehr ungünstige Schlafzeit mit sich bringt. Die Kinder müssen dann nicht erst um 7 oder 7.30 Uhr aufstehen, wie das für sie am gesündesten wäre, sondern bereits weit vor 7 Uhr, damit sie pünktlich in der Schule sein können. Zeit des Aufstehens

Die Zeremonie des Zubettgehens . . .	Diese Zeremonie ist außerordentlich wichtig für die seelische Entwicklung des Kindes. So pedantisch, so ordnungsliebend wie Kinder zwischen 1 und 3 Jahren sind, ist kein Erwachsener oder Jugendlicher. Das hängt in erster Linie mit den vielfältigen geistigen und körperlichen Vorgängen zusammen, die das Kind in diesem Alter erlebt. Gerade in dieser Zeit ist das Kind den verschiedensten Umwelteindrücken besonders stark ausgesetzt und wird von ihnen beeinflußt. Diese Eindrücke müssen vom Kind verarbeitet werden, und dazu bedarf es eines absolut sicheren „Geländers", damit es mit dieser Vielfalt von Eindrücken auch fertig werden kann.

Das gilt besonders für das Zubettgehen. Für das kleine Kind bedeutet das Zubettgehen nämlich eine Art Abschied von der Sicherheit der mütterlichen Anwesenheit. Deshalb benötigt das Kleinkind vor allem für das Ins-Bett-Gehen bestimmte Zeremonien, die fast den Charakter eines Rituals haben.

und jeden Abend das gleiche!	Erfahrene Eltern wissen: Bei diesen Einschlafzeremonien muß der Stuhl immer an der gleichen Stelle im Zimmer stehen, muß das weiße oder geblümte Kopfkissen immer die gleiche Lage haben, muß das Spieltier, das Häschen, der Bär, das Lämmlein, der Igel, immer an einer ganz bestimmten Stelle im Bett liegen, muß die Puppe neben dem Kopfkissen genau die richtige Lage einnehmen.

Auch die Mutter muß, wenn sie das Kind zu Bett bringt, immer die gleichen Gute-Nacht-Küsse, das gleiche Abendgebet, die gleichen Abschieds- oder Schlafzeremonien wiederholen, damit sich für das Kind das Gefühl der Sicherheit verfestigt und es ungestört einschlafen kann. Alle Eltern sollten wissen, daß diese ganz natürlichen Schlafzeremonien überaus wichtig sind. Halten sie beispielsweise aus Unachtsamkeit oder aus Eile die Zeremonie einmal nicht ein, dann kann dadurch der Nachtschlaf der gesamten Familie gefährdet werden.

Schlafstörungen sind überflüssig	Andererseits dürfen aber auch solche Schlafrituale nicht dazu führen, daß sie vom Kind immer mehr übertrieben werden. Es geht nicht an, ist sogar falsch, daß der Schlaf nur dann eintritt, wenn die Mutter am Bett sitzt und stundenlang die Hand des Kindes in der ihren hält. Schlafstörungen bei Kleinkindern gehören zur Zeit zu den häufigsten Beschwerden. Dies hängt nicht selten mit Erziehungsstilen zusammen, die als Schlagwort z. B. einer anti-autoritären Erziehung bei nicht wenigen jungen Eltern in den vergangenen Jahren eine große Beachtung gefunden haben, denn diese Eltern meinten, dies sei ein neues Rezept zum Lebensglück ihrer Kinder.

Manche Eltern können sich vor allem auch nicht dazu aufraffen, konsequent zu sein, und sie meinen, für ihr Kind das beste zu tun, wenn sie es gewähren lassen.

„Das unerfahrene Kind – so schreibt Christa Meves – das den Gefahren der Umwelt noch nicht gewachsen ist, erfährt durch ein Unterscheiden zwischen Erlaubtem und Verbotenem eine Möglichkeit der Orientierung. Diese Zuordnung gibt ihm Geborgenheit und Sicherheit.

Das Setzen von Grenzen ist wichtig

Das Setzen von Grenzen und Verboten hat zwar bei gesunden Kindern Gebotsübertretungen zur Folge, aber diese sind entwicklungsfördernd, weil sie in angemessenen Schritten die Ablösung von der Behütung durch die Eltern vorantreiben. Eltern dürfen daher Auseinandersetzungen, ja ein gelegentliches Strafen nicht scheuen.

Ein gesundes Maß besteht darin, mit den Kindern keine Machtkämpfe bis zur totalen Unterwerfung durchzuführen, sondern durch ein kurzfristiges Abweisen dem Kind deutlich zu machen, daß sein Tun als nicht annehmbar empfunden wird."

Dieses Rezept ist auch zur Vorbeugung von Schlafstörungen im Kleinkindalter sehr wichtig.

Schreien, Stuhlgang, frische Luft

Schreien und Schreien ist nicht dasselbe

Der erste Schrei bedeutet Leben

Der erste Schrei des neugeborenen Kindes macht jede Mutter glücklich. In diesem Augenblick weiß sie, mein Kind lebt. In diesem Augenblick atmet das Kind zum erstenmal Luft in die eigene Lunge ein und stößt sie mit einem Schrei wieder aus.

Schreien ist die erste Babysprache. Jedes Kind schreit anders, und die Mutter lernt bald, das Schreien ihres Lieblings von dem anderer Babies zu unterscheiden. Dieser Lernprozeß macht manchmal etwas Schwierigkeiten. Die junge Mutter stellt sich in den nächsten Wochen und Monaten dann aber immer wieder die beunruhigende Frage: „Warum schreit mein Kind jetzt, ist es vielleicht krank?"

Wenn Ihr Kind schreit, dann hat das in den meisten Fällen ganz harmlose Gründe. Gelegentliches Schreien ist sogar sinnvoll für die gesunde Entwicklung Ihres Babys. Sie werden sehr bald unterscheiden lernen, ob Ihr Kind nur zur Unterhaltung schreit, ob es Hunger hat oder ob es schreit, weil es sich nicht wohl fühlt oder gar krank ist.

Weil aber anhaltendes Schreien eines Babys die junge Mutter oft völlig hilflos macht, folgt nun eine Zusammenstellung der Gründe, die für das Schreien Ihres Babys verantwortlich sein können.

Gestörtes Wohlbefinden

In den ersten Tagen nach der Geburt ist das Schreien jedes Babys ein natürlicher Protest gegen die Umwelt. Das Kind ruhte viele Monate lang wohlgeborgen im Körper der Mutter. Alles, was es brauchte, Nahrung und Sauerstoff, bekam es ganz von selbst und ohne die geringste aktive Beteiligung. Nach der Geburt aber, die noch dazu eine große Anstrengung für das Kind bedeutete, stürmt die Umwelt mit einer Flut von Geräuschen, Licht und Dunkel auf das Kind ein. Das ist zunächst recht unbehaglich. Nach einigen Tagen hat es sich aber schon daran gewöhnt, in dieser Welt zu leben.

Wenn ihr Wohlbefinden gestört wird, können sich kleine Kinder nur durch lautes Weinen äußern. Ist die Zudecke durch heftiges Strampeln verrutscht, dann beginnt Ihr Kind bald zu frieren und läßt ein heftiges Geschrei ertönen. Neu eingepackt, warm und geborgen, wird sich Ihr Kind rasch wieder beruhigen.

Nasse Windeln

Kinder mit einer besonders zarten Haut beginnen, sobald ihre Windeln naß sind, ein jämmerliches Geschrei. Sie fühlen sich nicht wohl. Der scharfe Urin brennt auf der Haut. Ein Griff – und die Mutter erkennt an den nassen Windeln den Grund für das Geschrei. Wenn Ihr Kind zu den Zarthäutigen gehört, dann sollten Sie den kleinen Po grundsätzlich nur mit Kinderöl reinigen, denn Wasser und Seife würden die empfindliche Stelle nur noch mehr reizen. Wenn Sie dann noch eine

140

dicke kühlende Schicht Kinderpaste auftragen, ist Ihr Kind gleich wieder still und zufrieden.

Ein weiterer Grund für das Protestgeschrei kann natürlich auch eine zu große Wärme sein. An warmen Sommertagen sollte Ihr Kind nur mit einer leichten Decke und bloßen Beinchen im Bett liegen. Da es in der Wärme durch Schwitzen Flüssigkeit verliert, sollten Sie ihm hin und wieder etwas Tee für den Durst geben. Geeignet sind Fencheltee, Pfefferminztee und Kümmeltee mit etwas Honig. Auch hier kommt es, ebenso wie bei den Verdauungsstörungen, weniger auf eine bestimmte Teesorte an. Das Zuführen von abgekochtem warmem Wasser ist das eigentlich Wichtige. Flieder- und Lindenblütentee scheiden allerdings aus, weil sie schweißtreibend sind. Dagegen ist ein chinesischer, indischer oder russischer schwarzer Tee durchaus erlaubt, wenn er sehr dünn aufgekocht wird (1 gestrichener Teelöffel auf 1 Ltr. Wasser), 5 Minuten ziehen lassen. **Zu warm**
Wichtiges Gebot: Die Fenster weit aufmachen!

Allzuwenig ist bekannt, daß der Körperumfang des Säuglings relativ größer ist als der des Erwachsenen. Sie können sich diese Regel leicht veranschaulichen, wenn Sie zwei Streichholzschachteln aufeinanderlegen. Zwei Streichholzschachteln sind ein doppelt so großer Körper wie eine Streichholzschachtel. Aber beim Aufeinanderlegen fallen zwei Außenseiten fort. Der doppelt so große Körper hat eine relativ viel kleinere Körperoberfläche. **Durst**
Die relativ große Körperoberfläche des Säuglings führt dazu, daß das Kind schneller Wärme abgibt und beim Schwitzen auch mehr Wasser verliert. Durst ist deshalb ein häufiger Grund für das Schreien Ihres Säuglings. Bieten Sie ihm insbesondere an warmen Tagen leicht gesüßten Tee an, wenn er schreit.

Wenn Ihr Kind nach kurzem Schlaf aufwacht und weint, kann auch das Näschen verstopft sein. Es muß dann durch den Mund atmen, wodurch seine Schleimhäute austrocknen. Das ist unangenehm, auch bekommt es Durst. Am besten reinigen Sie das Näschen vor dem Einschlafen vorsichtig mit Watte oder einem Wattestäbchen. Es ist wichtig, daß Ihr Kind frei atmen kann. **Verstopftes Näschen**

Natürlich kann ein verstopftes Näschen auch das erste Anzeichen eines Schnupfens sein. Deshalb sollten Sie regelmäßig im After mit dem Fieberthermometer seine Körpertemperatur messen. Bis 37,5° ist die Temperatur normal. Von 37,5° bis 38° hat es erhöhte Temperatur, ab 38° Fieber. Stellen Sie Fieber fest, dann sollten Sie unbedingt den **Achtung: Erkältung**

141

Arzt aufsuchen. Wenn Sie Ihr Kind in eine warme Decke hüllen, können Sie Ihr fieberndes Kind auch in die Arztpraxis bringen und müssen nicht auf den Besuch des vielbeschäftigten Arztes warten. Hat es Fieber, dann leidet Ihr Kind ganz besonders unter Durst. Geben Sie ihm, wenn es aufwacht, reichlich Tee, mit Honig gesüßt, am besten Fencheltee.

Beobachten Sie Ihr Kind, wenn es schreit

Sie werden bald herausbekommen, ob das Schreien Ihres Kindes etwas Ernstes ist oder nicht. Achten Sie darauf, ob das Schreien zunimmt, wenn Sie an das Kind herantreten, ob das Kind vor oder beim Stuhlgang schreit, vor oder bei der Harnentleerung, vor oder bei der Nahrungsaufnahme. Körperliches Unbehagen, Naßliegen, Kältegefühl, wurden bereits erwähnt. Ein Insektenstich kann plötzliches Schreien verursachen. Schmerzen verursachen laut anhaltendes Schreien mit Verzerren der Gesichtszüge. Eine Mandelentzündung kann heftigen Schmerz verursachen. Er wird stärker, wenn Sie auf den Knorpel vor dem Ohr Ihres Kindes drücken.
Bei älteren Kindern beobachten Sie bei plötzlich heftigem Schreien auch den Bauch. Eine Blinddarmentzündung kann aber ebenso wie eine Lungenentzündung im Kindesalter mit Erbrechen beginnen. Häufig werden Schmerzen auf dem Bauch lokalisiert für Krankheiten, die nichts mit dem Bauch zu tun haben.

Auch falsche Erziehung kann der Grund für nächtliches Schreien sein

Wenn der Arzt bei sorgfältiger Untersuchung gefunden hat, daß für das Schreien Ihres Kindes vor allem während der Nacht kein Grund vorhanden ist, dann müssen Sie über Ihre Erziehung nachdenken. Viele Schlafstörungen im Kleinkindesalter werden durch die Eltern verursacht. Sie wissen zu wenig, daß jede Beruhigung, daß jedes Aufnehmen während der Nacht eine Belohnung des Schreiens darstellt. Manche Eltern haben oft über Monate das nächtliche Schreien ihres Kindes systematisch belohnt. Das Kind hat gelernt, daß ein leichtes Aufschreien genügt, um die ganze Familie einschließlich der Großeltern zur Nachtzeit um sein Bettchen zu versammeln. In solchen Fällen hilft als Behandlung nur konsequentes Nichtbeachten!

Niemand glaubt, wie wichtig der Stuhlgang ist

Verdauungsschwierigkeiten

Erfahrungsgemäß beansprucht der Stuhlgang des Säuglings bei der ganzen Familie ein großes Interesse. Wahrscheinlich hängt dies damit zusammen, daß Ernährungsstörungen noch vor wenigen Jahrzehnten an der Spitze der Todesursachenstatistik im Säuglings- und Kleinkindesalter standen und daß Durchfall große Besorgnis hervorrief. Die meisten Mütter erregen sich allerdings über Verstopfung. Einschließlich Großeltern gerät alles in Aufregung, wenn Baby zwei Tage lang einmal keinen Stuhlgang hat. Aus diesem Grunde sind einige Bemerkungen über den Stuhlgang angebracht.

Brustkinder haben einen anderen Stuhlgang als Flaschenkinder. Es gilt die Regel, daß der Stuhlgang bei Brustkindern völlig vernachlässigt werden kann. Die Muttermilch enthält wenig Schlackenstoffe. Sie wird gewissermaßen völlig verwertet, und für den Stuhlgang bleibt wenig übrig. Stuhlgang alle zwei oder drei Tage bei voll gestillten Kindern kann durchaus normal sein.

Stuhlgang des Brustkindes

Wichtiger als der Stuhlgang ist die Gewichtszunahme und das allgemeine Gedeihen Ihres Kindes.
Es gibt auch Brustkinder, die haben in fast jeder Windel einen Stuhl. Auch dies kann unbeobachtet bleiben, wenn das Kind trotzdem gut gedeiht.
Der Muttermilchstuhlgang hat einen ganz typischen aromatischen Geruch. Er ist goldgelb, weichbreiig, manchmal auch etwas schleimig. Eine grüne Farbe braucht Sie nicht zu beunruhigen. Diese Verfärbung tritt nachträglich ein, wenn der Stuhl etwas länger an der Luft ist. Der angenehme säuerlich-aromatische Geruch zeigt an, daß der Stuhl normal ist und daß Sie ihm weiter keine Beachtung zu schenken brauchen.

Bei künstlich ernährten Flaschenkindern ist der Stuhlgang meist etwas fester, pastenartig geformt, seine Farbe ist mehr schwefelgelb.

Stuhlgang des Flaschenkindes

Eine leichte Ernährungsstörung äußert sich darin, daß der Stuhl locker und bröcklich wird. Er glänzt seifig, wird weicher. Seine Farbe wird braungelb bis braunlehmig oder weißgelb. Der Geruch wird käsig oder leicht faulig (von Eiweißresten), ranzig (von Fettresten) oder zwieback-malzartig (bei Mehlresten). Nimmt die Ernährungsstörung zu, wird der Stuhl flüssig; ihm sind Schleimbatzen beigemengt. Der Stuhl wird fädig.
Schlimmere Ernährungsstörungen zeigen sich an, wenn der Stuhlgang grün-weiß oder grün-gelblich wird, mehr noch, wenn er flüssig, wäßrig oder spritzend ist. Dann riecht der Stuhl auch fad bis faulig.
Eine bösartige Ernährungsstörung liegt vor, wenn sich im Stuhlgang Eiter oder Blut befindet.

Solche Ernährungsstörungen gehen aber regelmäßig mit Trinkunlust bis zur Nahrungsverweigerung einher. Der Säugling ist unruhig, er schreit.
Oftmals beginnt der Durchfall mit Erbrechen. Hinzu kommt Fieber, Gewichtsstillstand oder Gewichtsabnahme.

Gehen Sie in solchen Fällen sofort zum Kinderarzt. Säuglinge sind in ihrem Wasserhaushalt sehr gefährdet. Wegen Erbrechen und Durchfall kann es zu schwerem Wasserverlust mit Austrocknung (Exsikkose) und Vergiftung (Toxikose) kommen. Dieser lebensbedrohliche Krankheitszustand ist auch von Laien leicht zu erkennen. Abgehobene Hautfalten fallen nicht sofort zurück. Die Fontanelle ist eingesunken. Die Augen liegen tief. Das Kind wird unruhig, teilnahmslos. Die Atmung wird langsam. Der Bauch sinkt ein. In diesen Fällen muß das Kind sofort in eine Klinik eingeliefert werden, wo eine Wasserzufuhr (Kochsalz-Infusion) etc. durchgeführt wird, die lebensrettend ist.

Die Ursachen für Ernährungsstörungen sind vielfältig. In den ersten vier Lebensmonaten stehen Infektionen durch Bakterien im Vordergrund, im späteren Säuglingsalter Viruserkrankungen. Früher spielte auch eine falsche Ernährung eine große Rolle, bei unseren perfekten Säuglingsnahrungen heute aber nicht mehr. Gefährlich ist nach wie vor das Abstillen. Allzuleicht reagiert der Säugling auf die Nahrungsänderung von Muttermilch auf Kuhmilch mit Durchfall.

Ernährungsstörungen gehören in jedem Falle in die Behandlung des Kinderarztes. Aber nicht jede Blähung ist eine Ernährungsstörung. Häufig hat die Unruhe Ihres Kindes eine andere Ursache. Es will von Ihnen aufgenommen werden, es möchte unterhalten werden usw. Die Hilfe vieler Hausmittelchen wie Kümmel- oder Fencheltee beruht hauptsächlich darin, daß sich die Mutter mit ihrem Kind beschäftigt. So wollen wir auch die folgenden Anweisungen verstehen: Bei Blähungen helfen ein paar Schlückchen Kümmeltee, bei Verstopfung Fencheltee. Bei Blähungen machen Sie warme Umschläge oder eine leichte Massage. Streichen Sie dabei mit der flachen Hand in kreisenden Bewegungen von links nach rechts den kleinen Leib, dadurch lösen sich die Blähungen.
Hat Ihr Kind Durchfall, dann füttern Sie einen geschälten und geriebenen Apfel, Möhrensuppe oder geschlagene Banane. Apfel und Banane dürfen Sie allerdings erst vom dritten Monat ab füttern. Geben Sie keine Milch, sondern nur Tee. Läßt der Durchfall trotzdem nicht am nächsten Tag nach, dann wird Ihr Arzt Ihnen weiterhelfen.

Manche Kinder reagieren auf Kuhmilch mit Durchfall, sehr wenige auch auf Bananenbrei. Wäßrige, vor allem grünlich verfärbte Stühle sind Anlaß, sofort den Arzt aufzusuchen.
Bei Verstopfung versuchen Sie ein sanftes Massieren des Bäuchleins. Geben Sie Ihrem Kind zusätzlich in die übliche Nahrung Milchzucker oder Bienenhonig. Das regt die Darmtätigkeit an.

Frische Luft schadet nie

Der tägliche Aufenthalt des Kindes im Freien ist ein wesentlicher Beitrag zur Erhaltung und Stärkung seiner Gesundheit. Leider ist es in unseren Großstädten heute nicht immer einfach, den Kindern eine wirklich gesunde Luft zu vermitteln. Deshalb sollten sie so oft wie möglich in die freie Natur gebracht werden. Das ist zugleich auch für die erwachsenen Begleiter von Nutzen.

Das richtige Verhalten für den Aufenthalt im Freien beim Säugling richtet sich einerseits nach seinem Geburtsgewicht, andererseits nach der Jahreszeit. Kinder, die unter 3000 g wogen, als sie zur Welt kamen, müssen anfänglich mit größerer Vorsicht der freien Natur ausgesetzt werden. Sobald die Außentemperatur unter Null Grad sinkt, müssen Sie zurückhaltender sein als im Sommer. Handelt es sich um einen normalgewichtigen Säugling, so kann man ihn 2 bis 3 Wochen nach der Geburt an das offene Fenster stellen, wobei er durch ein Käppchen gegen Zug und Windeinwirkungen abgeschirmt sein soll.

Wann kann der Säugling ins Freie?

Hat man einen Balkon oder Garten, so kann die Mutter das Kind nach weiteren 3 bis 4 Wochen, sobald es sich an die frische Luft gewöhnt hat, zunächst für eine halbe, später für 2 bis 3 Stunden ins Freie stellen.
Im Frühling und Herbst sollten die wärmeren Stunden über Mittag ausgenützt werden. Im Sommer dagegen sind eher die kühleren Perioden am Morgen und späten Nachmittag vorzuziehen.

Vor allem die Kinderärzte in den Ostblockstaaten empfehlen frühzeitig schon Abhärtungsmaßnahmen für Säuglinge und Kleinkinder. Sie betreffen die richtige Bekleidung, die richtige Zimmertemperatur für die einzelnen Altersstufen und den Aufenthalt im Freien. Hinzu kommen spezielle Abhärtungsprozeduren durch frische Luft, Wasser und Sonne. Dabei werden für das Säuglingsalter folgende Prinzipien beachtet:
Abhärtungsmaßnahmen sollen jahrelang systematisch durchgeführt werden. Sie haben nur Erfolg, wenn sie nicht unterbrochen werden.

Abhärtung durch Luft, Sonne und Wasser

Tabelle 1	Luftbäder und Wasserabreibungen im Säuglingsalter	
Tag der Prozedur	Dauer des Luftbades (Min.)	Temperatur des Wassers für die Abreibung (°C)
1	5	—
2	5	—
3	5	—
4	5	—
5	5	—
6	5	—
7	10	—
8	10	—
9	10	—
10–12	15	—
13–15	20	—
16–18	25	—
19–21	30	—
22–24	30	37
25–27	30	36
28–30	30	35
31–33	30	34
34–36	30	33
37–39	30	32
40–42	30	31
43–45	30	30
46–48	30	29
ab 49	30	28

Tabelle 2	Abhärtungsprozeduren für ein- bis dreijährige Kinder		
Tag der Prozedur	Dauer des Luftbades (Min.)	Wassertemperatur für die Abreibung (°C)	für das Übergießen (°C)
1	5	—	—
2	10	—	—
3	15	—	—
4	20	—	—
5	25	—	—
6	30	—	—
7–9	30	35	35
10–12	30	34	34
13–15	30	33	33
16–18	30	32	32
19–21	30	31	31
22–24	30	30	30
25–27	30	29	29
28–30	30	28	28
31–33	30	27	27
34–36	30	26	26
37–41	30	25	25
42–46	30	24	25
47–51	30	23	25
52–56	30	22	25

Dabei ist es selbstverständlich, daß die Gewöhnung an Kälte unterbrochen wird, wenn eine akute Erkrankung auftritt. Langsames Gewöhnen ist wichtig. Beim Luftbaden verlieren die Kinder weniger Wärme als im kalten Wasser. In der frischen Luft wird die Wärmeregulation und die Atmung verbessert; Stoffwechsel und Herztätigkeit werden angeregt. Die Kinder schlafen ruhiger und haben einen guten Appetit. In Bulgarien erhalten Kinder zwischen dem 3. und 6. Lebensmonat Luftbäder bei Zimmertemperaturen von 20–22° Celsius, Kinder im Alter von 1 bis 3 Jahren bei Zimmertemperaturen von 18–20° Celsius.

Die beiden Tabellen zeigen Luftbäder und Wasserabreibungen bei Säuglingen und Kleinkindern, wie sie in der Kinderklinik Sofia durchgeführt werden. Man erkennt, daß Abhärtungsmaßnahmen bei Säuglingen und Kleinkindern ganz allmählich durchgeführt werden müssen.

Abhärtung durch Sonne kann schon nach dem 2. Lebensmonat durch indirekte und zerstreute Sonnenstrahlen durchgeführt werden. Bei einer Lufttemperatur von 25° Celsius wird der Säugling langsam ausgezogen. Immer soll er aber im Halbschatten liegen. Eine direkte Besonnung kann nur nach langsamer Eingewöhnung jenseits des ersten Lebensjahres gestattet werden.

Sonnenbäder für den Säugling

Eigentliche Sonnenbäder müssen peinlich genau überwacht werden, da die Haut des Säuglings noch sehr empfindlich ist und deshalb relativ schnell Sonnenbranderscheinungen zeigt. Der Körper darf zunächst nur einige wenige Minuten, bei zunehmender Hautbräunung dann etwas länger der Sonne ausgesetzt werden. Der Körper, vor allem der Kopf, sollte stets gegen die direkte Sonnenbestrahlung abgeschirmt sein. Auf keinen Fall darf der Säugling in der Sonne schlafen. Selbst wenn die Mutter zu den Sonnenanbeterinnen gehört, muß sie sich stets bewußt sein, daß die Sonnenbestrahlung, die sie selbst verträgt und die ihr Freude macht, für ihren Säugling des Guten viel zu viel wäre und ihm Schaden zufügen würde.

Daß sich Kleinkinder häufig und so lange wie möglich im Freien aufhalten sollten, ist eine Selbstverständlichkeit. Im Gebirge ist auf den Schutz vor den besonders gefährlichen kurzwelligen Strahlungsanteilen der Sonne zu achten. Auch am Meer ist die Strahlungsintensität wegen der Reflexion der Strahlen von der Wasseroberfläche stark erhöht. Der Kopf des Kindes sollte stets mit einem Tuch oder einem Hut bedeckt sein. Im übrigen brauchen in diesem Alter in zeitlicher Hinsicht keine weiteren Vorsichtsmaßnahmen getroffen zu werden. Immerhin kann allzulange Sonneneinwirkung bei Kindern wie bei Erwachsenen zu Schlaflosigkeit führen, was sich sowohl während der Ferien in den Bergen als auch am Meer recht unangenehm bemerkbar machen kann.

Das Kleinkind im Freien

Und noch ein Kapitel über das Stillen

Warum das Stillen so viele Vorteile hat

Es ist erst wenige Jahrzehnte her, daß das Leben eines Säuglings daran hing, ob er gestillt werden konnte oder nicht. Aber auch heute noch ist es in weiten Teilen der Erde für die Säuglinge eine lebensentscheidende Frage, ob ihre Mütter stillen können. Es gehört zu den größten Errungenschaften der Kinderheilkunde, daß Kuhmilch, welche für die Ernährung eines Menschenkindes eigentlich unbrauchbar ist, so verändert werden konnte, daß sie bekömmlich wurde. Damit ging aber bei unseren Müttern der Sinn für das Stillen weitgehend verloren. Auf einige Vorteile des Stillens sei deswegen an dieser Stelle noch einmal hingewiesen.

Kolostrum schützt vor Infektionen
Die sogenannte Vormilch oder das Kolostrum ist die Milch der ersten Lebenstage. Sie galt lange Zeit als wenig wert, weil sie noch nicht mit Milch vergleichbar ist. Heute wissen wir, daß das leichtverdauliche Kolostrum außer dem hohen Gehalt an Eiweiß und Vitaminen Abwehrstoffe in konzentrierter Form enthält, die in den ersten Lebenstagen von der Mutter auf ihr Kind übertragen werden und die zudem noch mühelos über die Darmwand in das Blut des Kindes gelangen.

Nichtgestillte Kinder sind ohne diese Schutzwirkung jeglichen Infektionsgefahren und Allergien stärker ausgesetzt. Es kommt hinzu, daß die sanft abführende Wirkung des Kolostrums dem Baby hilft, das Mekonium rascher abzuführen. Das wiederum beschleunigt die Ausscheidung von Bilirubin, dessen Überschuß die Neugeborenengelbsucht verursachen kann. Brustgenährte Kinder haben deswegen weniger häufig Infektionen der Atemwege. Sie bleiben vor Erkältungskrankheiten besser verschont und sind in den ersten Lebensmonaten völlig geschützt gegen Masern, Mumps und Kinderlähmung. Auch vor Magen-Darm-Infektionen einschließlich typischer Durchfallerreger sind sie geschützt.

Gestillte Kinder entwickeln sich besser
Brustkinder sind nicht nur gegen Krankheit besser geschützt, sondern sie entwickeln sich auch besser. Vergleichende Untersuchungen zwischen Säuglingen aus sozial höher stehenden Schichten in den Vereinigten Staaten und aus sozial niedrigeren Schichten bei Naturvölkern haben ergeben, daß die gestillten Säuglinge der Naturvölker, die in unmittelbarem Kontakt mit den Müttern aufwachsen, in ihrer gesamten körperlichen und geistigen Entwicklung den amerikanischen Kindern in der ersten Lebenszeit voraus waren.
Warum sich gestillte Säuglinge besser entwickeln, läßt sich leicht verstehen, wenn wir in den Abbildungen gegenüber S. 161 die Lage des Säuglings beim Stillen und bei der Flaschenfütterung näher betrachten.

148

Dazu muß man wissen, daß die Aufnahme von Umweltbeziehungen in den ersten Lebenswochen hauptsächlich über die Haut möglich ist, denn der Haut-Tastsinn ist im Anfang viel besser entwickelt als der Gesichtssinn und der Gehörsinn. Beim Stillen spürt der Säugling die warme, weiche Haut seiner Mutter. Wenn die Mutter Flasche füttern muß, sollte sie möglichst ihren Säugling an die nackte Haut legen, damit auch der Flaschensäugling den gleichen Hautkontakt erfährt.

Entscheidende Unterschiede liegen aber in dem Gesichtskontakt. Hierzu muß man wissen, daß das Menschenkind eine angeborene Faszination für ein menschliches Gesicht mit auf die Welt bringt. Nichts interessiert ihn mehr, sobald er anfängt, seine Umwelt mit den Augen zu erkennen. *Nur beim Stillen schaut der Säugling in das Gesicht der Mutter*

Während des Stillens (Abb. gegenüber S. 161) schaut der Säugling — ob er will oder nicht — unentwegt in das Gesicht seiner Mutter. Zum Hautkontakt kommt also der Gesichtsfeldkontakt.

Bei der Flaschenfütterung ist dies nicht in gleicher Weise möglich, ohne daß der Hautkontakt verloren geht, denn der Blick des Säuglings kann nur in die Richtung der Flasche gerichtet sein und nicht in den Augen der Mutter enden.

Der Abstand zwischen dem Gesicht der Mutter und dem Gesicht des Säuglings ist natürlicherweise beim Stillen so, daß das Gesicht der Mutter schon nach wenigen Wochen gut erkannt wird. Die amerikanischen Forscher *Meltzoff* und *Moore* haben nachgewiesen, daß bereits im Alter von 2 – 4 Wochen junge Säuglinge in der Lage sind, das Mienenspiel von Erwachsenen zu imitieren, wenn sich das Gesicht in einem Abstand von etwa 20 cm nähert.

Wenn der Vater die Zunge herausstreckte, streckte auch sein Säugling die Zunge heraus. Wenn der Vater den Mund zu einem „A" verzog, ahmte dies der Säugling nach. Wenn der Vater die Lippen nach vorn schob, machte dies auch der Säugling nach. *und lernt alle Mienen kennen*

Dieses Imitieren war so verblüffend, daß es umfangreicher, statistischer Untersuchungen bedurfte, um den Beweis für das tatsächliche Vorhandensein zu liefern.

Jeder kann sich leicht vorstellen, daß also so früh schon, und dies ganz unbewußt, über das Nachahmungsverhalten des Säuglings sich viele Lernprozesse abspielen und dies in dem sozialen Feld der Geborgenheit zwischen Mutter und Kind. Beim Stillen haben Mutter und Kind also ausgiebig dafür Zeit.

149

Wie junge Säug-
linge imitieren

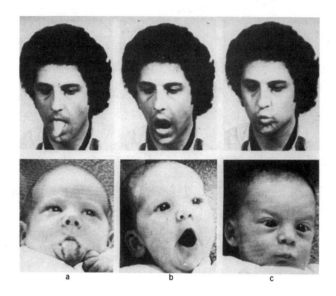

a   b   c

Die Mutter spürt ihren Säugling, beobachtet seine Freude, seine wohli-
ge Zufriedenheit und lernt auch die kleinsten Reaktionen ihres Kindes
begreifen. Das Kind lernt die weiche, warme Haut seiner Mutter schät-
zen, es lernt Geborgenheit und weiß nach wenigen Wochen bereits
über Geruch, Geschmack, Gehör, Gesicht und Gefühle, wie wichtig
seine Mutter ist. Diese Lernprozesse fördern die Mütterlichkeit und
geben dem Kind die Grundlage seiner Lebenssicherheit.

Muttermilch ist
die optimale
Ernährung für den
jungen Säugling

An dieser Stelle sei noch einmal erwähnt, daß nur die Muttermilch die
für den menschlichen Säugling richtige Zusammensetzung hat. Die
natürliche Ernährung geht soweit, daß jede Tierart ihre spezifische
Milch braucht, damit die jungen Tier-Säugetiere in der rechten Weise
gedeihen. Was auch immer an künstlicher Ernährung für das Menschenkind benutzt wird, die Tiermilch (Kuhmilch) muß verändert werden bei der künstlichen Ernährung.
Muttermilch enthält alles, was ein Neugeborenes zu seiner gesunden
Entwicklung benötigt in ausgewogenem Verhältnis und seinem Verdauungssystem angepaßt: arteigene Eiweiße, Fette, Milchzucker, Vitamine, Mineralien, Spurenelemente, Hormone und Enzyme. Muttermilch ist den entwicklungsbedingten Bedürfnissen des Kindes auf natürliche Weise entsprechend zusammengesetzt; künstlich hergestellte
Milch kann das so nicht leisten.

150

Mit dem Stillen wird dem Säugling genügend Flüssigkeit zugeführt. Es ist nicht notwendig, daß er zusätzlich z.B. Tee oder Wasser bekommt. Das gilt selbst in Wüstenregionen, wie eine Studie gezeigt hat, bei der Urinproben von gesunden und vollgestillten Babies auch in der heißesten Zeit des Tages daraufhin untersucht wurden.

Gestillte Kinder brauchen keine zusätzliche Flüssigkeit

Auch die Ernährungskommission der Schweizerischen Gesellschaft für Kinderheilkunde hat darauf aufmerksam gemacht, daß ein zusätzliches Flüssigkeitsangebot eher schädlich ist, weil dadurch eine recht hohe Wassergelöstheit entsteht, so daß die Kinder von Zusatzflüssigkeit abhängiger werden, d.h. die Säuglinge werden appetitlos und gedeihen nicht mehr richtig.

Auch für Frühgeborene weist die Muttermilch eine ganz spezielle Zusammensetzung auf. Sie enthält beispielsweise 15 % mehr Eiweiß. Weiter sind in der Muttermilch wichtige Schutzstoffe enthalten, z.B. die Immunglobuline, die körpereigenen Abwehrstoffe. Mit ihrer Milch gibt die Mutter diese Abwehrstoffe gegen die in ihrer Umgebung bestehenden Krankheitserreger an ihr Baby weiter. Erkrankungen des Magen-Darm-Traktes, der Atemwege und andere infektiöse Erkrankungen treten bei gestillten Kindern weniger häufig auf. Im ersten Lebenshalbjahr bietet ausschließlich Muttermilchnahrung einen weiteren wichtigen Schutz gegen allergische Erkrankungen.

Stillen auch bei zu früh geborenen Kindern

Jüngste Forschungen haben nachgewiesen, daß das Stillen auch über einen längeren Zeitraum sinnvoll ist. So entdeckte man im Jahre 1981, daß die sogenannten Lysozyme nach sechs Monaten Stillzeit bis ins zweite Lebensjahr hinein ständig zunehmen, in einem Zeitabschnitt also, in dem das Kind seinen Lebensraum stärker erforscht und häufiger mit Bakterien in Berührung kommt.
Eine im Jahre 1983 abgeschlossene Studie zeigt, daß weitere immunologische Schutzstoffe (IgA und Lactoferrin) auch im zweiten Lebensjahr in der gleichen Konzentration in der Muttermilch vorhanden sind. Bestimmte Nährstoffe (Natrium, Proteine, Eisen) nehmen zu, andere sinken ab (Zink) und wieder andere sind in gleichbleibender Konzentration nachgewiesen (Calcium). Das Interesse Ihres Kindes an fester Nahrung nimmt mehr und mehr zu und damit die Stillhäufigkeit ab, dennoch paßt sich die Milchzusammensetzung weiterhin den kindlichen Bedürfnissen an.

Stillen ist auch jenseits des 6. Monats sinnvoll, aber nicht mehr ausschließlich

Weil Muttermilch in kleineren Flöckchen gerinnt als Flaschennahrung und daher leichter verdaulich ist, trinken gestillte Kinder häufiger. An dieser Stelle sei ausdrücklich betont, daß das Nahrungsbegehren des

Stillen nach Bedarf

jungen Säuglings von seiner inneren Uhr gesteuert wird, die bei jedem Kind einen etwas anderen Rhythmus hat. In den ersten Lebenswochen überwiegt die sogenannte Ultradianperiodik mit rhythmischer Wiederkehr des Nahrungsbegehrens zwischen 2 bis 3 Stunden. Im Verlauf der ersten Monate werden dann jeweils zwei Perioden zusammengelegt. Etwa nach 3 Monaten verschiebt sich das Stillen auf die Tagesstunden, so daß allmählich das Kind nachts durchschläft.

Es gibt kein besseres „Schlafmittel" für junge Säuglinge als sie immer dann zu füttern, wenn sie schreien. Keine Mutter braucht Angst zu haben, ihr Kind zu verwöhnen. Sie erlebt selbst, daß nach einigen Monaten das Kind nachts keinen Hunger mehr hat, sondern seine Mahlzeiten auf die Tagesstunden verteilt.

| Abpumpen | Abpumpen ist normalerweise nicht erforderlich, regt nur unnötig die Milchbildung an. Untersuchungen zeigten, daß die Babys bei jeder Mahlzeit gewöhnlich etwa 80 % der in der Brust enthaltenen Milch saugen. Abpumpen ist jedoch dann sinnvoll, wenn Sie ein frühgeborenes oder krankes Baby haben, das noch nicht an der Brust trinken kann. Gerade für diese Kinder ist die Muttermilch lebenswichtig. |

| Vermehrter Bedarf | Bei Wachstumsschüben, die erfahrungsgemäß zwischen dem 7. und 14. Lebenstag, der 4. bis 6. Lebenswoche sowie dem 3. und 4. Lebensmonat auftreten, leert das Baby die Brust fast zu 100 % und wird häufiger wieder hungrig. Ihre Milch ist nicht zurückgegangen, sondern der Appetit Ihres Kindes ist größer geworden! Häufiges Stillen – etwa alle ein bis zwei Stunden – steigert die Milchproduktion, so daß der Bedarf nach zwei bis drei Tagen wieder gedeckt ist. |

| Es bekommt genug | Hat Ihr Kind sechs bis acht nasse Windeln innerhalb von 24 Stunden, erhält es genug Nahrung, denn: was herauskommt, muß auch hineingekommen sein! Diese einfache Kontrollmethode funktioniert allerdings nur dann, wenn das Kind keine andere Flüssigkeit erhalten hat. Einige Mütter sorgen sich um ihre Milchproduktion, wenn ihre Brust wieder weicher wird. Dies zeigt jedoch, daß sich das Gleichgewicht zwischen Nachfrage (Saugen) und Angebot (Milchproduktion) eingespielt hat. |

| Gewichskontollen und Stillproben | Ihr Baby ist ein Individuum. Manche Säuglinge brauchen Tage, andere Wochen, bis sie ihr Geburtsgewicht wieder erreicht haben. Einige nehmen stetig, andere unregelmäßig zu. Es gibt schmale und pummelige Stillkinder. |

Eine wöchentliche, später monatliche Gewichtskontrolle dürfte ausreichend sein für ein gesundes Kind. Eine annehmbare Gewichtszunahme liegt bei ein bis zwei Pfund pro Monat.

Früher hat man einen Säugling vor und nach dem Stillen gewogen, um festzustellen, ob die Muttermilch ausreicht. Klinisches Testwiegen, d.h. Wiegen des Babies vor und nach dem Stillen, in einer wissenschaftlichen Studie ergab, daß diese Methode unzuverlässig sein kann. Es ergaben sich Unterschiede von mehr als 15 % zwischen der genau gemessenen Nahrungsmenge und der Gewichtszunahme des Säuglings. Wenn der Säugling regelmäßig gewogen wurde, waren die Unterschiede bis zu 30 %. Statt der Stillprobe ist es daher besser, die nassen Windeln zu zählen.

Sie haben sicherlich verstanden, warum das Stillen durch die Mutter Ihrem Baby viel mehr bedeutet als die bloße Nahrungsaufnahme. Durch den Hautkontakt mit seiner Mutter macht Ihr Baby seine ersten und wichtigsten Lebenserfahrungen. Deshalb sollten Sie das Stillen so lange wie möglich aufrechterhalten. Falls Sie jedoch aus persönlichen Gründen von Muttermilchernährung auf künstliche Ernährung umstellen wollen, halten Sie Ihr Baby beim Füttern stets selbst im Arm oder auf dem Schoß und geben Sie ihm dabei Gelegenheit die Umwelt mit Ihrer Hilfe zu begreifen und spielend zu erlernen. Nehmen Sie vor allem Ihrem Kind nicht jeden Handgriff ab, wenn es ihn selber machen will. Auch dann nicht, wenn es ihn noch nicht beherrscht und sich und Sie dabei bekleckert.

Die Zufütterung geschieht im Rahmen der sogenannten „Zwiemilchernährung". Mit ihr beginnt zugleich das Abstillen.

Kein plötzliches Abstillen

Es ist für Ihr Baby wie für Ihre Figur das Beste, wenn sich das Abstillen langsam und gleitend vollzieht. Das erreichen Sie, indem Sie eine Brustmahlzeit nach der anderen innerhalb von 2 bis 3 Wochen durch eine dem Alter Ihres Kindes angepaßte Kuhmilchmischung ersetzen. Muß das Abstillen infolge einer Erkrankung der Mutter plötzlich vorgenommen werden, dann bedeutet das für das Baby wie für die Mutter eine erhebliche Belastung. Das Baby muß sich dann plötzlich auf Nährstoffe umstellen, die seinem Körper bis dahin unbekannt waren. Das führt nicht selten zu Durchfallstörungen.

Sie sollten übrigens das Abstillen möglichst nicht an heißen Tagen oder kurz vor einer Urlaubsreise beginnen. Während solcher Zeiten bedeutet die Umstellung für das Kind wie für die Mutter eine seelische und körperliche Belastung, die zu erheblichen Störungen des Allgemeinbefindens führen kann. Auch wenn Sie wieder berufstätig werden, braucht Ihr Kind nicht auf die Vorteile des Stillens zu verzichten. Die Milch, die Sie während der Trennung von Ihrem Baby abgedrückt bzw. abgepumpt und entsprechend gekühlt gesammelt haben, kann ihm am nächsten Tag gegeben werden. Das Ausdrücken/Abpumpen der Milch regt Ihre Milchbildung weiterhin an, und Sie vermeiden damit übervolle Brüste. Praktische Hinweise zu Stillen und Arbeiten finden Sie in der Broschüre Nr. 083, die Sie bei der La Leche Liga bestellen können (Anschrift S. 155).

Praktische Hilfen zum Stillen

Das Stillen ist für den jungen Säugling so wichtig, daß noch einige praktische Hinweise sich mit dem Stillen beschäftigen sollen. Es gehört zu den Triumphen der internationalen Kinderheilkunde in den Industrienationen, daß sie die Säuglingssterblichkeit von über 25 % auf unter 2 % gesenkt hat. Für diesen Erfolg war entscheidend, daß die bösartigen Ernährungsstörungen der Säuglinge durch verbesserte Säuglingsnahrungen beseitigt werden konnten. Denn noch vor 100 Jahren war es für unsere Kinder lebensgefährlich, nicht gestillt zu werden.

Leider ist dies in den unterentwickelten Ländern auch heute noch so. Selbst wenn wir dorthin Trockenmilchen schicken, gehen die Säuglinge zugrunde, weil das Wasser z. T. bösartige Krankheitskeime enthält. Schon aus diesem Grunde hat auf der ganzen Welt eine Kampagne für das Stillen eingesetzt.

Internationale Still-Hilfe durch La Leche League

Die **La Leche League** (Milch-Liga) mit ihrem Sitz in
9616 Minneapolis Avenue,
Franklin Park, Illinois 601 31/USA

ist eine politisch und konfessionell neutrale Vereinigung, international anerkannt bei allen Fragen des Stillens. Sie wurde 1956 in den USA von sieben Müttern gegründet, um anderen Müttern durch richtige Stillinformation und Unterstützung zu helfen. Der Name „La Leche Liga" (sprich: la letsche) leitet sich ab von einer Madonnenskulptur „Nuestra Senora de la Leche y Buen Parto" − „Unsere Madonna der (Mutter-)Milch und der guten Geburt".
Heute zählt die Liga mehr als 4900 Gruppen in 50 Ländern, und sie berät die WHO und UNICEF. Es gehören ihr etwa 12000 ehrenamtlich tätige Beraterinnen an sowie ein international zusammengesetzter Wissenschaftlicher Beirat, mit dessen Untersützung weltweit Erfahrungen und Forschungen über das Stillen gesammelt, ausgewertet und weitergegeben werden. Der Grundgedanke ist jedoch seit damals derselbe geblieben: das Gespräch von Frau zu Frau − Rat und Hilfe, Unterstützung und Ermutigung von Müttern, die mit Freude gestillt haben, für Mütter, die stillen wollen oder es schon tun.

154

La Leche Liga im deutschsprachigen Raum

Wenn Sie persönliche Informationen über das Stillen brauchen, eine Liste der Anschriften der La Leche Liga-Beraterinnen sowie der Veröffentlichungen zu Erkrankungen der Brust, Steigerung der Milchproduktion, Vorbereitung der Brust, Babys erste feste Kost, Stillen und Sexualität, Praktische Hinweise zu Stillen und Arbeiten, Still-Leitfaden für die Kinderkrankenschwester oder das „Handbuch für die stillende Mutter" bestellen möchten, wenden Sie sich bitte an

LA LECHE LIGA DEUTSCHLAND
Postfach 96
D-8000 München 65

LA LECHE LIGA SCHWEIZ
Postfach 197
CH-8053 Zürich

LA LECHE LIGA ÖSTERREICH
Postfach
A-6500 Landeck

Bitte fügen Sie einen ausreichend frankierten, an Sie adressierten Rückumschlag bei.

Das Leben in den Industrienationen hat das Stillen weitgehend verdrängt. Nur noch 6–10 % der Säuglinge werden mit 3 Monaten noch gestillt, obwohl schon der Name sagt, daß dieser Vorgang den Säugling so unglaublich bereichert. Deswegen benötigt die Mutter eine Stillberatung. Darüberhinaus finden die Geburten meistens in der Klinik statt, und die Klinikärzte und Klinikhebammen wissen nichts oder wenig davon, welche Schwierigkeiten die Mütter mit dem Stillen zu Hause haben. Erst allmählich überlegt man, ob die Hebammen hier nicht eine neue Aufgabe bekommen können.

Außerdem wird die Betreuung von Mutter und Kind sowohl vom Geburtshelfer als auch vom Kinderarzt vorgenommen. Deren Zusammenarbeit betrifft meist aber das unmittelbare Leben des Kindes, insbesondere bei kranken Kindern. Dabei ist das Stillen zu einem Stiefkind zwischen den Disziplinen geworden.

Stillberatung ist notwendig

155

Wie Muttermilch gefördert wird

Die Milchproduktion ist ein komplizierter Vorgang, bei dem körperliche und psychische Regulationsmechanismen eine Rolle spielen.

> Das Entscheidende ist das Saugen des Kindes an der Brust.

Reflexe und Hormone

Dies führt zu einem körperlichen Reflex, dem sogenannten Prolaktin-Reflex. Durch die Entleerung der milchbildenden Zellen wird die Milchproduktion angeregt. Feinste Nervenzellen an den Brustwarzen leiten Signale in den Bereich des Hirnstammes zur Hirnanhangdrüse, die daraufhin ein Hormon, das Prolaktin, ausschickt, das die Milchproduktion anregt.

Neben dem Prolaktin-Reflex ist der Milchflußreflex bedeutsam. Er wird ebenfalls durch das Saugen des Kindes an der Brustwarze ausgelöst, allerdings etwa 3 Minuten später. Wiederum kommt es über die Ausschüttung eines Hormons aus dem Hinterlappen der Hirnanhangdrüse, dem Oxytocin, zu einer Zusammenziehung der kleinen Muskelzellen in den Brustdrüsen, welche die Milch bilden. Durch dieses Zusammendrücken wird also die Milch auch von der Brust her aktiv in die Milchgänge gebracht.

Seelische Einflüsse regen die Milch an

Die Milchreflexe werden gefördert
- vor allem durch häufiges Saugen
- durch häufigen Kontakt mit dem Kind
- durch Sicherheit, Selbstvertrauen und Ruhe
- durch Wohlwollen und Ermutigung durch die Umwelt

Der Milchflußreflex wird gestört durch gegenteilige Einflüsse, wobei ein „schlaues Gerede" über Form und Größe von Brust und Brustwarzen diesen Milchanregungsmechanismus sogar hindern kann. Wenn dieser Reflex gestört ist, so wird auch bei häufigem Saugen des Kindes wenig Milch freigegeben, obwohl diese vorhanden ist. Das Kind wird unzufrieden, und die Brust bleibt voll. Die volle Brust wiederum hemmt die weitere Milchproduktion. Das unzufriedene Kind beunruhigt die Mutter, was wiederum den Milchproduktionsreflex stört.
Aus diesem Regulationsmechanismus sieht man, daß körperliche und seelische Einstellungen für das Stillen wichtig sind.

Stillen beginnt in der Schwangerschaft

Die La Leche Liga rät dazu, in den letzten Wochen der Schwanger- Wie die Brustwarzen abgehärtet werden schaft die Brustwarzen abzuhärten. Sie sollten leicht mit einem Frottiertuch oder mit einer weichen Bürste massiert werden. Mehrmals täglich soll die Mutter mit ihren Fingern die Brustwarzen kräftig herausziehen, so daß sie es spürt, aber nicht als schmerzhaft empfindet. Außerdem wird in den letzten Wochen der Schwangerschaft empfohlen, einige Tropfen Vormilch von jeder Brust mit der Hand auszudrücken, weil man annimmt, daß dadurch die Milchkanäle gedehnt werden und eine Überfülltheit der Brust vermieden wird.

Das Ausdrücken mit der Hand ist einfach: Mit der einen Hand wird die Brust gestützt, der Daumen wird gleichzeitig oberhalb, der Zeigefinger unterhalb der Brustwarze gehalten am Rande des Warzenvorhofes. Jetzt drückt man Daumen und Zeigefinger einwärts gegen den Brustkorb leicht zusammen und zieht dann nach vorn. Die Finger sollen nicht gegen die Brustwarze hinausgleiten. Dies kann man einmal am Tag machen.

Bewährte Hinweise an stillende Mütter

Ob das Kind genügend Milch bekommt, kann man an sechs bis acht nassen Windeln in 24 Stunden, an hellem Urin und in den ersten Wochen an einem häufigen Stuhlgang erkennen.

Wenn Ihr Kind unruhig sein sollte, hat dies andere Gründe. Durch Schreien äußert der junge Säugling nicht nur Hunger, sondern auch sein Bedürfnis nach mütterlicher Nähe und Geborgenheit.

Häufiges Stillen nach Bedarf des Kindes sichert eine der inneren Uhr des Kindes angepaßte Nahrungszufuhr und auch nachts das Gefühl der Geborgenheit. Lassen Sie sich keinen 4-Stunden-Rhythmus aufzwingen.

Junge Babys brauchen nächtliches Stillen, weil ihr Verdauungssystem noch nicht auf lange Nahrungspausen eingerichtet ist, aber auch, weil sie die Nähe ihrer Mutter spüren wollen. Es ist daher völlig normal und außerdem auch günstig für Ihre Milchproduktion, wenn Ihr Kind vor allem in den ersten Lebensmonaten für eine oder mehrere Mahlzeiten aufwacht. Manche Kinder schlafen schon sehr früh durch, andere erst nach Monaten, ob sie nun gestillt sind oder nicht. Überall auf der Welt nehmen Mütter ihre Säuglinge zum Schlafen mit ins Bett –

oder holen sie zu sich, wenn sie aufwachen. So geben sie ihnen Trost, Nahrung und Wärme – und werden weniger im Schlaf gestört.

Beide Brüste werden zu jeder Brustmahlzeit angelegt. Nur dies sichert die genügende Milchproduktion.

Die Dauer einer Brustmahlzeit sollte nicht auf 20 min. beschränkt werden. In dieser Zeit ist zwar der Säugling satt, aber sein Bedürfnis nach mütterlicher Nähe ist meist noch nicht befriedigt. Wenn der Säugling dann schreit, fangen manche Mütter an zuzufüttern. Das ist für das Stillen abträglich.

Muttermilchstuhl hat einen anderen Geruch und eine andere Form als ein Flaschenmilchstuhl. Muttermilchstühle sind sehr weich oder sogar flüssig. Es ist kein Durchfall, wenn diese Flüssigkeit in die Windel fließt.

Rechtzeitige Planung – entspannte Atmosphäre. Viele Paare planen gemeinsam, wie Hausarbeit und Besuch in den ersten Wochen eingeschränkt werden könnte, damit sie Zeit füreinander haben. Wie wäre es mit „Baby-Flitterwochen"? Unruhe und Aufregung können den Milchspendereflex hemmen.
Gönnen Sie sich viel Ruhe. Am einfachsten ist es für Sie, wenn Sie Ihren Rhythmus dem des Babys anpassen. Vielleicht will es am Nachmittag oder Abend längere Zeit an der Brust sein; das ist eine gute Gelegenheit, die Füße hochzulegen und abzuschalten, wenn es trinkt. Lassen Sie den Haushalt Haushalt sein. Hier sollten Sie jedes Angebot zur Hilfe dankbar annehmen, dadurch haben Sie mehr Zeit für Ihr Kind.

Die Ernährung des Säuglings ist mehr als nur Sattmachen

Warum die Säuglingsernährung eine so große Rolle spielen muß

Das junge Menschenkind hat gegenüber dem älteren Kind und dem Erwachsenen einen enormen Energiebedarf, denn es muß neben dem

- Ruhestoffwechsel (z.B. für Herzschlag, Lungenatmung, Darmbetrieb etc.) und dem
- Arbeitsstoffwechsel (Bereitstellung der Energie z.B. für Bewegung) auch noch den
- Wachstumsstoffwechsel

befriedigen, denn Wachstum, gleich ob über Zellvermehrung oder Zellvergrößerung, bedeutet immer das Überwiegen des Eiweißanbaus über den Eiweißabbau.

Der Energiebedarf beim Säugling ist mit 110 kcal/kg Körpergewicht und Tag am höchsten während des ganzen Lebens. Mit zunehmendem Alter geht der relative Energiebedarf ständig zurück. Da die Energiespender nur über die Nahrung aufgenommen werden, verdient die Ernährung im Kindesalter eine besondere Beachtung.
Wieviel Kalorien in den verschiedenen Altersstufen zur Deckung des erhöhten Energiebedarfs notwendig sind, ist aus Tabelle 1, Seite 188 ersichtlich.

Energiebedarf

Wasser ist der wichtigste Nahrungsbestandteil

Der wichtigste und unentbehrlichste „Nahrungsbestandteil" ist Wasser. Am Wasser hängt alles Leben, denn nur dort, wo es Wasser gibt, ist Leben überhaupt möglich. Wasser bildet auch die Hauptmasse des Körpers. Der junge Embryo besteht am Anfang seines Lebens zu 98 % aus Wasser. Der Wasseranteil am Gewicht beim Neugeborenen ist noch 70 %. Der größte Gehalt an Wasser ist an Zellen gebunden. Bewegliches Wasser außerhalb der Zellen fließt mit dem Blut in den Blutgefäßen oder ruht als Wasserreserve in den Geweben. Bei krankhaften Verhältnissen kann man diese als Ödeme erkennen. Mit dem Älterwerden geht der Wassergehalt des Gewebes zurück, aber auch beim Erwachsenen sind 60 % des Körpergewichtes aus Wasser.

Wegen ihres hohen Wassergehaltes sind Säuglinge extrem „wasserverlustanfällig". Durch Abatmen und über die Haut wird Wasser natürlicherweise etwa zu 40 %, über die Niere im Urin zu 50 bis 55 % und

Säuglinge sind besonders wasserverlustanfällig

mit dem Stuhl zu 3 bis 10 % ausgeschieden. Durchfälle im Säuglingsalter können sehr leicht zu einem schweren Wasserverlust-Syndrom mit Bewußtlosigkeit und Vergiftungszuständen führen. Die Wasserverlustanfälligkeit des Säuglings läßt sich auch am Wasserbedarf erkennen. Bezogen auf kg Körpergewicht ist er beim jungen Säugling drei- bis fünfmal höher als beim Erwachsenen.

Wasser wird direkt als Flüssigkeit eben als Wasser oder als Milch, Tee, Fruchsaft, Suppe etc. aufgenommen. Die „festen" Nahrungsmittel enthalten ebenfalls Wasser.

Wasser hat auch eine Transportfunktion, denn in ihm werden verdaute Nahrungsbestandteile gelöst. Die Endprodukte der Verdauung werden über das Blut an die verschiedenen Körperorgane abgegeben, wobei das Wasser im Blut als Lösungsmittel im weitesten Sinne gilt.

Nur mit Hilfe von Wasser kann Stuhl ausgeschieden werden, wobei der Körper im Enddarm über die Eindickung des Stuhls Wasser zurückhält. Das wichtigste Organ für den Wasserhaushalt ist die Niere. Mit dem hauptsächlich aus Wasser bestehenden Urin werden Giftstoffe ausgeschieden.

In jeder Körperzelle ist Wasser ein entscheidend wichtiger Anteil. Auch mit der Atmung und dem Schweiß wird Körperwasser ausgeschieden. Weil Wasser so lebensentscheidend ist, muß Durst als ein Schutzmechanismus des Körpers angesehen werden. Kinder sollten also ihren Durst nach Belieben löschen dürfen!

Aus dem Eiweiß baut sich das Leben auf

Unter Eiweiß versteht man einen stickstoffhaltigen Grundbaustoff der Zellen eines jeden Lebewesens. Die Grundelemente von Eiweiß, Fett und Kohlehydrat, also jeder Nahrung und Energiegewinnung, setzen sich aus Kohlenstoff, Sauerstoff und Wasserstoff zusammen. Eiweiß unterscheidet sich aber vor allem durch seinen Stickstoffanteil, daneben auch durch andere Elemente, z.B. Schwefel. Jede Pflanzen- und Tierart hat ihr spezifisch zusammengesetztes Eiweiß, das im Körper aus dem mit der Nahrung zugeführten Eiweiß aufgebaut wird.

Aminosäuren sind die Eiweißbausteine Das mit der Nahrung aufgenommene Eiweiß wird schließlich zu den eigentlichen Bausteinen abgebaut, nämlich den Aminosäuren, die die Grundlagen für das Eiweiß in sämtlichen Körperzellen bilden. Von 20 Aminosäuren, die im Eiweiß vorkommen, sind 9 für den Menschen essentiell, d.h. ohne deren Vorhandensein in der Ernährung kommt es zu Störungen, z.B. im Wachstum, in der Entwicklung und in der Abwehr von Infektionen. Es handelt sich um die Aminosäuren Valin,

160

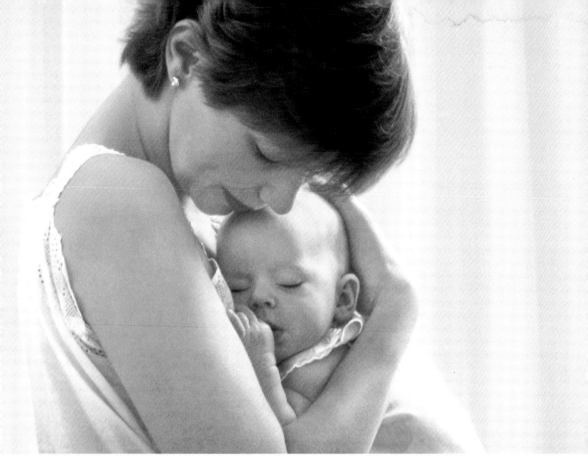

Milumil – die bewährte Dauernahrung von Milupa

Es ist gut, wenn Sie Ihr Kind stillen, denn Muttermilch ist die von der Natur vorgesehene Erstnahrung. Für die Mütter, bei deren Kindern Zwiemilch-Ernährung oder die ausschließliche Verwendung von Flaschennahrungen angezeigt ist, stehen Milch-Fertignahrungen zur Verfügung, die in ihrer Zusammensetzung und Qualität internationalen Anforderungen entsprechen. Nach dem Abstillen – aber auch, wenn Sie eines Tages merken sollten, daß Ihr Baby nicht mehr richtig satt wird –, dann geben Sie ihm Milumil, die beliebte und bewährte Dauernahrung bis zum Ende des Flaschenalters.

- Milumil ist der Muttermilch in wichtigen Bestandteilen angenähert und gut bekömmlich.
- Milumil sättigt kaloriengerecht, ohne zu überfüttern und schenkt ruhigen, zufriedenen Schlaf.
- Milumil läßt sich so dosieren, wie es das Wachstum Ihres Kindes erfordert.
- Milumil ist so bewährt und gut, daß auch Sie von jeder anderen Flaschennahrung jederzeit darauf umstellen können.

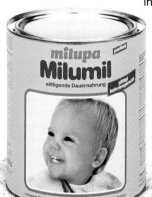

All das macht Milumil zur beliebten Dauernahrung, der Millionen Mütter schon seit vielen Jahren ihr Vertrauen schenken.
Mit Milumil geben Sie Ihrem Baby das, was für sein tägliches Wohlbefinden genauso wichtig ist wie seine innnere Geborgenheit: gesunde Sättigung und angenehmes Wohlbefinden.
Und Sie haben die beruhigende Gewißheit, das Beste für Ihr Kind zu tun.
Wenn Sie eine Milch-Fertignahrung zubereiten, ist es für das gesunde Gedeihen Ihres Kindes wichtig, daß Sie die Gebrauchsanweisung zur Herstellung der Flaschennahrung befolgen und die Mengenangaben der Dosierungstabellen, die Sie auf allen Packungen finden, beachten.

Erhältlich
in Apotheken und Drogerien

milupa
hilft Mutter und Kind

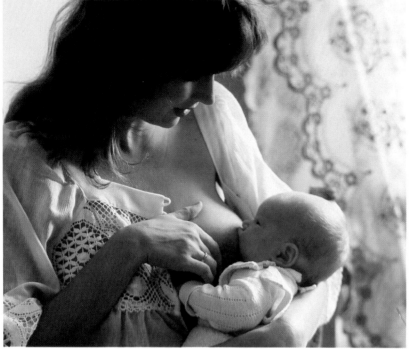

Während des Stillens kuschelt sich das Kind eng an den Körper und schaut unentwegt in das Gesicht seiner Mutter. Es lernt sie leichter fühlen, riechen, schmecken.

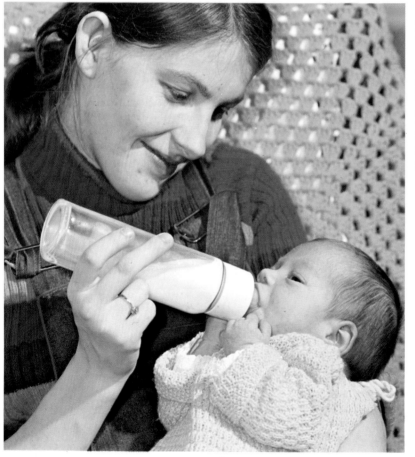

Die Flasche kann nur gegeben werden, wenn das Kind mit dem Gesicht in das Zimmer schaut. Tausend soziale Lernprozesse zwischen Mutter und Kind können nicht stattfinden.

Leucin, Isoleucin, Methionin, Threonin, Phenylalanin, Tryptophan, Histidin und Lysin.

Schon diese Namen machen deutlich, daß die Ernährungslehre ohne chemische Begriffe nicht auskommt. Je mehr man sich mit Ernährungsfragen beschäftigt, umso schwieriger wird die Materie, denn unser Körper, insbesondere die gesamte Verdauung und der Neuaufbau der mit der Nahrung aufgenommenen Stoffe in der Körpersubstanz, ist ein hochdifferenziertes biochemisches Geschehen, in dessen Wunder die Wissenschaft nur langsam Einblick bekommt.

Die mit der Nahrung aufgenommenen Eiweißkörper werden im Magen und Dünndarm durch Enzyme – das sind lebenswichtige Stoffe, welche chemische Vorgänge beschleunigen, ohne sich selbst dabei zu verändern – zu Aminosäuren gespalten. Diese verfallen zum kleineren Teil durch Eiweißfäulnis und werden mit dem Stuhl ausgeschieden. Der größere Teil wird vom Darm aufgenommen und geht ins Blut. Ein Teil davon wiederum wird zum Aufbau des körpereigenen Eiweißes benutzt, ein anderer Teil dient dem Erhalt von Energie.

Tierisches Eiweiß, besonders Milch, Eier, Fleisch, Fisch enthält die lebensnotwendigen Aminosäuren und ist daher für den Menschen viel wertvoller als pflanzliches Eiweiß. Für den jungen Säugling ist das Milcheiweiß, besonders das der arteigenen Milch (Muttermilch!) von größter biologischer Wertigkeit. Im Verlaufe der Kindheit kommen außer Kuhmilch zunehmend Fleisch, Fisch, Eier, Hafer, Kartoffeln, Sojabohnen, Getreide, Hülsenfrüchte als Eiweißträger infrage.

Kohlehydrate sind die wichtigsten Energiespender

Der Name Kohlehydrat stammt aus Zeiten, als man annahm, daß Zucker und Mehle als Wasserbindung des Kohlenstoffes aufzufassen seien. Die Kohlehydrate sind die wichtigsten in der Nahrung enthaltenen Energiespender, die sich aus Kohlenstoff, Wasserstoff und Sauerstoff zusammensetzen. Die Energie kommt dadurch zustande, daß im Stoffwechsel Kohlehydrate zu Kohlensäure und Wasser unter Wärmefreisetzung abgebaut werden. In den hochindustrialisierten Ländern beträgt der Anteil der Kohlehydrate in der Nahrung ca. 50 %. Hinzu kommt ein Eiweißgehalt von 10 % und ein Fettanteil von 35 bis 40 %.

Kohlehydrate werden mit der Nahrung als Rohrzucker oder Milchzucker, sogenannte Disaccharide, aufgenommen oder als Stärke, Mehle und Glykogen, sogenannte Polysaccharide. Alle Kohlehydrate müssen im Dünndarm durch spezifische Enzyme abgebaut und in sogenannte Monosaccharide gespalten vom Darm aufgenommen in die Blutbahn abgegeben werden. Monosaccharide sind einfache Zucker,

Wie werden Kohlehydrate aufgenommen

wie z.B. Glukose, Fruktose und Galaktose. Im Blut muß immer ein konstanter Blutzuckerspiegel vorhanden sein, um den Stoffwechsel der lebenswichtigen Zellfunktionen zu decken. Ein zuviel an Zucker (Hyperglykämie = Zuckerkrankheit) oder ein zuwenig (Hypoglykämie) sind krankhaft.

Für das junge Menschenkind ist ein hoher Kohlehydratanteil in der Nahrung unbedingt zum guten Gedeihen notwendig, denn der durch das Wachstum erhöhte Stoffwechsel wird noch verstärkt durch die Wärmeabgabe der relativ großen Körperoberfläche des kleinen Kindes sowie den kindlichen Bewegungsdrang mit seinen gegenüber den Erwachsenen extrem ausgeprägten Muskelaktionen.

Milchzucker ist das Kohlehydrat der Milch. Für die Säuglingsernährung sind aber auch Rohrzucker, Traubenzucker, Maltose, Nährzucker sowie von den höheren Kohlehydraten Mehle und Speisestärke bedeutsam. Der Säuglingsnahrung werden Koch- oder Nährzucker in einer Konzentration von 5 % zugesetzt (nicht nur, um zu süßen).

Ein zweites, höheres, langsamer verdaubares Kohlehydrat (Mehle, Schleimabkochung) macht die Kohlehydrate leichter verdaulich.

Jenseits des Säuglingsalters sind Vollkornbrot, Graubrot, Getreideprodukte wie Haferflocken, Getreideflocken, Gries, Kartoffeln, Hülsenfrüchte und Obst wertvolle, kohlehydratreiche Nahrungsmittel. Diese Nahrungsmittel enthalten außerdem wichtige Begleitstoffe wie Eiweiß, Kalzium, Phosphor und Eisen und nicht zuletzt auch Ballaststoffe (siehe dort).

Biologisch weniger wertvolle kohlehydratreiche Nahrungsmittel sind Teigwaren und „Süßigkeiten" wie Kuchen, Zucker, Honig, Marmelade, Bonbons, Schokolade etc. Sie enthalten praktisch keine Vitamine und sind arm an Begleit- und Ballaststoffen.

Fette als Wärme- und Energiespender

Fette dienen hauptsächlich als Wärme- und Energiespender, aber auch als Träger bestimmter Vitamine. Im Körper wird Fett in besonderen Zellen (Fettzellen) als Depot gelagert. Das Nahrungfett besteht aus einer Verbindung von Glycerin mit verschiedenen Fettsäuren. Sie bestimmen Geschmack und Verträglichkeit des jeweiligen Fettes.

Im Darm werden Fette durch Verdauungssäfte in Glycerin und Fettsäuren zerlegt, die von der Darmwand aufgenommen über das Blut den Energiebedarf des Körpers in der Zelle decken helfen, wo Fett zu Wasser und Kohlensäure verbrannt wird. Dabei wird ebenso wie bei den Kohlehydraten Wärme frei. Fett hat den höchsten Energiegehalt, denn 1 g Fett liefert 9,3 Kalorien (1 g Kohlehydrate liefert 4,1 Kalorien, 1 g Eiweiß liefert 4,1 Kalorien).

Die für den Säugling biologisch wertvollsten Fette sind in der Frauenmilch, denn Frauenmilch enthält mehr ungesättigte als gesättigte Fettsäuren und unterscheidet sich deshalb von Butterfett, Kuhmilch und anderen tierischen Fetten.

In der Ernährung des Kleinkindes und Schulkindes sind sichtbare Fette, z.B. Butter, Margarine, Speck, Öl, Schmalz, Kokosbutter oder Talg von unsichtbaren Fetten zu unterscheiden, die in Käse, Milch, Wurst, Fleisch etc. vorhanden sind. Biologisch hochwertige Fette enthalten u.a. Vitamin A, D, E und K. Sie sind leicht verdaulich. Dazu gehören Butter, Margarine, Keimöle und Speck. Biologisch weniger wertvolle Fette sind Kokosbutter, Schmalz und Talg.

Ein Brustkind nimmt pro Tag etwa 20 bis 30 g Fett zu sich. Mit steigendem Lebensalter sinkt der relative Fettbedarf des Kindes. Das Kleinkind benötigt mindestens 2 bis 3 g, das Schulkind 1 bis 2 g Fett pro Kilogramm Körpergewicht.

In der industrialisierten Gesellschaft besteht in der Überfütterung mit Fett eine weit größere Gefahr als im Fettmangel oder Fettlosigkeit der Nahrung.

Die Bedeutung von Mineralstoffen und Spurenelementen für die Ernährung des Kindes wird immer mehr erkannt

Wenn man den menschlichen Körper unter chemischen Gesichtspunkten betrachtet, dann besteht er zu 97 % aus den Grundelementen Wasserstoff, Kohlenstoff, Sauerstoff, Stickstoff, Kalzium und Phosphor. 2,5 % des Körpers betreffen Elemente wie Kalium, Schwefel, Chlor, Natrium, Magnesium und Eisen. 1/2 % sind nur in geringer Konzentration vorkommende Elemente, weswegen man sie Spurenelemente nennt. Einige von ihnen sind lebenswichtig, weil sie z.B. am Enzymstoffwechsel beteiligt oder Bestandteil von Hormonen (Jod im Schilddrüsenhormon) oder von Vitaminen sind.

Lebenswichtige Spurenelemente im menschlichen Körper sind z.B. Eisen, Jod, Kobalt, Kupfer, Mangan, Zink und Fluor. Manche Spurenelemente wie z.B. Blei oder Quecksilber wirken direkt giftig.

Im folgenden Kapitel werden die wichtigsten Mineralstoffe und Spurenelemente kurz dargestellt. Die Bedeutung dieser Stoffe wurde erst in den letzten 30 Jahren auch für das Säuglings- und Kleinkindesalter genügend bekannt. Diese anorganischen Stoffe spielen aber neben den Hauptnahrungsstoffen Eiweiß, Fett und Kohlehydrate für die Gesundheit des Kindes eine große Rolle.

Die wichtigsten Mineralstoffe, die wir mit unserer Nahrung aufnehmen, sind Chlorid, Natrium, Kalium, Kalzium, Phosphor und Magnesium.

Daß Kochsalz (Natriumchlorid, also eine Verbindung von Natrium
und Chlor) in der Nahrung notwendig ist, wissen Menschen seit Jahrtausenden. Zu wenig ist bekannt, daß Kochsalz nicht nur für die Bindung von Wasser wichtig, sondern auch für die Bildung mancher
Körpersäfte, z.B. des Magensaftes, unumgänglich ist. So bekannt es
ist, daß Kochsalz lebensnotwendig ist, so wenig ist bekannt, daß zuviel
Kochsalz der Gesundheit schadet. Dies gilt vor allem für den Blut-
hochdruck.

Natrium

Über den Natriumbedarf des Säuglings und Kleinkindes fanden inten-
sive Diskussionen zwischen Wissenschaftlern und diätetischer Indu-
strie statt. Sie führten dazu, daß heute der Natriumgehalt z.B. bei der
Beikost begrenzt wird. Milch schmeckt nicht nach Salz, so daß das
Gewöhnen an den Salzgeschmack beim Säugling hauptsächlich durch
Beikost zustande kommt.

Bei zuviel Natrium kann ein Krankheitsbild mit erhöhtem Wasserverlust entstehen. Es kommt zu Fieber, Erbrechen und Durchfall. Solche
Fehlernährung kann dadurch geschehen, daß bei der Auflösung ferti-
ger Säuglingsnahrungen Verdünnungsfehler gemacht werden.

Zur Vermeidung einer Wasservergiftung ist andererseits eine ausreichende Zufuhr von Mineralstoffen notwendig.

Kalzium

Kalzium oder Kalk ist in Form des Karbonats oder Phosphats für die
Knochen- und Zahnbildung des Körpers von maßgeblicher Bedeutung. Kalzium spielt aber auch für die wichtigsten Lebensfunktionen
eine große Rolle. Ohne Kalzium findet keine Blutgerinnung statt. Kalzium hat auch für die Nerven- und Muskeltätigkeit eine hohe Bedeutung. Es ist maßgeblich an der Herzfunktion und an der funktionellen
Bedeutung der Zellwände beteiligt.

In der frühen Lebenszeit, also in der Embryonalentwicklung (Schwangerschaft), und beim Säugling liegt ein erhöhter Kalkbedarf vor (Stillen), denn während dieser Zeit bildet sich die Knochensubstanz. Die
Bedeutung des Kalziums für das Wachstum wird insbesondere am Beispiel der Englischen Krankheit (Rachitis) deutlich. Infolge von Son-
nenlichtmangel, oder besser Vitamin-D-Mangel, wird das mit der
Nahrung aufgenommene Kalzium nicht richtig verwertet und es entwickelt sich eine Kalkverarmung des gesamten Knochensystems.

Kalkreiche Nahrungsstoffe sind Milch, Milchprodukte sowie Gemüse.
Kalkmangelzustände werden aber nicht durch eine vermehrte Aufnah-

me von Kalk behoben, denn unsere Nahrung enthält normalerweise eine ausreichende Kalkzufuhr. Bei Kalkmangelzuständen muß deshalb diejenige Krankheit beseitigt werden, die die Kalkverwertung oder die Kalkaufnahme verhindert (Vitaminmangel, Drüsenstörungen, chronische Durchfälle etc.).

Kalium ist ein unentbehrlicher Bestandteil jeder Zelle. In der Landwirtschaft wird dies benutzt, um über kaliumhaltige Düngemittel z.B. das Wachstum von Getreide zu fördern. Kalium trägt zur Steuerung von elektrischen Vorgängen an Nerven und Muskeln bei. Es ist ebenso wie Kalzium ein maßgeblicher Bestandteil des Knochensystems, allerdings in einem weit geringeren Ausmaß. Es ist verantwortlich für die Aufrechterhaltung des Zellwassergehaltes. Kalium ist besonders auch in den roten Blutkörperchen enthalten. Man sieht also, daß Kalium ein wichtiger Bestandteil unserer Nahrung ist. Kalium und Kalzium müssen im Blut zur Gesunderhaltung immer ein bestimmtes Verhältnis zueinander haben. Im Blut muß immer ein bestimmter Kaliumwert vorhanden sein. **Kalium**

Ein Kaliummangelzustand kann sich im Nerven- und Muskelsystem (Muskelschwäche, leichte Lähmungen, Apathie, Bewußtlosigkeit), im Magen-Darmtrakt (Verstopfung, Darmverschluß), im Bereich der Nieren bis zur Blasenlähmung oder im Herz-Kreislaufsystem mit Pulsbeschleunigung äußern.

Kalium und Natrium müssen sich ebenso immer in einem bestimmten Verhältnis zueinander befinden. Kalium ist das wichtigste intrazelluläre, Natrium das wichtigste extrazelluläre Kation. Während der Muskel- und Nerventätigkeit wandert Kalium aus den Zellen heraus und Natrium in sie hinein. In der Erholungsphase findet diese Wanderung in umgekehrter Richtung statt. Kalium und Natrium haben also einen unmittelbaren Einfluß auf die Lebensvorgänge in der Zelle.

Zuwenig Magnesium im Blut findet man gelegentlich bei unreifen Neugeborenen. Magnesiummangelzustände sind bei Ernährungsstörungen sowie bei einigen erblich bedingten Defekten der Magnesiumaufnahme im Darm bekannt. **Magnesium**

Die betroffenen Säuglinge fallen durch anfängliche Trinkschwierigkeiten, dann durch Überaktivität und schließlich durch Krampfanfälle auf. Nach Magnesiumverabreichung bessert sich der Zustand sofort.

Tabelle 1

Vorkommen von Mineralstoffen in Lebensmitteln und ihre Bedeutung für den Menschen (Beispiele).

	Lebensmittel	Bedeutung	Folgen von Mangel oder Verlusten	Folgen von Überangebot
Natrium	Speisesalz, Brot, Käse, Wurst, Fertiggerichte, Mineralwasser. In pflanzlichen Lebensmitteln nur sehr geringe Mengen.	Erhaltung der Körperflüssigkeiten Stofftransport durch Membranen	verminderter Flüssigkeitsgehalt des Blutes, der Gewebe und des Körpers. Schwäche, Übelkeit, Muskelzuckungen, Gehirnschwellung.	Bluthochdruck Herzüberlastung Hirnschlag Nierenversagen
Kalium	Fleisch, Fisch, Milch, getrocknete Früchte, Bananen, Aprikosen, Nüsse	Erhaltung der Zellflüssigkeiten und des Membranpotentials	Muskelschwäche, Störungen der Herz- und Atemfunktion	Herzversagen (Kommt hauptsächlich vor, wenn die Kaliumausscheidung durch Nierenversagen oder Medikamente gestört ist)
Chlorid	Speisesalz, Käse, Wurst, Brot, Fertiggerichte, Mineralwasser	Erhaltung der Körperflüssigkeiten Teil der Magensalzsäure	Alkalose, Schwäche, Atemstörungen, Muskelkrämpfe	Azidose Schwäche Atemstörungen
Kalzium	Milch, Milchprodukte, grüne Gemüse Getreide	Baustein des Skeletts und der Zähne. Regulation der Muskel- und Nervenerregbarkeit Blutgerinnungsfaktor	Knochenerweichung Muskelkrämpfe Übererregbarkeit	Verstopfung, schlaffe Muskulatur. Herzstillstand (nur bei Injektion)

Chlorid bildet in Verbindung mit Natrium – wie erwähnt – das Chlorid lebenswichtige Kochsalz. In dieser Eigenschaft ist es für die Erhaltung der Körperflüssigkeit lebensnotwendig.

Eine krankhafte Verminderung des Chloridgehaltes im Blut ist bei bestimmten Erkrankungen z.B. des Magen-Darmtraktes infolge von Erbrechen und Durchfällen festzustellen. Dies führt zu Schwächezuständen, Atemstörungen oder Muskelkrämpfen. Ein vermehrter Chloridgehalt des Blutes ist z.B. bei Nierenerkrankungen zu beobachten. Auch hier kann es zu Atemstörungen etc. kommen.

Die Tabelle 1 zeigt das Vorkommen der wichtigsten Mineralstoffe in Lebensmitteln und ihre Bedeutung für den Menschen auf.

Die Deutsche Gesellschaft für Ernährung hat 1985 Empfehlungen für die Mineralstoffzufuhr herausgegeben, und zwar in Anlehnung an die internationalen Empfehlungen des Food & Nutrition Board. Tabelle 2 zeigt die für Säuglinge und Kleinkinder empfohlenen Werte in g bzw. mg pro Tag.

Tabelle 2

Empfehlungen für die Mineralstoffzufuhr (in Anlehnung an die Deutsche Gesellschaft für Ernährung (1985) und den Food and Nutrition Board, 1980).

	Natrium	Kalium	Chlorid	Kalzium	Magnesium	Phosphor
Säuglinge	g/Tag	g/Tag	g/Tag	g/Tag	mg/Tag	g/Tag
0– 5 Monate	0.1 –0.35	0.3–1.0	0.25–0.7	(0.25)[1] 0.5	(30)[1] 50	(0.12)[1] 0.28
6–11 Monate	0.25–0.8	0.3–1.0	0.4 –1.2	0.5	120	0.5
Kinder						
1–3 Jahre	0.3–0.9	1.0–2.0	0.5–1.5	0.6	140	0.6
4–6 Jahre	0.4–1.3	1.0–2.0	0.7–2.1	0.7	200	0.7

1) Bei ausschließlich gestillten Kindern.

Spurenelemente
sind bedeutsam
für Stoffwechsel
und Wachstum

Spurenelemente, auch Bioelemente, haben in der Ernährung des Menschen, insbesondere in der des Säuglings, die biologische Aufgabe, Stoffwechsel- und damit auch Wachstumsvorgänge maßgeblich zu beeinflussen. Dies wird am besten an den Mangelzuständen deutlich, wenn mit der Nahrung nicht genügend Spurenelemente zugeführt werden.

Eisenmangel

Da Eisen in dem roten Blutfarbstoff eine wichtige Funktion erfüllt, kommt es bei Eisenmangel zu Blutarmut. Mit ihr sind Kraftlosigkeit, Müdigkeit, Schlafstörungen, Kopfschmerzen, Blässe der Haut, brüchige Fingernägel, Haarausfall usw. verbunden. Auch die intellektuelle Entwicklung der Kinder kann beeinträchtigt werden.
Niedrige Blutfarbstoffwerte fanden sich bei einer Untersuchung von Kindergarten- und Schulkindern in Frankfurt zwar nur bei 3 bis 6 % der Kinder, aber bei fast der Hälfte aller Kinder zwischen 16 und 18 Monaten wurde ein unerkannter leichter Eisenmangel festgestellt. Eisenmangel ist eine vermeidbare Gesundheitsstörung, wenn der Eisengehalt in der Säuglingsnahrung (gestillte Kinder haben 3–6 Monate normale Eisenwerte) angereichert wird. Daneben wird vor allem durch fleischhaltige Kost die Eisenzufuhr normalisiert.
Reich an Eisen sind Fleisch, Leber, Eidotter, Vollkornprodukte und grünes Gemüse.

Zinkmangel

Seitdem erkannt wurde, daß Zinkmangel Wachstum und sexuelle Reifung von Jugendlichen erheblich verzögern kann, nimmt man den Zinkbestandteil in der Kinderernährung sehr ernst. Zum Beispiel kann es bei einer bestimmten vererbbaren Krankheit zu bläschenartigen Hautablösungen mit Hautrötung um den Mund, an den Händen, an den Füßen sowie im Genital- und Analbereich kommen, wobei Zink über den Darm nicht in den Körper aufgenommen wird. Diese Krankheit heilt unter der Behandlung mit Zink ab.
Untersuchungen durch Professor Bergmann in Frankfurt an Kindern in Kinderkrippen, Kindergärten und Schulen haben ergeben, daß ein leichter Zinkmangel beinahe ebenso häufig festzustellen ist wie ein Eisenmangel.

Kupfermangel

Kupfermangel kann zu Blutarmut und bei bestimmten Kindern, bei denen eine vererbte Kupferverteilungsstörung besteht, auch im Säuglingsalter zu einem schweren Krankheitsbild mit spastischer Lähmung, Hirnschädigung, unter Umständen zum Tod führen. Auch bei Skorbut ist über Vitamin C ein Kupfermangel beteiligt. So wird dem Kupfergehalt der Säuglingsnahrung immer mehr Interesse zugewandt, wobei der Kupfermangel durch eine natürliche Beikost am besten verhindert werden kann.

168

Tabelle 3

Vorkommen von Spurenelementen in Lebensmitteln und ihre Bedeutung für den Menschen (Beispiele).

Element	Lebensmittel	Bedeutung	Folgen von Mangel oder Verlusten	Folgen von Überangebot
Eisen	Fleisch, Fisch, Innereien, Keime, Nüsse, (Vitamin C verbessert die Verfügbarkeit von Eisen aus pflanzlichen Lebensmitteln)	Teil des roten Blutfarbstoffs und wichtiger Enzyme Sauerstofftransport, Energiestoffwechsel	Blutarmut, Blässe, Leistungsunfähigkeit, Konzentrationsschwäche	akute, u. U. tödliche Eisenvergiftung, nicht durch Lebensmittel erreichbar. Chronische Eisenspeicherkrankheiten mit Schädigung von Leber, Nieren und Herz.
Zink	Fleisch, Meerestiere, Samen, Keime, Nüsse	Wachstum, Reifung, Wundheilung, unentbehrlicher Bestandteil von Enzymen u. Hormonen	Minderwuchs, Durchfall, Hautausschlag, Haarausfall, Wundheilungsstörungen, Fehlgeburten, Mißbildungen	durch Lebensmittel kaum möglich. Durch Zinkpräparate Magen-Darmstörungen.
Kupfer	Eigelb, Innereien, Nüsse, getrocknete Bohnen, Trockenfrüchte	Blutbildung, Bildung u. Erhaltung von Bindegewebe, Knochen, Gefäßwänden. Pigmentbildung.	Blutarmut, Blutungsneigung, Blässe. Entfärbung des Haares, skorbutartige Veränderungen an Schleimhäuten und Skelett.	über Lebensmittel kaum möglich. Kupfer-Speicherkrankheit (Wilson'sche Krankheit): Schwere Leber- und Nierenfunktionsstörungen, die tödlich enden können.
Jod	Jodiertes Speisesalz, Seefisch, Milch	Teil der Schilddrüsenhormone	Kropf, Minderwuchs, trockene Haut Störung der geistigen Entwicklung. Allgemeine Verlangsamung.	u. U. Schilddrüsenüberfunktion mit Reizbarkeit, Schlaflosigkeit, Zittern. Schweißfluß, besonders der Hände. Herzjagen, Heißhunger.
Fluor	Fluoridreiches Trinkwasser. Schwarzer Tee. Fluoridhaltige Mineralwässer.	Bildung der Hartsubstanz von Knochen und Zähnen.	Erhöhte Anfälligkeit der Zähne für Karies. Verstärkte Neigung zu Knochenschwund im Alter.	Gefleckte Zähne. Verstärkte Verkalkung von Knochen. Bei extremem, jahrelangem Überangebot: Verkalkung von Gelenkkapseln.

Jodmangel Die Unterversorgung mit Jod spielt im Kindesalter eine ausgesprochen große Rolle. Deswegen wurde ihr unter dem Thema „Kropfprophylaxe" ein eigenes Kapitel gewidmet (siehe Seite 120).

Fluorid Fluor ist ein lebenswichtiges Spurenelement, das als Fluorid beim Aufbau der Zähne und des Skeletts notwendig ist. Da in der Bundesrepublik Deutschland das Trinkwasser zu wenig Fluorid enthält, ist es notwendig, den Kindern zusätzlich Fluorid zu geben. Dies geschieht im Säuglingsalter hauptsächlich durch ein Kombinationspräparat von Vitamin D und Fluorid.

Ein nicht geringer Teil von Müttern wird zur Zeit durch Informationen verunsichert, aus denen nicht hervorgeht, daß ein Salz etwas anderes als das Grundelement desselben Salzes ist. So ist Chlor ein lebensgefährliches Gift, aber Natriumchlorid (= Kochsalz) ist lebensnotwendig.

Fluor ist ein Gift, aber als Fluorid ein essentieller, d.h. nicht verzichtbarer Nahrungsbestandteil, dessen Bedarf unter Umständen über Fluoridtabletten (s.o.) oder fluoridhaltige Zahnpflegemittel gedeckt werden muß. Näheres siehe auch Kariesprophylaxe (siehe Seite 229).

Die Tabelle 3 zeigt das Vorkommen der wichtigsten Spurenelemente in Lebensmitteln und ihre Bedeutung für den Menschen auf:

Die Deutsche Gesellschaft für Ernährung hat 1985 Empfehlungen für die Spurenelementzufuhr herausgegeben, und zwar in Anlehnung an die internationalen Empfehlungen des Food & Nutrition Board. Tabelle 4 zeigt die für Säuglinge und Kleinkinder empfohlenen Werte in mg pro Tag:

Tabelle 4

Empfehlungen für die Spurenelementzufuhr (in Anlehnung an die Deutsche Gesellschaft für Ernährung (1985) und den Food and Nutrition Board, 1980).

	Eisen	Zink	Kupfer	Jod	Fluorid*)
Säuglinge	mg/Tag	mg/Tag	mg/Tag	mg/Tag	mg/Tag
0– 5 Monate	2–6	3	0.7	50	0.25
6–11 Monate	8	5	1.0	80	0.25
Kinder					
1–3 Jahre	8	8	1.2	100	0.5 –0.75
4–6 Jahre	8	10	1.7	120	0.75–1.0

*) Dosis zur Kariesprophylaxe, wenn das Trinkwasser bis zu 0.3 mg Fluorid pro Liter enthält.

Tabelle 5

Die wichtigsten Vitamine, ihre Bedeutung für das Leben und Krankheitszustände bei ihrem Fehlen

Vitamine	Vorkommen	Funktionen	Krankheit	Symptome
A	Vorstufe Karotin in: Möhren, Spinat, Petersilie, ferner in: Milch, Butter, Eigelb	Einfluß auf den Zellstoffwechsel der Deckzellen von Haut und Schleimhäuten, vor allem auch der Augen (Bildung des Sehpurpurs)	Nachtblindheit, Hornhauttrübungen mit Hornhauteinschmelzung	Trockenheit des Auges, erschwerte Dunkelanpassung des Auges
B$_1$	Milch, Vollkornbrot, Weizen, Roggen, Reis, Spinat, Schweinefleisch und besonders Hefe	Nerven- und Kohlehydratstoffwechsel	Beriberi	Lähmungen der Beine, Arme, Rumpfmuskulatur, Nervenschmerzen, Gefühlsstörungen, Muskelschwund
B$_2$	Milch, Eigelb, Hefe, Leber, Fisch, Blattgemüse	Zellatmung	Gedeihstörungen	
B$_6$	Kartoffeln, Leber, Hefe, Getreide, Fisch	Einfluß auf Eiweiß	Gedeihstörungen	
B$_{12}$	tierische Lebensmittel	Einfluß auf Wachstum und Zellkernstoffwechsel	Blutarmut	Knochenmarksbefund, Nervenstörungen
Nikotinsäure	Hefe, in allen pflanzlichen und tierischen Nahrungsmitteln	Einfluß auf Kohlehydratstoffwechsel	Pellagra	Durchfälle, chronische Entzündungen der Darmschleimhaut
C	Zitronensaft, Orangensaft, Tomatensaft, Sanddorn, Paprika, Kohlrabi, grüne Pflanzen, Rosenkohl	Einfluß auf Zellstoffwechsel der Knochen und Zähne, Abwehr von Infektionen, Wund- und Knochenheilung	Skorbut	Blutungsneigung, Skelettveränderungen, Blutergüsse, Verknöcherungsstörungen, Blutungen an Zahnfleisch und Haut
D	Milch, Butter, Eigelb, Fisch	Einfluß auf Kalzium- und Phosphorhaushalt, Knochenaufbau	Rachitis (Englische Krankheit)	Störungen des Knochenwachstums, Wirbelsäulenverkrümmung, defekter Zahnschmelz, Reizbarkeit, Appetitlosigkeit
E	Weizenkeimöl, Weizenkeimlinge, Weizenvollmehl, grüne Pflanzen	Antioxydans		
K	Spinat, Tomaten, Eigelb, Leber von Säugetieren	Blutgerinnung	Blutgerinnungsstörungen	Blutungsneigung in Haut, Schleimhaut und inneren Organen, Blutstuhl, Bluterbrechen

171

Was Sie über Vitamine wissen sollten

Vitamine sind Wirkstoffe, die in allerkleinsten Mengen für Wachstum, Stoffwechsel, Infektionsabwehr usw. eine maßgebliche Rolle spielen. Sie werden nicht vom Körper aufgebaut, sondern müssen mit der Nahrung aufgenommen werden. Wegen des Wachstumstoffwechsels – Zellvermehrung! – benötigt das Kind bezogen auf seine Körpergröße und sein Gewicht relativ mehr Vitamine als der Erwachsene. Kranke Kinder haben einen erhöhten Vitaminbedarf.

Die Wirkung der Vitamine hat man erst an den Vitaminmangelzuständen erkennen können, denn die notwendigen Mengen sind für normale Meßmethoden viel zu gering. Aus diesem Grunde wird sich dieses Kapitel in erster Linie mit den wichtigsten Vitaminmangelkrankheiten beschäftigen, aus denen dann Rückschlüsse auf die Wirksamkeit der Vitamine gezogen werden können.

Vitamine werden nach Buchstaben des Alphabets benannt. Obwohl ein verschiedenartiger Wirkungsmechanismus für jedes Vitamin anhand der Mangelkrankheiten erkannt werden kann, stehen einzelne Vitamine ohne jeden Zweifel auch in enger Wechselbeziehung zueinander.

Normalerweise enthält die natürliche Ernährung des Kindes genügend Vitamine, wenn jenseits des Säuglingsalters eine normale gemischte Vollkost gegeben wird, die neben Milch, Butter, Eigelb, Leber und Fleisch genügend Getreideprodukte, Kartoffeln, Gemüse, Obst, Orangen, Zitronen etc. enthält.

Zu beachten ist, daß es wasserlösliche Vitamine (C und Vitamin B-Gruppe) und fettlösliche Vitamine (A, D, E und K) gibt. Die wasserlöslichen Vitamine werden mit der Nahrung im Dünndarm aufgenommen, die fettlöslichen können nur mit einer normalen Fettverdauung in den Körper gelangen.

Die vorstehende Tabelle 5 führt die für das Kindesalter wichtigsten Vitamine auf, zeigt die Nahrungsbestandteile, in denen die Vitamine vorwiegend enthalten sind, beschreibt die Funktionen der einzelnen Vitamine, die bei einem Mangel auftretenden Krankheiten und ihre wichtigsten Symptome.

Vitamin-A-Mangelzustände Vitamin A-Mangelerscheinungen sieht man gelegentlich bei Säuglingen, die über längere Zeit nur mit entrahmter Milch, mit Mehl oder karotinfreien Gemüsen, z.B. Soja, ernährt werden. Außerdem kann Vitamin A-Mangel entstehen, wenn Verdauungsstörungen oder Eiweißmangelzustände vorliegen.

Die Kinder fallen durch ihre Nachtblindheit auf. Außerdem ist die Widerstandsfähigkeit der Haut und der Schleimhäute z.B. gegenüber Verletzungen vermindert. An manchen Stellen kann es zu einer starken Verhornung kommen. Wegen der Verletzlichkeit der Oberflächen gegenüber Krankheiten neigen die Kinder auch vermehrt zu Haut- und Schleimhautentzündungen.

Gegen Vitamin-A-Mangel sind die Augen besonders empfindlich. Bakterielle Infektionen führen zu häufiger Konjunktivitis. Bei jungen Kindern ist der Vitamin A-Mangel fast immer mit einer Gedeihstörung verbunden, wobei es in schweren Fällen zum Wachstumsstillstand kommen kann.

Der tägliche Bedarf an Vitamin A liegt beim Säugling bei 0,5 – 0,6 mg, bei Kleinkindern bei 0,6 – 0,7 mg, bei Schulkindern zwischen 0,8 – 1,8 mg täglich. Die Ernährung mit Kuhmilch reicht zur Deckung des Bedarfs nicht aus. Deshalb müssen künstlich ernährte Säuglinge in den ersten Lebensmonaten zusätzlich Vitamin A in der Nahrung erhalten, z.B. Karottensaft oder karotinreiche Gemüsesäfte.

Unter dem Begriff des Vitamin B versteht man mehrere Vitamine, die zusätzlich mit Ziffern belegt werden. Die wichtigsten sind B_1, B_2, B_6 und B_{12}. **Vitamin B-Mangelzustände**

Die klassische Vitamin B_1-Mangelkrankheit heißt Beriberi. Sie ist vor allem in Südostasien als Folge einer einseitigen Ernährung mit poliertem Reis anzutreffen. Das Vollbild der Vitamin B_1-Krankheit ist durch Lähmungen vor allem der Beine, der Arme und der Rumpfmuskulatur gekennzeichnet, infolge derer es zu Nervenschmerzen, Gefühlsstörungen und Muskelschwund kommen kann.

Andere Untervitamine der B-Gruppe, z.B. Biotin, Folsäure, Pantothensäure etc. zeigen bei Mangelzuständen jeweils charakteristische Krankheitszeichen auf, die vor allem bei Gedeihstörungen zu finden sind. Das Hauptsymptom des Folsäuremangels ist z.B. eine typische Anämie. Die Pellagra mit Durchfällen und chronischen Entzündungen der Darmschleimhaut beruht auf einem Niacinmangel.

Der Vitamin B_{12}-Mangel hat verschiedenste Ursachen. Er ist durch eine typische Blutarmut mit einem Knochenmarksbefund charakterisiert. Auch Nervenerscheinungen mit Störungen der Tiefensensibilität und des Hautgefühls können auftreten. Die perniziöse Anämie ist eine typische Vitamin B_{12}-Mangelkrankheit.

B-Vitamine sind in zahlreichen Nahrungsmitteln vorhanden. Frauenmilch enthält im Gegensatz zur Kuhmilch nur geringe Mengen Riboflavin. B-Vitamine kommen besonders reichlich in Milch, Leber, Muskelfleisch, Eiern, Fisch, Hefe und Getreidekörnern vor. Die Gefahr eines Vitamin B_{12}-Mangels ist bei konsequenter vegetarischer Ernährung gegeben.

Vitamin C-Mangelzustände Der klassische Vitamin C-Mangel im Kindesalter ist der Skorbut. Durch Vitamin C-Anreicherung fast aller Säuglingsnahrungen ist diese Krankheit selten geworden. Das typische Symptom des kindlichen Skorbuts ist durch Blutungsneigung und Veränderungen am Skelett charakterisiert. Säuglinge mit Skorbut sind appetitlos, verdrießlich, weinerlich. Ihre Gliedmaßen sind schmerzhaft, weshalb sie bei leisester Berührung schreien. Blutergüsse, vor allem an den Beinen und an der Knorpelknochengrenze der Rippen, bedingen eine Verknöcherungsstörung. An den typischen Verkalkungszonen bildet sich knorpeliges Gewebe, wobei die Knochenränder herausgequetscht werden. Blutendes Zahnfleisch und kleinste Hautblutungen an Hals und Schultern können auftreten.

Skorbut heilt sofort bei täglicher Gabe von Vitamin C als Askorbinsäure. Bei künstlicher Ernährung sollte man auf frühzeitige Gabe von Vitamin C-reichen Gemüsesorten, Zitronensaft, Orangensaft, Sanddorn etc. achten. Stillende Mütter haben einen erhöhten Vitamin C-Bedarf.

Vitamin D-Mangelzustände – Rachitis Die größte Bedeutung für die Gesundheit unserer Kinder hat der Vitamin D-Mangel, die Rachitis. Jahrhundertelang hat die Englische Krankheit zu einem lebenslangen Krüppeldasein geführt. Vor der Entdeckung des Vitamin D gehörte die Englische Krankheit – dort vor allem in den Elendsvierteln auftretend – zu den häufigsten Kinderkrankheiten. Während in Europa vorwiegend die Kinder armer Bevölkerungskreise betroffen waren, waren es in südlichen Ländern die Kinder reicher Bevölkerungsschichten, die vorwiegend in den Häusern aufgezogen wurden.

Über die Entdeckung des Berliner Kinderarztes Huldschinsky, daß durch Ultraviolettbestrahlung Vitamin D in der Haut entsteht, und der weiteren Entdeckung, daß auch in bestrahlten Nahrungsmitteln, insbesondere der Milch, Vitamin D gebildet werden kann, kam es 1926 zur Reindarstellung des Vitamin D durch den Nobelpreisträger Windaus. Ein systematischer Einsatz des Vitamin D zur Prophylaxe erfolgte erst in den letzten Kriegsjahren. Seitdem ist die Rachitis als Krüppelleiden in unserem Lande praktisch ausgerottet. Sie spielt nur noch eine Rolle bei bestimmten Stoffwechselstörungen, vor allem im Nierengebiet, weswegen es zu einer erhöhten Ausscheidung von Phosphat kommt. (Näheres siehe Seite 447).

Vitamin K-Mangelzustände Bei Fehlen von Vitamin K besteht eine Blutungsneigung in der Haut, in den Schleimhäuten und in den inneren Organen. Durch natürliche Darmbakterien wird Vitamin K gebildet, es kommt in die Leber und wird dort zum Aufbau blutgerinnungs-fördernder Substanzen be-

nutzt. Vitamin K-Mangelblutungen mit Blutstuhl, Bluterbrechen sind bei Neugeborenen und bei längere Zeit ausschließlich mit Muttermilch ernährten Kindern zu beobachten. Zweckmäßig erscheint eine systematische Vitamin K-Prophylaxe in der Neugeborenenperiode, vor allem bei Früh- und Mangelgeburten.
Vitamin K kommt in Spinat, Tomaten, Eigelb und in der Leber von Säugetieren vor. Frauen- und Kuhmilch enthalten nur geringe Mengen.

Für die Ernährung des Säuglings muß die Kuhmilch verändert werden

Warum Kuhmilch verdünnt wird Der wichtigste Bestandteil der Milch ist das Eiweiß, das im sogenannten „Kasein", auch „Käsestoff" genannt, enthalten ist. Außerdem enthält sie Kohlenhydrate in Form von Milchzucker, weiterhin Milchfett, Salz und Vitamine.

Die Muttermilch unterscheidet sich in ihrer Zusammensetzung stark von der Kuhmilch, die wegen ihres doppelt so hohen Eiweißgehaltes entsprechend verdünnt werden muß, wenn sie einem Menschensäugling bekommen soll. Da durch diese notwendige Verdünnung aber auch der bei beiden gleiche Fettgehalt verdünnt wird, muß der verdünnten Kuhmilch Fett in Form von Öl zugesetzt werden. Kohlenhydrate enthält die Kuhmilch etwas weniger als die Muttermilch, deshalb muß Zucker zugesetzt werden. Wegen des geringen Vitamingehalts der Kuhmilch bekommt der Säugling zusätzlich Vitamin, z. B. in Form von Fruchtsäften.

... und nur abgekocht gegeben werden darf Rohe Milch – auch Vorzugsmilch – muß vor der Mahlzeit abgekocht werden. Benutzen Sie dazu stets den gleichen Kochtopf, und rühren Sie die Milch während des Kochens um, damit sich keine Haut bildet. Nach einmaligem Aufwallen wird sie durch ein in kochendem Wasser keimfrei gemachtes Haarsieb abgeseiht. Stellen Sie die abgekochte Milch nach einer ersten Abkühlung in kaltem Wasserbad in einem verschlossenen Gefäß gleich in den Kühlschrank oder einen kühlen Keller.

Spätestens 24 Stunden nach dem Kochen muß alle Milch verbraucht sein. Da die Fäulnisbakterien durch das Aufkochen nicht auch abgetötet werden, fängt länger stehende Milch an, sich zu zersetzen, und wird dann für Ihr Baby gesundheitsgefährlich.

Vorzugsmilch Es besteht die Möglichkeit, die Kuhmilch in Form der gewöhnlichen Milch oder als sogenannte Vorzugsmilch zu beziehen oder aber einem Trockenmilchprodukt den Vorzug zu geben. Die einzelnen Milcharten haben Vor- und Nachteile.

Die gewöhnliche Milch ist nicht keimfrei. Sie verändert sich aus diesem Grunde relativ rasch und muß deshalb möglichst bald aufgekocht und in den Kühlschrank gestellt werden.

Die Vorzugsmilch stammt aus speziell überwachten landwirtschaftlichen Betrieben, weshalb sie auch teurer als die übrige Milch ist. Ihr Fettgehalt ist meist höher als bei den üblichen Milchsorten, ihr Keimgehalt geringer.

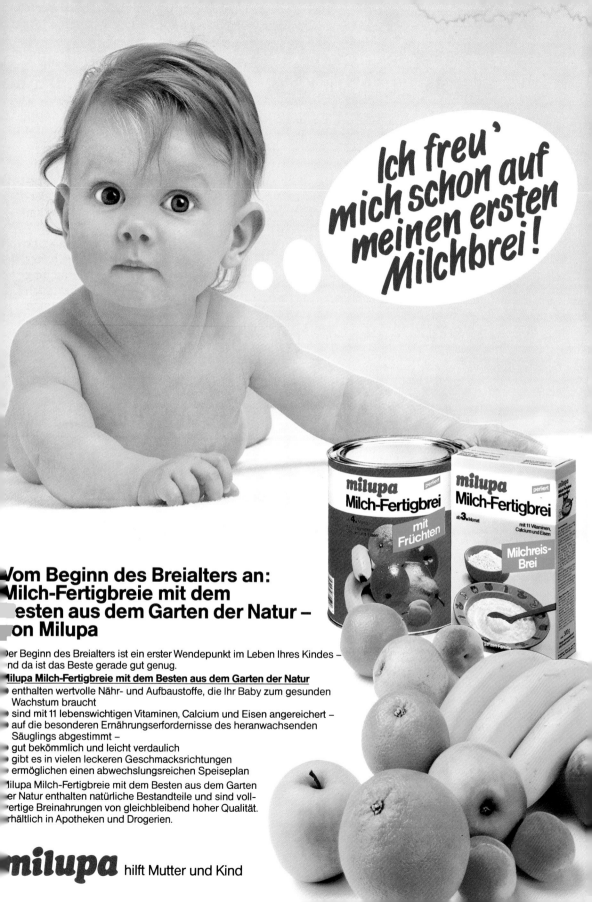

In den Vereinigten Staaten wird der größte Teil der Säuglinge mit kondensierter gezuckerter Milch bei künstlicher Ernährung aufgezogen. In unserem Lande hat sich diese einfache Art der künstlichen Ernährung kaum eingeführt. Dabei muß der Kondensmilch lediglich Wasser und Zucker zugeführt werden.

Kondensmilch

Es gibt keinen Zweifel darüber, daß die hohe Säuglingssterblichkeit in erster Linie durch die Ernährungsstörungen bedingt war. Aber es gehört zu den größten Errungenschaften der modernen Kinderheilkunde, daß sie Fertigmilchen „konstruierte", die der Muttermilch sehr ähnlich gemacht werden konnten. Solche adaptierten Milchen werden von verschiedenen Firmen angeboten. Diese Trockenmilchpräparate haben dazu beigetragen, daß Ernährungsstörungen weitgehend verschwunden sind.

Fertigpräparate

Trockenmilchen sind in der Regel keimfrei und so zusammengesetzt, daß sie der Säugling gut verträgt. Manche Firmen haben überdies für verschiedene Lebensabschnitte des Säuglingsalters unterschiedliche Fertigpräparate entwickelt, die sich den Bedürfnissen des jüngeren oder älteren Säuglings anpassen.
Die Vereinfachung der Flaschenmilchbereitung durch Trockenmilch wird von vielen Müttern geschätzt, weil die notwendigen Zusätze, wie Zucker, Schleim oder Mehl, im Trockenmilchpulver in der richtigen Mischung enthalten sind. Der Preis ist allerdings auch etwas höher als bei gekaufter Kuhmilch. Besonders willkommen ist Trockenmilch natürlich auf Reisen oder unter hygienisch ungenügenden Lebensverhältnissen im Ausland.

Trockenmilch

Achten Sie bei der Zubereitung der Milch darauf, daß die richtige Trockenmilchmenge in die Flasche gegeben wird. Zuviel Milchpulver kann bei gleicher Milchmenge zur Überfütterung, zu wenig Milchpulver unter Umständen zu Mangelernährung führen. Achten Sie auch auf das Wasser, das Sie verwenden. Es soll keimfrei und sauber sein. Kochen Sie es vorher auf jeden Fall ab.

Kurz nach der Geburt eines Kindes wird jede Mutter von allen Seiten mit zahllosen Prospekten und Mustersendungen von Säuglingsnährmitteln überschwemmt. Das führt dazu, daß sie oft kaum mehr weiß, was davon richtig und wirklich wertvoll ist. Zunächst kann gesagt werden, daß die meisten Produkte unserer leistungsfähigen Nährmittelindustrie gut sind. Es wäre falsch, wenn die Mutter nun aus Sparsamkeitsgründen ein Nährmittelmuster nach dem anderen ausprobieren würde. Durch solchen häufigen Kostwechsel könnten beim empfindlichen Säugling Verdauungsstörungen hervorgerufen werden. Sie sollte den Ratschlag Ihres Kinderarztes einholen und sich daraufhin für ein Produkt entscheiden. Das gilt selbst dann, wenn am ersten oder zweiten Tag Anfangsschwierigkeiten auftreten sollten, der Säugling muß sich oft zunächst einmal an seine neue Kost gewöhnen. Dazu braucht er aber Zeit.

Im Säuglingsalter gilt nicht wie im Erwachsenenalter, daß eine möglichst abwechslungsreiche Kost die beste ist. Der Säugling gedeiht meist dann besonders gut, wenn er über längere Zeit ohne Wechsel die gleiche Nahrung bekommt.

Säuglingsflasche und Sauger

Säuglingsflaschen aus kochfestem, dem sogenannten „Jenaer Glas" sind dauerhaft, leicht zu reinigen und, was besonders wichtig ist, völlig keimfrei auszukochen. Sie werden auch niemals unansehnlich. Besonders leicht handzuhaben sind Weithalsflaschen, die ganz leicht ohne Trichter abgefüllt werden können. Die Flaschen sollen auskochbare Gummikappen haben. Auskochbar müssen auch die Gummisauger sein, die zweckmäßig zwei Löcher haben, damit während des Saugens Luft in die Flasche hineinperlen kann. Die Saugnippel sollten dem Kiefer Ihres Babys einigermaßen angepaßt sein. Ein guter Sauger hat ein gebahntes Loch, das nicht zu weit sein darf, damit Ihrem Kind das Saugen nicht leichterfällt als an Ihrer Brust. Wenn Sie die gefüllte Flasche umdrehen und die Milch in langsamen, gleichmäßigen Tropfen heraustropft, ist das Loch gerade groß genug.

Wenn Sie Ihr Baby zum erstenmal aus der Flasche füttern wollen, dann denken Sie daran, daß der Sauger ihm fremd ist und daß es noch nie ein solches Gefühl im Mund gehabt hat. Es muß sich mit diesem neuen Ding erst auseinandersetzen und herausfinden, daß aus ihm Nahrung herausquillt. Das ist keine leichte Aufgabe für das Baby. Also haben Sie Geduld.

178

Es gibt Babys, die das Trinken an dem Flaschensauger so stark ermüdet, daß sie ihn ablehnen. Geschieht das bei Ihrem Kind, dann muß das Saugloch vorsichtig vergrößert werden. Haben Sie dagegen einen stürmischen Trinker, der dazu noch zum Speien neigt, dann muß ein Sauger mit kleinerem Loch beschafft werden.

Später, wenn Sie auch angedickte Milch mit Haferschleim und breiartige Flüssigkeiten aus der Flasche verfüttern wollen, können Sie das Saugloch mit einer glühend gemachten Stopfnadel erweitern oder einen neuen Sauger mit größerem Loch kaufen. Jeder Gummisauger muß vor und nach jeder Mahlzeit, ebenso die Flasche, in einem eigenen, nur für das Baby bestimmten Kochgeschirr gründlich sprudelnd ausgekocht werden. Auch zum Spülen aller Gegenstände, aus denen Ihr Baby ißt, sollte nur gleich lang abgekochtes Wasser verwendet werden.

Die körperlichen Abwehrkräfte Ihres Kindes sind in den ersten Lebensmonaten noch sehr gering. Jede Infektion oder Schmutz aus einem Eßgerät kann schwere gesundheitliche Störungen bewirken. Ihr Kind hat also eigene Eßgeräte, die niemand außer ihm selbst – auch nicht seine Mutter, etwa zur Wärmeprobe – benutzt. Das gilt auch für alle Reinigungsgeräte. — *Hygiene groß-geschrieben*

Zeitsparender und hygienisch zuverlässiger ist die Kaltsterilisierung. Fast jede Klinik verwendet diese moderne und sichere Methode, die übrigens auch die Sauger mehr schont. Flaschen und Sauger werden nach dem Reinigen nur noch in die Sterilisierlösung gelegt. Mit einer Spezial-Sterilisierbox ist diese Methode besonders einfach und sparsam. Fläschchen und Sauger werden in der verdünnten Lösung keimfrei gemacht und bis zur nächsten Mahlzeit aufbewahrt. Das Gerät erhalten Sie in der Apotheke. — *Kaltsterilisation*

Milchmischungen und Gewichtszunahme

Von Zwiemilchernährung spricht man, wenn neben der Muttermilch auch Kuhmilchmischungen gegeben werden. Diese sollten von der sechsten Lebenswoche ab von der Halbmilch zur Zweidrittelmilch verdünnt werden. Halbmilch wie Zweidrittelmilch bestehen aus Kuhmilch erster Qualität, der entweder die gleiche Menge Wasser (Halbmilch) oder die halbe Menge Wasser (Zweidrittelmilch) zugesetzt wird, zusätzlich der notwendigen Menge Kohlenhydrate, Fett und Vitamine. Eine gute Halbmilch besteht aus einer sorgfältig aufbewahrten und gekühlten Vorzugsmilch, die um die Hälfte mit Wasser verdünnt wird. Weiter werden auf 100 Gramm Flüssigkeit 4 g Zucker, 2,5 g Stärkemehl und 1,5 g Keimöl zugesetzt. — *Halbmilch – Zweidrittelmilch*

Gewöhnlich kauft man pasteurisierte oder ultraerhitzte Konsummilch mit 3,5% Fettgehalt, wie sie den neuen EG-Normen entspricht, dazu ein Paket feines Weizen- oder Maisstärkemehl, 1 Flasche Maiskeimöl und eine Dose Nährzucker oder Kochzucker.

Fragen Sie Ihren Kinderarzt, wie Sie die Milch für Ihren Säugling in der richtigen Mischung herstellen sollen. Sie müssen nämlich wissen, daß Ihr Kind in den verschiedenen Lebensmonaten des ersten Jahres einen unterschiedlichen Flüssigkeitsbedarf an Joule (Kalorien) hat und sich deswegen die Menge der Milchmischung sich unbedingt verändern muß.

Bedarf an Joule (Kalorien) Der Bedarf an Joule (Kalorien) im Säuglingsalter wird mit durchschnittlich 420 kj (100 kcal) pro Kilogramm Körpergewicht des Kindes angegeben. Er ist in den ersten 3 Monaten mit 460 kj (110 kcal), im 2. Vierteljahr mit 420 kj (100 kcal), im 3. Vierteljahr mit 375 kj (90 kcal) und im 4. Vierteljahr mit 335 kj (80 kcal) pro Kilogramm Körpergewicht anzusetzen. Ein Säugling, der bei der Geburt schwer ist, braucht deswegen mehr Joule (Kalorien) als ein Säugling mit einem leichteren Gewicht. Am besten fragen Sie Ihren Kinderarzt, wieviel Ihr Säugling trinken muß.

Gewichtszunahme Ein gesundes Kind nimmt, nachdem die ersten Lebenstage mit ihrer natürlichen Gewichtsabnahme vorbeigegangen sind, ganz gleichmäßig zu. Während der ersten 6 Lebensmonate beträgt die tägliche Gewichtszunahme zwischen 20 und 30 Gramm. Bleibt das Gewicht einmal 1 bis 2 Tage lang gleich oder nimmt Ihr Baby sogar ein wenig ab, dann ist das kein Grund zur Aufregung. Länger dauernder Gewichtsstillstand oder gar Abnahme sind allerdings ein Warnzeichen. Dann muß der Arzt unterrichtet werden. Jedenfalls sollte Ihr Kind wöchentlich um 150 Gramm herum zunehmen.

Nach 6 Monaten sollte sich das ursprüngliche Geburtsgewicht verdoppelt haben.

Frühgeborene nehmen etwas rascher zu als Säuglinge mit vergleichsweise hohem Geburtsgewicht.

Nach 6 Monaten verlangsamt sich allmählich die Gewichtszunahme; sie beträgt dann wöchentlich nur noch um 100 Gramm herum.

Am Ende des ersten Lebensjahres sollte sich das Geburtsgewicht verdreifacht haben.

Kinderärztliche Ernährungsregeln

Für die Ernährung des Säuglings haben die Kinderärzte Regeln aufgestellt, an die auch Sie sich am besten halten.

Ihr Kind sollte täglich $^1/_6$ seines Körpergewichts Flüssigkeit bekommen, jedoch nicht mehr als 1000 g. Ihre Berechnungen dürfen Sie
auf 50 bzw. 100 aufrunden.
An heißen Tagen dürfen Sie bis zu $^1/_5$ des Körpergewichts Ihres Babys
mehr Flüssigkeit verabreichen. Insgesamt ist aber nie mehr als 1 Liter
pro Tag erforderlich. Gesunde Säuglinge trinken täglich um 800 ml.

Ihr Kind benötigt $^1/_{10}$ seines Körpergewichts an Milch, höchstens
aber 600 g täglich. Auch dabei dürfen Sie jeweils auf 50 bzw. 100
aufrunden. Im allgemeinen benötigt Ihr Kind nicht mehr als 500 g
Milch täglich.

Ihr Kind sollte $^1/_{100}$ seines Körpergewichts an Kohlenhydraten, das
sind vor allem Zucker und Mehl, täglich bekommen. Beide zusammen sollten $^1/_{100}$ des Körpergewichts nicht übersteigen. Sie dürfen
bei der Berechnung aber auf 5 bzw. 10 g aufrunden. Sie richtet sich
nach den Lebensmonaten. Ihr Kind sollte so viel mal 5 g Mehl täglich
in Form von Beikost bekommen, als es Lebensmonate zählt.
Beginnen Sie im dritten Lebensmonat damit, und fangen Sie vorsichtig
damit an, weil manche Kinder Mehl nicht gleich vertragen, steigern
Sie aber dann bis zur Normalmenge rasch.
Schleime, wie Reis- oder Haferschleim, müssen von Mehlzusätzen
unterschieden werden, weil sie viel besser vertragen werden. Dünne
Schleime, wie Reis, dürfen Sie Ihrem Kind unbedenklich schon in den
ersten Lebenswochen einflößen, dickere Schleime vom zweiten Lebens-
monat ab. Es gibt auch Schleim-Trockenpulver, von dem Sie 5 g pro
Lebensmonat täglich geben dürfen. Denken Sie aber daran, daß
Schleime zwar dick aussehen, aber weniger Kalorien und weniger
Nährstoffe haben als Milch! Schleime dürfen deshalb nur als Zusatz
zur Milch, nicht als Hauptnahrung gegeben werden.

Vom Anfang des zweiten Lebensmonats ab können Obstsäfte, von der
Mitte des vierten Lebensmonats ab auch Gemüse verfüttert werden.
Säfte und Gemüse sollen nicht in der Flasche verdünnt, sondern roh
mit dem Löffel verabreicht werden.
Wem diese Regeln zu kompliziert sind, dem sei empfohlen, den
Kinderarzt zu fragen. Er weiß am besten Bescheid, weil er das Kind
vorher untersucht hat, Ihr Kind von den Vorsorgeuntersuchungen
her kennt, sein Gewicht genau bestimmt hat und deswegen Sie und
Ihren Säugling „individuell" beraten kann.
Es empfiehlt sich nicht, „Ratschläge" über den Ladentisch einzu-
holen. Auch der noch so gut gemeinte Rat im Geschäft kann die
Individualität Ihres Kindes nicht berücksichtigen. Allgemeine Regeln

der Ernährungsberatung, die für jedes Kind in gleicher Weise gültig sind, gibt es nicht. Insbesondere sollten Sie Ihren Kinderarzt bei jedem Kostwechsel fragen.

Zur Beikosternährung des älteren Säuglings

Erste Breimahlzeiten Im dritten oder vierten Monat kann eine der Flaschenmahlzeiten, am besten mittags, wegfallen und durch einen Gemüse- oder Obstbrei ersetzt werden, der mit dem Löffel verfüttert wird. Sie müssen selbst herausfinden, wann Ihr Baby bereit ist, diesen Brei anzunehmen. Lehnt es ab, dann warten Sie noch einige Tage. Der Gemüsebrei besteht aus geschälten Mohrrüben, die in wenig Wasser gedämpft und durch ein Sieb passiert werden. Dazu gesellt sich dann Spinat. Beim Spinat sollen Sie etwas vorsichtig sein. Geben Sie stets frisch zubereiteten, unverwelkten und nur dann tiefgefrorenen, wenn er rasch aufgetaut wird. Bei langsamem Auftauen bilden sich, ebenso wie in zu lange gelagertem frischem, bestimmte Salze, die zu schweren Erkrankungen Ihres Kindes Anlaß geben könnten. Deshalb soll Spinat auch nicht vor dem sechsten Lebensmonat verfüttert werden. Auch soll er stets mit Milch gekocht werden, wodurch die in ihm enthaltene Oxalsäure gebunden wird.

Obst- oder Zwiebackbrei Der Obstbrei besteht aus Obst-Zwieback-Brei oder später auch aus Obst-Getreideflocken-Brei. Bananen sind sättigend und kalorienreich. Frische Äpfel enthalten wichtige Vitamine. Sie werden zuerst geschält und auf der Glasreibe gerieben. Will man später die Schale mitreiben, dann muß jeder Apfel vorher sorgfältig mit heißem Wasser abgespült und der Stielteil und der untere Blütenrest herausgeschnitten werden, um alle Spuren zurückgebliebener Pflanzenschutzmittel sicher zu entfernen.

Das gilt übrigens für alles Beerenobst, das heute überall durch chemische Bekämpfungsmittel von Schädlingen freigehalten wird. Auch kleinste Reste solcher Pflanzenschutzmittel sind, besonders für Säuglinge, gefährlich.

Gemüsebrei Vom fünften Lebensmonat ab werden 4 Mahlzeiten verabreicht, von denen die zweite aus Gemüsebrei, die vierte, abends, aus Obst-Zwieback-Brei bestehen kann.

Obstsäfte nicht vergessen Trotz dieser Breikost wird der seit dem zweiten Lebensmonat eingeführte Löffel Obst- und Mohrrübensaft nicht abgeschafft, sondern weiter zur gewohnten Zeit verabreicht.

182

Vom sechsten Lebensmonat an kommt dann als Abendmahlzeit der Vollmilchbrei dazu, so daß nur noch morgens nach dem Aufwachen eine Flasche gereicht wird. Vollmilchbrei enthält Grieß oder besteht aus einem Fertigbrei in Pulverform, der in Milch eingerührt und nach Vorschrift erwärmt oder aufgekocht wird.

Vollmilchbrei

Spätestens ab dem siebten Monat verträgt Ihr Kind auch Vollmilch. Vom sechsten Lebensmonat ab kann nun auch ein Eigelb, geschabte Leber oder geschabtes Kalbfleisch und Butter dazukommen. Das Eigelb wird an einigen Tagen unter das Gemüse gemischt, desgleichen Butter in kleinen Mengen von 3 bis 5 Gramm. An anderen Tagen wird der Gemüsebrei mit 2 bis 3 Teelöffeln feingewiegter gekochter Leber oder sehr feingehacktem Kalb- oder Hühnerfleisch angereichert. Manche Kinder reagieren auf Eigelb mit Ausschlägen. Fangen Sie also vorsichtig damit an, und lassen Sie vor allem das Eiweiß weg. Auch Quark, der besonders leicht verdauliches Fett und sehr viel Eiweiß enthält, dürfen Sie Ihrem Kind geben. Es ist dann aber auch etwas weniger Milch für Ihr Kind erforderlich, wenn es eine richtige Quarkmahlzeit bekommt.

Eigelb, Fleisch, Butter und Quark

Fertigprodukte sind nach kinderärztlichen und biologischen Erkenntnissen entwickelt und hergestellt. Sie bieten für jedes Alter die optimalen Zusammensetzungen an, die auch gut verträglich sind. Sie sollten nicht versuchen, sie durch irgendwelche Zusätze zu verfeinern. Das führt höchstens zu Verdauungsstörungen bei Ihrem Baby.

Über den Umgang mit Fertigprodukten

Es gibt die spezielle „Babykost", die aus schädlingsbekämpfungsmittelfreiem Obst und Gemüse mit Fleisch-, Ei- und Leberzusätzen hergestellt wird, in großer Auswahl.

Das gleiche gilt für die „Juniorkost", die weniger fein gewiegt ist und auch andere Nährmittel enthält. Sie schließt sich etwa im siebten Lebensmonat an die „Babykost" an.

Die Fertignahrung braucht nicht gekocht zu werden, es würde ihr nur schaden. Bewahren Sie die Fertignahrung stets nach Vorschrift auf. Heben Sie übriggebliebene Nahrung nicht – auch nicht für kurze Zeit – auf, weil sie einen guten Nährboden für überall in der Luft herumschwebende Pilzsporen und Bakterien abgibt.

Wenn Sie Ihr Baby etwa vom sechsten Lebensmonat ab täglich regelmäßig mit einem Löffelchen gefüttert haben, dann wird es auch ordentlich kauen und schlucken gelernt haben. Läßt sich Ihr Kind nur langsam füttern, dann sollten Sie einen „Wärmeteller" verwenden, damit der Brei auch bis zum Schluß warm bleibt. Wird es richtig darauf vorbereitet, dann wird Ihr Kind nach dem sechsten Lebensmonat früher oder später sein Löffelchen selbst zum Munde führen wollen. Unterstützen Sie es in diesem Bestreben, auch wenn es dabei kleckert und sich beschmiert.

Die Beikostempfehlungen der Deutschen Gesellschaft für Kinderheilkunde

Da die Einführung der Beikost* im Ernährungsschema für Säuglinge weltweit unterschiedlich gehandhabt wird, und zwar sowohl bezüglich des Einführungsalters als auch der verwendeten Nahrungsmittel, hat die Ernährungskommission der Deutschen Gesellschaft für Kinderheilkunde nach eingehenden Beratungen mit Vertretern der diätetischen Lebensmittelindustrie Empfehlungen herausgegeben. Diese seien im folgenden wiedergegeben:

Empfehlung für das Alter bei Ersteinführung von Beikost

Bei Ernährung mit Muttermilch und mit industriell hergestellten Flaschenmilchnahrungen
Einsatz der ersten Breimahlzeit nicht vor Beginn des 5. Monats (18. Woche), spätestens zu Beginn des 7. Monats (27. Woche).
Ist normales Gedeihen (vor allem altersgemäße Gewichtszunahme) in Frage gestellt, sollte mit der Beikostfütterung trotzdem nicht vor der 2. Hälfte des 4. Monats (16. Woche) begonnen werden.

Bei der Ernährung mit selbsthergestellter Flaschennahrung sind Zusätze von Vitamin A- und C-haltigen Produkten in Form von Säften oder einfach zusammengesetzter Löffelkost** zur Flasche ab der 6. Lebenswoche erforderlich. Der Zeitpunkt für den Einsatz von vollständigen Breimahlzeiten folgt den oben gemachten Empfehlungen.

Die 2. und 3. Breimahlzeit folgen im Abstand von je einem Monat zur vorangehenden Breimahlzeit.

Die Gabe von ausschließlichen Brust- oder Flaschenmahlzeiten sollte mit 10 bis 12 Monaten beendet sein.

Kommentar   Es gibt zwar kaum harte Daten über mögliche Nachteile einer Beikostfütterung vor dem 5. Monat, andererseits aber auch keine Hinweise auf einen erwiesenen Nutzen. Die Ergebnisse, welche auf eine Zunahme von Allergien hinweisen sowie Bedenken gegenüber

*) Beikost: Nahrungsmittel für den Säugling zusätzlich zur Brust- oder Flaschenmilchernährung

**) Einfach zusammengesetzte Löffelkost: Als Löffelzusätze zur Flaschenkost besonders gekennzeichnete einfach zusammengesetzte Früchte- oder Gemüsezubereitungen mit Vitamin C- und A-Anreicherung.

184

– einem entwicklungsphysiologisch ungünstigen Alter für die Fütterung vom Löffel
– einer zu frühen Steigerung der Energiezufuhr
– früher zusätzlicher Zufuhr von Natrium und Kochzucker

sind die Begründung, eine Vorverlegung der Einführung von Beikost für nicht sinnvoll zu halten.

Empfehlungen für Reihenfolge und Zeitpunkt des Einsatzes von Beikost

Erste Breikostmahlzeit ab 5. Monat: Gemüse-Kartoffel-Fleisch-Fettbrei (Eisen-angereichert). Erste Alternative

Beispiel für die Selbstherstellung:
2 Teile Gemüse (anfangs Karotten, später Kohlrabi, Blumenkohl, Fenchel, Spinat) + 1 Teil Kartoffeln + 10 g Fett (Butter/Keimöl im Wechsel) + 6x/Woche Fleisch (anfangs 20 g, im 2. Lebenshalbjahr bis 35 g mageres, gekochtes, püriertes Rind-, Schweine-, Kalb-, Geflügelfleisch im Wechsel, 1x in 2 Wochen gekochte Schweineleber) + 1x/Woche 1 Eigelb.
Gesamtmenge: Anfangs 150–200 g, im 2. Lebenshalbjahr 200–250 g.
Nachspeise: Obstmus (z.B. Apfel, Banane), anfangs 30 g, im 2. Lebenshalbjahr bis 50 g.

Zweite Breikostmahlzeit ab 6. Monat: Vollmilchbrei mit Cerealien und Obst (Eisen-angereichert).

Beispiel für die Selbstherstellung:
200 ml Vollmilch + ca. 8 % Getreide (z.B. Vollkornflocken, Haferflocken, Grieß) + 2–3 % Zucker + 30–40 g Obstsaft (Orange).

Dritte Breikostmahlzeit ab 7. bis 9. Monat: Vollkorn-Obst-Brei ohne Milch.

Beispiel für die Selbstherstellung:
100 g Getreideflocken-Wasserbrei + 100 g Obstmus + 10 g Butter.

Erste Breikostmahlzeit ab 5. Monat: Cerealienbrei auf der Basis einer Zweite Alternative
adaptierten Milchnahrung mit Getreide und Obst (Eisen angereichert).
Selbstherstellung hier nicht zu empfehlen, da dann kein gut ausnutzbares natürliches Eisen angeboten wird.

185

Zweite Breikostmahlzeit ab 6. Monat: Gemüse-Kartoffel-Fleisch-Fett-Brei (Eisen-angereichert).
Gleichzeitig: Ersatz des Cerealienbreies auf der Basis einer adaptierten Milch durch einen *Vollmilch*brei mit Cerealien und Obst (Eisen-angereichert), siehe oben.

Dritte Breikostmahlzeit wie bei der ersten Alternative.

Kommentar   Bei der Diskussion über die Zusammensetzung der ersten Breimahlzeit stand das Problem der Eisenversorgung im Vordergrund. Die wenigen vorhandenen Daten über die Prävalenz von Eisenmangel in der Bundesrepublik Deutschland zeigen, daß Anämien zwar selten, Eisenmangelzustände aber relativ häufig sind. Eisensupplementierung ab 5. Monat ist indiziert.
Eisenzusätze aus Fleisch-Gemüse-Zubereitungen sind besser bioverfügbar als aus Cerealien. Deshalb *favorisiert die Ernährungskommission den Beginn der Breikostfütterung mit einem Gemüse-Kartoffel-Fleisch-Fettbrei.* Ein weiterer Gesichtspunkt für die Bevorzugung dieser ersten Alternative ist bisher die Gefahr des Überangebotes von Kohlenhydraten durch zu frühen Einsatz von Cerealienbreien.

Über die Höhe der Eisenzufuhr wird aus zwei Gründen zunächst keine Empfehlung ausgesprochen:

1. Die *optimale Form*, in der der Eisenzusatz sowohl zu Gemüse-Fleisch-Brei als auch zu Cerealienbrei erfolgen sollte, ist noch Gegenstand der Diskussion.
2. Die EG-Richtlinien über Säuglingsmilchnahrungen lassen erwarten, daß alle Säuglingsmilchnahrungen mit Eisen angereichert werden. Deshalb besteht über die empfehlenswerte Höhe der verbleibenden Eisenzufuhr durch Breie noch keine abschließende Klarheit.

Der in der zweiten Alternative empfohlene Cerealienbrei auf der Basis einer adaptierten Milch soll den bisherigen 2/3-Milchbrei ersetzen, für den ein stark überhöhter Kohlenhydrat- und ein möglicherweise unzureichender Fettgehalt charakteristisch sind.

186

**Empfehlung für die Herstellung von Säften und einfach zusammenge-
setzter Löffelkost als Zusätze zur Flaschennahrung bei Verwendung
selbstzubereiteter Milchnahrung:**

Zur Deckung des Bedarfs an Vitamin A und Vitamin C ist die Einführung von Vitamin A- und Vitamin C-haltigen Produkten ab 6. Woche
erforderlich.
Besonders geeignet ist Karottenmus mit Vitamin C-Anreicherung.
Der Bundesverband der diätetischen Lebensmittelindustrie teilt mit,
daß die erforderlich gewordenen Änderungen der Verpackungsauf-
drucke etwa 1 Jahr in Anspruch nehmen werden.

Erst Kleinkinder und Schulkinder benötigen einen gemischten Speisezettel

Wieviel Joule/Kalorien, Flüssigkeit und Eiweiß ein Kleinkind benötigt

In den folgenden Tabellen finden Sie einen Überblick über die notwendige Anzahl von Joule/Kalorien, über den täglichen Flüssigkeitsbedarf und die wünschenswerte Eiweißversorgung bei Klein- und Schulkindern. Diese Tabellen wurden von der Deutschen Gesellschaft für Ernährung zusammengestellt.

Tabelle 1   Benötigte Kalorien/Joule in verschiedenen Altersgruppen

Alter in Jahren	Körpergewicht (Durchschnitts-werte)	pro kg Körpergew Joule kj	Kalorien kcal	pro Tag Joule kj	Kalorien kcal
1–3	12 kg	335	80	4020	960
4–6	18 kg	314	75	5650	1350
7–9	24 kg	727	65	6530	1560
10–14 Knaben	31–44 kg	250–210	60–50	7785–9210	1860–2200
10–14 Mädchen	30–47 kg	250–210	60–50	7535–10045	1800–2400

Tabelle 2   Flüssigkeitsbedarf in verschiedenen Altersgruppen

Alter Jahre	Körpergewicht (Durchschnitts-werte)	Flüssigkeitsaufnahme pro kg Körper-gewicht/Tag	Flüssigkeitsauf-nahme pro Tag
1	9,5 kg	120–135 ccm	1150–1300 ccm
2	11,8 kg	115–125 ccm	1350–1500 ccm
4	16,2 kg	100–110 ccm	1600–1800 ccm
6	20,0 kg	90–100 ccm	1800–2000 ccm
10	28,7 kg	70– 85 ccm	2000–2500 ccm
14	45,0 kg	50– 60 ccm	2200–2700 ccm

1 ccm = 1 cm^3 = 1 ml

Tabelle 3	Wünschenswerte Eiweißversorgung im Kindesalter		
Alter in Jahren	Körpergewicht (Durchschnittswerte)	Eiweiß pro kg Körpergewicht/Tag	pro Tag
1– 3	12 kg	2,4 g	29 g
4– 6	18 kg	2,2 g	40 g
7– 9	24 kg	2,0 g	48 g
10–14 Knaben	31–44 kg	1,8 g	54–79 g
10–14 Mädchen	30–47 kg	1,8 g	54–85 g

Wieviel Joule/Kalorien und Nährstoffe in unseren Nahrungsmitteln sind

Tabelle 4	Kalorien/Joule-, Eiweiß-, Fett- und Kohlenhydratgehalt der gebräuchlichsten Nahrungsmittel:				
Nahrungsmittel	Joule kj	Kalorien kcal	Eiweiß in g	Fett in g	Kohlenhydrate in g
Fleisch und Fleischwaren je 100 g					
Schweinefleisch, mittelfett	1155		18	21	—
Rindfleisch, mittelfett	995	238	15	18	—
Brathuhn	450	107	15	4	—
Schweineleber	575	137	19	5	1
Schinken, gekocht	1145	274	19	20	—
Schinken, roh	1440	344	16	29	—
Fleischwurst	1355	324	11	30	—
Leberwurst	1840	440	12	40	1
Zervelatwurst	1900	454	17	41	—
Streichmettwurst	2220	530	12	51	—
Fisch je 100 g					
Rotbarsch, Filet	475	114	19	3	KH in Spuren vorhanden
Hering, Filet	1190	285	17	19	

Nahrungsmittel	Joule kj	Kalorien kcal	Eiweiß in g	Fett in g	Kohlen-hydrate in g
Ei					
1 Hühnerei ~ 57 g	350	84	7	6	KH in Spuren vorhanden
Milch und Milchprodukte je 100 g					
Kuhmilch, 3,5% Fett	275	66	3,3	3,5	5
Kondensmilch(10%Fett)	760	181	7	7,5	10
Joghurt	310	74	5	4	5
Eiscreme	860	205	4	12	20
Hartkäse, vollfett	1555	372	32	30	2
Schmelzkäse, vollfett	1275	305	14	24	6
Speisequark, mager	370	88	17	1	2
Fette und Öle je 100 g					
Butter	3240	775	1	82 ⎫	KH in Spuren vorhanden
Margarine	3180	761	1	80 ⎭	
Olivenöl	3880	927		100	
Getreideprodukte je 100 g					
Mischbrot oder Roggenvollkornbrot	1000	239	7	1	52
Brötchen	1160	278	7	1	53
Zwieback (bzw. Voll-kornzwieback)	1685	403	10	4	76
Reis, poliert	1540	368	7	1	79
Haferflocken	1680	402	14	7	66
Weizengrieß	1550	370	10	1	75
Cornflakes	1620	388	8	1	83
Kartoffeln und Gemüse je 100 g					
Kartoffeln	350	85	2	Fett in	19
Blumenkohl	70	17	2	Spuren	2
Erbsen, grün	155	37	3	vor-	6
Möhren	120	29	1	handen	6
Spinat	75	18	2		2
Tomaten	75	18	1		3

190

Nahrungsmittel	Joule kj	Kalorien kcal	Eiweiß in g	Fett in g	Kohlen-hydrate in g
Obst je 100 g					
Äpfel	210	50	0,3	Fett in	11
Birnen	230	55	0,5	Spuren	13
Pfirsiche	175	42	0,7	vor-	10
Bananen	275	66	0,8	handen	14
Apfelsinen	160	39	0,7		7
Süßwaren je 100 g					
Bonbons, Durchschn.	1630	390	1	—	94
Vollmilchschokolade	2355	563	9	33	55
Marmelade, Durchschn.	1090	261	1	—	65

(Quelle: errechnet durch S. W. Souci, W. Fachmann, H. Kraut, Stuttgart)

Speiseplan für Kleinkinder

Speise- und Ernährungspläne für das Säuglingsalter werden auch in Einzelheiten auf jeder Packung von Säuglingsnahrungen angeboten. Für das Kleinkindalter existieren aber kaum Speisepläne, nach denen sich die Eltern exakt richten können.
Sollten sie noch wie Säuglinge ernährt werden?
Oder sollten sie schon wie Erwachsene essen?
Nicht selten bekommt auch das Kleinkind noch seine Flasche und reichlich Milchbrei. Es wird kau- und schluckfaul und manche Anfälligkeit gegenüber Infektionen beruht darauf, daß die notwendigen Vitamine über Gemüse oder Fleisch nicht aufgenommen werden.

Selbst sogenannte „kräftige Kost" mit viel Fleisch, Eiern, Milch und Fett aber wenig Brot, Obst und Gemüse ist keineswegs gesundheitsfördernd, wenn sie einseitig ist. Aber auch „vegetarische Kost", die überwiegend aus Rohkost besteht, ist abzulehnen, weil hier der Bedarf an hochwertigem Eiweiß, an Eisen und an Kalzium nicht gedeckt wird.

Kräftige oder vegetarische Kost

Die folgenden Vorschläge für einen Speiseplan entstammen wie alle wichtigen Erkenntnisse über die Säuglings- und Kleinkindernährung dem Forschungsinstitut für Kinderernährung in Dortmund, wo vor

191

allem die Kinderärzte Prof. Dr. Werner *Droese* und Frau Dr. Helga *Stolley* jahrelang intensive Arbeit geleistet haben. Beachten Sie, daß 5 Mahlzeiten auch im Kleinkindalter noch wichtig sind und ferner, daß das erste und zweite Frühstück mit dem Mittagessen genausoviel Nahrungswert haben sollen wie die Nachmittags- und Abendmahlzeiten zusammen.

1. Frühstück	Vorschlag 1: 1 Tasse Milch, 1/2 Scheibe Graubrot ohne Rinde mit Butter (Margarine), Honig oder einer guten Marmelade. Bei Widerwillen gegen Milch kann die Milch mit Malzkaffee und Zucker „geschönt" oder als Milchkakao gegeben werden. Vorschlag 2: 1 Tasse Milch mit Getreideflocken (Haferflocken, Maisflocken, Weizenflocken u. ä.) oder eingebrocktem Brot oder Zwieback, mit Zucker abgeschmeckt, evtl. etwas Obst, z.B. Banane, Erdbeere, Himbeere, auch als Kompott, zusetzen.
2. Frühstück (1. Zwischenmahlzeit)	1 kleines Glas Obstsaft oder Gemüsesaft (Karotten oder Tomaten) oder Obst der Jahreszeit, gerieben oder gequetscht. Bei gutem Appetit ein Häppchen Butterbrot oder Zwieback bzw. Vollkornzwieback oder Vollkornkeks.
Mittagsmahlzeit	150 bis 200 g Gemüse mit Kartoffeln (mit der Gabel zerquetscht), dazu etwas Butter, Margarine oder Keimöle (Sonnenblumen- oder Maiskeimöl) und 30 bis 40 g mageres, weichgekochtes, feingewiegtes Fleisch oder Leber. Anstelle von Fleisch kann auch grätenloser Fisch gegeben oder ein Eigelb untergerührt werden. Kohl, Hülsenfrüchte und Salate sind im zweiten Lebensjahr noch zu vermeiden. Die Gemüsemahlzeit wird mit Küchenkräutern, evtl. etwas Zucker, schmackhaft gemacht. Das Mittagessen sollte immer mit einer „kleinen" Nachspeise abgeschlossen werden, wie Obstmus, Kompott (kein Steinobst, keine Birnen), Obstgrütze mit Vanillesoße, Pudding mit Saft, Quark-Obst-Speise.
2. Zwischenmahlzeit	Wie am Vormittag. Bei sehr gutem Appetit kann eine kleine Tasse Milch evtl. mit Malzkaffee oder ein Kräuter- oder Früchtetee mit Zwieback bzw. Vollkornzwieback oder Keks gegeben werden.
Abendmahlzeit	Vorschlag 1: 1 Tasse Milch (auch als Buttermilch, Sauermilch, Milchmixgetränk oder Kakao) oder Früchte-Kräutertee, 1/2 Scheibe Graubrot ohne Rinde mit Butter (Margarine), einer guten Streich- oder

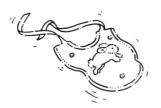
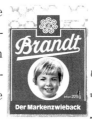
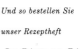
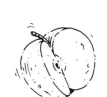
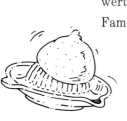

Frischwurst oder Quark oder mildem Streichkäse oder evtl. ein weichgekochtes Ei.

Vorschlag 2: 150 g Milchbrei aus Grieß, Vollkornflocken oder Reis
mit Zucker und Kompott oder Saft.

Speiseplan für 3 bis 6 Jahre alte Kinder

Vorschlag 1: 1 bis 2 Tassen Milch, Milch-Malzkaffee, Kakao, Früchte- Beispiele:
oder Kräutertee, 1 bis 1 ½ Scheiben Graubrot mit Rinde (evtl. 1 Bröt- 1. Frühstück
chen) mit Butter (Margarine). Marmelade bzw. Konfitüre, Honig,
Apfelkraut, Sirup oder als Belag Wurst, Quark, Weichkäse, Tomaten.
Gelegentlich ein weichgekochtes Ei.

Vorschlag 2: 1 bis 2 Tassen Milch mit Getreideflocken oder Brei
(Haferflocken, Grieß, Weizenflocken, Maisflocken u. ä.), mit Zucker
abgeschmeckt, evtl. etwas Obst, z. B. Banane, Erdbeere, Himbeere,
auch als Kompott, zusetzen.

Rohes Obst der Jahreszeit (Steinobst nur in kleinen Mengen) oder 2. Frühstück
eine Karotte oder eine Tomate. Bei gutem Appetit zusammen mit (1. Zwischen-
einer kleinen Scheibe Butterbrot. mahlzeit)

Vorschlag 1: 200 bis 250 g Gemüse und Kartoffeln, dazu etwas But- Mittagsmahlzeit
ter, Margarine oder Keimöle (Sonnenblumen- oder Maiskeimöl) und
50 g mageres, weichgekochtes, kleingeschnittenes Fleisch (Schweine-,
Kalb-, Rindfleisch, auch Geflügel, Leber) oder Rührei.

Vorschlag 2: 50 g grätenloser Fisch (gekocht, gebraten oder Fisch-
stäbchen) mit Kartoffeln oder Stampfkartoffeln mit Salat (Tomaten,
Kopfsalat).

Vorschlag 3: 200 bis 250 g Gemüse-Eintopf mit 30 g Fleisch. Eintopf
von Möhren, Wirsing, grünen Bohnen, Steckrüben, Grünkohl, „Pichel-
steinerfleisch".

Vorschlag 4: 150 bis 200 g dicke Suppe mit Fleisch, Hackklößchen
oder Würstcheneinlage (Gemüse-, Kartoffel-, Erbsen-, Linsen-, Boh-
nensuppe, Tomatensuppe mit Reis).
Das Mittagessen wird mit einer Nachspeise abgeschlossen: Obst der
Jahreszeit, evtl. als Obstsalat, Kompott, Obstgrütze mit Vanillesoße,
Quark-Obst-Speise, Pudding mit Saft oder Vanillesoße, Eiscreme,
Schokolade oder ähnliches.

Vorschlag 5:
a) Gebundene Suppen, z. B. Fleisch-, Hühner- oder Gemüsebouillon, mit Reis- oder Nudeleinlage oder Cremesuppen, z. B. Blumenkohl, Tomaten usw.
Diese Mahlzeit wird abgeschlossen mit einem gehaltvollen Nachtisch, z. B. süßer Quark mit Obst oder ein kleines Omelett, gefüllt mit Apfelmus, Banane, Marmelade, Konfitüre usw., oder ein süßer Auflauf aus Brot, Reis, Grieß, Quark mit Obst.

b) Früchte- oder Buttermilchkaltschale.
Diese Mahlzeit wird abgeschlossen mit z. B. einem Nudel-Schinken-Tomatenauflauf oder einem Auflauf aus Kartoffeln, Gemüse mit Schinken oder Ei oder Fleisch.

2. Zwischen- Kräuter- oder Früchtetee, Malzkaffee, Kakao mit einem kleinen But-
mahlzeit terbrot, evtl. mit Honig oder Marmelade, oder etwas Gebäck (Obst-
kuchen, Hefegebäck usw.).

Abendmahlzeit Vorschlag 1: 1 bis 2 Tassen Milch (Vollmilch, evtl. als Puddingsuppe, Buttermilch, Milchmixgetränk, Joghurt), Kakao, Früchte- oder Kräutertee, 1 Scheibe Graubrot mit Butter, Margarine und Wurst oder Schinken oder Quark oder Schnitt- und Streichkäse, geschnittene Tomate, Radieschen, Gurke, Apfel, Banane. Gelegentlich ein weichgekochtes Ei oder Rührei.

Vorschlag 2: Pfannkuchen mit Kopfsalat oder Obst, Schinkenpfannkuchen usw. oder ein Auflauf aus Nudeln (Reis), Schinken (Ei) und Tomate oder aus Kartoffeln, Gemüse und Fleisch (Ei). Apfelreis, Nudeln mit Backobst oder Müsli.

Einige Hinweise zur Ernährung im Schulalter

In den Speiseplan des Schulkindes sollen jetzt auch gröbere und schwerverdaulichere Speisen mit einbezogen werden (z. B. Bratkartoffeln, gebratenes Fleisch oder Fisch, Hülsenfrüchte oder Kohl).
Während beim Kleinkind noch die Milch der Haupteiweißträger ist, deckt das Schulkind den größten Teil seines Bedarfs an tierischem Eiweiß mit Fleisch- und Wurstwaren, Fisch, Geflügel, Eier, Käse und Quark. Zu seinem Knochenwachstum benötigt aber auch das Schulkind weiterhin Milch und Milchgetränke.
Der Bedarf an pflanzlichem Eiweiß, an Mineralien, Spurenelementen, Vitaminen und an Ballaststoffen ist hinreichend gedeckt, wenn in der

194

Kost regelmäßig Graubrot, Kartoffeln, Hülsenfrüchte, Gemüse und Obst enthalten sind. Mit der Mittagsmahlzeit wird $1/4$ bis $1/3$ der täglichen Nahrungsmenge, der Kalorien und Nährstoffe aufgenommen. Eine wichtige Ergänzung dazu sind als Nachtisch rohes Obst, Kompott, Quark oder Milchspeisen.

Die Frage, ob Schulkinder vor der Schule unbedingt ein Frühstück zu Hause einnehmen müssen, läßt sich nicht ohne weiteres mit „ja" beantworten. Viele Schulkinder sind in der Frühe einfach zu müde und stehen deswegen so spät auf, dadurch können sie nur noch in Hetze frühstücken. In solchen Fällen ist es besser, auf das Frühstück vor der Schule zu verzichten und ein ordentliches Pausenbrot mitzugeben. Das Pausenbrot sollte bezüglich der Menge und der Art mit dem Kind abgesprochen werden, damit es auch tatsächlich gegessen wird.

Frühstück und Pausenbrot

Milch oder Kakao, in den Schulen verabreicht, deckt den zusätzlichen Flüssigkeits- und Kalziumbedarf des Schulkindes. Ein komplettes Milchfrühstück in der Schule hat sich nicht eingebürgert, weil sich die Schule für die Tisch- und Eßsitten unserer Kinder zu wenig verpflichtet fühlt, und weil die Kinder die zu kurzen Pausen dazu ausnutzen, den während der Schulstunden unterdrückten Bewegungsdrang auszutoben.

Milchfrühstück

Es ist aber falsch, durch ein reichliches Frühstücksbrot den Appetit für die Hauptmahlzeit eines Tages, für das Mittagessen, zu beeinträchtigen. Aus diesem Grunde sollte das Schulfrühstück spätestens um 10 Uhr eingenommen sein. Falsch ist es ebenso, dem Kind Geld zu geben, damit es sich selbst etwas zum Frühstück kauft. Erfahrungsgemäß wird dieses Geld in Schleckereien, Limonade, Cola-Getränken oder Kuchen umgesetzt.

Die Frage, ob die Hauptmahlzeit für Schulkinder auf den Abend verlegt werden kann, spielt in vielen Familien eine wichtige Rolle, weil der Vater tagsüber nicht nach Hause kommen kann. Aus kinderärztlicher Sicht bestehen gegen eine Hauptmahlzeit in den frühen Abendstunden keine Bedenken.

Speikinder und schlechte Esser

Speikinder sind nicht immer Gedeihkinder

Speikinder – Gedeihkinder, sagten noch unsere Großmütter. Was an diesem Wort aus dem Volksmund richtig ist, das soll jetzt überlegt werden.

Zunächst muß unterschieden werden, daß Speien und Erbrechen zwei ganz verschiedene Dinge sind. Wenn ein 4 Tage altes Baby in der Klinik nach dem Stillen spuckt, dann klingeln die besorgten Mütter meist nach der Krankenschwester. Die Schwester wird nach dem Baby sehen und dann die Mutter beruhigen. Wenn die Mütter aber zu Hause sind und ihr Baby übergibt sich, dann fühlen sie sich oft so verlassen wie noch nie in ihrem Leben: allein mit einem vielleicht kranken Kind, allein mit ihrer Sorge und ihrer Unsicherheit. Wann müssen sich solche Mütter wirklich Sorgen machen? Wenn Ihr Baby sich erbricht, ja.

Unterschied zwischen Speien und Erbrechen

Die wesentlichen Unterschiede zwischen Erbrechen und Speien sind: Beim Erbrechen kommt viel Milch „explosionsartig" aus dem Mund – manchmal auch aus der Nase. Das Erbrochene riecht scharf nach Magensaft. Das Baby hat dann meist auch Fieber und fühlt sich erkennbar nicht wohl. Das ist dann ein ernsthaftes Zeichen, das Veranlassung sein sollte, den Kinderarzt aufzusuchen.

Beim Speien dagegen kommt während oder kurz nach dem Stillen nur wenig Milch, höchstens 1 bis 2 Eßlöffel, wieder hoch, die durch eine Luftblase im Magen heraufgedrückt wird. Auf dem Lätzchen Ihres Babys sieht das dann stets nach viel mehr aus, als es tatsächlich ist. Sie können selbst eine Probe machen: Streichen Sie 2 Eßlöffel voll Babynahrung auf ein Tuch. Sie werden staunen, wie groß die Menge auf dem Tuch wirkt. Das gelegentliche Spucken des Babys in den ersten Lebenswochen ist völlig harmlos. Solange das Baby gut gedeiht, regelmäßig zunimmt und der Stuhlgang normal ist, braucht sich keine Mutter Sorgen zu machen.

Bei häufigem Spucken stellen Sie das Kind Ihrem Kinderarzt vor

Trotzdem ist die Feststellung unserer Großmütter, daß Speikinder auch Gedeihkinder seien, aus der Sicht der modernen Kinderheilkunde nicht mehr ganz gerechtfertigt. Kinder, die in den ersten Lebenswochen ständig Schwierigkeiten bei der Nahrungsaufnahme machen und die häufig spucken, sollten unbedingt einer eingehenden kinderärztlichen Untersuchung unterzogen werden. Nicht selten verbergen sich hinter den Schwierigkeiten bei der Nahrungszufuhr ernsthafte Erkrankungen wie Magenpförtnerkrampf oder gar der Verdacht auf das Vorliegen einer Gehirnschädigung. Suchen Sie also immer den

Kinderarzt auf, wenn Ihr Säugling in den ersten Lebenswochen Schwierigkeiten bei der Nahrungsaufnahme macht.

Hausregeln gegen Speien

Nur wenn Ihr Kind ganz gesund ist, gelten die folgenden Tips gegen das Speien:

1. Wechseln Sie die Windeln vor dem Füttern. Wenn Sie daran denken, wie oft ein Baby beim Wickeln gedreht, gewendet und hochgehoben wird, werden Sie verstehen, daß so viel unfreiwillige Gymnastik schon ein wenig Milch wieder nach oben befördern kann.

2. Dicken Sie die Milch für Ihr Baby mit Haferschleim oder Mondamin etwas an, dann kommt sie nicht so leicht wieder hoch. Geben Sie bei Zweidrittelmilch auf 100 Gramm Flüssigkeit einen gehäuften Teelöffel Mondamin oder Schmelzflocken hinein. Auch Fertigmilch können Sie andicken: Auf 100 Gramm Wasser kommt ein gestrichener Teelöffel Mondamin. Das Mondamin wird mit Wasser angerührt und diese Masse dann aufgekocht. Nach dem Abkühlen fügen Sie das Milchpulver hinzu. Für angedickte Milch müssen Sie natürlich das Loch im Flaschensauger etwas größer machen. Ihr Baby muß sich sonst beim Trinken sehr anstrengen. *(Eindicken der Nahrung)*

3. Wenn Ihr Baby beim „Bäuerchenmachen" spuckt, greifen Sie ihm mit beiden Händen unter die Achseln und heben es so weit hoch, daß es fast auf Ihrem Schoß kniet. Der Körper des Kindes ist dann leicht zusammengedrückt. So kann die Luft aus dem Magen besser entweichen, ohne daß Milch mit hochgedrückt wird.

4. Legen Sie beim Füttern eine Pause ein, wenn Ihr Kind die Flasche halb leergetrunken hat. Sein Magen ist dann nicht so voll, und das „Bäuerchenmachen" fällt ihm leichter. *(...und das Aufstoßen)*
Nach dem Füttern sollte es noch ein- bis zweimal aufstoßen. Wenn das Bäuerchen 10 Minuten oder noch länger auf sich warten läßt, dann legen Sie Ihr Baby für kurze Zeit auf den Bauch.

Ein Baby, das viel speit, braucht vor allem Ruhe. Nehmen Sie es nicht unnötig oft aus dem Bettchen. Selbst die Spazierfahrten mit dem Kinderwagen sollten sie in diesem Fall einschränken. Denn auf diesen Ausflügen muß Ihr Kind zu viele neue Eindrücke verkraften und wird deshalb durch das Schaukeln im Kinderwagen noch leichter „seekrank". Frische Luft bekommt Ihr Kind auch auf dem Balkon, in einer stillen Hofecke, im Garten oder am offenen Fenster.
Wenn Sie diese praktischen Ratschläge befolgen, wird das Speien bald nachlassen oder ganz aufhören.

Erbrechen mit Durchfall ist ein Alarmsymptom

Beim Erbrechen unbedingt den Arzt konsultieren Was sollten Sie aber tun, wenn Ihr Baby sich richtig erbricht? Wenn das Baby sich nicht nur erbricht, sondern auch noch Durchfall und Fieber bekommt, ist größte Vorsicht geboten. Der kleine Körper verliert dadurch so viel Wasser und Salz, daß es zu einer lebensgefährlichen Stoffwechselkrise kommen kann. Wenn Ihr Baby sich mehr als zweimal am Tag heftig erbricht, müssen Sie so rasch wie möglich den Arzt um Rat fragen.

Das Erbrechen kann eine Darminfektion oder eine andere Krankheit ankündigen, die nur der Arzt richtig beurteilen kann. Experimentieren Sie niemals mit angeblich bewährten Hausmitteln! Wenn sich ein Baby häufig und stark übergibt, kann ihm nur der Arzt helfen! Und das muß dann stets rasch geschenen.

Erbricht sich Ihr Baby gelegentlich ein einziges Mal und hat es dabei kein Fieber, so muß es deshalb noch nicht gleich schwerkrank sein. Vielleicht behagt es ihm nur nicht, daß Sie seine Nahrung verändert oder angereichert haben. Es wehrt sich dann durch Erbrechen gegen die fremde Kost. Bricht Ihr Kind zum Beispiel den ersten Gemüsebrei heraus, dann sollten Sie es ganz langsam und geduldig an die neue Nahrung gewöhnen: Am ersten Tag bekommt das Baby dann nur einen Löffel Gemüsebrei und danach noch eine Mahlzeit, die es schon kennt und mag. Wenn Sie dann versuchen, Ihrem Baby jeden Tag einen Löffel Gemüsebrei mehr zu geben, wird es bald alles vertragen. Rebelliert es aber länger als 3 Tage gegen die Umstellung, dann bekommt ihm die neue Kost wahrscheinlich nicht. In diesem Fall sollten Sie unbedingt wieder den Arzt um Rat fragen.

Die Vorstellungen, wieviel ein Kind essen muß, sind nicht immer richtig

Was soll eine Mutter tun, deren Kind schlecht ißt und das Essen nur unter Tränen und Krämpfen hinunterbekommt? Der erste Rat: Zwingen Sie Ihr Kind nicht, unter allen Umständen den Teller zu leeren, auch dann nicht, wenn es schon ein paar Tage „schlecht" gegessen hat. Es liegt meistens nicht an einer Trotzhaltung des Kindes, wenn es nicht ißt. Es hat auch gar nichts mit dem zu tun, was man gemeinhin unter Appetit versteht.

Jede Mutter sollte wissen, daß in einem gewissen Alter für jedes Kind Essensprobleme auftreten und daß dafür die Zeit zwischen dem ersten und zweiten Lebensjahr die schlimmste ist. Zum Teil kommt das daher, weil die Gewichtszunahme in dieser Zeit geringer wird.

Noch viel zu wenig ist bekannt, daß Fettsucht im späteren Leben für die Gesundheit ein enormes Risiko darstellt, und daß die Weichen für die Fettsucht nicht beim Erwachsenen, sondern schon beim Säugling gestellt werden.

Fresser werden nicht geboren, sondern erzogen

Hierzu muß man wissen, daß sich in den ersten Lebensmonaten noch neue Fettzellen entwickeln, die später lediglich durch Fett aufgefüllt werden und ferner, daß die Entwicklung der Fettzellen durch die Überernährung des Säuglings angeregt wird. Es liegt also in Ihrer Hand, ob Ihr Kind später als Erwachsener sich mit einer Fettsucht herumquälen muß oder nicht. Nicht jener Säugling ist der gesündeste, der durch seine üppigen Rundungen den Eltern imponiert. Besser ist es, Sie regen sich nicht darüber auf, wenn Ihr Kind nach einer bestimmten Nahrungsmenge satt ist.

Fragen Sie Ihren Kinderarzt, ob Ihr Kind gedeiht, und besprechen Sie mit ihm die Kalorienmenge für Ihr Kind. Ganz ohne Tabelle geht es dabei allerdings nicht.

In den ersten 5 Monaten nimmt ein Baby von durchschnittlichem Gewicht im Monat etwa ein 3/4 Kilogramm zu. Von diesem Zeitpunkt ab bis zum Alter von 12 Monaten nimmt es etwa ein 1/2 Kilogramm im Monat zu, im zweiten Jahr ein 1/4 Kilogramm monatlich. Daraus erkennen Sie, daß die Natur das Baby im ersten Jahr größer und kräftiger werden lassen will als später. Jede Mutter muß wissen, von wann ab das körperliche Wachstum geringer wird. Das ist nach dem ersten Jahr der Fall; deshalb läßt dann der anfängliche Hunger nach. Sie brauchen sich also keine Sorgen zu machen, wenn Ihr Liebling in dieser Zeit einfach den Kopf zur Seite dreht, wenn Sie ihn füttern wollen, und dadurch zum Ausdruck bringt, daß er keine weiteren Leckerbissen mehr aufnehmen will.

Auch „Spatzenesser" nehmen an Gewicht zu

Ein solches Essensproblem kann mit der üblichen „Spatzenesserei" des knapp Einjährigen seinen Anfang nehmen. Oftmals aber war auch die Mutter in ihrer Kindheit selbst ein schlechter Esser und empfindet manchmal noch eine gewisse Abneigung gegen das Essen. Wenn eine solche Mutter nun ihr Kind dazu zwingen will, das Tellerchen oder Schüsselchen zu leeren, so wird sie damit nichts anderes erreichen als eine Verkrampfung des Kindes. In kürzester Zeit wird sie dann selbst ein schlechtes Gewissen haben, wenn sie nicht sieht, daß es so einfach nicht geht.

Die Mutter muß darauf vorbereitet sein, daß der Appetit ihres Kindes um das erste Jahr herum seine Launen hat. Vor allem werden Speisen wie Gemüse, Getreideflocken oder Milch abgelehnt.

199

Ein Säugling, der durch Weinen und Geschrei erreicht, daß die Mutter ihm ständig nachgibt, entwickelt leicht die ersten schlechten Eßgewohnheiten. Die Mutter verleitet durch ihre eigene Schwäche das Kind dazu, zu den festgesetzten Mahlzeiten nicht genügend zu essen, und veranlaßt es dadurch, zwischendurch Nahrung zu verlangen.

Viele junge Mütter bekommen auch Angst, ihr Kind könnte unterernährt sein. Diese Furcht tritt vor allem bei schwachen Kindern auf, die verhältnismäßig wenig essen. Je mehr ein solches Kind schreit, um so eher gibt ihm die Mutter nach. Manche Mütter verlieren auch die Geduld. Es ist ihnen dann gleichgültig, wann ihr Kind ißt, wenn es nur überhaupt etwas ißt. So entwickelt sich, besonders bei Einzelkindern, leicht ein Haustyrann. Schließlich tanzt die ganze Familie um das Kind herum, um zu erreichen, daß es sein Mittag- oder Abendessen zu sich nimmt. Manche Mütter gehen dabei nur so weit, daß sie nur kochen, was das Kind verlangt.

Die zur Auswahl stehenden Speisen, die das Kind nicht ablehnt, werden dann immer weniger. Zum Schluß beschränkt sich der Speisezettel möglicherweise auf einige Lieblingsspeisen, die für eine gesunde Ernährung mit Sicherheit nicht ausreichen. Das Kind macht keine Fortschritte mehr, und die Ernährungssorgen wachsen.

Das Einhalten der Mahlzeiten sollte deshalb eine der ersten Aufgaben der Mutter sein. Die Regelmäßigkeit in der Ernährung bewirkt dann auch, daß Ihr Kind zwischen den Mahlzeiten nichts verlangt und auch während der Mahlzeiten das ißt, was ihm vorgesetzt wird.

Hunger ist der beste Koch

Hat das Kind einmal keinen Appetit, so sollte es nicht zum Essen gezwungen werden. Lassen Sie es in einem solchen Fall bis zur nächsten Mahlzeit ruhig ein wenig hungern. Hat das Kind einmal den Hunger kennengelernt, dann hat es auch Appetit auf Speisen, die es weniger gern ißt. Aus einer Mahlzeit sollten Sie auch keine große Vorstellung machen oder ihr eine zu große Bedeutung beilegen. Auf keinen Fall darf das Kind während der Mahlzeiten ausgeschimpft oder gar geschlagen werden. Dazu gehören auch Klapse.

Für eine stark beschäftigte Mutter ist es manchmal schwierig, die Speisen pünktlich anzubieten, doch ist diese Pünktlichkeit unbedingt erforderlich, wenn das Kind richtig erzogen werden soll. Die junge Mutter muß auch wissen, welche Speisen in welcher Form sie ihrem Kind reichen soll. Kinder, die noch keine Milchzähne haben, sollten keine festen Speisen, wie Fleisch und Spiegeleier, bekommen. Diese Kinder essen noch alles unzerkaut. Andererseits darf man aber Kindern, die Zähne haben und die deshalb auch kauen sollten, nicht erlauben, schlecht zu kauen. Viele Kinder kauen nämlich nicht gern. Sie bevorzugen aus reiner Bequemlichkeit Breispeisen, oder sie behalten die unzerkauten Speisen lange im Mund. Nur mit großer Geduld kann ein solches Kind auf den richtigen Weg gebracht werden.

Das Kind sollte von Anfang an im Essen nicht zu wählerisch sein. Wenn ein Kind zur Welt kommt, kennt es die einzelnen Geschmacksarten noch nicht. Erst die Mutter bringt es auf den Geschmack der verschiedenen Speisen. Das Kind soll auch begreifen, daß seine Eltern sowohl das essen, was ihnen schmeckt, als auch das, was ihnen weniger schmeckt. Niemals sollte bei Tisch der Geschmack oder die Zubereitung einer Speise kritisiert werden. Die ansprechende Zubereitung einer Speise weckt den Appetit eines Kindes. Will ein Kind zum Beispiel unter keinen Umständen Tomatensuppe essen, so kann es über einen Umweg auf den Geschmack gebracht werden. Lehren Sie es, zunächst eine rohe Tomate zu essen oder Tomatenmark mit Quark vermischt. An den Geschmack muß das Kind langsam gewöhnt werden. Dann wird es sie auch in Form von Suppe essen. Auf keinen Fall aber sollte die Tomatensuppe gleich vom Speisezettel gestrichen werden, wenn das Kind sie einmal nicht essen will. Allerdings gibt es gelegentlich gegen Tomaten und auch andere Früchte und bestimmte Gemüse bei Kleinkindern sogenannte „allergische Reaktionen". Diese Reaktionen lassen sich aber dann auch mit der Zeit eindeutig feststellen. Jedenfalls sollte ein Kind, das gegen ein Nahrungsmittel oder eine Speise eine dauernde, unüberwindliche Abneigung hat, nicht gezwungen werden, diese Speise zu essen. Das gilt zum Beispiel oft für Spinat.

Über den Geschmack läßt sich streiten

Tischsitten werden am Familientisch gelernt

Auch für das Kind soll der Tisch ebenso schön sorgfältig gedeckt werden wie für die Erwachsenen. Ein Kind, das mit seinem Essen an einem Tischchen in der Küche sitzen muß, während die übrigen Familienmitglieder im Speisezimmer essen, verkümmert. Wenn das Kind bei den Eltern am Tisch ißt, so wirkt sich sein angeborener Nachahmungstrieb aus. Es nimmt dann allmählich die Eß- und Tischgewohnheiten der Eltern an. Es lernt das richtige Verhalten bei Tisch dann ganz von selbst. Es ist grundsätzlich falsch, ein Kind beim Essen dauernd zu kritisieren und an seinen Eßgewohnheiten herumzunörgeln.

Durch Beispiel lassen sich Eßsitten am besten lernen

Das Kind verliert dadurch nur die Lust am Essen. Einfühlungsvermögen in die kindliche Psyche ist nötig, um hier mit dem richtigen Maß zu erziehen. Wenn Sie Ihr Kind dazu anhalten wollen, Eßgeräte zu gebrauchen, dann sollten Sie das keinesfalls ausschließlich deshalb tun, um es bereits frühzeitig zum manierlichen Essen zu bringen. Sie sollten auch aus einem Fleck auf dem Tischtuch oder einer umgeworfenen Tasse kein Drama machen! Ein Kleinkind muß erst lernen, seine Muskeln zu gebrauchen und vor allem seine Bewegungen zusammenzustimmen, die Arme und Hände seinem Willen zu unterwerfen. Das Essen mit Eßgeräten ist dafür eine ausgezeichnete Übung. Mit ihnen übt es den Gebrauch seiner Hände und Arme. Wenn es Hunger hat, wird es das auch gerne tun. So, wie das Kind im Umgang mit seinen Spielsachen im wahrsten Sinne des Wortes „spielend" lernt, so lernt das Kind auch während der Mahlzeiten „spielend" essen.

Im achten Monat muß Ihr Kind aus einer Tasse, die es selber halten darf, trinken können. Mit 1 ½ Jahren sollte es teilweise selbständig essen. Lassen Sie es später dann nicht nur mit einer Gabel essen, sondern geben Sie ihm auch ein Messer in die Hand. An das Essen mit Messer und Gabel kann das Kind schon beim Breiessen gewöhnt werden. Sie brauchen ihm dazu nur in die rechte Hand ein Schieberchen zu geben und in die linke Hand den Löffel.

Kinderwagen – Laufstall – Spielecke und Kindermoden

Ein Tragetuch ist die natürliche Kinderwiege

Die Geburt Ihres Babys hat Ihnen bewiesen, welche Widerstandskraft in dem winzigen Körper steckt und daß es keineswegs so zerbrechlich ist, wie es zuerst auf Sie wirkt.
Sie brauchen nicht zu fürchten, daß Sie etwas an Ihrem Kind verbiegen oder zerbrechen könnten, wenn Sie es anfassen oder hochheben wollen. Sie müssen dabei lediglich dafür sorgen, daß Sie ihm helfen, eine gesunde Lage einzunehmen.

Die natürliche Tragelage der Säuglinge kann man am besten bei den Naturvölkern kennenlernen. Sie haben keine Kinderwiegen, keine Kinderbetten, keine Kinderwagen. Die Säuglinge werden auf dem Arm, an der Hüfte ständig mit herumgetragen. **Millionen Kinder wachsen am Körper der Mutter auf**
Auch Hilfsmittel wie Tragetücher sind bei Naturvölkern weit verbreitet. Aus diesem Grunde werden Tragetücher auch bei uns in den vergangenen Jahren mehr und mehr benutzt. Die Mütter meinen, ihrem Kind etwas Gutes zu tun, wenn sie es ständig auf dem Rücken oder auf dem Bauch in einem Tragetuch bei sich führen.

Das Herumtragen der Babies auf der Brust oder dem Rücken ihrer Mütter bringt Vorteile für die Entwicklung im seelisch-geistigen und im sozialen Bereich. Dies hängt damit zusammen, daß alle Sinne des Körpers angeregt werden. Das gilt vor allem für die Sinne, die schon bei der Geburt im weitesten ausgereift sind: den Hautsinn über den ständigen Körperkontakt und den Lageänderungssinn, der durch die ständige Bewegung der Mutter angeregt wird. **Das Tragetuch hat Vorteile**

Das wichtigste ist aber die Nähe der Mutter. Der Körperkontakt gibt dem Kind Geborgenheit und Sicherheit. Dies ist für Säuglinge, die nicht gestillt werden können, sehr wichtig.

Grundsätzlich ist aber zu beachten, daß ein junger Säugling noch kein „Sitzling" ist. Dies ist aber eine entscheidende Voraussetzung dafür, wenn das Tragetuch seinen Sinn erfüllen soll. **Tragetücher haben aber auch Nachteile**
Betrachten Sie die Abbildungen (S. 204 und S. 205). Sie erkennen, daß bei den Naturvölkern die Säuglinge auch während der Arbeit ihrer Mutter im Tragetuch sind. Sobald ihre Mutter im Bücken arbeitet, liegen sie auf dem Bauch und nicht in Sitzstellung, d. h. die Rumpfmuskulatur der Säuglinge und die Kopfkontrolle (beides wichtige Voraussetzungen für das normale Sitzen-, Stehen- und Laufenlernen) werden nicht vorzeitig beansprucht, bevor sie entwickelt sind.

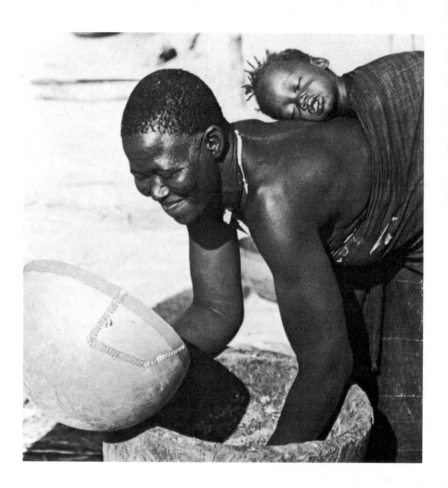

In Mitteleuropa pflegt die Mutter ihren Säugling nicht während der Arbeit im Tragetuch bei sich zu haben, sondern nur in aufrechter Stellung. Dies bedeutet, daß Kopf- und Rumpfmuskulatur in den ersten Monaten falsch belastet werden. Dies kann zum Sitzbuckel führen.

Wenn eine Neigung besteht, daß sich evtl. eine spastische Lähmung entwickelt, wird dies durch das Tragetuch verstärkt. Aus diesem Grunde sind Tragetücher erst ab dem 8. oder 9. Lebensmonat ohne jede Bedenken zu empfehlen, wenn das Kind bereits sitzen kann.

Bei jungen Säuglingen sollten Tragetücher nur kurzfristig benutzt werden und außerdem sollten Sie Ihren Kinderarzt fragen, ob bei ihrem Säugling eventuell die Neigung für eine motorische Störung besteht.

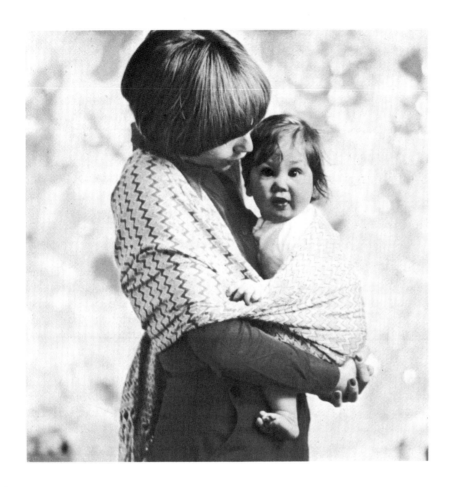

Wiege, Körbchen oder Gitterbett

Die ersten sechs Wochen seines Lebens kann Ihr Baby auch in einem Waschkorb zubringen, wenn er nur nicht zu klein und richtig ausgepolstert ist. Der Korb, in dem Ihr Baby seine ersten Lebenswochen zubringt, sollte je nach seiner Größe etwa 80–90 cm lang und 60–70 cm breit sein, keinesfalls aber länger. Sonst besteht die Gefahr, daß es unter die Zudecke hinunterrutschen und ersticken könnte. Das ist auch der Grund, weshalb Sie Ihr Baby nicht allein in einem Erwachsenenbett schlafen lassen sollten. Es gibt natürlich sehr hübsch aufgemachte, mit zart bunter Wäsche ausgelegte kleine Himmelbettchen, doch haben weder Sie noch Ihr Baby allzu lange etwas davon. Das Kind wächst,

Zu Beginn reicht ein Körbchen

205

wenn es gesund ist und richtig ernährt wird, ziemlich schnell und braucht schon nach drei bis vier Monaten ein ordentliches Kinderbett mit Stäbchengitter, durch die es hindurchsehen kann.

Die Wiege ist mehr als ein Bett Dagegen kommen viele Eltern heute wieder auf die jahrhundertelang bewährte Wiege zurück, die durch sanftes Wiegen oder bewußtes Schaukeln Ihr Baby unterhalten und behutsam vom Wachen zum Schlafen begleiten kann. Die Wiege beruhigt Ihr Kind ebenso nachhaltig wie ein Schlafliedchen. Durch die Wiege wird dem Kind die Anwesenheit der Mutter vorgetäuscht. Sie ist auch für den Vater eine wirksame Lösung, das Kind zu beruhigen. Der Beruhigungseffekt der Wiege liegt in der Sinnesentwicklung des jungen Kindes begründet. Näheres hierzu finden Sie auf Seite 235.

Das Bett soll gesichert sein Ihr Baby möchte, wie Sie schon im Abschnitt über das Wickeln erfahren haben, viel und ungehemmt strampeln können. Es interessiert sich schon nach kurzer Zeit für alles, was in seiner nächsten Umgebung vor sich geht. Vor allem folgt es gerne allem, was sich bewegt, mit den Augen und sammelt seine ersten Erfahrungen daran. Sie sollten ihm deshalb die Aussicht nach rechts und links nicht versperren. Deshalb empfiehlt sich das zugleich gegen das Herausfallen sichernde Gitterbettchen. Im Kinderwagen, der fast immer aus luftdurchlässigem Material gefertigt ist, sollten Sie Ihr Baby, außer auf dem Spazierweg, nicht unterbringen. Er versperrt auch – bis auf die „Panorama-Kinderwagen" – die Sicht und vermindert die so wichtige unmerkliche Luftzirkulation. Die Gitterstäbe des Kinderbettchens müssen so eng beieinanderstehen, daß Ihr Baby seinen Kopf keinesfalls hindurchbringt. Es wird es bewußt oder unbewußt bestimmt versuchen.
In das Bettchen gehört eine in der Höhe verstellbare Matratze, die verhindert, daß Ihr Baby, wenn es größer geworden ist und sich aufstellt, über das Geländer hinauspurzeln könnte. Ihr Baby braucht kein Kopfkissen. In den ersten Lebensmonaten ist das Kopfkissen sogar gefährlich. Näheres über die Bettausstattung siehe Seite 128.

Rücken-, Seiten- oder Bauchlage? Eine weitere Frage ist, ob Ihr Baby in seinem Bettchen besser auf dem Rücken, auf dem Bauch oder auf einer Seite liegen sollte. Die Meinungen der Kinderärzte darüber ist heute: In den ersten Lebenswochen ist die Rückenlage für Ihr Baby sicherlich die natürliche, später aber hat die Bauchlage viele Vorzüge. Besonders, wenn es zu verstopfter Nase neigt. Der Schleim kann dann ungehindert abfließen. Auch mit dem Aufstoßen, Bäuerchen genannt, tut es sich leichter. Zur Ausbildung der Muskeln aber ist die Bauchlage ebenso

206

wichtig wie die Rücken- und Seitenlage. Es wird deshalb heute allgemein befürwortet, Säuglinge nachts auf dem Rücken und der Seite schlafen zu lassen, sie aber tagsüber unter Aufsicht immer wieder für längere Zeit auf den Bauch zu legen. Absolute Bauchlage – noch vor Jahren propagiert – wird heute von den Kinderärzten und Orthopäden abgelehnt.

Bei Seitenlage bevorzugen viele Säuglinge eine Seite, weil sie von dorther Geräusche und Licht bekommen. Ist das der Fall, dann müssen Sie abwechselnd anders herumgedreht ins Bettchen gelegt oder das Bett muß herumgedreht werden. Bemerken Sie an Ihrem Kind eine „Lieblingshaltung", die oft mit schiefer Kopf- und Beckenhaltung einhergeht, dann sollten Sie den Arzt darauf aufmerksam machen, damit er Maßnahmen vorschlägt, die korrigierend wirken. Haben sich durch solche Haltungen einmal Wirbelsäulenkrümmungen oder Kopfdeformationen fixiert, dann sind sie in späteren Lebensjahren nur schwer zu beseitigen.

Ratschläge für Ausfahrt und Auslauf

Ist Ihr Baby im Sommer geboren (oder in einem warmen Frühjahr) und gesund, so können Sie es nach ca. drei Wochen ausfahren. Allerdings hat Ihr Kind nichts von einer lärmenden, von Abgasen verseuchten Straße. Frische Luft bekommt es auch im geschützten Garten, am offenen Fenster oder auf dem Balkon. Beim Winterbaby beginnen Sie am besten nach fünf bis sechs Wochen mit einem Aufenthalt im Freien. Eine halbe Stunde genügt im Anfang. **Kinderwagen**

Nach dem ersten Vierteljahr können Sie, wenn Sie unbedingt wollen, Ihr Baby in einem Kinderwagen zum Einkaufen mitnehmen. Für das Baby selbst ist eine so frühe Ausfahrt aber immer noch nicht wichtig.

Erst nach drei bis vier Monaten ist Ihr Baby reif genug für das Ausfahren. Sie sollten es beobachten, ob es Anteil an den neuen Eindrücken aus der Umgebung nimmt. Manche Babies lieben die über sie wegschwebenden Blätter der Bäume, unter denen sie gefahren werden, ganz besonders. Der Kinderwagen sollte, wegen der unmittelbar über dem Boden besonders dichten Abgase, hoch sein. Seine Seitenwände sollen gepolstert sein. Liegt Ihr Kind gerne auf dem Bauch, dann sollten Sie sich zu einem sogenannten „Panoramawagen" entschließen, der am Kopfende ein großes und seitlich zwei kleinere Plastikfenster hat, durch die Ihr Kind die Umgebung betrachten kann. Aber bedenken Sie, daß sich das Baby auch im Kinderwagen am liebsten mit seiner Mutter unterhält. Die Faszination eines Autos kommt noch früh genug! **Der richtige Kinderwagen**

207

Wollen Sie Ihr Kind auch gelegentlich im Auto mitnehmen, dann empfiehlt sich ein zweiteiliger, auseinandernehmbarer Kinderwagen. Dessen Fahrgestell wird im Kofferraum verstaut, während das Oberteil samt Baby im Innenraum gut gesichert mitgeführt werden kann (siehe auch Seite 358).

. . . und was dazu gehört Babies schwitzen leicht und geben dabei schnell viel Wasser ab. Packen Sie deshalb Ihr Baby im Kinderwagen nicht zu warm ein, und decken Sie es lieber mit einem Wolldeckchen als mit einem dicken Kissen zu. Auf jeden Fall muß der Kinderwagen ein aufklappbares Verdeck haben, nicht nur für den Regen, sondern auch als Schutz gegen direkte Sonnenbestrahlung. Der Kopf Ihres Babys verträgt direkte Sonnenbestrahlung am wenigsten.

Auch muß der Kinderwagen unbedingt einen Anschnallgurt haben. Sie dürfen diesen Gurt, wenn sich Ihr Baby allein hochziehen kann, niemals anzuschnallen vergessen.

Der Kinderwagen muß auch einen breiten Radstand haben, um bei unerwarteten Schaukelversuchen Ihres Babys standfest zu bleiben. Er braucht auch eine sichere, auf mindestens zwei Rädern der gleichen Achse gleichzeitig wirkende, fest einstellbare Bremse.

Der Sportwagen Alle diese Bedingungen gelten, mit Ausnahme des Verdecks und der Plastikfenster, auch für den Sportwagen. In ihm muß die Anschnallvorrichtung, die Brust und Schultern sichern soll, besonders solide sein. Ein Fußsack gegen die Kälte und ein verstellbarer Sonnenschirm gegen die direkte Sonne sind nützlich. Es gibt auch zusammenklappbare Sportwagen, die Sie bequem im Kofferraum Ihres Autos verstauen können. Für alle Kinderwagentypen, die Sie Ihrem Baby früher oder später zumuten wollen, gilt, daß sie sehr gut gefedert sein müssen. Den bestgefederten Typ können Sie durch Antippen und wechselnden Handdruck auf den Innenboden selbst herausfinden.

Die Räder sollten so gut gelagert sein, daß sich der Wagen schon auf ganz leichten Druck bewegt. Sie müssen ihn auch mit leicht angewinkelten Armen bequem vor sich herschieben können. Hängen Sie das gefüllte Einkaufsnetz nicht an den Wagengriff, weil er dann leichter umkippt. Besser ist es, wenn Sie gleich beim Einkauf des Wagens einen Korb mitkaufen, der an der Unterseite des Wagens befestigt werden kann. Sie können darin auch Spielsachen, Säuglingspflegemittel und Wäsche mitnehmen, ohne Ihr Baby im Wagen dadurch beengen zu müssen.

Denken Sie auch stets daran, daß Sie beim Überqueren einer belebten Straße den Wagen besser hinter sich herziehen statt vor sich herschieben sollten. Das gilt ganz besonders, wenn Sie zwischen parkenden Autos hindurch auf die Straße hinaus wollen. Autofahrer sind vor allem darauf trainiert, auf Menschen zu achten.

Beim Überqueren der Straße: Kinderwagen hinterherziehen

Laufstall und Spielecke

Er kann hier gleich mitbesprochen werden, weil bei ihm die gleichen Fragen auftauchen wie beim Gitterbett. Obwohl alle Laufstallhersteller die Stäbe so nah zusammenrücken, daß der Kopf Ihres Babys keinesfalls eingeklemmt werden kann, geschieht das dennoch oft genug mit Beinchen und Armen. Deshalb müssen die Laufstallstäbe auch rund sein, keinesfalls eckig. Wenn Ihr Baby im Laufstall ist, bleiben Sie stets in der Nähe. Sie sollten es dauernd beobachten können. Ein Kind gehört übrigens nur so lange in einen Laufstall, bis es selbst herumlaufen kann. Dann muß es, wenn es sich seelisch gesund entwickeln soll, mehr Freiheit haben, als ihm ein Laufstall bieten kann. Ein Baby will hauptsächlich herumkriechen und sich wälzen. Es will nicht oder nur selten ruhig sitzen und mit Spielsachen spielen. Achten Sie darauf, daß der Laufstallboden nicht zu kalt ist, und sorgen Sie für eine weiche Unterlage. Am besten ist eine gefaltete Wolldecke.

Der Laufstall

Der beste Platz für den Laufstall ist im Blickfeld der Mutter. Eine Laufstallecke in der Küche, wo der Säugling ständig seine Mutter beobachten und mit ihr sprechen kann, ist besser, als das noch so vortrefflich ausgestattete Kinderzimmer. Für die Sozialentwicklung des Kindes (siehe Seite 233) sind die vielfältigen Blick-, Sprach-, Lachkontakte aus dem Laufstall zur Mutter und zurück so wichtig, daß der Laufstall in dem Zimmer stehen muß, in dem sich die Mutter befindet.
Der Laufstall wird bereits während der Krabbelzeit für Ihr Baby zum Gefängnis. Durch seine Stäbe entdeckt es Dinge, die es nicht erreichen und untersuchen kann, weil es vom Gitter eingesperrt ist. Deshalb müssen Sie unbedingt dafür sorgen, daß Ihr Baby genug Dinge, die es interessieren, innerhalb des Laufstalls zur Verfügung hat. Sie können das leicht selbst feststellen, wenn Sie Ihr Baby im Laufstall beobachten. Wippt es am Gitter, lutscht am Daumen und ist unleidlich, dann sollten Sie es aus dem Laufstall herausnehmen. Kann es schon laufen, dann gehört es überhaupt nicht mehr eingesperrt.

. . . ist kein Gefängnis

Die Spielecke hat ihren festen Platz

Die Statistik weist aus, daß etwa 60% aller Haushalte mit Kindern kein Kinderzimmer besitzen. Das ist auch nicht notwendig, wenn beachtet wird: In allen Lebensphasen ist es für ein Kind von entscheidender Bedeutung, ein „eigenes Reich" zu haben, zu wissen, wo es hingehört; wo es als Baby Ruhe hat, wo es sich ungestört ins Spiel vertiefen kann, wo es ohne Ablenkung lernen und einer Freizeitbeschäftigung nachgehen kann.

Der Spielplatz soll hell und freundlich sein. Das Spielzeug sollte übersichtlich und gut erreichbar aufbewahrt werden. Es muß immer an der gleichen Stelle für das Kind erreichbar sein. Deshalb müssen Sie wenigstens eine Spielecke einrichten: in der Diele oder vielleicht im Korridor, in der Küche, notfalls sogar im Schlaf- oder Wohnzimmer der Eltern.

Das Kind ist dort abgeschirmt

Es ist ganz gleich, wie groß der Platz ist, der dem Kind gehören soll, aber er sollte auf jeden Fall mit einfachen Mitteln begrenzt werden. Zum Beispiel durch ein Regal mit durchgehender Rückwand, das auf der „Kehrseite" das Spielzeug übersichtlich aufnimmt, oder durch einen mehrteiligen Wandschirm, den man aus fertigen Rahmen sogar selbst herstellen kann. Ein solcher Rahmen läßt sich mühelos auf kleinstem Raum verwahren, wenn er nicht mehr gebraucht wird. Eine Wand aus Holzkuben, ein größerer Kaufladen oder auch ein mehrstöckiges Puppenhaus teilen ebenfalls ab. Selbst ein farbenfroher Vorhang in einer Laufschiene, die an der Decke befestigt ist, kann die Spielecke markieren. Durch die Abgrenzung wird dem Kind das Gefühl der Geborgenheit gegeben. Das Kind braucht diese Abschirmung zur ungestörten seelisch-geistigen Entwicklung und zur Entfaltung im produktiven Spiel.

. . . und ungestört

In seinem ureigensten Bereich sollte das Kind stets ungestört bleiben. Sein Spiel ist ernsthaftes Tätigsein, Aufgehen in einer Phantasiewelt. Deshalb sollte es das Spiel nie abbrechen und das Spielgerät forträumen müssen, nur weil zum Beispiel Besuch kommt. In seinem Reich darf es singen und deklamieren, auch bei den Schulaufgaben sprechen. Es sollte vor allen Dingen nicht dadurch gestört werden, daß es „rasch mal" den Großen dieses oder jenes holen muß. Dieses Ungestörtsein ist für die gesunde Entwicklung des Kindes erfahrungsgemäß so wichtig, daß es der Mutter und dem Vater gar nicht eindringlich genug ans Herz gelegt werden kann.

Kindermöbel sind nicht für Erwachsene gedacht

Kindermöbel müssen stets stabil sein, sie müssen manchen Stoß und Kratzer aushalten. Nie dürfen es abgelegte oder nur maßstabverkleinerte Erwachsenenmöbel sein! Es ist wichtig, daß sie dem kindlichen Körper angepaßt und anatomisch richtig gebaut sind. Sehr geeignet sind die sogenannten „Kombinationsmöbel", vornehmlich bunte Kuben. *Spiel- und Kombinationsmöbel*

Mit ihnen kann man Platz und Geld sparen. Der pädagogische Wert guter Spielmöbel ist längst bekannt. Aufbauserien – beispielsweise „mitwachsen" vom Gitterbettchen bis zur modernen Liege – sind für das Neugeborene wie für das heranwachsende Kind gleichermaßen gut geeignet.
Die Spielmöbel können zugleich als Spielgerät wie als Aufbewahrungskästen für die Spielsachen verwendet werden. Mit ihnen baut sich das Kleinkind seine Welt: ein Auto, eine Puppenstube, einen Kaufmannsladen, ein Kasperltheater, eine Eisenbahn für alle Puppen und Tiere und für sich selbst.

Das durch die Aufbauserien allmählich mitwachsende Kinderzimmer läßt sich mühelos umbauen. Es kann von der Mutter immer wieder neu gestaltet werden. Aus den Kuben mit handlichen Greifschlitzen, die zuerst vielleicht einzeln als Spielzeugkästen angeschafft wurden, können später Schrankwände, aus offenen und geschlossenen Teilen zusammengestellt, werden. Würfelsätze, Hocker und Regale in verschiedenen Größen lassen sich vielfältig kombinieren. Besonders angenehm für Mutter und Kind sind leichtbewegliche Möbel. *Praktisch sind Aufbauserien*
Das Bett, der Tisch, das Regal lassen sich auch mit geringem Aufwand auf Rollen setzen. Bei Hockern und Stühlchen ist das allerdings nicht angebracht. Sie müssen gute Standfestigkeit haben, und die Sitzfläche muß stets breit genug sein, weil Kinder gerne klettern. Dann sind sie besonders angenehm und stören auch nicht. Sie sollten so konstruiert sein, daß sie sich bis an die Lehne unter den Tisch schieben lassen. Die Farbe sollte sich im Kinderzimmer nicht nur auf Vorhänge und Teppichboden beschränken. Auch Kindermöbel werden heute in gut abgestimmten Farben geliefert.

Auf jeden Fall sind farblich verschiedene Spielzeugkästen, die immer die gleichen Dinge aufnehmen, gut für das Kleinkind. Sie erleichtern dem Kind schon im frühen Alter das Finden und Ordnunghalten. Die beste Ergänzung der abwaschbaren Malwand sind eine sogenannte „Lochplattenwand" für Steckübungen und eine Hafttafel, vor allem *Ordnung in Spielzeugkästen* im „Klettensystem", an denen das Kind „bauend malen" kann. An dieser Wand können ganze Märchen erzählt, Noten und Buchstaben befestigt und später Verkehrssituationen gestaltet werden.

Kinder beschmieren eine Zeitlang alles, was sie erreichen können. Das hat nichts mit Unordnung oder Ungezogenheit zu tun. Er darf nicht unterbunden und schon gar nicht bestraft werden. Jedes Kind hat Freude an bunten Farben und am Kritzeln. Zur sinnvollen Lenkung der Schmierphase ist eine abwaschbare Malwand gut, die sich im Kinderzimmer, im Korridor oder Bad ohne große Kosten anbringen läßt. Es gibt natürlich auch Wandtafeln oder geschieferte und mit Papier bespannte Ständertafeln. Fingerfarben, Kreiden, Buntstifte, Wasserfarben sollten dem Kind in dieser Reihenfolge zum Malen angeboten werden. Natürlich muß das Kind alt genug für diese Tätigkeit sein. Keine Mutter wird ihm derartige „Spielsachen" anbieten, solange es noch alles in den Mund steckt.

Kleinkindermode muß praktisch sein

Nicht zur warm anziehen

Packen Sie Ihr Kind nicht, wie viele überängstliche Mütter das tun, zu warm ein.

Bei 20° Raumtemperatur über dem Boden darf ein gesundes Kind unbesorgt spielen, wenn es eine Strampelhose, ein Hemd und ein Baumwolljäckchen anhat.

Wollen Sie mit ihm an schönen, warmen Tagen ausfahren, dann sollten Sie ihm eine Mütze und Stricksachen darüberziehen. Ist es sehr warm und sonnig, dann sollte der Kopf Ihres Kindes durch ein Leinenhütchen mit Rand vor der direkten Bestrahlung geschützt sein.

Barfuß ist besser

Schuhe sind in den ersten Lebensmonaten ganz überflüssig. Auch wenn es zu laufen anfängt, ist es besser für die Füße, wenn es barfuß herumläuft. Ist der Fußboden kalt oder besteht er aus Steinplatten, dann genügen Strümpfe, Socken oder einfache Wollschühchen.

Kleidung darf nicht einengen

Das Wichtigste für ein Baby ist, außer dem möglichst häufigen Hautkontakt mit seiner Mutter, daß es sich so frei und ungezwungen bewegen kann wie nur möglich. Kleidung muß deshalb diesem Bewegungsdrang voll und ganz gerecht werden.

Kein Kleidungsstück sollte eng anliegen oder gar kneifen. Alles sollte locker sitzen und bewegungsweit sein. Außerdem ist große Haltbarkeit und hohe Qualität der Kleidung nötig, weil sie sich nun durch Kriechen, Wetzen und Wringen rasch abnutzt. Kaufen Sie für Ihr Kind deshalb alle Kleidungsstücke nie genau passend, sondern stets ein bis zwei Nummern größer. In solchen Kleidern kann sich Ihr Kind bequem bewegen, und außerdem wächst es doch rasch in sie hinein.

Alle Kleidung muß gut luftdurchlässig und trotzdem warm sein. Pullover sollten weite Halskragen oder -ausschnitte haben. Spielhöschen sollten eine lange Taille haben, damit das Hemd und der Pullover nicht aus ihnen herausrutschen können. Für bewegungsfreudige Kinder empfehlen sich an den Knien und Ellenbogen lederverstärkte Spielhosen und Pullover.

Sie sollten übrigens frühzeitig dafür sorgen, daß Ihr Kind spielerisch lernt, sich allein anzuziehen. Das erreicht Ihr Kind etwa mit dem dritten Lebensjahr. Kommt es später in den Kindergarten, dann wird diese Selbstverständlichkeit ohnehin von ihm erwartet.

● Ein Kleidchen mag noch so chic sein, wenn es irgendwo kneift, ist es ungeeignet. Die Garderobe soll das Kind nicht nur vor Witterungseinflüssen schützen, sie darf vor allem seinen großen Bewegungsdrang nicht hemmen. **Gute Tips für die Anschaffung von Kinderkleidung**

● Bei naßkaltem Wetter ist ein wasserdichter Anorak das richtige; darunter trägt das Kleine einen Wollpullover. Trägerhosen und Wollstrumpfhosen gehören ebenfalls dazu.

● Für warme Tage sind Baumwollschuhe besonders geeignet, weil Baumwolle die Feuchtigkeit der Haut am besten aufsaugt.

Die Schuhe müssen passen

Ein besonderes Problem bei Kleinkindern und Schulkindern sind passende Schuhe, denn wenn Schuhe zu klein sind, können Fußverbildungen auftreten. Der kindliche Fuß hat noch die Eigenschaft, sich besser der Schuhform anzupassen als der erwachsene Fuß. Hinzu kommt, daß mit zunehmendem Alter der Fuß größer wird und das Kind unter Umständen nicht gleich bemerkt, „wenn der Schuh drückt".

Erfreulicherweise bringt die Schuhindustrie in der Bundesrepublik Deutschland heute Schuhe in drei Weitenmaßen heraus, und zwar W = weit, M = mittel, S = schmal. Diese Weitenmaße werden mit einem speziellen Fußmeßgerät ermittelt. Beide Füße sollen beim Kinderschuhkauf mit diesem Fußmeßgerät gemessen werden. Für die Weite ist die Ballenweite entscheidend. An dieser Stelle muß der Schuh wirklich passen. Fragen Sie Ihren Schuhfachmann, ob er das WMS-Weiten-Maß-System für Kinderschuhe hat, und ob er über **Die richtige Schuhweite** das WMS-Fußmeßgerät verfügt, das Längen- und Weitenmaße für Kinderschuhe messen kann.

Die Eltern können sehen, was geschieht. Sie können mit dem Fachmann ablesen, welche Länge und Weite erforderlich sind, damit das Kind passende Schuhe erhält. Seit 1974 haben sich die meisten deutschen Hersteller entschlossen, Kinderschuhe von Größe 20 bis Größe 36 (teilweise 42) in drei Weiten herzustellen. Die Eltern sollten darauf bestehen, daß ihnen auch wirklich Schuhe in der ermittelten Weite vom Verkäufer angeboten werden. Gehen Sie lieber in ein anderes Geschäft, als sich auf einen Kompromiß einzulassen.

Die richtige Schuhlänge Der wirklich passende Schuh muß länger als der Fuß sein. Wenn kein Meßgerät im Laden ist, kann man sich mit einer Umrißzeichnung der Füße behelfen. Dann wird durch die Zeichnung eine Längsachse gelegt, Fersenrand und Zehenkuppe der längsten Zehe werden angezeichnet. Die so gewonnene Strecke wird um 15 mm verlängert.

Vor Inkrafttreten der Vereinbarung kam es vor, daß 88% der Kinderschuhe nicht paßten. Der Fuß braucht im Schuh einen Schubraum von etwa 10 mm. Ein wirklich passender, neu gekaufter Schuh hat eine Zugabe von 15 mm ab Größe 31.

Weitere Tips zum Schuhkauf Achten Sie beim Kauf der Schuhe auf weiches Leder, eine biegsame Sohle und keinen zu hohen Absatz. Ihr Kind wird in den Schuhen laufen, springen und klettern wollen, überlegen Sie deshalb vor dem Kauf, ob der ausgewählte Schuh auch wirklich diesen Ansprüchen genügt.

Außerdem sollten Eltern wissen, daß ihre Kinder ebenso wie Erwachsene Schuhe zum Wechseln benötigen. In der Regel benötigt ein Schuh wenigstens 24 Stunden, um das tagsüber gespeicherte Wasser wieder abzugeben. Wenn der Schuh nicht trocknen kann, liegt der Fuß darin wie in einer feuchten Kammer. Die Folgen sind Schweißfüße und Neigung zu Fußpilz. Zwei Paar Straßenschuhe sind also kein Luxus.

Entwicklungsvorgänge sind Besonderheiten des Kindes

Durch die Entwicklung unterscheidet sich das Kind vom Erwachsenen

Das Wichtigste, wodurch sich das Kind vom Erwachsenen unterscheidet, ist seine Entwicklung. Die Entwicklung ist ein kompliziertes Geschehen. Sie bewirkt, daß aus der eben befruchteten Eizelle ein komplettes Menschenkind und später ein Erwachsener wird.

Grundsätzlich besteht die Entwicklung aus zwei bedeutenden Lebensprozessen: Wachstum und Differenzierung. Wachstum ist der Ansatz von Körpersubstanz, Differenzierung die Spezialisierung bestimmter Zellen, Zellsysteme, Organe und Funktionen bis zu ihrem Endzustand. Man darf sich nun nicht vorstellen, daß beide Lebensfunktionen gleichsam nebeneinander die Entwicklung bestimmen würden. Sie greifen vielmehr eng ineinander über, und zwar in dem Sinne, daß Wachstum die Spezialisierung fördert, umgekehrt die fortschreitende Spezialisierung das Wachstum hemmt. Das Wachstum ist zu Beginn der Entwicklung also am größten und hört mit dem Ende der Entwicklung auf. Man kann daraus schließen, daß ein Lebewesen um so mehr spezialisiert ist, je länger seine Entwicklung dauert. Im Vergleich zu der Entwicklung aller Lebewesen ist die menschliche Entwicklung die längste. Auch von der Entwicklung her kann der Mensch als das höchstentwickelte Lebewesen angesehen werden.

Wachstum und Spezialisierung sind die Grundelemente der Entwicklung

Jede Entwicklung unterliegt bestimmten Gesetzmäßigkeiten, die auch für das Menschenkind gelten. Eine höhere Entwicklungsstufe baut jeweils auf einer zugehörigen niederen Stufe auf. Es gibt keine Sprünge und keine Brüche. Dies ist deshalb bedeutsam, weil an bestimmten Entwicklungsmerkmalen oder Verhaltensweisen die Entwicklung des gesunden Kindes gemessen werden kann. Auf dieser Basis sind die Tabellen auf den Seiten 281 bis 287 entstanden.

Sobald ein Entwicklungsrückstand festgestellt wird, muß schnellstens mit einer Behandlung begonnen werden. In der Entwicklung des Kindes liegt nämlich eine bislang noch kaum erkannte und deswegen so gut wie ungenutzte Chance der Frühbehandlung. Dies hängt damit zusammen, daß in den frühen Entwicklungsstufen die Spezialisierung der Gewebe, Organe und Funktionen noch nicht ausgeprägt sind. Deshalb besteht noch eine große Wachstumskraft als Voraussetzung für die hohe An- und Umpassungsfähigkeit in den ersten Lebensmonaten. Je weiter die Entwicklung fortschreitet, um so mehr geht diese Wachstumskraft und damit die An- und Umpassungsfähigkeit verloren.

In der frühen Entwicklung liegt eine große Chance für die Zukunft

Die Entwicklung des Kindes wird von vielfältigen Faktoren bestimmt. In erster Linie sind es die Erbanlagen und die Einflüsse in den ersten vier Kinderjahren, welche die gesamte Entwicklung des Kindes maßgeblich bestimmen. Demgegenüber sind Einflüsse, die etwa ab dem fünften Lebensjahr wirksam werden, weit geringer.

Die Erbanlagen bestimmen auch, daß jedes Menschenkind etwas Einmaliges ist. Ein Hinweis hierauf läßt sich etwa an Untersuchungen der Nobel-Preisträger Watson und Krick entnehmen, welche die Grundstruktur der Erbanlagen aufdeckten. Die Chromosomen als Träger der Erbanlagen haben einen spiralförmigen Aufbau mit einer Vielzahl von Sprossen. Die Vielzahl dieser Sprossen und ihrer möglichen Verzweigungen in den 46 Chromosomen ist so groß, daß es statistisch gesehen unmöglich ist, daß es das gleiche Menschenkind

Schematische Darstellung der vier Grundtypen des Wachstums und der Entwicklung verschiedener Körperorgane (Lymphatisches Gewebe – Kopf und Gehirn – allgemeines Körperwachstum – Fortpflanzungsorgane) nach *Scammon* (1930a, The Measurement of Man, Univ. Minn. Press).
Die Entwicklung bei der Geburt wurde gleich 0, die mit 20 Jahren gleich 100 Prozent gesetzt. Beachten Sie das enorme Wachstum des Gehirns in den ersten drei Lebensjahren.

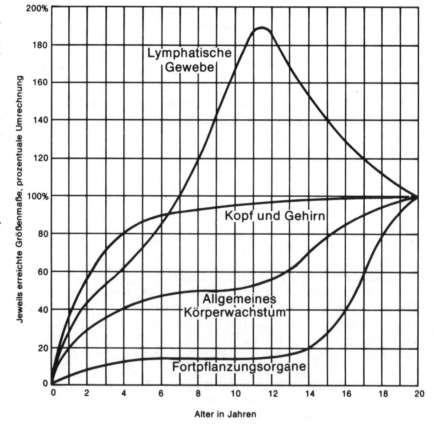

noch einmal gibt. Dies gilt selbst für eineiige Zwillinge. Die unvorstellbare Variationsmöglichkeit der väterlichen und mütterlichen Erbanlagen bewirkt, daß kein einziger Mensch auf dieser Erde einem anderen vollkommen gleich sein kann. Das gilt sowohl für seinen körperlichen Bereich als auch für alle geistigen und seelischen Fähigkeiten.

Am Wachstum lassen sich die verschiedenen Grundtypen der Entwicklung am besten ablesen. Sie betreffen wie nebenstehende Abbildung zeigt: **Grundtypen der Entwicklung**
1. das Lymphdrüsensystem mit Einfluß auf die gesundheitliche Leistungsfähigkeit,
2. das allgemeine Körperwachstum mit Einfluß auf die körperliche Leistungsfähigkeit,
3. die Geschlechtsorgane mit Einfluß auf die geschlechtliche Leistungsfähigkeit,
4. das Gehirn und Nervensystem mit Einfluß auf die geistige und soziale Leistungsfähigkeit.

An der Sterblichkeitsstatistik läßt sich die gesundheitliche Lebensleistung ablesen

Gesundheit ist in erster Linie eine Anpassungsleistung. Ein Lebewesen ist in um so höherem Maße gesund, je besser es in der Lage ist, sich den Umwelteinflüssen an- und umzupassen. Bei Störungen der Anpassungsfähigkeit sprechen wir von Krankheit. Wenn die Anpassungsfähigkeit zusammenbricht, vom Tod. Aus der Sterblichkeitskurve im Laufe eines Lebens läßt sich deswegen auf die An- und Umpassungsfähigkeit in den verschiedenen Altersstufen schließen. Die geringste Sterblichkeit während des Lebens liegt nach allen Gesundheitsstatistiken zwischen dem zehnten und fünfzehnten Lebensjahr. In dieser Zeit besteht die größte biologische Lebensleistung. **Das Schulkind ist am besten angepaßt**

Umgekehrt leistet sich in dieser Lebenszeit die Entwicklung einen Überschuß an lymphatischem Gewebe, das für die Abwehrleistung z. B. gegenüber Infektionen in unserem Körper größte Bedeutung hat. Es ist leicht einzusehen, daß die niedrigste Sterblichkeitsquote etwa zwischen dem zehnten und fünfzehnten Lebensjahr in enger Verbindung mit dem höchsten Stand der Abwehrfunktionen liegt. Das lymphatische Gewebe erreicht zwischen dem zehnten und fünfzehnten Lebensjahr ein Ausmaß von fast 200% seiner endgültigen Entwicklung. Im lymphatischen Gewebe werden z. B. die Lymphozyten **Gesundheit und Infektionsabwehr** gebildet, das sind weiße Blutkörperchen, die eine Polizeifunktion gegenüber eingedrungenen Krankheitserregern haben. An der überschießenden Entwicklung des Lymphsystems ist maßgeblich auch die Thymusdrüse beteiligt, in der ebenfalls für die Infektionsabwehr wichtige Zellen entstehen.

Verlauf der Altersklassensterblichkeit in willkürlich ausgewählten Jahren, 1895 bis 1975 nach Angaben des Bayerischen Statistischen Landesamtes. Bei Jungen und Mädchen ist die Sterblichkeit zwischen 10 und 15 Jahren immer am niedrigsten.

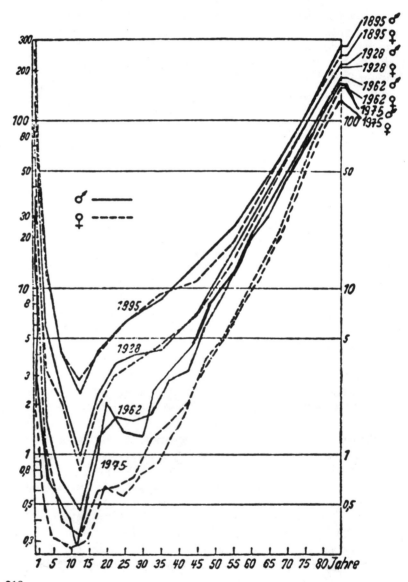

Die Veränderungen des Körperwachstums

Ein zweiter Grundtyp der Entwicklung ist bedeutsam für die körperliche Leistungsfähigkeit. Er läßt sich zweckmäßig am Längenalter bzw. an dem jährlichen Wachstumsschub messen.

Die Kinder wachsen in den ersten zweieinhalb bis drei Jahren sehr schnell. Ab dem vierten Lebensjahr verläuft die Wachstumskurve dann ganz geradlinig. Mit der Pubertät kommt es erneut zu einem starken Wachstumsschub. Das Wachstum ist abgeschlossen, wenn die Geschlechtsreife eingetreten ist. Dieser Vorgang beeinflußt das ganze Körpergeschehen und läßt sich deswegen sogar am Röntgenbild der Knochen ablesen. Mit Abschluß des Wachstums kann die körperliche Leistungsfähigkeit erst voll realisiert werden.

Wachstumsschübe

Über die Kräfte, die das Wachstum beeinflussen, wissen wir relativ wenig. Im Mutterleib und noch in den ersten drei Jahren überwiegen sogenannte embryonale Wachstumskräfte. Diese Wachstumskräfte bewirken, daß aus einem stecknadelkopfgroßen befruchteten Ei innerhalb von zehn Monaten ein Menschenkind mit fünfzig Zentimeter Länge und etwa sieben Pfund Gewicht wird. Diese embryonalen Wachstumskräfte beeinflussen das Wachsen des Kindes auch noch in den ersten drei Lebensjahren.

Warum das Kind wächst

Über die Wachstumskräfte ab dem vierten Lebensjahr sind wir einigermaßen besser unterrichtet. Es ist das Wachstumshormon, das die wichtigsten Wachstumsimpulse aussendet. Dieses Hormon wird, wie viele andere Hormone, in der Hirnanhangdrüse gebildet. Von der Existenz des Wachstumshormons und dessen Bildungsstätte wissen wir nur etwas, weil Kinder bei Krankheiten der Hirnanhangdrüse, die zu einem Mangel an Wachstumshormon führen, bis zum vierten Lebensjahr noch normal wachsen. Dann aber bleiben sie in ihrem Wachstum zurück, weil kein förderndes Wachstumshormon zur Verfügung steht.

Der dritte Wachstumsschub während der Pubertät ist bedingt durch die Geschlechts-Hormone, vor allem die männlichen, welche bei Jungen wie Mädchen einen Einfluß ausüben. Dies erklärt, warum Jungen schließlich größer werden als Mädchen, denn sie haben normalerweise mehr männliches Geschlechtshormon als Mädchen. Der Verlauf des Körperwachstums hat einen großen Einfluß auf die Entwicklung der körperlichen Leistungsfähigkeit.

... und wie schnell
es wächst

Eine Grundregel besagt: Der Mensch wächst um so rascher, je jünger er ist. Wissenschaftlich ausgedrückt heißt das: Je weniger die Differenzierung fortgeschritten ist, um so rascher wächst der Mensch. Den größten Entwicklungsprozeß macht er im Mutterleib vor der Geburt durch. Aber auch in den ersten beiden Jahren nach der Geburt zeigt er noch ein beachtlich rasches Wachstumstempo. Mit fünf Monaten hat der Säugling sein Gewicht bereits etwa verdoppelt. Mit einem Jahr ist er ungefähr um die Hälfte größer als bei der Geburt. Mit dreieinhalb Jahren sind die meisten Kinder einen Meter groß. Von da ab wachsen sie dann langsamer, aber erstaunlich gleichmäßig weiter. Bis zum Beginn der Pubertät, also während des ganzen Kleinkind- und Schulalters, wächst das Kind durchschnittlich und ziemlich gleich um etwa fünf Zentimeter pro Jahr.

Warum sich die
Körperpropor-
tionen ändern

Während der kindlichen Entwicklung verändern sich nun ständig die Körperproportionen. Das Verhältnis von Kopf, Rumpf und Gliedmaßen wird dadurch verändert. In den frühen Entwicklungsphasen im Mutterleib überwiegt der Kopf sehr stark. Dort umfaßt er die Hälfte der gesamten Körperlänge. Das kommt von der mächtigen Frühentwicklung des menschlichen Gehirns. Arme und Beine sind zu diesem Zeitpunkt noch ganz kurz. Bis zur Geburt holen die Extremitäten, also Arme und Beine, aber sehr stark auf. Der Kopf nimmt kurz vor der Geburt nur noch zwei Achtel, die Beine aber drei Achtel der Gesamtlänge ein. Nach der Geburt geht der Gestaltwandel zwar langsamer vor sich, aber doch stetig weiter. Beim Erwachsenen verteilen sich die Proportionen schließlich so: der Kopf ein Achtel, die Beine vier Achtel.

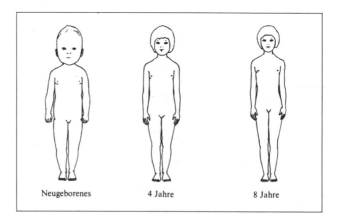

Neugeborenes   4 Jahre   8 Jahre

Mit dem Beginn der Pubertät kommt dann der zweite große Wachstumsschub. Jetzt schießen die Mädchen plötzlich so sehr in die Höhe, daß vielen Müttern angst und bange wird. Die Jungen wachsen ihren Eltern oft während eines einzigen Jahres weit über den Kopf. Dieser Wachstumsschub fängt bei den Mädchen mit etwa neuneinhalb Jahren an und erreicht seinen Höhepunkt zwischen elf und dreizehneinhalb Jahren. Bei den Jungen beginnt er ungefähr mit elf Jahren und ist im Alter zwischen vierzehn und sechzehneinhalb Jahren am stärksten. In dieser Zeit wachsen die Kinder während eines einzigen Jahres zehn bis zwölf Zentimeter. Mit dem Ende der Geschlechtsreife, die bei Mädchen normalerweise zwischen sechzehn und siebzehn, bei den Jungen zwischen achtzehn und neunzehn Jahren liegt, ist die Entwicklung des Kindes abgeschlossen. Der Mensch hört nun auf zu wachsen.

Wachstum in der Pubertät

Es ist interessant zu wissen, warum Mädchen eher in die Pubertät eintreten. Die Antwort lautet: Sie entwickeln sich schneller. Schon bei der Geburt haben Mädchen gegenüber den Knaben im Durchschnitt einen Entwicklungsvorsprung von vier bis sechs Wochen. Dieser Vorsprung wird mit jedem Tag größer. Mit fünf Jahren beträgt er ungefähr ein Jahr! „Chancengerechtigkeit" in der Schule könnte es außer vom Alter her gesehen nur dann geben, wenn die Mädchen durchschnittlich um ein Jahr eher eingeschult würden als die Knaben. Der Vorsprung der Entwicklung gilt für alle körperlichen, geistigen und seelischen Bereiche, weshalb Mädchen in gemischten Klassen in der Regel bessere Leistungen haben als Jungen. Der Vorsprung wird die ganze Schulzeit beibehalten. Wegen dieses Vorsprungs gehen die Mädchen eher in die Pubertät, hören aber auch eher zu wachsen auf.

Mädchen entwickeln sich schneller

Entwicklung der Geschlechtsorgane

Der dritte Grundtyp des Wachstums wird durch die Entwicklung der Geschlechtsorgane bestimmt. Die Fortpflanzungsorgane, beim Knaben die Hoden, beim Mädchen die Eierstöcke, schlummern praktisch während der ganzen Kindheit. Es gibt deshalb kein biologisches Korrelat für die Theorien einer frühkindlichen Sexualität.
In der Pubertät holen die Geschlechtsorgane in einem gewaltigen Entwicklungsprozeß die gesamte Entwicklung in kurzer Zeit nach.
In dieser Entwicklung ist auch eingeschlossen die Ausbildung der sekundären Geschlechtsmerkmale: Schamhaare, Achselhaare, bei Mädchen die Entwicklung der Brust und des Körperfetts, beim Jungen Barthaar und Stimmbruch. Näheres Seite **390**.

Die Entwicklung des Gehirns ist für alle
Erziehungs- und Lernprozesse entscheidend

Die entscheidenden Entwicklungsprozesse liegen in den ersten Jahren

Für die Entwicklung der geistigen und sozialen Leistungsfähigkeit ist der vierte Grundtypus der Entwicklung, das Wachstum von Gehirn und Zentralnervensystem, maßgebend. Die entscheidenden Entwicklungsprozesse vollziehen sich in den ersten Jahren nach der Geburt.

In der ersten Hälfte des ersten Lebensjahres wächst das Gehirn Ihres Kindes schon zur Hälfte voll aus. In den folgenden viereinhalb Jahren wächst es bis zu 90% seiner Gesamtentwicklung. Dies gilt sowohl für die Gehirngewichte als auch für die Funktionen des Gehirns. Sie läßt sich beispielhaft an der elektrischen Erregbarkeit des Gehirns meßbar mit Hilfe eines Elektroenzephalographen ablesen.

Die Entwicklung des Gehirns ist – wie die wissenschaftlichen Erkenntnisse der letzten Jahre deutlich gemacht haben – für alle Lern- und Erziehungsprozesse des Kindes von ausschlaggebender Bedeutung. Während man bislang annahm, daß für die wichtigsten Erziehungs- und Lernprozesse die Entwicklung des Gehirns im sechsten Lebensjahr einen gewissen Abschluß erreicht haben müßte (Schulreife), können wir heute sicher sagen, daß die lebensentscheidenden Lern- und Erziehungsprozesse in den frühen Gehirnentwicklungsphasen stattfinden, ja, daß eine mangelnde Stimulation des Gehirns zu einem Ausbleiben wichtiger Reifungsprozesse führt. „Chancengleichheit" beispielsweise kann deshalb auch keine Frage des Schulsystems mehr sein, wenn in Zeiten, in denen die Entwicklung lebensentscheidender Funktionen im Gehirn geprägt wird, diese Prägungen nicht vollzogen worden sind.

Bestimmte frühe Entwicklungsphasen sind wichtig für die Körperbewegung

Insbesondere die Beschäftigung mit dem behinderten Kind hat aufgedeckt, daß es für wichtige Funktionen bestimmte sensitive bzw. prägende Phasen gibt. In diesen Phasen ist das Kind besonders empfänglich für äußere Eindrücke. Bei fehlender Prägung durch solche Eindrücke finden bestimmte Entwicklungsprozesse nicht oder nicht genügend statt. Diese Entwicklungsprozesse können nach Beendigung der sensitiven Phase dann kaum mehr nachgeholt werden.
Ein typisches Beispiel ist hier die Entwicklung der Motorik, d. h. die Beweglichkeit des Kindes. Ein nicht geringer Prozentsatz von Kindern erleidet bei der Geburt eine Schädigung von Koordinationszentren im Gehirn. Daraus entstehen krankhafte Bewegungsmuster, wie spastische Lähmung, Athetose, Ataxie, Hypotonie und Mischformen, also sogenannte zerebrale Bewegungsstörungen.

Wir wissen heute, daß eine Therapie, die noch während der prägenden Zeit der Motorik stattfindet, weit bedeutendere Erfolge bringt als nach ihrem Abschluß. Annähernd kann man sagen, daß eine Behandlung von vier Wochen, begonnen im Alter von vier Monaten, bei einem motorisch kranken Kind einen größeren Erfolg bringt als eine vier Jahre lange Behandlung, die im Alter von vierzehn Monaten einsetzte.

Weit deutlicher noch ist die prägende Phase für die Entwicklung der Sprache, wie wir aus Erkenntnissen beim hörbehinderten Kind ablesen können. Wir haben in der Bundesrepublik rund 30 000 taubstumme Menschen. 90% von diesen Menschen haben noch einen Hörrest. Dieser Hörrest war aber zu gering, als daß der natürliche Lauschtrieb des Kindes in den ersten Lebensmonaten und -jahren hätte befriedigt werden können. Deshalb hörte das Kind seine Mutter nicht sprechen und konnte auch seine eigene Sprache nicht an seinem Gehör orientieren. Aus der Hörbehinderung entstand deswegen die Taub-Stummheit. *Die Sprache entwickelt sich über das Hören*

Heute aber weiß die Medizin, daß durch ärztliche Feinuntersuchungen im ersten Lebensjahr solche Hörreste aufgespürt werden können. Diesen hörschwachen Kindern kann dann eine Hörhilfe in der Form eines kleinen Hörgerätes gegeben werden. Über das Hörgerät kann mit ihnen eine einfache Sprachtherapie betrieben werden, so daß solche hörgestörten Kinder ausreichend sprechen lernen können. Wird die Hörstörung erst im Alter von vier Jahren erkannt und werden in den ersten beiden Lebensjahren nicht Konsequenzen einer frühen Sprachanbahnung gezogen, dann bleiben diese Kinder zeitlebens schwer sprachgestört, obwohl sie normale Sprechwerkzeuge haben und nicht etwa geistig behindert sind. Aus diesem Beispiel muß für das gesunde Kind die Schlußfolgerung gezogen werden, daß für die Fähigkeit, sprechen zu lernen, eine Sprachprägung der ersten zwei Jahre entscheidend ist.

Die sensitive Entwicklungsphase der Sprachentwicklung kann auch genutzt werden, ohne daß das Gehör voll funktionsfähig ist. Die Schweizer Audio-Pädagogin *Susanna Schmid-Giovannini* hat es möglich gemacht, daß auch gehörlose Kinder sprechen lernen, weil sie in der ersten Kinderzeit die Mütter streng anhielt, unentwegt mit ihren Kindern zu sprechen, sie in das normale Leben über die Sprache einzuführen, auch wenn diese Kinder nicht reagierten. *Aber auch gehörlose Kinder können sprechen lernen*
Diese sensationellen Erfolge beweisen, daß in der frühen Spracherziehung die soziale Zuwendung über eine konstante mütterliche

Person eine so entscheidende Rolle spielt, daß Gehörstörungen demgegenüber zweitrangig werden. Näheres siehe Sprachentwicklung S. 240 und 285 und Sozialentwicklung S. 286.

Prägende Phasen in der Entwicklung des beidäugigen Sehens wurden neuerlich bewiesen durch Tierversuche und klinische Beobachtungen. Danach entscheidet sich bei jungen Kätzchen durch die optischen Eindrücke zwischen der vierten und sechsten Lebenswoche, was sie zeitlebens sehen. Wenn sie in dieser sensitiven Phase z.B. nur waagerechte Bilder sehen konnten, waren sie zeitlebens nur in der Lage, waagerechte Gegenstände zu erkennen.

Das beidäugige Sehen entwickelt sich in den drei ersten Jahren

Die sensitive Phase für die Entwicklung des beidäugigen Sehens beim Menschenkind liegt im Lebensalter bis zu zweieinhalb Jahren. Nach dem dritten Lebensjahr ist endgültig entschieden, ob Kinder zeitlebens beidäugig sehen können oder nicht.

Aus diesen Erkenntnissen müssen für die Frühbehandlung von angeborenen oder früh erworbenen Augenschäden konkrete Schlußfolgerungen gezogen werden.

Besteht ein Sehhindernis, z.B. bei angeborenen Trübungen der Linse, welches das Sehen eines oder beider Augen stark einschränkt, so kann sich kein Fixationsreflex ausbilden. Deshalb soll so früh wie möglich innerhalb der ersten Lebenswochen eine in der Regel operative Behandlung durch den Augenarzt vorgenommen werden.

Leider hat sich dies auch innerhalb der Augenheilkunde noch nicht überall herumgesprochen. Sollten Sie also bei einer angeborenen Augenschädigung, welche das Sehen beeinträchtigt, vertröstet werden mit Auskünften wie „Erst einmal abwarten", „Da kann man noch nichts machen", „Das Kind ist für eine Operation viel zu klein", etc., dann ist es zweckmäßiger, den Augenarzt zu wechseln. Es gibt heute Augenärzte mit genügend Erfahrung für frühe Operationen und der notwendigen Nachsorge bei der optischen Rehabilitation.

Wie groß das Kind wird, läßt sich schon vorzeitig bestimmen.

Dies ist eine Frage, die alle Eltern interessiert. Bei der Geburt eines Menschen läßt sich aber noch nichts über seine spätere, endgültige Größe aussagen.

Erst aus der Frühentwicklung des Kindes lassen sich gewisse Rückschlüsse auf die spätere Körpergröße ziehen. So gibt die Körpergröße am Ende des zweiten Lebensjahres einen ungefähren Hinweis auf die endgültige Größe, wenn man die Größe am Ende des zweiten Lebens

jahres verdoppelt. Eine genaue Vorhersage der endgültigen Körpergröße läßt sich im Alter von acht Jahren mit Hilfe des Skelettalters und
des Längenalters ermitteln.

Der Arzt erkennt am Röntgenbild z.B. der Handknochen den Stand   Skelett-Alter als
der Skelettentwicklung. Aus der Skelettentwicklung lassen sich relativ   Hinweis auf die
gute Rückschlüsse auf den Fortschritt der Gesamtentwicklung des   Entwicklung
Kindes ziehen, denn im Verlauf der kindlichen Entwicklung verändern
sich die Knochen, was im Röntgenbild sichtbar wird. Die körperliche
Entwicklung ist zum Beispiel endgültig abgeschlossen, wenn alle
Handwurzelknochen ausgebildet und die Verbindung mit dem Röhrenknochen endgültig hergestellt ist (Der Arzt sagt: Wenn die „Epi-
physenlinien" geschlossen sind). Dann ist das Längenwachstum endgültig abgeschlossen.
Ein Vergleich mit der jeweiligen Körpergröße erlaubt dem Arzt an
Hand bestimmter Berechnungen dann die Prognose der endgültig zu
erwartenden Körperlänge.

Es ist schon lange bekannt, daß einige Kinder schneller, andere langsa-   Die endgültige
mer wachsen. Das ist ein ganz natürlicher Vorgang. Kleine Eltern ha-   Körpergröße hängt
ben meist kleine Kinder, nicht selten schlägt aber auch einmal die   von vielen
Erbmasse einer sehr kleinen Großmutter oder eines besonders langen   Faktoren ab
Großvaters durch. Ein kleiner Wuchs kann also, wenn auch die Eltern
klein sind, völlig normal sein. Von einer Entwicklungsstörung braucht
dann nicht die Rede zu sein.
Dieses Grund-Wachstum hängt von den erblichen Anlagen ab. Ob diese Anlage voll ausgeschöpft wird oder nicht, hängt aber von Umwelteinflüssen ab. Wird das Kind zum Beispiel rechtzeitig vor der sogenannten Englischen Krankheit (Rachitis), die Knochenverbiegungen
und Knochenverkrümmungen bewirkt, bewahrt, dann kann sich auch
seine vererbte Körperlänge normal entwickeln. Wenn ein Kind frühzeitig geimpft und vor Infektionen geschützt wurde, kann es ebenfalls
normal heranwachsen. Jedes Fieber, jede Krankheit bedeutet eine Beeinträchtigung des Längenwachstums. Hauptsächlich hängt das normale Längenwachstum natürlich von der Ernährung in den ersten
Kinderjahren ab. Mangel an Nährstoffen wirkt sich ganz besonders in
der frühen Kindheit auf das Wachstum aus. Die Fortschritte der Medizin und die günstigeren Lebensbedingungen sind also dafür verantwortlich, daß die Kinder heute so viel größer werden als noch vor
fünfzig Jahren. Die Nahrung, die wir unseren Kindern heute anbieten,
ist unvergleichlich besser, vitamin- und nährstoffreicher als die übliche
Kindernahrung, die noch um die Jahrhundertwende unseren Kindern
gegeben wurde.

Die Akzeleration – oder:
warum unsere Kinder größer werden

Wie bedeutsam der Einfluß von Umweltbedingungen bei verständnisvoller, sorgfältiger Pflege und Verhütung von Krankheiten tatsächlich sein kann, das geht aus einer Wachstumserscheinung hervor, die zu den auffälligsten biologischen Merkmalen unseres Jahrhunderts gehört: der sogenannten „Akzeleration".
Unter dieser Bezeichnung werden das seit einigen Jahrzehnten auffällig gesteigerte Längenwachstum unserer Kinder und die vorverlegte Geschlechtsreife verstanden.

Es gibt viele Theorien darüber

Über die Ursachen der Akzeleration sind viele Theorien aufgestellt worden. Einige Wissenschaftler haben angenommen, daß die Verstädterung eine Rolle spiele, weil Stadtkinder im allgemeinen größer sind als Landkinder. Andere haben geglaubt, daß möglicherweise die Einführung des elektrischen Lichts oder gar die Lichtreklame, ferner die Reizüberflutung durch Lärm und durch Funk und Fernsehen eine Rolle spielen könnten. Dieser Schluß lag deshalb nahe, weil die Akzeleration erstmals gerade zu der Zeit festgestellt wurde, als das elektrische Licht erfunden worden war und als die Zivilisation samt ihren Massenmedien sich immer stärker entwickelte.

. . . die eigentliche Ursache liegt in den besseren Lebensumständen der ersten Kinderjahre

Die gegenüber den früheren Jahrzehnten so entscheidende Entwicklungsbeschleunigung liegt nun aber nicht im Schulalter oder in der Pubertät, sie fällt tatsächlich bereits in die ersten vier Lebensjahre hinein. Das heißt, die Akzeleration findet als Vorgang einer Entwicklungsbeschleunigung bei Säuglingen und Kleinkindern statt. Mit vier Jahren haben unsere Kinder gegenüber ihren Altersgenossen vor fünfzig Jahren einen Entwicklungsvorsprung von einem Jahr und ein stärkeres Größenwachstum von 10 bis 12 cm erreicht. Dieser Vorsprung wird bis zum Ende der Entwicklung beibehalten. Es sind also nicht die Schüler und die Jugendlichen, sondern unsere Säuglinge und Kleinkinder, die den entscheidenden Wachstumsvorsprung der „Akzeleration" haben.

Legt man diese Erkenntnisse im Rahmen der Akzelerationsforschung zugrunde, dann wird es ganz klar, daß weder das elektrische Licht noch die Reizüberflutung, und alles was sonst noch auf das Schulkind einwirken mag, die Ursache für ein Phänomen gewesen sein kann, das in der Hauptsache bereits im Säuglings- und Kleinkindesalter auftritt. Aus diesem Grunde kommen für die Akzeleration nur Einflüsse in Frage, die den Säugling und das Kleinkind betreffen.

226

Auch an den Zähnen läßt sich die Entwicklung ablesen

Der erste Zahn erscheint normalerweise zwischen dem sechsten und dem achten Lebensmonat. Er kündigt sich durch erhöhten Speichelfluß, manchmal auch durch Weinerlichkeit, an. Ihr Baby beißt in dieser Zeit, wenn es normal, das heißt ohne schmerzhafte Rötung und Schwellung der Zahnfleischstelle, zahnt, gerne auf allen möglichen harten Dingen herum. Sie sollten ihm deshalb vorsorglich einen Beißring zur Verfügung stellen. Meist bricht einer der unteren mittleren Schneidezähne zuerst durch oder auch beide.
Danach erscheinen die oberen Schneidezähne und nacheinander auch die seitlichen Schneidezähne, so daß etwa nach eineinhalb Jahren alle Schneidezähne herausgekommen sind.

Das Milchgebiß

Nach einer Pause von etwa vier Monaten vervollständigt sich dann das Gebiß Ihres Kindes durch alle Eck- und je vier Backenzähne oben und unten innerhalb zweieinhalb bis drei Jahren. Die letzten (hinteren) Milchzähne brechen zwischen dem zwanzigsten und dreißigsten Lebensmonat durch. Ein komplettes Milchgebiß besteht aus 20 Zähnen. Die Reihenfolge, in der die Milchzähne auftreten, ist in den umseitigen Abbildungen festgehalten.
Das Milchgebiß, das auch als Statthalter für die sogenannten „zweiten Zähne" sehr wichtig ist, da es Kieferdeformationen verhindert, hat also vier Backenzähne weniger als das Erwachsenengebiß. Das Milchgebiß entwickelt sich allmählich.

Das Milchgebiß hat 20 Zähne

Um das fünfte Lebensjahr herum fallen die Milchzähne dadurch aus, daß sich vom Kiefer her die zweiten Zähne hervorschieben. Zuerst sind es die vorderen Schneidezähne, dann die hinteren Backenzähne, die nach und nach ersetzt werden. Das Ausfallen der Milchzähne ist kein Grund zur Beunruhigung. In der Regel hat das Kind auch keine Beschwerden dabei. Wackelnde Milchzähne sollten ruhig im Mund belassen werden, bis sie ausfallen. Im allgemeinen ist das bleibende Gebiß am Ende der Entwicklung vollständig. Der hinterste Weisheitszahn ist mit zwölf Jahren erkennbar, kann gelegentlich auch noch später kommen.
Über die Reihenfolge des Durchbruchs der Zähne unterrichten die nachfolgenden Abbildungen als Ergebnis von eingehenden zahnärztlichen Untersuchungen bei mehreren tausend Jungen und Mädchen aus verschiedenen Orten in Deutschland, welche im Rahmen von Doktorarbeiten am Institut für Soziale Pädiatrie und Jugendmedizin der Universität München gewonnen wurden.

Das bleibende Gebiß

227

Durchbruchszeiten für die Milchzähne = 1. Dentition

Mittelwert M und
Streuwert ±
Zeitangabe in Monaten und Tagen

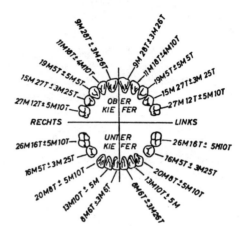

Durchbruchszeiten der bleibenden Zähne = 2. Dentition mit Mittel- und Streuwerten

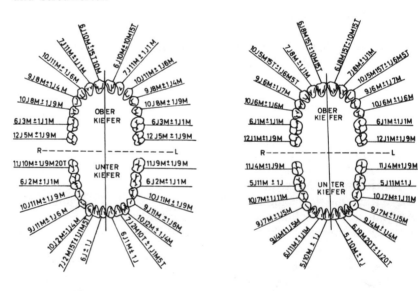

Knaben   Mädchen

Wie Zahnfäule und Zahnfleischerkrankungen verhindert werden

Zahnschäden sind die häufigste Volkskrankheit. Auch hier gilt, daß die Ursache von Zahnfäulnis (Karies) und Zahnverfall bei Erwachsenen schon im Kindesalter gelegt wird. Es gehört zu den gesicherten Erkenntnissen, daß Zahnschäden im Kindesalter eng mit dem Zuckerverbrauch zusammenhängen. Jedes Bonbon, das Sie Ihrem Kind geben, setzt einen kleinen Zahnschaden.

Zahnfäule ist vermeidbar

Große Bestürzung hat der Nachweis hervorgerufen, daß zuckerhaltige Tees in den Nuckelflaschen die Frontzähne der Kinder zerstören. Die Kinderernährungsindustrie hat sofort reagiert und zuckerhaltige Tees aus dem Handel gezogen.
Bis zu 10 % der Kinder nuckeln bis zum 4. Lebensalter, wobei manche Mütter Tee oder andere Getränke zum Durststillen, die meisten aber die Nuckelflasche zur Beruhigung und Ablenkung des Kindes geben.

Nuckelflasche gefährdet Frontzähne

Süßigkeiten werden schon gegen Ende des 1. Lebensjahres den Säuglingen gegeben. Gesüßte Limonaden und Coca Cola, süße Fruchtsäfte, stark gesüßte Milchmischgetränke sind ebenso für die Zahngesundheit gefährlich wie Bonbons, Schokolade etc.

Da Zahnschäden durch Zucker also schon frühzeitig gesetzt werden, muß eine optimale Zahnpflege praktisch in dem Moment einsetzen, wenn der erste Milchzahn durchgebrochen ist. Die Industrie stellt inzwischen Zahnbürsten für ganz junge Babies her. Sie haben einen langen schmalen Griff für die leichte und bequeme Führung durch den Erwachsenen oder einen kurzen kompakten Griff für ältere Kinder, die ihre Zähne schon selbst putzen können.

Zahnpflege beginnt in der Familie

Eine wirksame Hilfe gegenüber Karies (Zahnfäule) stellt Fluorid dar. In unzähligen wissenschaftlichen Arbeiten wurde bewiesen, daß unser Leitungswasser in weiten Bereichen zu wenig Fluorid enthält, um den Fluorid-Bedarf für die Zahnentwicklung zu decken. Trotzdem stößt der Zusatz von Fluorid auf das allgemeine Wassersystem in unserem Lande auf unüberwindliche Abneigung. Unter diesen Umständen empfiehlt es sich, kleine Mengen von Fluorid gleichzeitig mit Vitamin D in Tablettenform zu verabreichen. Die regelmäßige Fluorid-Gabe ist die beste Prophylaxe gegen Zahnschäden. Am besten wird die Karies-Prophylaxe mit der Rachitis-Prophylaxe kombiniert.
Gegen die Gabe von Fluorid wird manchmal von Leuten, die aber auch nicht das geringste davon verstehen, Stellung bezogen mit dem Hinweis, es handele sich um ein Gift. Demgegenüber ist festzustellen,

Fluorid in Tablettenform

daß Fluorid ein unverzichtbarer Nahrungsbestandteil ist, dessen Segen weltweit nachgewiesen wurde. Sämtliche Argumente gegen eine zusätzliche Gabe von Fluorid sind wissenschaftlich eindeutig widerlegt.

Nach der Statistik müssen bereits die Hälfte aller Kinder unter drei Jahren wegen fauler Zähne zum Zahnarzt. Dies beweist, daß die Milchzähne der Kinder von ihren Eltern vernachlässigt werden. Wir wissen aber, daß spätestens im Alter zwischen drei und sechs Jahren schon die Weichen gestellt werden für ein gesundes zweites Gebiß.

Milchzähne als Platzhalter Zwischen drei und sechs Jahren sind die Milchzähne Platzhalter für die bleibenden Zähne. Diese stellen sich nur ordnungsgemäß ein, wenn im Kiefer genügend Platz vorhanden ist.
Fallen Milchzähne in Folge von Zahnfäulnis (Karies) aus, bleibt der Kiefer zu klein. Geht ein Milchzahn vorzeitig verloren, stößt der nachfolgende, bleibende Zahn aus Platzmangel in die kleine Lücke. Er drängt dadurch seine Nachbarn zwangsläufig in die falsche Richtung ab. Die Zähne wachsen schief, und eine langwierige und teure kieferorthopädische Behandlung wird notwendig.

Praktische Kariesprophylaxe

Karies (= Zahnfäule) kann nur auftreten, wenn in der Nahrung vergärbare Kohlenhydrate sind, die in Kontakt mit den Zähnen kommen, und Bakterien in der Mundhöhle vorkommen, die Säuren produzieren. Alles dies muß zusammenkommen.

Zahnfärbetest weist Plaques nach **Vorläufer der Karies** sind festhaftende Beläge, sogenannte Plaques, die an Zahnoberflächen haften. Diese Plaques lassen sich schon frühzeitig durch einen Zahnfärbetest nachweisen. Ihr Kind lutscht eine Tablette, womit sich die Plaques einfärben. Dann schauen Sie sich die Zahnverfärbung an. Die Zähne müssen so lange geputzt werden, bis die Zahnverfärbung verschwunden ist. Das Problem liegt nicht in den Plaques an den Zahnoberflächen, sondern an den Zahnzwischenräumen. Hier ist es notwendig, mit einem Seidenfaden nachzusäubern.

Wie notwendig eine frühzeitige Zahn- und Mundhygiene ist, läßt sich daran erkennen, daß in unserem Lande bereits 50 bis 60 % der 3- bis 4jährigen, 70 bis 80 % der 4- bis 5jährigen und sogar 90 % der Schulanfänger kariöse Gebisse haben. Es ist deshalb dringend notwendig, den Zahnschäden frühzeitig in der Familie durch prophylaktische Maßnahmen entgegenzutreten.

230

Der Zahnfärbetest aus Heft 5 des Gesundheitserziehungsprogramms
„Mein Körper – meine Gesundheit"

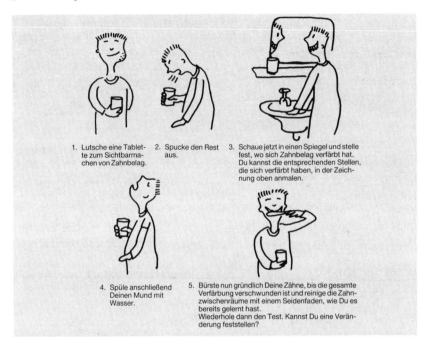

1. Lutsche eine Tablette zum Sichtbarmachen von Zahnbelag.

2. Spucke den Rest aus.

3. Schaue jetzt in einen Spiegel und stelle fest, wo sich Zahnbelag verfärbt hat. Du kannst die entsprechenden Stellen, die sich verfärbt haben, in der Zeichnung oben anmalen.

4. Spüle anschließend Deinen Mund mit Wasser.

5. Bürste nun gründlich Deine Zähne, bis die gesamte Verfärbung verschwunden ist und reinige die Zahnzwischenräume mit einem Seidenfaden, wie Du es bereits gelernt hast. Wiederhole dann den Test. Kannst Du eine Veränderung feststellen?

Die beste Zahnprophylaxe geschieht aber über Fluoride. Erfahrungen eines halben Jahrhunderts an Hunderten von Millionen Menschen haben dies bewiesen. Kein einziger Fall einer körperlichen Schädigung durch die für die Karies-Prophylaxe empfohlene Fluorideinnahme ist jeweils nachgewiesen worden.

Bei einer systematischen Zuführung von Fluoriden über das Trinkwasser, Tabletten oder Kochsalz oder durch Spüllösungen, Gele, Lacke läßt sich der Kariesbefall etwa um 50 % verringern. Wenn mehrere Verfahren angewendet werden, um weit mehr. Fluoridhaltige Zahnpasten bewirken einen Rückgang der Karies von 20 bis 30 %.

Die Einnahme von Fluoridtabletten ist besonders dann wichtig, wenn sich die Zähne bilden. Pro Tag sollten unsere Kinder

im 1. und 2. Lebensjahr etwa 0,25 mg,

im 3. Lebensjahr 0,50 mg,

im 4., 5. und 6. Lebensjahr 0,75 mg,

zwischen dem 7. und 12. Lebensjahr 1 mg

Fluorid bekommen, wie die Deutsche Gesellschaft für Zahn-, Mund- und Kieferheilkunde festgestellt hat.

Wenn Sie Ihr Kind an eine frühzeitige Zahnpflege gewöhnen, wird es Ihnen auch leichtfallen, die Mundhöhle und die Rachenpartien Ihres Kindes später regelmäßig inspizieren zu können. Entdecken Sie dabei schwarze Stellen (Karies) an den Milchzähnen, dann beruhigen Sie sich bitte nicht mit dem Gedanken, daß der beschädigte Zahn später ja doch ausfallen wird, sondern gehen Sie mit Ihrem Kind zum Zahn-arzt. Eine vorzeitige Karies kann, wenn sie nicht behandelt wird, durchaus die nachfolgenden zweiten Zähne anstecken, ganz abgesehen davon, daß ein zu früher Milchzahnverlust zur unregelmäßigen Aus-bildung der zweiten Zähne Anlaß gibt.

Gewöhnen Sie Ihr Kind so früh wie möglich an regelmäßiges Zähne-putzen am Morgen und am Abend. Sie dürfen das bereits von der Mit-te des zweiten Lebensjahres ab tun. Nehmen Sie dazu eine weiche Kinderzahnbürste und eine sanft schmeckende Kinderzahnpasta. Nach dem Putzen muß Ihr Kind den Mund ausspülen, was Sie ihm ge-duldig und spielerisch beibringen sollten. Alle Kinder beobachten mit Begeisterung das Gurgeln der Eltern und versuchen es nachzumachen.

Wenn Ihr Kind ein wenig von der Zahnpasta verschluckt, so ist das nicht gesundheitsschädlich. Sie sollten es aber nicht die Zahnpastatu-be auslutschen lassen, was manche Kinder gerne tun.
Mit der sorgfältigen Zahnpflege verhindern Sie nicht nur den Zahn-verfall, die gefürchtete „Karies", sondern kräftigen auch durch Bür-sten das Zahnfleisch, so daß es später die ebenso gefürchtete „Para-dontose", die Zahnfleischschrumpfung, verhindert.
Bringen Sie Ihrem Kind bei, die Zähne nicht nur hin und her, sondern vor allem auch von oben nach unten zu bürsten, damit die zwischen den Zähnen hängengebliebenen Speisereste sicher herausbefördert werden.
Ganz wichtig ist gründliches Zähneputzen und Mundspülen, wenn Ihr Kind klebrige Süßigkeiten von der Art der Karamelbonbons und der Lakritze gelutscht hat. Solche Süßigkeiten sind ganz besonders karies-fördernd.

Sozial- und Sprachentwicklung bestimmen die Lebenstüchtigkeit

Die Grundlagen der Sozialentwicklung werden durch die Mutter gelegt

Von allen Funktionen, die das Menschenkind zu erlernen hat, nimmt die Sozialentwicklung eine Sonderstellung ein. Sie ist diejenige Fähigkeit, deren Entwicklung am empfindlichsten auf äußere Einflüsse reagiert und die letztlich besonders abhängig ist von der Zuwendung einer einzigen mütterlichen Person.

Die Sozialentwicklung umschließt ein vielfältiges Entwicklungsgeschehen, das sich etwa durch folgende Bereiche charakterisieren läßt: **Die Bindung an eine Bezugsperson**

Zunächst muß das Kind eine feste Bindung zu einer konstanten mütterlichen Hauptperson eingehen. An diesem Satz ist alles gleich wichtig: eine *einzige*, eine *mütterliche* und eine *Hauptbezugsperson*. Es muß also nicht die Mutter sein, aber ein und dieselbe Person. Hauptbezugsperson bedeutet, daß der Säugling eine feste Bindung zu dieser Person bekommt, welche durch die soziale Zuwendung zur eigentlichen Mutter wird.
Keine Frau wird durch die Geburt zur Mutter, sondern ausschließlich durch die Zuwendung, die sie ihrem Säugling und Kleinkind gibt.

Neben der Hauptbezugsperson spielen Nebenbezugspersonen eine große Rolle. Der Vater und die Geschwister sind deswegen für die frühe Sozialentwicklung sehr wichtig. Aber sie müssen wissen, daß sie nicht die erste Rolle spielen können, sondern eben nur Nebenbezugspersonen sind. Ob die Rolle von Vater und Mutter vertauscht werden kann, ist Gegenstand einer Streitfrage. Von Natur aus bringt allerdings nur eine Frau – bevorzugt die eigene Mutter – die Voraussetzung mit, „Sozialmutter", das heißt die eigentliche „Mutter", zu werden. Väter können zum Beispiel nicht stillen. **Nebenbezugspersonen können die Mutter verstärken**
Wenn das Kind eine feste Bindung eingegangen ist, muß es nunmehr lernen, selbständig zu werden. Das ist ein langdauernder Ablösungsprozeß, der sich in verschiedenen Stadien vollzieht. Im nachfolgenden sind einige wichtige Bereiche der frühen Sozialentwicklung festgehalten. Sie können sich daran orientieren, ob die Voraussetzung für eine gesunde Sozialentwicklung Ihres Kindes gegeben ist oder nicht. In dem Ablösungsprozeß des Kindes von der Mutter liegt gleichzeitig auch der Prozeß der Selbständigkeitsentwicklung begründet.

Nur durch die Ablösung und in der Sicherheit dieses Ablösungsprozesses ist die Grundlage für die personale Selbständigkeit gegeben. Auch dies benötigt seine Zeit. In der Regel ist anzunehmen, daß **Erste Selbständigkeit** im Alter von drei Jahren ein Kind normalerweise einen solchen Grad seiner Selbständigkeit erreicht hat, daß nunmehr ein weiterer Prozeß der Sozialentwicklung stattfinden kann: Das Erlernen des positiven Kontaktes zu anderen Kindern.

Sozialkontakt Sozialisation bezeichnet man den Vorgang im Rahmen der Sozialentwicklung, durch welchen ein vierjähriges Kind mehr und mehr, besser und besser lernt, mit anderen Kindern und Erwachsenen positiven Kontakt aufzunehmen, Rücksichtnahme zu üben, sich in eine Gemeinschaft einzufügen und der Gemeinschaft Hilfe zu geben. Diese Aufzählung macht verständlich, daß die Sozialentwicklung letztlich darüber entscheidet, ob ein Kind später im Leben in der Lage ist, selbständig tätig zu werden, und ob es später im Leben in der Gesellschaft bestehen kann.

Mehr und mehr stellt sich heraus, daß es auch bei der Sozialentwicklung eine prägende Phase gibt, in der das Kind besonders empfindlich und empfänglich ist für zwischenmenschliche Einflüsse. Praktisch besteht eine starke Abhängigkeit in den ersten vier Kinderjahren von einer mütterlichen Person, welche nicht unbedingt die „Geburtsmutter" sein muß.

„Prägende" Phase in der Sozialentwicklung Die prägende Phase der Sozialentwicklung wurde durch Untersuchungen am Institut für Soziale Pädiatrie und Jugendmedizin in München bei Adoptivkindern erkennbar. Kinder aus Heimen, die in der Regel Störungen, vor allem in ihrer Sozialentwicklung, aufwiesen, wurden über Jahre in ihren Adoptivfamilien beobachtet. Diejenigen Kinder, welche nach einem Jahr Heimaufenthalt adoptiert worden waren, benötigten über ein Jahr, bis sich ihre Sozialentwicklung normalisiert hatte. Diejenigen Kinder, welche erst nach zwei Jahren aus Heimen adoptiert wurden, benötigten über zwei Jahre „Sozialtherapie", bis ihre Sozialentwicklung sich wie die gesunder Kinder verhielt. Diejenigen Heimkinder, welche erst jenseits des dritten Lebensjahres oder später zur Adoption kamen, sind auch nach Jahren zu einem überwiegenden Prozentsatz in ihrer Sozialentwicklung noch nicht normal.

Sie zeigen alle Zeichen einer sozialen Krankheit, die wir „Soziose" nennen. Näheres darüber auf Seite 377.

Steter Wechsel in der Pflege stört Jeder Wechsel in der Pflege, in der personalen Zuwendung während der ersten drei Kinderjahre führt zu Störungen der Sozialentwicklung. Jeder Mangel an Zuwendung durch eine Person, z. B. wenn der Säugling seine Mutter mit mehreren anderen Säuglingen teilen muß, kann zu einem schweren Rückstand, ja zu Krankheitsstörungen der Sozialentwicklung führen, die sich in Aggressionen, Provokationen und sozialer Apathie (siehe „Soziale Behinderung", Seite 310) äußern. Eine altersgleiche Gruppe – auch von Säuglingen und Kleinkindern läßt keine sozialen Aktionen der Hilfe zu. Sie bedeutet immer Konkurrenz-Kampf um Zuwendung!

Das Problem liegt also in der altersgleichen Gruppe. Natürlicherweise ist das Menschenkind als „Einling" angelegt und schon Zwillinge beanspruchen ihre Mutter bis zur Erschöpfung. Geschwister hingegen, welche älter oder jünger sind, verstärken die Sozialentwicklung durch die vielfältig auftretenden Möglichkeiten der Hilfe.
Für den Säugling und das Kleinkind bedeutet die Anwesenheit eines älteren Geschwisterkindes über kurze Zeit eine Übertragung der elterlichen Geborgenheit, ohne daß dies als solches durch aktive Zuwendung im Spiel etc. verstärkt werden muß. Die intensiven frühen, sozialen Lernprozesse, wie sie beim Spielen zwangsläufig auftreten, wurden bereits auf S. 244 beschrieben.

Die frühe Sozialentwicklung baut auf der Sinnesentwicklung auf

Entsprechend der Entwicklung der Sinnesorgane lassen sich verschiedene Stufen der Sozialentwicklung unterscheiden, die allerdings ineinander übergehen und nicht streng getrennt werden können.
An diesen Stufen kann die Mutter ohne Schwierigkeit ablesen, wie sie die Sozialentwicklung ihres Kindes in den ersten Kinderjahren fördert.

In den ersten Lebenswochen ist nur die Haut genügend weit entwickelt, um mit der Umwelt Verbindung aufzunehmen. Warmer, weicher Hautkontakt ist deswegen die Grundlage für die gesamte Sozialentwicklung. Jenen Vorgang, bei dem dem Kind in besonderer Weise weiche, warme Haut angeboten wird, bezeichnet unsere Muttersprache nicht mit „Brustmilchfütterung" oder „Muttermilchmahlzeit", sondern mit „Stillen". Damit wird deutlich, daß dieser Vorgang – und nur dieser Vorgang – einen unruhigen Säugling zu beruhigen vermag. Dieser Beruhigungseffekt hängt nicht nur mit dem Sattwerden des Säuglings zusammen, denn die Ersatzbrustwarze, der Schnuller, vermag vorübergehend eine ähnliche beruhigende Wirkung zu erzielen. Auch der Körperkontakt beim „Auf-den-Arm-Nehmen" – „An-die-Brust-Drücken" beruhigt vorübergehend den Säugling.

Stillen und Hautkontakt

Neben der Haut ist auch der Lageänderungssinn des Säuglings schon bei der Geburt hervorragend ausgebildet. Dieser Lageänderungssinn wird natürlicherweise beansprucht, wenn der Säugling in Tüchern oder Tragetaschen auf dem Rücken der Mutter herumgetragen wird. Ein ähnlicher beruhigender Effekt ist auch durch die Wiege gegeben. Sie ist als Ersatz für das natürliche bewegte Tragebett des Kindes auf dem Schoß, auf dem Arm oder auf dem Rücken der Mutter anzusehen. Die Wiege wurde ganz zu Unrecht aus unseren Kinderstuben verbannt, denn sie täuscht dem Kind gewissermaßen die Gegenwart seiner Mutter vor; da es diese mit Auge und Ohr noch nicht erkennen kann, überzeugt es sich über seinen Lagesinn von ihrer Anwesenheit.

Der Hautkontakt als Voraussetzung für die Sozialentwicklung ist auch in der nächsten Entwicklungsstufe noch ganz wichtig. Die Zeiten für das Stillen und Füttern, Auf-den-Arm-Nehmen nehmen den größten Teil des Tages ein.

Ab dem zweiten Lebensmonat beginnt der Gesichtssinn in der Entwicklung eine immer größer werdende Rolle zu spielen. Etwa mit dem Ende des zweiten Lebensmonats vermag der Säugling ein menschliches Antlitz zu erkennen, ab dem dritten Monat reagiert er darauf.

„Soziales Lächeln" Zwischen dem dritten und sechsten Lebensmonat besteht diese Reaktion aus dem „sozialen Lächeln". Sobald sich ein Menschenantlitz in diesem Alter dem Baby nähert und sich bewegt, antwortet der Säugling mit einem strahlenden Lächeln. Es ist gleichgültig, ob das Gesicht bekannt oder unbekannt, alt oder jung, hübsch oder häßlich ist. Jedesmal freut sich der Säugling, wenn es sich bewegt und nahe an sein Gesicht herankommt.

Beim Stillen kommen natürlicherweise Hautkontakt, Lagesinnkontakt und Gesichtsfeldkontakt zusammen, denn der gestillte Säugling schaut während des gesamten Stillvorgangs in das Gesicht seiner Mutter. Er macht alle Lageveränderungen auf dem Schoß der Mutter mit und hat gleichzeitig den besten warmen Hautkontakt. Gestillte Säuglinge sind in ihrer Sozialentwicklung nichtgestillten Säuglingen eindeutig überlegen.

Das „Fremdeln" ist ein wichtiger Entwicklungsschritt Mit dem sechsten bis siebten Lebensmonat ändert sich das „soziale Lächeln". Jetzt ist das Kind so weit entwickelt, daß es das bekannte von dem unbekannten Gesicht zu unterscheiden vermag. Es reagiert ganz natürlich so, daß es Bekanntes mit Freude, Unbekanntes mit Angst und Skepsis betrachtet. Die „Acht-Monats-Angst" ist also Ausdruck der weiteren Entwicklung des Kindes in dem Sinne, daß das

Kind sich nunmehr mit den ihm bekannten Personen – vor allem seiner Mutter – noch stärker identifiziert. Wir sagen, das Kind „fremdelt". Dieses Fremdeln ist eine der wichtigsten Stufen in der Sozialentwicklung. Kinder, die nicht fremdeln, bleiben z. B. zeitlebens distanzlos.

> Mit neun Monaten muß ein Baby fremdeln, d. h. unterschiedlich reagieren, je nachdem es von Fremden oder von seiner Mutter auf den Arm genommen wird, andernfalls ist die Sozialentwicklung nicht normal!

Ab dem sechsten Monat gewinnt nunmehr auch die akustische Sphäre an Bedeutung. Das Kind lernt Geräusche zu unterscheiden und vermag jetzt auch die Sprache seiner Mutter nicht nur zu hören, sondern auch zu verstehen. Dieses frühe Sprachverständnis ist aber – wie auf Seite 239 (Sprachentwicklung) beschrieben – ganz eng verknüpft mit der Sozialentwicklung an eine „einzige Mutter", durch die letztlich „Muttersprache" vermittelt wird. *(Randnotiz: Auch Gehör und Sprache fördern die Sozialentwicklung)*

In der nächsten Stufe der Sozialentwicklung sind der Gesichts- und Gehörsinn nunmehr so weit entwickelt, daß das Kind Sozialkontakt auch im Blickfeld seiner Mutter aufnehmen kann.

Zwischen dem neunten und zwölften Lebensmonat spielt das Kind vorübergehend durchaus befriedigt in der Spielecke der Küche, wenn seine Mutter anwesend ist. Natürlich spielen in dieser Zeit auch weiterhin Hautkontakt, „Auf-den-Arm-Nehmen", „Auf-dem-Schoß-Füttern" eine wichtige Rolle, aber die soziale Sicherheit des Kindes wird im Gesichtsfeld seiner Mutter durch den ständigen Blickkontakt und den Sprechkontakt ebenfalls bestärkt. In der weiteren Entwicklung des Kindes genügt der Gehörsfeldkontakt, um das Kind wenigstens vorübergehend in seiner Sozialentwicklung zu fördern.

Frühe Selbständigkeit und Kontakt zu anderen Kindern

Im Anschluß an diese Phase beginnt nun ein erster Schritt zur sozialen Selbständigkeit des Kindes. Herumkriechen, Aufstehen, erste Schritte sind aus der Sicht der Sozialentwicklung aber nur in der Nähe der einen mütterlichen Person ohne Schwierigkeit und Gefahr für das Kind möglich. Einerseits benötigt das Kind die ständige Anwesenheit seiner Mutter, andererseits vollzieht es unter dem Schutz ihrer Anwesenheit die ersten Schritte des Selbständigwerdens. *(Randnotiz: Blickkontakt in der Spielecke)*

Gehörsfeldkontakt	Das Kind spielt beruhigt im Nachbarzimmer, wenn es seine Mutter hantieren oder sprechen hört. Es hat einen kleinen Schritt zu seiner Selbständigkeit gemacht und hängt trotzdem an der Sicherheitsschnur des Wissens um die Anwesenheit seiner Mutter. Diese soziale Sicherheit hält allerdings nur kurze Zeit an – das Kind versucht immer wieder durch Rufen diesen Kontakt zu verstärken.
Bewußtseinskontakt	In der nächsten Stufe genügt der Bewußtseinskontakt des Kindes, um in seiner Sicherheit selbständig zu spielen. Im zweiten Lebensjahr ist deswegen der Sandkasten unter dem Küchenfenster der ideale Spielplatz des Kindes. Der Bewußtseinskontakt ist indessen keineswegs stabil in dieser Zeit. Jeder weiß, daß ein zweijähriges Kind plötzlich in seinem Spiel innehält und nach der Mutter ruft. Es spielt befriedigt weiter, wenn die Mutter antwortet. Reagiert sie nicht, schreit das Kind so lange, bis die Mutter erscheint. Der Zeitraum, in dem das Kind selbständig im Bewußtseinskontakt mit seiner Mutter zu spielen vermag, verlängert sich mehr und mehr.
Im Kindergarten reift die Sozialisation	Mit vier Jahren soll normalerweise ein Kind soweit sein, daß es für wenige Stunden am Tage im Kindergarten auch ohne die Anwesenheit seiner Mutter beruhigt spielt. An dem selbständigen Spielen auch bei vorübergehender Abwesenheit der Mutter läßt sich die normale Sozialentwicklung des Kleinkindes ablesen.
	Jetzt beginnt eine neue Stufe der Sozialentwicklung. Sie ist dadurch gekennzeichnet, daß das Kind positiven Kontakt mit anderen Kindern aufnimmt. Der Kindergarten ist deswegen in erster Linie als Ergänzung zur Familienerziehung für die Sozialentwicklung des Kindes bedeutsam. Eine Kindergartenerziehung hat aber nur dann Sinn, wenn das Kind in seiner Sozialentwicklung eine gewisse Selbständigkeit entwickelt hat. Wo dies nicht oder nicht genügend der Fall ist, gerät der Kindergarten eher zum Schaden als zum Nutzen.
Ganztagseinrichtungen sind ein Notbehelf für kleine Kinder	Ganztagskrippen und Ganztagskindergärten sind ebenso schädlich für die Sozialentwicklung des Kindes wie ein häufiger Wechsel der Bezugsperson in den ersten vier Kinderjahren oder eine Teilung der sozialen Prägung etwa zwischen Mutter und Tagesmutter, Mutter und Großmutter. Die dadurch entstehenden Schäden werden auffällig, wenn das Kind etwa im Kindergarten oder der Schule positiven Kontakt aufnehmen muß, um gemeinschaftsfähig zu sein.

Diese Gesetzmäßigkeiten der Sozialentwicklung sind im pädagogischen Bereich entweder nicht genügend bekannt oder sie werden aus unverständlichen Gründen nicht berücksichtigt. Sowohl im Kindergarten als auch in der Schule werden heute soziale „Trainingsprogramme" praktisch vernachlässigt. Im Hinblick auf die spätere Lebenstüchtigkeit spielt indessen die soziale Entwicklung eine weit größere Rolle als bestimmtes Wissen oder Sprachen. Der hochintelligente Einzelgänger ist ebenso unglücklich wie der hochintelligente Asoziale.

Die Mutter legt das Fundament der Sprache

Unsere Sprache ist diejenige Funktion, welche nur dem Menschen eigen ist. Durch die Sprache unterscheiden wir uns gegenüber allen anderen Lebewesen. Dabei ist Sprache nicht nur ein Mittel, mit dessen Hilfe wir untereinander Kontakt aufnehmen, sondern weit mehr. Letztlich beruhen alle unsere höheren Denkprozesse auf der Sprache. Taubstumme Kinder, die nicht sprechen lernen, bleiben deshalb in ihrer gesamten Entwicklung zurück, auch wenn sie in sprachfreien Tests als noch so intelligent gefunden werden. Es wurde bereits erwähnt, daß die ersten Kinderjahre für die Sprache und damit auch für die Denkfähigkeit eine überragende Bedeutung haben.

Die Sprache erschließt dem Kind die Welt

Neuere Untersuchungen haben darüber hinaus geklärt, daß die Mutter diese Sprachprozesse außerordentlich beeinflußt. Der Begriff „Muttersprache" ist deswegen nicht zufällig, sondern bedeutet etwas ganz Wichtiges.

Muttersprache

Der bereits genannten Schweizer Audiopädagogin *Susanna Schmid-Giovannini* verdanken wir die folgende Feststellung: „Gehörlose Kinder brauchen nicht zu verstummen, wenn ihre Mütter im Säuglingsalter mit ihnen sprechen, auch wenn sie kein Wort hören können. Das Erlebnis der sprechenden Mutter ist so groß, daß der Säugling sie verstehen lernt, auch wenn er sie nicht hört."

Da die Sprachprägung eine Funktion der ersten Kinderzeit ist, gilt es, unter allen Umständen Sprachrückstände so früh wie möglich aufzudecken. Grundsätzlich unterscheiden wir bei der Sprachentwicklung zwei Besonderheiten: Sprechen und Sprachverständnis.

Die frühe Sprechentwicklung ist international

Frühe
Sprechentwicklung

Das Sprechen unterliegt – wie alle Entwicklungsvorgänge – bestimmten Gesetzesmäßigkeiten. Den Grundstock für die spätere Sprache stellen bestimmte vorsprachliche Äußerungen dar. Grundlagen für die normale Entwicklung sind zwei Aspekte:

1. Das Kind lernt Laute zu bilden,
2. das Kind lernt bei diesen Lautäußerungen Gefühle und Bedürfnisse auszudrücken.

Beim Neugeborenen können wir schon feststellen, daß es bei Unlust schreit.

Am Ende des ersten Lebensmonats spricht das Baby Vokallaute zwischen
    a und ä, häufig mit h verbunden;

---

am Ende des zweiten Monats spricht das Kind Kehllaute
    e-che, ek-che, e-rrhe;

---

am Ende des dritten Lebensmonats hören wir erste Silbenketten
    r r r,
    ej-ej, ej-di, ö-we, ej-ge;

---

am Ende des fünften Monats werden diese Silbenketten rhythmisch:
    mem-mem, ge-ge-ge;

---

im sechsten bis siebten Lebensmonat beginnt das Kind zu lallen. Verschiedenartige Silben werden aneinandergereiht.

Am Ende des achten Monats flüstert das Kind;

---

am Ende des neunten Monats hört die Mutter deutlich Doppelsilben:
    ma-ma-ma, da-da-da;

---

am Ende des zehnten Monats kann das Kind Silben nachsprechen, und

---

am Ende des ersten Lebensjahres spricht es sinnvolle Silben und bringt bestimmte Personen und Gegenstände mit diesen Silben in Zusammenhang, z. B. „baba" für Ball, „taita" für Spazierengehen, „ata" für Weggehen oder Anziehen.

240

Diese Bilder soll Ihr Kind mit $2^1/_2$ Jahren erkennen können.

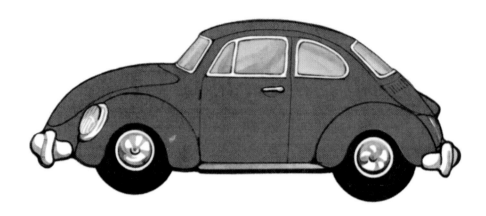

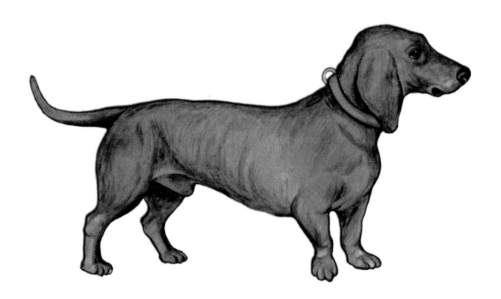

Das Sprachverständnis läßt sich schon früh prüfen

Frühes Sprachverständnis Die Entwicklung des Sprachverständnisses läßt sich nur beurteilen, wenn das Kind zu erkennen gibt, daß es etwas versteht. So unterscheidet der Säugling ab seinem fünften Lebensmonat freundliches und strenges Ansprechen. Er verzieht das Gesicht oder beginnt zu weinen, wenn die Mutter schimpft.

Papa ist meist das erste Wort Ein Sprachverständnis im unmittelbaren Sinne läßt sich aber erst registrieren, wenn das Kind deutlich auf den Inhalt des Gesagten reagiert. Etwa ab dem zweiten Lebenshalbjahr beginnt das Baby Begriffe zu bilden. Es sagt Papa, wenn der Vater in das Zimmer kommt.

Die meisten Kinder sprechen zuerst „Papa", nicht „Mama", weil ihre Sprache von der Mutter imitiert und geprägt wird. Die Mutter sagt jedesmal beim Eintreten des Vaters „Papa!". Dies hört das Kind. Es weckt sein Sprachverständnis für „Papa". Das gleiche gilt für Dinge seiner Umwelt. Ein Ball, eine Uhr, welche die Mutter dem Kind immer wieder zeigt und benennt, prägen sich im Sachverständnis am ehesten ein. Alles, was zur vertrauten häuslichen Umgebung mit der liebenden Zuwendung und Pflege des Kindes zu tun hat, bildet eine Grundlage für die frühe Sprachentwicklung, weshalb die außerordentliche Abhängigkeit der Entwicklung des Sprachverständnisses vom personalen Kontakt und vom Milieu der Mutter verständlich wird.

Wie das Sprachverständnis geprüft wird In großen Untersuchungsreihen bei gesunden Kindern im Alter zwischen zwölf und 14 Monaten wurden am Institut für Soziale Pädiatrie und Jugendmedizin in München Bildersymbole gesucht und gefunden, an denen man das Sprachverständnis im zweiten Lebensjahr messen kann. Auf der Seite 241 sind diejenigen Symbole festgehalten. welche normalerweise von den Kindern in der Bundesrepublik Deutschland frühzeitig erkannt werden: Volkswagen und Dackel.
Der kleine rote Volkswagen wurde bei großen Untersuchungen an Münchener Kindern im Alter von 22 Monaten bereits von 90%, mit 25 Monaten von 100% der Kinder erkannt.
Den kleinen Dackel erkannten mit 25 Monaten 80% der Kinder.

> Mit 2 1/2 Jahren sollte Ihr Kind also beide Testbilder sicher erkennen.

Das Sprachverständnis ist eine so empfindliche Fähigkeit, daß es nur unter ganz vertrauten Bedingungen geprüft werden kann. Wenn die vertraute Umgebung gewährleistet ist und der Säugling nicht merkt, daß eine fremde Person anwesend ist, kann man ein frühes Sprachverständnis schon bei sechs bis sieben Monate alten Säuglingen

242

feststellen. Nur die Mutter kann also merken, ob ihr Baby, wenn sie einen bestimmten Gegenstand anspricht, sich diesem Gegenstand zuwendet und damit versteht, was die Mutter gesagt hat.

Mit zehn Monaten ist das Sprachverständnis so weit entwickelt, daß das Kind seinen Kopf hinwendet, wenn es nach bekannten Personen oder bekannten Gegenständen gefragt wird. Mit elf Monaten soll es auf Verbote reagieren durch Unterbrechung seiner Tätigkeit. Beispiel: Das Kind will zur Treppe kriechen; die Mutter ruft: ,,Nein – nein!"; das Kind hört für einen Augenblick auf zu kriechen, versucht trotzdem weiterzukrabbeln. ,,Nein" versteht das Kind eher als ,,ja"; wahrscheinlich, weil die Mutter ,,nein" viel ausdrucksvoller sagt als ,,ja". Am Ende des ersten Lebensjahres soll ein Kind einfache Aufforderungen, wie ,,Bring mir den Ball!" – ,,Bring der Mutti die Puppe!" usw., befolgen können. ,,Nein · nein" versteht das Kind besser als ,,ja"

Aus diesen Darstellungen geht hervor, daß die Sprachentwicklung des Kindes eng gekoppelt ist mit der Sozialentwicklung. Bei allen Störungen der Sozialentwicklung findet man regelmäßig auch Sprachstörungen. Beachten Sie deswegen die auf Seite 240 gegebenen Hinweise und suchen Sie Ihren Arzt auf, wenn das Kind in seiner Sprachentwicklung zurück ist. Sprachentwicklung geht Hand in Hand mit der Sozialentwicklung

Sprachstörungen können auftreten durch Störungen des Gehörs (siehe Seite 284). Aus den Erkenntnissen bei hörgeschädigten Kindern wissen wir, daß die Sprachanbahnung eine Funktion der ersten zwei Kinderjahre ist. Sprachstörungen können bedingt sein durch häufigen Wechsel der Pflegeperson und durch Wechsel der Bezugsperson. Sprachstörungen können aber auch bedingt sein durch eine Störung des Gehirns. Es ist also notwendig, daß eine verzögerte Sprachentwicklung früh genug ärztlich aufgeklärt wird. Sprachstörungen

Die Sprachentwicklung nach dem ersten Lebensjahr zieht nunmehr den Wortbereich mit ein. Das Kind muß zu Beginn des zweiten Lebensjahres erste sinnvolle Wörter sprechen und nach und nach mehr und mehr Wörter lernen, mit eineinhalb Jahren zehn bis 20 Wörter sprechen, mit zwei Jahren Sätze mit drei Wörter sprechen können, mit zweieinhalb Jahren zum ersten Male ,,ich – mich – du" verwenden, mit drei Jahren eine fließende und sichere Sprachbeherrschung zeigen. Mit dreieinhalb Jahren beginnen die meisten Kinder zu stottern, ohne daß dies etwas Krankhaftes ist. Sie denken schneller, als sie sprechen können. Dieses ,,natürliche" Stottern ist also nicht krankhaft und verliert sich von selbst. Sprachentwicklung nach dem ersten Lebensjahr

Mit vier Jahren fragt ein Kind unentwegt ,,Warum?" – ,,Wie?". Es soll fünf Richtungen voneinander unterscheiden können. Mit fünf Jahren beträgt sein Wortschatz über 2000 Wörter, und es spricht grammatikalisch einigermaßen richtig.

Im Spiel entwickelt sich das Kind

Spielen ist das
Lebenselement
des Kindes

Es gibt kaum etwas anderes, das für die spätere Entwicklung des Kindes ebenso wichtig ist wie seine Fähigkeit zum Spielen. Der Erwachsene versteht unter Spielen gewöhnlich so etwas wie Freizeitbeschäftigung oder eine Art Hobby. Für das Kind ist Spielen jedoch das ihm genau angepaßte Tätigsein überhaupt, wenn auch nicht in der Form unseres Begriffs „Arbeit". Das kindliche Spiel ist kein Spiel im Sinne des Erwachsenen, sondern eine ganz ernsthafte Tätigkeit, der sich das Kind mit Lust und Liebe hingibt.

Es liegt im Wesen des Spieles, daß es in voller Freizügigkeit vollzogen werden muß, wenngleich gewisse „Spielregeln" gegeben werden sollten. Das Kind muß zum Spielen angeleitet werden. Es ist nicht etwa so, daß jedes Kind ganz spontan spielen lernt. Stets muß eine Person in seiner Nähe sein, die dem Kind das Spielen vor-spielt und ihm dann Gelegenheit gibt, es nachzuahmen.

Im Spiel übt das
Kind lebensnot-
wendige Fähig-
keiten und
Tugenden

Das kindliche Spiel ist lebenswichtig: Durch Spielen entfalten sich nämlich die schöpferischen Kräfte des Kindes. Auch wird die körperliche Geschicklichkeit geübt und seine Phantasie angeregt. Seine Kombinationsfähigkeit und seine Urteilskraft werden ausgebildet. Dabei wird seine Fähigkeit zum Nachdenken ebenso durch das Spiel gefördert wie die Kräfte seines Willens. Im Gemeinschaftsspiel werden die lebensentscheidenden Grundtugenden, wie Ehrlichkeit, Verträglichkeit und andere soziale Tugenden, wachgerufen. Das Spiel des Kindes ist also für die spätere Lebenstüchtigkeit weitaus wichtiger als alle Lernprozesse, die später in der Schule gefordert werden. Wie unerhört wichtig das Spielen ist, kann auch daraus ersehen werden, daß Kinder, die nie spielen gelernt haben, später in der Schule vielfach versagen.

Wie bedeutsam das Spielen ist, kann auch daraus erkannt werden, daß Kinder, die zunächst nicht spielen gelernt haben, diese Spielentwicklung unter allen Umständen nachholen müssen. Die moderne Psychotherapie wird deshalb in erster Linie auf dem Gebiet der Spieltherapie eingesetzt. Erst wenn die Kinder richtig spielen gelernt haben, werden auch ihre Schulleistungen erfahrungsgemäß wieder besser.

Der kindliche Bewegungsdrang fördert das Wachstum

Ein wichtiges Element des Spielens ist die Bewegung. Denn von der Bewegung gehen entscheidende Impulse für alle kindlichen Wachstumsprozesse aus. Kinder, die sich nicht bewegen oder nicht bewegen können, etwa weil sie z. B. wegen einer Knochenkrankheit im Gipsbett liegen müssen oder weil sie wegen irgendeiner Krankheit in ihrer

244

Muskeltätigkeit behindert sind, bleiben in ihrem Wachstum zurück. Der kindliche Bewegungsdrang ist deshalb ein ganz wesentliches Element für die normale Entwicklung jedes Kindes, obwohl er dem Erwachsenen manchmal auf die Nerven fällt.

Der Bewegungsdrang eines Kindes ist um so größer, je stärker es wächst. Das junge Kind hat also stets einen stärkeren Bewegungsdrang als das ältere Kind. Der Bewegungsdrang des jungen Säuglings wird meist und vor allem deshalb unterschätzt, weil das Baby fest in seine Windeln „eingemuggelt" ist. Durch wissenschaftliche Untersuchungen wurde aber schon beim Neugeborenen eine sehr starke körperliche Bewegungsaktivität nachgewiesen.

Der Bewegungsdrang ist beim Säugling am größten

Bereits am ersten Lebenstag konnten bei normalen Säuglingen mehr als 170 und am zehnten Lebenstag mehr als 550 Einzel- und Massenbewegungen pro Minute registriert werden. Dabei handelt es sich allerdings noch um unkoordinierte, unreife Erregungsentladungen der primitiven Hirnzentren. Nichtsdestoweniger sind auch diese frühen ungeordneten Bewegungen für das Baby bereits notwendig. Das Großhirn des Babys ist zwar noch nicht genügend entwickelt; die spontane Aktivität ist aber beim normalen jungen Säugling bereits so stark, daß aus dieser Beweglichkeit nicht einmal erkannt werden kann, ob das Baby wach ist oder schläft. Wird diese Beweglichkeit 24 Stunden lang ununterbrochen verfolgt, dann zeigt sich, daß sich Bewegung und Ruhe, genauso wie Schlafen und Wachsein, während der ersten Wochen in ganz gleichen Abständen über Tag und Nacht verteilen.

Auch beim Kleinkind steht die Bewegungsfreude noch ganz im Vordergrund. Kleinkinder bis zum dritten Lebensjahr haben pro Stunde mindestens 24 „bewegliche Minuten". Ältere Schulkinder und Erwachsene haben dagegen höchstens sechs bis sieben „bewegliche Minuten". Diese Aktivität des Kleinkindes, die nach außen drängt, wird von seiner Umgebung häufig unberechtigterweise als Störung, als Belästigung, manchmal sogar als Krankheit empfunden.

Der Bewegungsdrang des Kleinkindes kann nervös machen

Das alles gilt auch für die normale Unruhe während des Schlafes. Kleinkinder pflegen innerhalb von 25 Minuten mindestens einmal ihre gesamte Körperlage zu verändern. Dabei sind die kleineren Bewegungen noch nicht eingerechnet.

Das nächtliche „Zähneknirschen", das vielen Eltern Sorge bereitet, beruht auf dem Mienenspiel, das heißt also, auf der Beweglichkeit der Gesichtsmuskulatur des Kindes.

Sitzen in der Schule ist anstrengend Auch das Schulkind hat noch einen recht auffälligen Bewegungsdrang. Das lange Sitzen während des Unterrichts bedeutet deshalb für das jüngere Kind eine starke körperliche und auch nervöse Belastung. Das kann bereits an dem optischen Eindruck erkannt werden, den eine Schulklasse am Ende einer Unterrichtstunde oder gar am Ende des Vormittagsunterrichts macht. Dabei entlädt sich der durch die unphysiologische Bewegungshemmung hervorgerufene Erregungszustand oft in einem Orkan von Lärm und Unruhe, der nur dem erfahrenen Lehrer, Pädagogen oder Kinderarzt verständlich ist.

Ein fünf- oder siebenjähriges Kind kann wegen seines Bewegungsdrangs nicht länger als 15 Minuten, ein acht- bis zehnjähriges höchstens 20 Minuten konzentriert zuhören oder aufpassen. Deshalb liegt die tägliche wirklich nutzbringende Schulzeit für Sechs- bis Siebenjährige alles in allem bei ungefähr 2 Stunden, für Acht- bis Neunjährige bei höchstens 3 ½ Stunden.

Doch haben diese Zeitbereiche nur dann eine echte Bedeutung für die Arbeitsleistung des Kindes und für seine Schulleistungen, wenn sie durch vielfältige Pausen unterbrochen werden. Nur durch solche Pausen kann die volle Leistungsfähigkeit des Kindes aufrechterhalten werden.

Mit der Pubertät hört der Bewegungsdrang auf Mit dem Ende des Wachstums, also zur Pubertät hin, läßt der natürliche Bewegungsdrang des Kindes allmählich mehr oder weniger nach. Jeder Arzt erfährt dies täglich in seiner Sprechstunde. Es kommen dann zwölfjährige Mädchen aus Furcht vor einer schlechten Note im Turnen mit den vielfältigsten Beschwerden in die Sprechstunde und wollen vom Turnunterricht befreit werden.

Am Ende des Wachstums, wenn der Mensch erwachsen ist, geht schließlich die Lust an der Bewegung immer mehr verloren. Der Erwachsene sitzt lieber, er fährt sogar die hundert Meter bis zum nächsten Zigarettenautomaten mit dem Auto und kann nur noch mit Mühe dazu gebracht werden, aktiv Sport zu treiben, zu wandern und sich regelmäßig zu bewegen. Meistens ist er nur noch durch einen finanziellen Anreiz zu anhaltender Bewegung zu bringen, oder wenn sein Ehrgeiz aufgestachelt wird.

Bewegungsdrang und Wachsen Eine Erklärung für den kindlichen Bewegungsdrang liegt im Wachstum begründet. Das Kind muß nämlich im Verhältnis zum Erwachsenen neben seinem Ruhe-Stoffwechsel und seinem Arbeits-Stoffwechsel auch den Wachstums-Stoffwechsel befriedigen. Dieser verstärkte Stoffwechselumsatz bis zur letzten Körperzelle erfordert eine stärkere Durchblutung, wie sie natürlicherweise bei jeder Bewegung in Gang

246

gebracht wird. So kann der für die Bewegung notwendige Sauerstoff leichter an das sich bewegende Gewebe herangeschafft werden. Auch lassen sich die Ermüdungsstoffe auf diese Weise schneller entfernen. Es ist deshalb auch verständlich, daß nur durch eine fortwährende Betätigung des wachsenden Muskels sein erhöhter Stoffwechsel normal gedeckt werden kann.

Wo nun infolge krankhafter Verhältnisse die Stimulierung des Wachstums durch die Bewegung ausfällt oder stark eingeschränkt wird, da gibt es auch sehr bald Verkümmerungserscheinungen. Es ist allgemein bekannt, daß nach Lähmungen, eben wegen des Bewegungsausfalls, die Muskulatur des gelähmten Gliedes bald schrumpft.

Bewegungsmangel macht krank

Darüber hinaus führt ein längerer Bewegungsmangel zu weiteren Gesundheitsschädigungen, wie sie zum Beispiel durch überwiegendes Sitzen entstehen. Es kommt zu Schädigungen am gesamten Halteapparat. Die Folge davon sind Haltungsschwächen, Haltungsfehler, Fehlentwicklungen der Wirbelsäule und des Brustkorbs. Auch Herz- und Kreislaufstörungen als Folge eines größeren Bewegungsmangels sind bereits bei Kindern festzustellen. Lassen Sie Ihr Kind also ruhig toben, auch wenn es dabei, zumal gemeinsam mit anderen, viel störenden Lärm macht.

Spielzeit ist wichtiger als Spielzeug

Auch die Frage, wie lange ein Kind spielt, ist oft und ausreichend wissenschaftlich untersucht worden: Ein Kleinkind sollte täglich etwa 7 bis 8 Stunden spielen dürfen, und zwar während der Zeit, in der es sich ausschließlich seinen eigenen Bedürfnissen entsprechend betätigen kann. Leider vergessen viele Eltern oft, daß auch sechs-, sieben- und achtjährige Kinder noch eine erhebliche Zeit zum Spielen und zur spielerisch-körperlichen Betätigung brauchen. Im Durchschnitt benötigt das sechs- bis siebenjährige Kind, wie bereits ältere Forschungen ergeben haben, 6 Stunden, das sieben- bis achtjährige Kind 5½, das acht- bis neunjährige Kind 5, das zehn- bis elfjährige Kind 3½ und das zwölf- bis dreizehnjährige Kind mindestens 3 Stunden Zeit für Bewegung und Spiel.

Spielen braucht Zeit

Das kindliche Spiel ist ein „Eroberungsvorgang". Das Kind will durch das Spiel seine Umwelt begreifen und persönlich bewältigen. Alles, was das Kind in der Familie, im Kindergarten oder sonstwo erlebt, bezieht es in sein Spiel ein, weil Spielen seine ganz spezifische kindliche Tätigkeit darstellt.

247

Das richtige Spiel- zeug ist anders	Das alles gilt aber auch für das Spielzeug. Spielzeug, wie es sich der Erwachsene vorstellt und wie es heute meist noch angeboten wird, ist eigentlich gar kein Spielzeug im Sinne des Kindes mehr. Perfektioniertes, automatisches, vollautomatisches, fix und fertig angebotenes Spielzeug kann den Betätigungsdrang des Kindes keinesfalls ausreichend erfüllen. Noch weniger kann es seine Phantasie anregen. Das Kind braucht Spielzeug, an dem es, entsprechend der Welt der Erwachsenen, die Grundtugenden trainieren kann. Dazu ist perfektes, automatisches Spielzeug fast ganz ungeeignet. Baby-Spielzeug ist vor allem da, die Sinnesorgane des Säuglings anzureizen. Das Betasten, das „Begreifen", mit der Hand und durch die Hand, das Kennenlernen bestimmter Formen, das alles entspricht der Tatsache, daß Säuglinge in erster Linie über ihre Haut Kontakt mit ihrer Umwelt aufnehmen und bekommen. Dabei spielt das Bedürfnis nach Wärme eine außerordentlich große Rolle. Baby- und Kleinkinder-Spielzeug muß deshalb vor allem warm und weich sein. Es muß dem Hautkontaktbedürfnis des Kindes entgegenkommen. Für gutes, einwandfreies Spielzeug hat der „Arbeitsausschuß Gutes Spielzeug" eine rote Marke geschaffen, die wie eine winzige Schallplatte geformt ist, auf der in weißer Schrift die Worte „spiel gut" stehen. Näheres Seite **253**.
Spielzeug fürs Baby	Beißring, Gummi-, Plastik-, Wachstuch- und Stofftiere, Kugelkette und Rassel sind das geeignete Baby-Spielzeug. Das Spielzeug soll entweder aus hartem Holz bestehen oder aus möglichst weichem Material. Es muß selbstverständlich abwaschbar sein, darf nicht abfärben und keinerlei giftige Substanzen enthalten. Spielzeug für Babies muß so leicht sein, daß die kleinen Händchen es festhalten können, darf aber nicht so dünn und lang sein, daß es in den Mund hineingesteckt werden kann. Auch darf es nicht zerbissen oder ausgefranst werden können, weil dann Hautverletzungen möglich sind. Kaufen Sie keine Gummitiere, die beim Zusammendrücken quietschen, weil das Baby den Quietscher herauspolken und verschlucken könnte.
. . . für das 2. Lebensjahr	Großer Ball, der nicht unter die Möbel rollen kann. Einfach gebautes Spielzeug zum Nachziehen, standfest und ohne scharfe Kanten. Weiche Stofftiere zum Gernhaben. Sie sollten möglichst waschbar sein und sich nicht auflösen, wenn sie einmal in die gefüllte Badewanne gefallen sind.

Ein hölzernes Auto, in dem die Stofftiere herumgefahren werden können. Es darf auch nicht zerbrechen, wenn sich das Kind einmal daraufsetzt.
Farbige Holzwürfel, die man ineinanderschachteln und mit denen das Kind bauen kann.
Sandspielzeug aus weichem Plastik.

Die ersten, natürlich unzerreißbaren Bilderbücher.   ...im 3. Lebensjahr
Puppen zum An- und Ausziehen und Puppenwagen.
Häuser zum Einrichten.
Tierfamilien.
Schubkarren und kleine Koffer.
Holzbaukästen, Schaukelpferd.

Von nun an braucht Ihr Kind auch Spielkameraden und genügend ...im 4. Lebensjahr
Platz zum Spielen.
Der Bewegungsdrang des Kleinkindes betätigt sich mit Hilfe des Spielzeugs. Der große bunte Ball, die Tiere zum Nachziehen, das Dreirad, später auch das Spielauto und der Roller geben dem Kind Gelegenheit, seinen natürlichen Bewegungsdrang zu trainieren. Durch dieses Spielzeug werden vom Kind gleichzeitig auch Koordinationsübungen oder Balanceübungen gefordert. Besonders wichtig ist auch das Spielzeug zum Liebhaben: Die Puppe wird vom Kind nicht etwa als Requisit aus der Lebenswelt unserer Großmütter empfunden. Auch das Spieltier, der Teddybär, das Häschen, das Hündchen sind als Spielzeug zum Liebhaben ein ganz wesentliches Bildungselement im Leben des Kleinkindes. Das Kind gibt nämlich an sein Spielzeug alles das weiter, was es an Liebe und Hingabe von seiner Mutter erfahren und übertragen bekommen hat. Diese Weitergabe ist ein ganz wesentliches, heute leider von vielen Eltern unterschätztes Entwicklungselement. Für die normale Entwicklung des Kleinkindes, für seine Gemütsbildung und für seine Gefühlsentwicklung ist Spielzeug zum Liebhaben deshalb einfach lebensnotwendig.

Eine andere Art von Spielen fördert die Sozialentwicklung des   Rollenspiele
Kindes. Dazu gehören Spiele, in denen die Kinder nach und nach die Welt der Erwachsenen übernehmen und sie nachahmen. Aus diesen Gründen spielen Kinder „Vater und Mutter", sie spielen „Warenhaus", sie spielen „Kinderpost". Diese Spiele gehen bis zum Kasperletheater. Das Wichtige am Kasperletheater ist aber nicht etwa der Erwachsene, der ein Spiel macht und es seinen Kindern vorführt, sondern das Kind selbst, das dieses Spiel so naturgetreu wie möglich nachvollzieht, indem es selbst ganz bestimmte Lebenssituationen darstellt.

Schauend, horchend, greifend, lutschend
...entdeckt schon das Baby, daß Dinge glatt, rauh, rund, eickig, hart, weich, hell, dunkel, laut, leise sein können. Erfahrungen mit verschiedenen Materialien sind gut – aber nicht zu viele auf einmal, sondern im Wechsel.

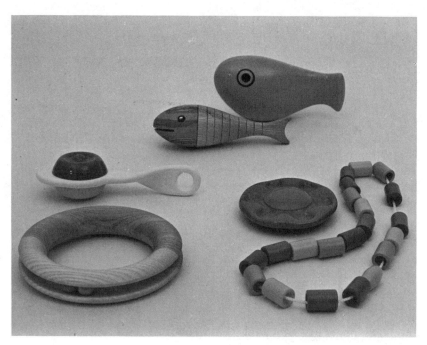

Als erstes Baumaterial – etwa ab 2 Jahren – eignen sich am besten einfache Holzbauklötze. Nur mit einem Material ohne feste Verbindung kann man erfahren, was hält und was hält nicht.
Zum ersten Probieren genügen wenige Bausteine.
Später werden große Mengen gebraucht und viele Jahre benutzt.

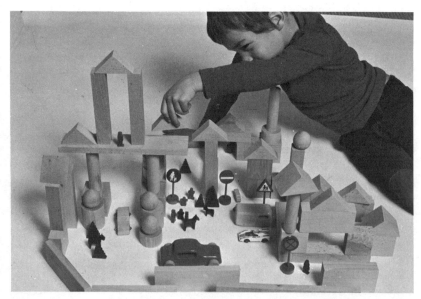

250

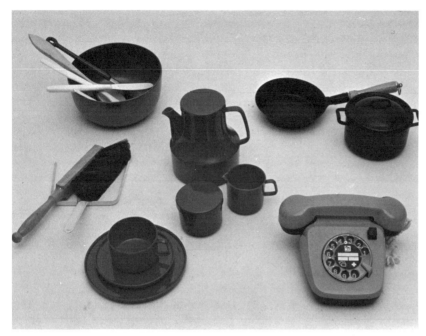

Mahlzeiten kochen, saubermachen, telefonieren gehören zu den ersten Lebenserfahrungen, die zum Nachahmen reizen – etwa ab 2 Jahren. Spielzeug, als Ersatz für die Originale, sollte möglichst normal aussehen, nicht „drollig". Es muß auch noch viel aushalten. Erst allmählich lernen Kinder, mit empfindlichen Dingen behutsam umzugehen.

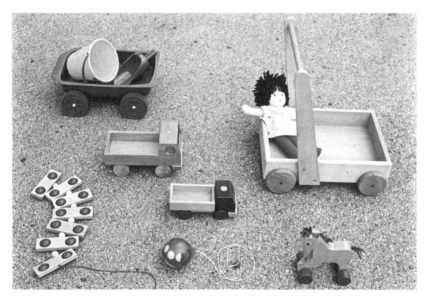

Nachzieh- und Schiebespielzeug regen Kinder an, sich zu bewegen und zu laufen – etwa ab 1 Jahr. Der „Lauflernwagen" (rechts) gibt Halt beim Schieben. Der Sandwagen mit Stahlachsen und Ziehband wird jahrelang benutzt. „Tausendfüßler" und „Kullerix" (links vorn) ärgern nicht durch ständiges Umfallen.

Große Lastwagen zum Draufsitzen, aus Holz oder Kunststoff – etwa ab 2 Jahren –, müssen handlich und sehr stabil sein (Achsen!). Fahrzeuge mit Anhänger brauchen eine Kupplung, mit der die noch ungeschickten Kleinkinder allein fertigwerden können. Die Eisenbahn mit E-Lok ist eine Ausnahme, weil die kaufenden Erwachsenen „Oldtimer" bevorzugen.

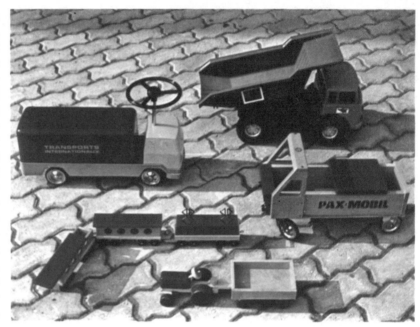

Etwa ab 6 Monaten braucht jedes Kind ein Spielzeug zum Liebhaben – als Freund, Tröster, Zuhörer, der immer verfügbar ist und nichts übelnimmt. Eine einfache, handliche, weiche und waschbare Puppe oder ein Tier kann man auch selbst nähen – am besten aus Frottee mit Schaumstoffüllung. Langhaariger Plüsch erst, wenn nicht mehr alles mit dem Mund untersucht wird.

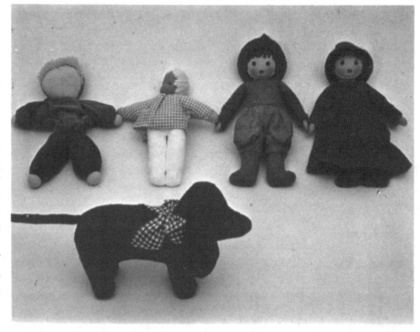

252

Grundsätze für die Beurteilung von Spielzeug

Ein Arbeitsausschuß „Gutes Spielzeug", in dem Pädagogen, Psychologen, Ärzte, Therapeuten, Kunsterzieher, Fachleute für Formgebung und Eltern, also Wissenschaftler und Praktiker, vereint sind, prüft und begutachtet seit 1954 Spielzeug. Von der Babyrassel bis zum Experimentierkasten vergibt dieser Ausschuß Auszeichnungen mit dem Etikett „spiel gut", und zwar ehrenamtlich und unabhängig von der Spielwarenindustrie.

Sie können sich bei diesem Ausschuß einen bebilderten Ratgeber bestellen „Gutes Spielzeug von A–Z". Dort können Sie die besten Ratschläge für das Spielzeug Ihres Kindes bekommen:

Arbeitsausschuß Gutes Spielzeug e. V.
Marktplatz 14
7900 Ulm
Telefon 07 31 / 6 56 53

Was bedeutet das Prädikat „spiel gut"?

Dieser Ausschuß hat außerdem Grundsätze zur Beurteilung von Spielzeug erarbeitet und ist zu folgendem Ergebnis gekommen:

Woran erkennt man „gutes" Spielzeug?

Spielzeug soll die **Phantasie** anregen und sie nicht einengen, wie es zum Beispiel Sprechpuppen mit ihren dürftigen Redewendungen tun.

Je vielfältiger die **Spielmöglichkeiten,** desto anregender ist das Spielzeug, und desto länger bleibt es interessant.

Das Spiel folgt den **Umwelteindrücken** und Erlebnissen des Kindes. Wer nie Eisenbahn fährt, kann mit einer Stationsvorsteherausstattung wenig anfangen. Autos sind allen Kindern vertraut und schon darum als Spielzeug beliebt.

Die **Größe** des Spielzeugs: Kleinkinder bauen besser mit großen Bausteinen, aber ein riesiger Teddybär eignet sich wenig zum überallhin begleitenden Freund.

Die **Menge** entscheidet oft über den Spielerfolg. Viele Bauelemente vermehren die Baumöglichkeiten; eine Puppe mit viel Zubehör ist besser als viele Puppen ohne Zubehör.

253

Material und Haltbarkeit sollen dem Spielzweck entsprechen. Aus jedem Material.kann man gutes oder schlechtes Spielzeug herstellen. Spielzeug für das Kleinkind muß viel aushalten können – aber nicht alles. Unnötige Enttäuschungen durch schlechte Qualität beeinträchtigen auch das Vertrauen zum Erwachsenen.

Form und Farbe beeinflussen nicht nur die Geschmacksbildung, sondern auch die Spielmöglichkeiten und die Vorstellungswelt des Kindes: übertrieben vielfarbiges Baumaterial behindert das Bauen; „drollige" und groteske Spieltiere verleiten zu einer sentimental verkitschten Einstellung zur Tierwelt.

Konstruktion und Mechanik sollen anfangs sehr einfach und immer verständlich sein. Einblick in technische Vorgänge ist wichtiger als nur äußerliche Modelltreue.

Sicherheit bedeutet für jedes Spielzeug und jedes Kind etwas anderes. Ernsthafte Gefahren müssen ausgeschaltet werden. Übertriebene Vorkehrungen gegen jedes Risiko beeinträchtigen oft die Spielmöglichkeiten und sind wirklichkeitsfremd. Die tägliche Umwelt des Kindes ist auch nicht ohne Ecken und Kanten.

Der **Preis** sollte im Verhältnis zu den Spielmöglichkeiten und der Lebensdauer des Spielzeugs beurteilt werden. Sonst können die anscheinend billigen Spielsachen die teuersten werden. Anregung: wichtiges aber teures Spielzeug als gemeinsames Geschenk der Verwandten.

Was können Sie außerdem tun? Schaffen Sie Platz, Zeit und Gelegenheiten zum Spielen – auch für Schulkinder. Nehmen Sie das Spiel des Kindes genauso wichtig wie Ihre Arbeit oder Ihr Hobby. Zeigen Sie ernsthaftes Interesse ohne dauernd einzugreifen oder zu kritisieren. Schenken Sie das richtige Spielzeug zur rechten Zeit – nicht nur zu Weihnachten. Verfrühtes Spielzeug führt zu Mißerfolg und Enttäuschung – Spielerfolge fördern das Selbstvertrauen und machen Mut, Neues und Schwieriges zu wagen. Kaufen Sie nicht, was Ihnen gerade Spaß macht, sondern was dem Kind Freude und Nutzen bringen kann.

(⌐ Arbeitsausschuß „Gutes Spielzeug")

Viel wichtiger für die Entwicklung des Kindes ist deshalb dasjenige Spielzeug, mit dem das Kind etwas untersuchen oder etwas gestalten kann. Das gilt vor allem für Spielzeug, aus dem etwas aufgebaut werden kann. Mit solchem Spielzeug, wie zum Beispiel den Bausteinen, dem Sand, einfachem Werkmaterial – wie Plastik, Plastilin – kann sich das Kind praktisch betätigen und seine schöpferischen Fähigkeiten entfalten. Es wurde beobachtet, daß sich am Ende eines solchen Spieles mit einfachen Dingen stets eine deutliche Befriedigung des Kindes zeigt, wenn erkennbar ist, was es aus dem jeweiligen Spielmaterial gemacht hat.

Neben dem Gemeinschaftsspiel kommt auch dem Fangspiel, dem Ratespiel, dem Quartett große Bedeutung zu. Bei diesen Spielen muß das Kind lernen, auch einmal mit einer schlechteren Leistung fertig zu werden, als sie sein Nachbar fertigbringt. Das Kind lernt dadurch, sich freiwillig einzuordnen und die bessere Leistung des anderen Kindes anzuerkennen. Es ist wichtig, daß ein Kind durch solches Spielen lernt, daß es gelegentlich auch verlieren können muß.

Kindersport und Schulturnen müssen auf das Kind abgestimmt sein

Jedes Kind hat von Geburt an – gewissermaßen als Erinnerung an das Fruchtwasserschwimmen im Mutterleib – instinktive Reflexschwimmbewegungen, die ein Überwasserhalten ermöglichen. Dieses Reflexschwimmen hat aber nichts mit Schwimmenlernen zu tun, und es wäre völlig falsch, ehrgeizigen Eltern zu empfehlen, ihren Säugling nun in das Wasser zum Schwimmen zu geben.

Schwimmen lernen beginnt in der Badewanne

Dagegen bestehen keine Bedenken, schon wenige Monate alten Säuglingen einen Schwimmgürtel oder Gummireifen um den Bauch zu geben und sie im warmem Wasser (mindestens 32 °C) strampeln zu lassen. Das Schwimmenlernen geht wesentlich über die Freude, sich im Wasser zu bewegen, hinaus. Die häusliche Badewanne ist deswegen eine der wichtigsten Grundlagen für die Wasserfreude und für das Schwimmenlernen. Als „Trainingsbuch" kann das von dem Münchner Schwimmpädagogen Heinz Bauermeister herausgegebene Buch „In der Badewanne fängt es an" allen Eltern empfohlen werden. Die Vorteile der Wassergewöhnung liegen auf der Hand. Der kindliche Bewegungsdrang kann sich im Wasser austoben.

Das eigentliche Schwimmenlernen ist aber erst sinnvoll, wenn das Kind die erforderliche körperliche Entwicklung und ein bewußtes Denk- und Willensvermögen erreicht hat. In diesem Sinne ist das Schwimmenlernen vor dem Ende des zweiten und dritten Lebensjahres nicht sinnvoll.

Voraussetzung für dieses frühe Schwimmenlernen ist – was leider zu wenig beachtet wird – eine genügend warme Wassertemperatur. 30 bis 32 °C sind die Wassertemperaturen, die unsere Lehrschwimmbecken haben sollten, wenn wir kleinen Kindern früh genug, über die Wassergewöhnung, das Schwimmen beibringen wollen.

Auch dieses Schwimmen ist natürlich nicht Sport im Sinne des Erwachsenen, sondern nichts weiter als Ausdruck der kindlichen Bewegungsfreude im Wasser.

Selbständige Bewegung ist die beste „Sportförderung"

Bei allen „sportlichen Übungen" im Kindesalter steht das selbständige Tätigsein des Kindes im Vordergrund. Die beste „Sportförderung" liegt also darin, diese Selbständigkeit gewähren zu lassen und nur durch leichte Zusatzhilfe zu fördern.

Diejenigen Kinder, welche in der frühen Kindheit genügend Zeit und Gelegenheit zu körperlicher Aktivität hatten, sind in ihrer Sprachentwicklung weiter als Kinder, die ihre frühe Kindheit weitgehend in Passivität verbringen müssen.

Alle „sportlichen Übungen" im Kindesalter haben sich nach der neuromotorischen Entwicklung des Kindes zu richten. Schon das vorübergehende Heben des Kopfes in Bauchlage im ersten Lebensmonat stellt eine erhebliche Trainingsleistung dar. Mit welcher Freude die körperliche Aktivität den Säugling erfüllt, kann jeder beobachten, der die Windel entfernt und ihm Gelegenheit zum Strampeln gibt. Das Erlernen des Sitzens mit dem Aufrechthalten des Kopfes im vierten, fünften oder sechsten Monat ist nicht ohne Training, aber auch ohne „Anreize" durch eine mütterliche Person altersgemäß möglich. Das gleiche gilt für das Rollen aus der Rückenlage in die Bauchlage im Alter von sechs Monaten oder das Drehen in die Bauchlage im Alter von acht Monaten.

Es bedeutet auch eine erhebliche Trainingsleistung für das Kind, wenn es sich mit zehn Monaten am Seitengitter des Bettchens allmählich selbständig auf die Füße stellt und zu kriechen anfängt.

Die Trainingsleistungen des Kleinkindes

Gleiches kann man auch über Bewegungsübungen im Kleinkindesalter sagen. Mit einem Jahr kriecht das Kleinkind die Stufen hinauf, geht an der Hand, steht für einen Augenblick allein, trifft dann auf den Stuhl, um mit zwei Jahren, ohne hinzufallen, zu laufen und sogar schon Treppen zu steigen. Erst mit zweieinhalb Jahren vermag das Kind auf Zehenspitzen zu gehen.

Die „sportliche Aktivität" des dreijährigen Kindes wird insbesondere beim Spaziergang erkenntlich. Hier macht es mehrfach die Wege des begleitenden Erwachsenen. Ein vierjähriges Kind zu beobachten, wenn es seine Sprünge auf der Treppe macht, wenn es Gleichgewichtsübungen ausübt, wenn es hüpft und springt (erst mit fünf Jahren von einem Fuß auf den anderen), bereitet dem Erfahrenen großes Vergnügen. Das sechsjährige Kind begeistert sich für wildes Spielen, es klettert, es schaukelt, es interessiert sich für Rollschuhe, für das Radfahren und ähnliches. Mit sieben Jahren erwacht ein reges Interesse fürs Schwimmen, für lebhaftes Spielen im Freien, für Raufen und Laufen und Auf-die-Bäume-Klettern; beim Mädchen für Hopsen, Seilspringen usw.

Eine engere Zuneigung zu dem, was der Erwachsene Sport nennt, entwickelt sich allmählich von dem achten bis neunten Lebensjahr. Aber Handball und Fußball sind noch nicht so beliebt wie wildes Umherrennen, wie Jagen oder das Balgen mit Nachbarskindern. Manche Kinder spielen so heftig und toben, daß sie gelegentlich ihre Übungen vor „Erschöpfung" aufgeben müssen. Bewegung in der Schule
Auf der Grundlage der Bewegungsfreude des Kleinkindes und Schulkindes sollte der Turnunterricht aufgebaut sein. Hierzu ist es nicht unbedingt notwendig, große Turnhallen zu errichten. Mit Ausnahme von wenigen Regentagen vermag das Kind bei jeder Witterung draußen intensiv zu spielen. Voraussetzung hierfür ist aber, daß man ihm genügend Zeit läßt.

Turnunterricht in den Schulen, eine der wichtigsten ärztlichen Forderungen für die körperliche und geistige Gesundheit unserer Kinder, ist derzeitig mit Recht heftiger Kritik ausgesetzt. Dies beginnt bereits bei den Turnnoten. Es ist ganz unmöglich, die kindliche Bewegungsfreude durch Noten zu zerstören, denn selbstverständlich bekommen gute Noten ja nur wenige in der Klasse. Der Rest muß sich mit schlechten Noten abfinden. Turnunterricht in der Schule
Die Überbetonung des Geräteturnens benachteiligt viele ungeschickte, auch dicke Kinder, die eine körperliche Betätigung besonders notwendig haben. Gerade ihnen aber wird der Turnunterricht verleidet. Das Einfügen der Turnstunden in den üblichen Stundenplan der Schule führt zur Hetze, und das ist für die Förderung der körperlichen Bewegung nachteilig. Statt des Schulturnens ist es deshalb zweckmäßiger, den Kindern laufend Gelegenheit zur aktiven körperlichen Bewegung zu geben.

Für den Turnunterricht sollten mehr altersspezifische Gesichtspunkte gelten, die dabei noch berücksichtigen, daß für einzelne Kinder (z. B. Fettsüchtige) bestimmte Sportarten (Schwimmen) besser geeignet sind als für andere. Turnstunden sollten in der Regel nicht als Einzelstunden gegeben werden, weil das An- und Ausziehen zuviel Zeit benötigt. Nur hier empfehlen sich Blockstunden, bei denen auch „während der Pause" weitergespielt werden kann.

Von den Turnstunden sollten Anregungen für bestimmte Trainingsprogramme außerhalb der Schule ausgehen. Das Kind besitzt die Fähigkeit, instinktsicher bestimmte sportliche Übungen ausgezeichnet zu trainieren. Diese Fähigkeit wird bisher noch nicht genügend ausgenützt. Ein Anreiz sollte hierfür nicht in Schulnoten sondern in Diplomen, Medaillen oder ähnlichen Auszeichnungen liegen.
Wichtig ist jedoch, die Sitzzeiten für die Schüler entscheidend einzuschränken und ihnen mehr Beweglichkeit zum freien Spiel zu geben.

Jeder Schulhof läßt sich mit geringem Aufwand in einen Schulturngarten umplanen.

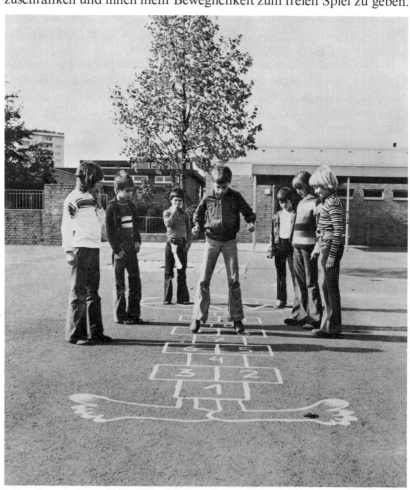

Ausgezeichnete Anregungen, wie während der Pausen und außerhalb der Unterrichtszeit der Bewegungsdrang im Schulalter geleitet werden könnte, verdanken wir dem Oldenburger Dozenten Dr. *Gerhard Franke*. Er hat empfohlen, die Schulhöfe weitgehend in Schulturngärten umzuwandeln und dort einfache Geräte auf Sand aufzustellen, an denen das Kind selbständig sich hängen, strecken, beugen, rollen und schwingen kann.

Es scheint bemerkenswert, daß sich nach Einführung von Schulturngärten in Oldenburg die Sportleistungen der Kinder erheblich verbesserten und daß die gefürchtete Unfallgefahr praktisch vernachlässigt werden konnte. Ein Kind pflegt sich nicht zu überfordern, sondern Übungsprogramme nur in kleinen Schritten zu vollziehen.

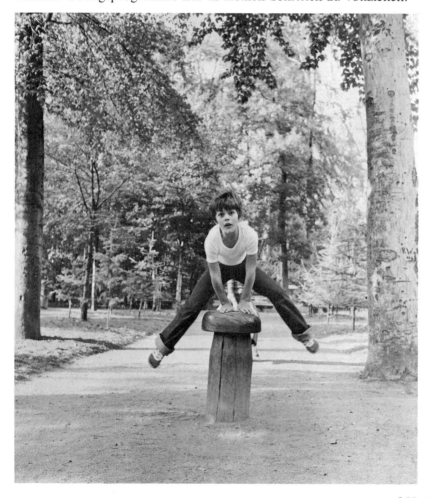

In den Pausen
und außerhalb
der Schulzeit
haben die Kinder
Gelegenheit, selb-
ständig an den
Geräten zu üben.
Schulturngärten
machen Turnhallen
bei jungen Kindern
weitgehend
über-
flüssig.

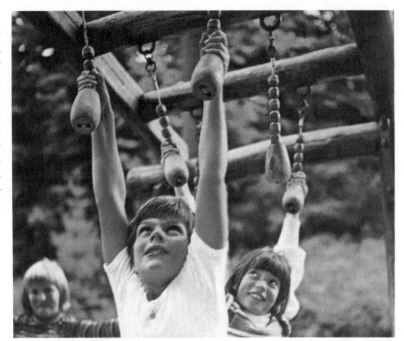

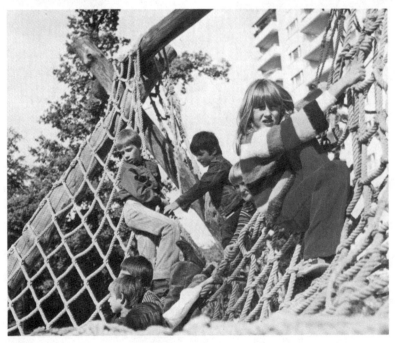

Schließlich sei noch erwähnt, daß eine körperliche Betätigung auch beim Schulkind die geistige Leistungsfähigkeit in der Schule günstig zu beeinflussen vermag. Eine Verringerung der schulgebundenen Zeiten, etwa zugunsten der Zeit für Spiel und körperliche Bewegung, führt keinesfalls zur Verminderung der Schulleistungen. Schon am Ende des vorigen Jahrhunderts wurde von französischen Pädagogen bewiesen, daß eine ausgiebige körperliche Betätigung selbst bei Verkürzung der Unterrichtzeit positive Schulleistungen erbringt. Bewegung fördert die Schulleistungen

Eigene Erfahrungen mit Schulkindern verschiedener Altersstufen, die trotz hoher Intelligenz in der Schule versagten, bestätigten insbesondere, daß lange Sitzzeiten, z. B. für Hausaufgaben und Nachhilfestunden, keinen leistungsfördernden Effekt haben. Die Schulleistungen besserten sich in der Regel ganz erheblich, wenn statt langer Sitzzeiten ärztlicherseits Bewegung verordnet wurde.

Dabei erwies sich insbesondere das tägliche Schwimmen als fördernd für die Schulleistung. Unter Umständen ist es notwendig, daß der Arzt ein Attest schreibt, daß das Kind aus ärztlicher Indikation einige Wochen keine Hausaufgaben mehr machen darf. Die Schwierigkeit einer solchen Verordnung liegt oft nur darin, Eltern und Lehrer von dem Wert des täglichen Schwimmens und dem Unsinn einer täglichen Nachhilfe zu überzeugen.

1. Turnstunden für Kinder bis zum neunten Lebensjahr sollten Spielstunden mit vielen freien Bewegungsabläufen und wenigen gebundenen Übungen werden. Turnunterricht an den Geräten wird nicht erteilt. Vorschläge zur Praxis des Kinderturnens

2. Für Kinder von neun bis elf Jahren wird – analog den Orientierungen nach dem Strukturplan des Deutschen Bildungsrates – die Möglichkeit geboten, durch „Erprobung ihrer Lernmöglichkeiten und Neigungen die Wahl des weiteren Übungsweges zu erleichtern".

3. Die Fachabteilungen des Turnvereins beobachten und finden den Nachwuchs für ihren Sport an der Orientierung der neun- bis dreizehnjährigen Kinder.

Vorsorgeuntersuchungen sind lebenswichtig

Die einzigartige Chance der Frühbehandlung wird durch die „Untersuchungen zur Krankheitsfrüherkennung" genutzt

Wie bereits erwähnt (siehe Seite 215 ff.), liegt in der kindlichen Entwicklung eine unglaubliche Chance, angeborene oder früherworbene Schäden erheblich zu bessern, wenn nicht gar zu heilen. Dies hängt mit der Gesetzmäßigkeit aller Entwicklungsprozesse zusammen. In den frühen Entwicklungsstadien besteht nämlich eine ungewöhnliche Plastizität, d. h. Um- und Anpassungsfähigkeit, welche durch geeignete Behandlungen mobilisiert werden kann.

Frühdiagnostik ist die Voraussetzung zur Frühbehandlung

In der Entwicklung liegt die Chance, daß noch vorhandene gesunde Zellen durch Frühtherapie bzw. Frühtraining dahin gebracht werden können, die Funktionen der zerstörten bzw. ausgefallenen Zellen zu übernehmen. Frühdiagnostik von eventuell vorhandenen Schäden bedeutet also die Chance der Frühtherapie, die Auswirkungen der Schäden weitgehend abzumindern oder sogar auszuschalten.

In den Gesetzmäßigkeiten der Entwicklung liegt auch begründet, daß mit dem Abschluß dieser Entwicklungsprozesse die Beeinflußbarkeit, das heißt auch die Behandlungsmöglichkeit und Heilung der Schäden, weitgehend verlorengeht. Die große Chance, eine angeborene oder früherworbene Schädigung nachträglich zu bessern oder zu heilen, liegt deshalb praktisch nur in den frühen Entwicklungsstadien.

Daraus folgt, daß die Mutter die Feststellung des Arztes, bei ihrem Kind sei etwas nicht in Ordnung, sehr ernst nehmen sollte. Es ist auch nicht sinnvoll, verschiedene Ärzte aufzusuchen, um schließlich zu erfahren, daß „sich das auswachsen" würde oder daß „das Kind ein Spätentwickler" sei. Dies mag zwar im Augenblick zur Beruhigung der Eltern beitragen, rächt sich aber spätestens, wenn an das Kind vermehrte Anforderungen gestellt werden, das heißt, wenn es laufen lernen, wenn es sprechen lernen soll, besonders aber, wenn es im Kindergarten oder der Schule gefordert wird.

Risikokinder müssen laufend überwacht werden

International werden Kinder, bei denen der Verdacht auf mögliche Schädigung durch Erbkrankheiten, durch Schwangerschaftserkrankungen oder durch Geburtsstörungen besteht, als „Risikokinder" bezeichnet. Risikokind bedeutet nicht, daß das Kind krank ist oder daß ein Schaden vorhanden sein muß. Es bedeutet lediglich die Möglichkeit einer vorhandenen Schädigung, so daß alles getan werden sollte, um den Verdacht zu entkräften. Risikokinder müssen von ihrer Geburt ab laufend kontrolliert werden, damit ein denkbarer

Untersuchungsheft für Kinder

Name : _____

Vorname : _____

Geburtstag : _____

Straße : _____

Wohnort : _____

Bringen Sie Ihr Kind zur Untersuchung :

U2	3. – 10. Lebenstag	vom :	bis :
U3	4. – 6. Lebenswoche	vom :	bis :
U4	3. – 4. Lebensmonat	vom :	bis :
U5	6. – 7. Lebensmonat	vom :	bis :
U6	10. – 12. Lebensmonat	vom :	bis :
U7	21. – 24. Lebensmonat	vom :	bis :
U8	3 ½. – 4. Lebensjahr	vom :	bis :

Diese **Untersuchungstermine** sollten Sie im Interesse Ihres Kindes **bitte genau einhalten.**

Beachten Sie bitte **weitere wichtige Hinweise** auf der **folgende**n **Seite.**

263

Schaden so früh wie möglich aufgedeckt und ebenso früh behandelt werden kann.

Wenn der Arzt ein neugeborenes Kind als Risikokind bezeichnet, dann braucht die Mutter also keinen Schrecken zu bekommen. Es kann sich sogar um ein völlig normales Kind handeln, obwohl verschiedene Risikofaktoren während der Schwangerschaft oder Geburt vorhanden waren.

8 Früherkennungsuntersuchungen Um Risikofaktoren möglichst frühzeitig aufzudecken und zur Frühdiagnostik von Krankheits- und Entwicklungsschäden wurden im Jahre 1971 im Rahmen des 2. Krankenversicherungsneuordnungsgesetzes Untersuchungen zur Krankheitsfrüherkennung eingeführt. Diese „Vorsorgeuntersuchungen" sind das großartigste organisatorische Instrument, das bislang auf dem Gebiete der Früherkennung von Schäden im Kindesalter weltweit geschaffen wurde. Ob die darin gelegte Chance wahrgenommen wird, liegt allein in der Hand der Eltern. Jedes Kind hat im Rahmen der gesetzlichen Krankenversicherung ein Anrecht auf acht kostenfreie Vorsorgeuntersuchungen:

Nach einigen Jahren Erfahrung wurde das System der Krankheitsfrüherkennung noch verbessert und erweitert. Dabei gingen insbesondere die Erkenntnisse mit ein, die wir in der „Münchener Längsschnittstudie" an dem von mir geleiteten Institut für Soziale Pädiatrie der Universität München bei der Beobachtung und Untersuchung gesunder Säuglinge und Kleinkinder gewonnen haben. Unseren Kindern stehen im Rahmen der gesetzlichen Krankenversicherung folgende Untersuchungen ohne zusätzliche Kosten zur Verfügung:

---

1. Untersuchung unmittelbar nach der Geburt,

---

2. Untersuchung zwischen dem 3. und 10. Lebenstag,

---

3. Untersuchung zwischen der 4. und 6. Lebenswoche,

---

4. Untersuchung zwischen dem 3. und 4. Lebensmonat,

---

5. Untersuchung zwischen dem 6. und 7. Lebensmonat,

---

6. Untersuchung zwischen dem 10. und 12. Lebensmonat,

---

7. Untersuchung zwischen dem 21. und 24. Lebensmonat,

---

8. Untersuchung zwischen 3 ½ und 4 Lebensjahren.

264

Jede Mutter bekommt bei der Geburt ein Untersuchungsheft über- Untersuchungsheft für Kinder
reicht. In diesem Heft ist aufgezeichnet, worauf der Arzt bei jeder Untersuchung zu achten hat. Bei jeder Untersuchung trägt der Arzt ein,
ob der Befund des Kindes Auffälligkeiten aufweist oder nicht. Daraus
geht hervor, daß „Vorsorgeuntersuchungen" nur Auffälligkeiten auf-
decken und keine endgültige Diagnose erbringen. Im Anschluß an
Vorsorgeuntersuchungen, bei denen Auffälligkeiten festgestellt wurden, muß also eine eingehende ärztliche Diagnostik erfolgen. Vorsorgeuntersuchungen sind deshalb keine eingehende ärztliche Diagnostik, sondern nur Fahndungsmaßnahmen, die auf eine bestimmte
Fährte führen können. Die Fährte zu verfolgen, ist Sache einer eingehenden ärztlichen Diagnostik.
In einem Heft sind alle Untersuchungen zusammengefaßt. Fragen
Sie Ihren Arzt nach der Geburt nach dem Untersuchungsheft für
Kinder, falls es Ihnen noch nicht ausgehändigt worden sein sollte.
Er hat schon bei der Entlassung aus der Klinik in dieses Heft die
Ergebnisse der Untersuchung unmittelbar nach der Geburt und der
sogenannten Neugeborenen-Basisuntersuchung eingetragen.

Alle Untersuchungen zur Krankheitsfrüherkennung – sogenannte
Vorsorgeuntersuchungen – sind kostenlos, wenn Sie vor der Untersuchung von Ihrer Krankenkasse einen Berechtigungsschein
anfordern. Diesen Berechtigungsschein geben Sie bei jeder Untersuchung bei Ihrem Arzt ab.

Was alles im gelben „Untersuchungsheft für Kinder" steht

Ab 1. Januar 1977 wurden die Untersuchungen zur Krankheitsfrüh- Ab 1977 wurden die „Vorsorge-untersuchungen" verbessert
erkennung im Kindesalter geändert und erheblich verbessert. Der
Bundesausschuß der Ärzte und Krankenkassen hatte einen Arbeitsausschuß „Kinderrichtlinien" beauftragt, die Erfahrungen der vergangenen Jahre auszuwerten und ein neues Untersuchungsprogramm
vorzulegen, das allen Kindern unabhängig von dem untersuchenden
Arzt ein gleichartiges Untersuchungsresultat garantiert. Der Arbeitskreis von Sachverständigen aus der Kinderheilkunde, der Sozialpädiatrie (Wissenschaft von den Wechselwirkungen zwischen Kind und
Gesellschaft und der von der Gesellschaft geprägten Umwelt), aber
auch Allgemeinärzte und Statistiker entwickelten ein neues Untersuchungsheft, wobei insbesondere Erkenntnisse mit einbezogen wurden, die im Rahmen einer langdauernden Untersuchungsreihe bei

Münchener Kindern am Institut für Soziale Pädiatrie und Jugendmedizin der Universität München gewonnen wurden.

Das „Gelbe Unter-
suchungsheft"

Dieses „Gelbe Untersuchungsheft" und die Inhalte der Untersuchungen werden im folgenden vorgestellt:
Auf dem Umschlag des „Gelben Untersuchungsheftes" ist vorn Platz
vorgesehen für Name, Vorname, Geburtstag und Adresse Ihres Kindes.
Darunter findet sich eine Tabelle, in der Sie selbst oder Ihr Arzt für
jede einzelne Untersuchung den Zeitraum eintragen, an dem Sie zum
Arzt gehen sollen. Merken Sie sich diese Termine auch in Ihrem
Hauskalender vor.
Auf der Innenseite des vorderen Umschlags findet sich folgender Hinweis, aus dem Sie noch einmal auf die Bedeutung dieses Untersuchungsprogramms hingewiesen werden:

Wichtig für die Eltern (Erziehungsberechtigte)

**Zweck dieser Untersuchung ist die Früherkennung von Krankhei-
ten, die die normale körperliche oder geistige Entwicklung Ihres
Kindes in besonderem Maße gefährden.** Früherkennung ist Voraussetzung für eine erfolgreiche Behandlung. Bedenken Sie, daß
die Entwicklung in den ersten vier Lebensjahren entscheidend für
die spätere körperliche und seelische Gesundheit Ihres Kindes ist.

Deshalb

Bitte, **nehmen Sie alle Untersuchungstermine wahr.** Befolgen Sie die
Ratschläge Ihres Arztes zu Kontrollen und Nachuntersuchun-
gen. Vergessen Sie auch nicht, **dieses Untersuchungsheft,** den **Impf-
paß** des Kindes, Ihren **Mutterpaß und** den **Berechtigungsschein**
Ihrer Krankenkasse **zu jeder Untersuchung mit**zubringen.

Hinweis

Dieses Untersuchungsheft enthält ärztliche Befunde über Ihr Kind.
Ihr Arzt händigt es Ihnen nach jeder Untersuchung aus. Bitte, bewahren Sie es sorgfältig auf. Wem Sie dieses Heft zugänglich machen wollen, entscheiden Sie selbst als Eltern (Erziehungsberechtigte).

Das Heft enthält für jede Untersuchung 2 Seiten. Der Arzt findet auf der Hauptseite Kästchen und Rubriken, in die er seine Befunde einträgt. Diese Befunde werden mit Kohlepapier auf das 2. Blatt für jede Untersuchung durchgepaust. Auf diesem Blatt stehen nur Ziffern und freie Kästchen. Der Arzt reißt diesen Durchschlag heraus und schickt ihn zur statistischen Auswertung an die Kassenärztliche Vereinigung. Das ärztliche Berufsgeheimnis ist dabei gewahrt, denn die zweite Seite enthält keine Namen, kein Geburtsdatum, keine Adresse, nur den Arztstempel und einige Kreuzchen.

2 Seiten für jede Untersuchung

Die Rückseite des Heftes enthält innen eine Tasche. Dort können Sie Ihren Mutterpaß, das Impfzeugnis des Kindes und die Berechtigungsscheine Ihrer Krankenkasse aufbewahren.
Außerdem enthält die hintere Umschlagseite 2 Aufdrucke mit merkwürdigen medizinischen Bezeichnungen:

Auf die Rückseite sind Diagramme gedruckt

Innenseite: „Frontooccipitaler Kopfumfang". Auf diesem Diagramm trägt der Arzt den Kopfumfang ein, der über Stirn und Hinterhaupt gemessen wird (daher die merkwürdige Bezeichnung). Für jede Untersuchung ist eine dunkle Skala vorgesehen, in der die gemessenen Zentimeter als Punkte eingetragen werden. Sie können auf den ersten Blick feststellen, ob der Kopf Ihres Kindes normal oder auffällig groß bzw. auffällig klein ist, denn die Normwerte liegen jeweils innerhalb der schwarzen Striche zwischen 3% und 97% (bei Mädchen und Jungen unterschiedlich).

Frontooccipitaler Kopfumfang

Außenseite: „Somatogramm". Hier sind zwei Diagramme für das Somatogramm vorgesehen. Dieses Wort kommt aus dem Griechischen, denn soma heißt Körper und graphein heißt aufschreiben.
Auf der linken Seite werden die Daten für die Körpergröße in cm, auf der rechten Seite die Daten für das Körpergewicht in kg eingetragen.
Die schwarzen Striche bedeuten wieder den Normalbereich. Sie können auf Anhieb erkennen, ob Ihr Kind auffällig groß bzw. klein, auffällig leicht oder auffällig schwer ist.

Somatogramm

Im folgenden gehen wir das Untersuchungsheft einmal durch und sehen nach, worauf der Arzt achtet. Wir finden einige medizinische Fachausdrücke, die deswegen notwendig sind, damit alle Ärzte bei den verschiedenen Befunden auch das Gleiche verstehen. Damit Sie nicht herumrätseln oder in einem medizinischen Wörterbuch nachlesen müssen, sollen Ihnen die wichtigsten Ausdrücke kurz erklärt werden:

267

Neugeborenen-Erstuntersuchung

1. Untersuchung sofort nach der Geburt

Bei der Neugeborenen-Erstuntersuchung = **U 1** finden sich wie bei allen Untersuchungen 7 eingekreiste Zahlen. Hier hat der Arzt seine Eintragungen vorzunehmen. Sie betreffen

① Die **Krankenkasse.**
② Das **Geschlecht des Kindes.**
③ Die Feststellung, ob eine **Risiko-Schwangerschaft** vorlag, ob psychische oder soziale Belastungen während der Schwangerschaft auftraten und wie lange die Schwangerschaft dauerte.
④ **Besonderheiten bei der Geburt,** ob ein vorzeitiger Blasensprung vorlag, ein Hydrammion = eine übermäßige Fruchtwassermenge von mehr als 2 Liter innerhalb der innersten Eihaut (= ammion), eine Beckenendlage (wenn statt des Kopfes das Kind mit dem Becken zuerst auf die Welt kommt, bei 3% aller Geburten findet sich solch eine Steißlage), ob eine Sectio ausgeführt wurde (von Sectio caesarea = Kaiserschnitt), ob ein Forceps (= Zangengeburt) gemacht wurde, ob eine Vacuum-Extraktion (= eine Geburt mit Saugglocke) vorgenommen wurde, ob eine Mehrlingsgeburt

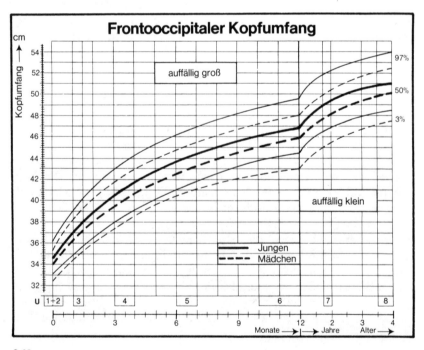

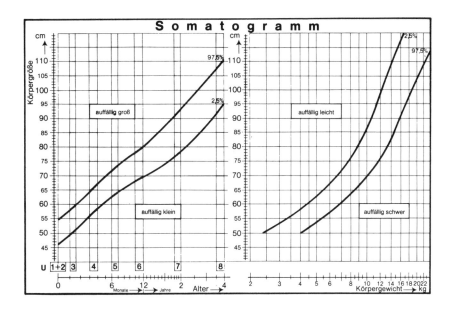

S o m a t o g r a m m

vorlag oder eine intranatale Hypoxie (oxys = sauer) vorlag. Darunter versteht man eine ungenügende Sauerstoffzufuhr zum Kind
z. B. bei Nabelschnurumschlingung oder anderen Geburtskompli-
kationen. Das Kind reagiert darauf mit dem Absinken seiner Herztöne unter 100 und einer Säuerung des Blutes.

⑤ Unter **„Zustand und Körpergröße des Neugeborenen"** finden Sie
einen „Asphyxie-Index nach APGAR", der nach Punktzahl angegeben ist. *Virginia Apgar* ist eine amerikanische Anästhesistin, welche ein einfaches Schema zur Beurteilung des Neugeborenen entwickelte, das international angewandt wird. Gemessen werden der
Herzschlag, die Atemtätigkeit, der Muskeltonus, die Reaktion auf
einen Fußsohlenreiz und die Hautfarbe. Bei schlechten oder feh-
lenden Werten gibt es 0 Punkte, bei guter Reaktion jeweils 2
Punkte. Die Punkte werden addiert. Unter „Asphyxie-Index" versteht man ein Maß der Lebensfähigkeit (sphyxis = Puls). Dieser
Index sagt aus, ob das Kind gesund ist (Asphyxie-Index: 10 Punkte), ob eine bedrohliche Situation besteht (Asphyxie-Index unter
6 Punkten) oder ob das Kind unter Umständen als „klinisch tot"
bezeichnet werden muß (Asphyxie-Index = 0 Punkte).

⑥ Hier trägt der Arzt die **Diagnose** nach einem Kennziffer-Katalog
(siehe Seite 279) ein.

⑦ Ob der Arzt eine weitere **Diagnostik** wegen eines Krankheitsver-
dachtes eingeleitet hat.

Neugeborenen-Basisuntersuchung

2. Untersuchung zwischen dem 3. und 10. Lebenstag Es wird vor allem festgestellt, wie weit sich das Neugeborene der Umwelt angepaßt hat und ob Geburtsschäden vorliegen. Dabei können auch zunächst verborgen gebliebene Fehlbildungen erkannt und ihre rechtzeitige Behandlung eingeleitet werden. Auch werden alle eventuellen Erkrankungen registriert und Behandlungen angeordnet.

Bei der Neugeborenen-Basisuntersuchung = **U 2** hat der Arzt wiederum 7 eingekreiste Ziffern zu berücksichtigen. Bei den meisten Kindern, d. h. in über 80%, wird die Ziffer ⑤ benutzt werden. Dort steht „unauffällig" als Befund der jetzigen Früherkennungsuntersuchung.
Im Heft ist der **Untersuchungsinhalt der U 2** aufgeführt, den der Arzt bei der Untersuchung berücksichtigt. Er bezieht sich auf erfragte Befunde, erhobene Befunde und ergänzende Angaben. Wenn der Arzt etwas Krankhaftes findet, streicht er bei diesen Befunden bzw. Angaben das entsprechende Kästchen an. Die meisten Befunde dieses Untersuchungsprogramms werden Sie verstehen.

Fachausdrücke **Einige Fremdwörter** bei der Neugeborenenuntersuchung aus dem Heft seien hier erklärt (in alphabetischer Reihenfolge)

„Anus abnorm" = eine Abnormität am After.

„Apathie" ist ein Fehlen von Muskelspannung.

„Asymmetrie" bezeichnet das verschiedenartige Verhalten der beiden Körperseiten.

Die **„BCG-Impfung"** ist eine Abkürzung von Bazillus Calmette Guérin, aus dem der ungefährliche Impfstoff gegen die Tuberkulose gemacht wird.

„Cyanose" bezeichnet eine blaurote Verfärbung der Haut bei mangelnder Sauerstoffsättigung des Blutes.

„Dyspnoe-Zeichen" sind alle Zeichen einer Atemstörung, also Atembehinderung, Atemnot, Atembeschleunigung etc.

„Dysproportion" betrifft ein Mißverhältnis der Körperproportionen, wie es bei einigen Erkrankungen typisch ist (zu großer Kopf, zu kurze Beine).

270

„**Epispadie**" ist eine Harnröhrenspalte an der Penisoberseite.

„**Exsikkose**" ist der Zustand von schwerer Hautaustrocknung.

Mit dem „**Guthrie-Test**" wird ein angeborenes Stoffwechselleiden, die sogenannte „Phenylketonurie" diagnostiziert, bei der der Stoffwechsel einer wichtigen Aminosäure gestört ist, weshalb es unbehandelt zu einer Gehirnvergiftung mit Schwachsinn kommen kann.

„**Hackenfuß**" ist eine Fehlstellung des Fußes, wobei nur die Ferse den Boden berührt.

„**Hämangiom**" ist eine gutartige Blutgefäßgeschwulst.

„**Hernie**" ist ein Leistenbruch.

„**Hypertonie**" ist eine krankhaft starke Muskelspannung.

„**Hypospadie**" ist eine Spaltmißbildung am Penis oder an der Scheide, bei der die Harnröhre falsch mündet.

„**Hypothyreose**" bezeichnet eine Unterfunktion der Schilddrüse.

„**Hypotonie**" bezeichnet eine auffällige Muskelschlaffheit.

„**Katarakt**" bezeichnet einen angeborenen Linsenstar.

„**Kephalhämatom**" ist eine Kopfblutgeschwulst, meist ein Bluterguß zwischen Kopfknochen und Knochenhaut, welche durch die Geburtswehen verursacht werden kann, aber gutartig ist.

„**Klitorishypertrophie**" ist eine Vergrößerung des Kitzlers in der Scheide.

„**Klumpfuß**" bezeichnet eine Fehlstellung des Fußes, wobei die Sohle nach innen und der äußere Fußrand nach unten gekehrt ist.

„**Kolobom**" bezeichnet einen Spaltdefekt in der Regenbogenhaut des Auges.

„**Makrocephalie**" = ein auffällig großer Kopf.

Mit dem „**Mekonium-Test**" im Kindspech kann festgestellt werden, ob ein Krankheitsbild mit dem merkwürdigen Namen „Mukoviscidose" vorliegt. Ihm liegt eine angeborene Fermentstörung zugrunde, welche das Drüsensystem des Körpers betrifft (Schleimdrüsen, Bauchspeicheldrüse, Darmdrüsen, Lungendrüsen, Schweißdrüsen).

„Meteorismus" entsteht durch Luftansammlung im Darm oder in der Bauchhöhle.

„Mikrocephalie" ist ein auffällig kleiner Kopf.

„Moro-Reaktion" (benannt nach dem Heidelberger Kinderarzt *Prof. Moro*) bedeutet den Umklammerungsreflex des jungen Säuglings nach Erschrecken oder Kopflageänderung.

„Mikro-/Makro-Ophthalmie" ist ein auffällig kleines, bzw. großes Auge.

„Myoklonien" ist Muskelzittern.

„Nystagmus" ist rhythmisches Augenzittern auch in Ruhestellung.

„Ödeme" sind eine Wassersucht, die sich vor allem im Anschwellen der Unterhaut äußert.

„Ortolani-Zeichen" ist benannt nach einem italienischen Orthopäden *Ortolani*. Beim Neugeborenen werden die Hüftgelenke abgespreizt und so der Verdacht auf das Vorliegen einer Fehlbildung der Hüftgelenkspfanne erhärtet.

„Periphere Lähmungen" sind Lähmungen, die nicht vom Gehirn oder Rückenmark ausgehen.

„Sichelfuß" bezeichnet eine sichelförmige Fehlstellung des Fußes nach innen.

„Sonnenuntergangsphänomen" besteht, wenn die Augäpfel nach unten gedreht werden, so daß die Hornhaut teilweise unter den Horizont des Unterlides verschwindet.

„Stridor" zeigt sich in einem pfeifenden Atemgeräusch bei Verengung der oberen Luftwege.

„Struma" bezeichnet eine Schwellung der Schilddrüse.

Dritte Früherkennungsuntersuchung

.... zwischen der 4. und 6. Lebenswoche

Bei dieser Untersuchung wird zuerst ermittelt, ob das Kind normal gedeiht und ob die Ernährung altersgemäß ist; dann wird noch einmal geprüft, ob angeborene Herzfehler oder Stoffwechselstörungen

272

bestehen. Der Arzt achtet jetzt auch verstärkt auf eine angeborene Hüftgelenksverrenkung. Die Kontrolle der kindlichen Reflexe und des Bewegungsverhältnisses zeigt ihm, ob das Nervensystem gestört ist; eventuelle krankhafte Erscheinungen lassen sich in diesem Alter am besten behandeln. Auch wird die normale Entwicklung der Sinnesorgane geprüft.

Das Untersuchungsprogramm ist im gelben Heft vorgeschrieben. Es enthält wieder befragte Befunde, erhobene Befunde, ergänzende Angaben.
Wiederum finden Sie einige medizinische Fachausdrücke aufgeführt, wie sie bereits bei der Neugeborenen-Basisuntersuchung schon erklärt sind.
Einige weitere Fach-Begriffe aus der dritten Früherkennungsuntersuchung werden wie folgt erläutert:

„Auskultationsbefund" betrifft das Abhorchen der Lunge.

„Dysplasie des Hüftgelenks" betrifft eine angeborene Hüftpfannenschwäche.

„Hüftluxation" ist ein Entgleiten des Hüftgelenkkopfes aus der Hüftpfanne.

„Hydrocele" ist ein Wasserbruch des Hodens.

„Ikterus" bezeichnet alle Formen von Gelbsucht mit hell- bis dunkelgelber Hautfarbe, gelber Bindehaut der Augen, welche entweder durch eine Störung der Leber, der Galle oder durch Blutstörungen zustande kommen können.

„Rachitisprophylaxe" ist die Verhütung der Englischen Krankheit mit Hilfe von Vitamin D (siehe Seite 298).

Vierte Früherkennungsuntersuchung

Das Herz, die Hüftgelenke und das Bewegungsverhalten werden besonders intensiv untersucht. Außerdem wird nach der Rachitis gefahndet. Der Arzt stellt fest, ob Bewegungsstörungen vorliegen, die schon in diesem Alter einer speziellen gymnastischen Behandlung bedürfen, wenn sie ausgeheilt werden sollen. Die normale Ausbildung des kindlichen Skeletts wird sorgfältig überprüft, ebenso des gesamten Nervensystems. Sehen und Hören können nun schon viel-

. . . zwischen dem 3. und 4. Lebensmonat

fältiger geprüft werden. Das gilt auch für die psychische Entwicklung.

Auch bei der **U 4** ist das Untersuchungsprogramm festgelegt.

Ein neuer Fachbegriff zu den bereits erklärten medizinischen Fachausdrücken kommt noch hinzu:

„Kraniotabes" ist eine Schädelerweichung, die durch Druck auf die Hinterhauptknochen geprüft wird. Sie ist ein Zeichen für Englische Krankheit.

Fünfte Früherkennungsuntersuchung

. . . zwischen dem 6. und 7. Lebensmonat
Diese Untersuchung erbringt nun schon ganz exakte Aufschlüsse über etwa bestehende Mängel oder Schädigungen der Sinnesorgane. Zu dieser Zeit erkannte Störungen des Hör- und Sehvermögens können meistens noch vollkommen korrigiert werden. Weitere Schädigungen lassen sich mit Sicherheit verhindern. Alle früheren Untersuchungen werden wiederholt.

Das Untersuchungsprogramm ist im Heft festgelegt.

Zu den neu hinzukommenden medizinischen Fachausdrücken seien noch folgende Hinweise gegeben:

Als **„Rosenkranz"** bezeichnet man kleine, unter Umständen bis linsengroße Auftreibungen auf den vorderen Brustrippen. Es ist ein Zeichen für Englische Krankheit.

„Schielen" bezeichnet alle Verdrehungen eines Auges aus der Parallelachse entweder nach innen oder außen oder nach oben = Höhenschielen oder Begleitschielen, wenn das Zielauge das andere nach allen Richtungen begleitet. Es kann einäugig oder beidäugig auftreten, immer vorhanden sein oder abwechselnd. Die Gefahr des Schielens liegt darin, daß das Kind funktionell einäugig wird.

Sechste Früherkennungsuntersuchung

. . . zwischen dem 10. und 12. Lebensmonat
Auch bei der 6. Untersuchung wird nach Krampfanfällen, rezidiven Infekten, nach Unter- und Übergewicht gefragt. Der Arzt achtet auch auf Besonderheiten der Organe des Brustkorbs, des Bauches, auf die Entwicklung des Skelettsystems, auf die Sinnesorgane sowie auf das Motorik- und Nervensystem.

274

Das Untersuchungsprogramm ist im Heft für die **U 6** festgelegt. Ein weiterer Begriff tritt zu den bereits erklärten medizinischen Fachausdrücken noch hinzu:

„Epiphysenauftreibungen" betreffen die sogenannten Epiphysen, das sind die Knorpelknochengrenzen am Ende der langen Röhrenknochen, vor allem am Handgelenk oder Fußgelenk. Ihre Auftreibung deutet auf Englische Krankheit hin.

Siebte Früherkennungsuntersuchung

Alle früheren Untersuchungen werden wiederholt. Besondere Aufmerksamkeit gilt den etwaigen zwischenzeitlichen Erkrankungen des Kindes, eventuellen Krampfanfällen. Auch wird festgestellt, ob eine echte oder nur scheinbare Vorhautverengung besteht. Es wird ferner geprüft, ob das Kind einfachen Aufforderungen Folge leistet und mehr als 10 Wörter sprechen oder zum Ausdruck bringen kann. *... zwischen dem 21. und 24. Lebensmonat*

Das Untersuchungsprogramm für **U 7** ist im Heft zum Ankreuzen festgehalten. Die Mutter kann vorher prüfen, ob ihr Kind Treppensteigen kann, ob es Schlafstörungen hat, ob es zwei Wortsätze spricht und ob es einfache Aufforderungen befolgt.

Verschiedene medizinische Fachausdrücke wurden bereits erwähnt. Folgende Fachausdrücke kommen bei dieser Untersuchung erstmalig vor:

„Blindheit" besteht, wenn auf dem besseren Auge nicht mehr als $^{20}/_{200}$ Sehschärfe vorliegt oder wenn bei Sehbeeinträchtigung das Gesichtsfeld des schwächeren Auges eingeschränkt ist.

„Karies" ist der Spezialbegriff für Zahnfäule.

„Kyphose" ist eine Rückgratverkrümmung der Wirbelsäule nach hinten.

„Lendenlordose" ist eine Rückgratverkrümmung zum Körper hin im Bereich der Lendenwirbelsäule (Hohlkreuz).

„Skoliose" bezeichnet eine Verkrümmung der Wirbelsäule in seitlicher Richtung.

275

Achte Früherkennungsuntersuchung

... zwischen 3¹/₂ und 4 Lebensjahren Bei dieser letzten Früherkennungsuntersuchung werden erneut sämtliche Organe und Organsysteme eingehend kontrolliert. Auch Stoffwechselstörungen werden untersucht. Durch Sehprüfungen werden Kurzsichtigkeit und nichträumliches Sehen ausgeschlossen. Die normale Hörfähigkeit auf beiden Ohren wird getestet. Auch wird geprüft, ob das Kind in Sätzen spricht, volles Sprachverständnis besitzt und die Konsonanten und Umlaute richtig ausspricht. Der Arzt bildet sich ein Urteil darüber, ob das Kind den Anforderungen der Schule gewachsen ist. Sprachfehler, Verhaltensauffälligkeiten oder immer wiederkehrende fieberhafte Erkrankungen der Luftwege können rechtzeitig vor der Einschulung behandelt werden.

Das Untersuchungsprogramm für **U 8** ist im Heft festgehalten.
Weite Fachausdrücke helfen.
Zu den bereits beschriebenen Begriffen medizinischer Fachausdrücken kommen neu hinzu:

„Phimose" bezeichnet eine Verengung der Vorhaut, so daß beim Waschen die Vorhaut nicht über die Eichel gestreift werden kann.

„Pulsdifferenzen zwischen Arm- und Beinarterien" können auf eine Erkrankung der Hauptkörperschlagader oder großer Gefäße hindeuten.

„Stammeln" bezeichnet eine Fehlaussprache eines Lautes oder einer Lautverschiebung, wenn der Laut falsch gesprochen, ausgelassen oder durch einen anderen ersetzt wird. Stammeln ist in den ersten Lebensjahren durchaus normal, erst jenseits des 4. Lebensjahres sicher krankhaft.

„Stottern" liegt vor, wenn für den Sprechakt wichtige Funktionen, z. B. der Atmung, der Stimmgebung usw. so gestört werden, daß gewisse Laute hängen bleiben oder bestimmte Silben wiederholt werden. Im Kleinkindesalter ist Stottern gelegentlich normal, es verliert sich von selbst, wenn man es nicht beachtet.

Mit Hilfe der **„Tuberkulin-Probe"** wird geprüft, ob das Kind bereits mit Tuberkelerregern infiziert wurde. Dies kann durch abgeschwächte Erreger (Impfung), aber auch durch krankhafte Erreger (Vorliegen einer akuten Tuberkulose) zustande kommen. Die Tuberkulin-Probe wird in der Haut durchgeführt. Eine positive Tuberkulinreaktion ergibt eine örtliche Rötung.

276

Der Kennziffernkatalog enthält viele Fachausdrücke

Wenn der Arzt bei einer Krankheitsfrüherkennungs-Untersuchung krankhafte Befunde gefunden hat, wird er für die erhobenen Befunde einen Kennziffernkatalog benutzen. Dieser Kennziffernkatalog befindet sich auf der vorderen Umschlaginnenseite des Untersuchungsheftes, wenn es doppelt aufgeklappt worden ist.

Auf Seite **279** ist der Kennziffernkatalog komplett abgebildet. Verschiedene medizinische Fachausdrücke wurden bereits bei der Beschreibung der einzelnen Vorsorgeuntersuchungen erklärt. Einige sind noch hinzuzufügen:

„AGS" ist die Abkürzung für Adrenogenitales Syndrom, ein angeborener Enzymdefekt, infolgedessen es zu lebensbedrohlichen Salzverlustkrisen kommen kann. Der Name kommt daher, daß Störungen der Nebennierenrinde und später auch Störungen der Geschlechtsentwicklung auftreten.

Weitere Fachausdrücke

„**Antikörpermangel-Syndrom**" bezeichnet eine angeborene Unfähigkeit, Abwehrstoffe gegen Infektionen zu bilden, weshalb solche Kinder sehr gefährdet sind.

„**Cerebrale Bewegungsstörungen**" sind der Oberbegriff für Krankheiten, die durch eine frühe Schädigung des Zentralnervensystems zustande kommen. Sie äußern sich in spastischen Lähmungen, in Ataxien (Schüttellähmungen), Athetosen (das sind Lähmungen mit unkoordinierten Bewegungen), oder Hypotonie (= Schlaffheit der Muskeln) oder in Mischformen, je nachdem, wo der Hauptsitz der Schädigung liegt.

„**Diabetes mellitus**" ist die Zuckerharnruhr oder Zuckerkrankheit, die im Kindesalter immer durch einen Mangel des Pankreashormons Insulin zustande kommt.

„**Down-Syndrom**" (benannt nach dem britischen Arzt *John Langdon Down*) bezeichnet eine Chromosomenerkrankung, welche mit mongoloiden Zügen im Gesicht einhergeht, daher auch Mongolismus-Syndrom.

„**Hämophilie**" ist der Spezialausdruck für Bluterkrankheit, welche von Mädchen erblich übertragen wird, sich aber bei den Jungen auswirkt.

„Histidinämie" ist eine angeborene Stoffwechselstörung mit einer Vermehrung einer bestimmten Aminosäure (einer Eiweißgrundsubstanz), dem Histidin, im Blut und Harn auftretend. Diese Erbkrankheit führt zu einer Verzögerung der Sprachentwicklung nach mehrjährigem unbehandeltem Verlauf, auch zu Störungen der geistigen Entwicklung.

„Hörbehinderung" wird in verschiedene Grade eingeteilt:
„Leichtgradige Schwerhörigkeit" besteht, wenn der mittlere Hörverlust im besseren Ohr innerhalb des Frequenzbereichs von 500 bis 2000 Hz nicht mehr als 30 dB*) beträgt.
„Mittelgradige Schwerhörigkeit" bezeichnet einen mittleren Hörverlust im besseren Ohr, wenn innerhalb des Frequenzbereichs von 500 bis 2000 Hz mehr als 30 dB, jedoch noch unter 60 dB gemessen werden.
„Hochgradige Schwerhörigkeit" ist ein Hörverlust im Frequenzbereich von 500 bis 2000 Hz zwischen 60 und 90 dB. Ab 75 dB spricht man von an Taubheit grenzender Schwerhörigkeit.
„Gehörlosigkeit oder Taubheit" liegt vor, wenn der Hörverlust eines Kindes im Frequenzbereich von 125 bis 500 Hz mehr als 60 dB und innerhalb des Frequenzbereich von 500 bis 2000 Hz im besseren Ohr größer als 90 dB ist.

„Hydrocephalus" heißt Wasserkopf, bedingt durch vermehrte Ansammlung von Flüssigkeit in den Hirnkammern oder an der Oberfläche des Gehirns, welche durch Verengung, Verschluß des Hirnkammersystems oder durch eine Überproduktion von Wasser entstehen kann.

„Hypothyreose" bezeichnet eine Unterfunktion der Schilddrüse.

„Myopathien" sind Erkrankungen der Muskeln durch vielfältige Ursachen; nicht selten sind sie erblich und fortschreitend.

„Progressive Muskeldystrophie" betrifft eine Gruppe chronischer Erkrankungen der willkürlich zu beeinflussenden Muskulatur, welche mehr oder minder bösartig sind und zu einem Verfall der Muskeln führen können.

„Somatische Entwicklungsstörungen" betreffen Störungen der körperlichen Entwicklung.

Kennziffernkatalog

Eintragungen nach diesem Kennziffernkatalog sind nur vorzunehmen, sofern die normale körperliche oder geistige Entwicklung des Kindes in besonderem Maße gefährdet ist.

Störungen in der Neugeborenenperiode
(nur U 1 oder U 2)

01 Früh-, Mangelgeburt, Übertragung
02 Asphyxie
03 Schwere Hyperbilirubinämie
04 Andere, die Entwicklung in besonderem Maße gefährdende Störungen in der Neugeborenenperiode (z. B. Sepsis, Anämie, Krämpfe)

Angeborene Stoffwechsel-Störungen

05 Mucoviscidose
06 Phenylketonurie
07 Andere, die Entwicklung in besonderem Maße gefährdende angeborene Stoffwechselstörungen (z. B. Histidinämie)

Endokrine Störungen, Vitaminosen

08 Hypo- oder Hypervitaminosen (z. B. Rachitis, D-Hypervitaminose)
09 Diabetes mellitus
10 Hypothyreose
11 Andere, die Entwicklung in besonderem Maße gefährdende endokrine Störungen (z. B. AGS)

12 Blutkrankheiten
(z. B. Hämophilien, Antikörpermangelsyndrome)

Entwicklungs- und Verhaltensstörungen

13 Somatische Entwicklungsstörungen (z. B. Dystrophie, Minderwuchs, Fettsucht)
14 Intellektuelle Minderentwicklung
15 Störungen der emotionellen oder sozialen Entwicklung (z. B. Verhaltensstörungen)
16 Andere, die Entwicklung in besonderem Maße gefährdende funktionelle Entwicklungsstörungen (z. B. Störungen der statomotorischen Entwicklung)

Nervensystem

17 Cerebrale Bewegungsstörungen (zentrale Tonus- und Koordinationsstörungen, Cerebralparesen)
18 Fehlbildungen des Zentralnervensystems (z. B. Spina bifida und Hydrocephalus)
19 Anfallsleiden
20 Andere, die Entwicklung in besonderem Maße gefährdende Erkrankungen des Nervensystems (z. B. neuromuskuläre Erkrankungen, periphere Lähmungen)

Sinnesorgane

21 Hochgradige Sehbehinderung, Blindheit
22 Schielkrankheit
23 Andere, die Entwicklung in besonderem Maße gefährdende Fehlbildungen oder Erkrankungen der Augen
24 Hochgradige Hörbehinderung, Gehörlosigkeit
25 Andere, die Entwicklung in besonderem Maße gefährdende Fehlbildungen oder Erkrankungen der Ohren

26 Sprachstörungen oder Sprechstörungen
(z. B. verzögerte Sprachentwicklung, Artikulationsstörungen, Stottern)

27 Zähne, Kiefer, Mundhöhle
Fehlbildungen oder Erkrankungen

Herz / Kreislauf
28 Fehlbildungen des Herzens oder der herznahen Gefäße

29 Atmungsorgane,
Fehlbildungen oder Erkrankungen

30 Verdauungsorgane,
Fehlbildungen oder Erkrankungen

31 Nieren und Harnwege,
Fehlbildungen oder Erkrankungen

32 Geschlechtsorgane,
Fehlbildungen oder Erkrankungen

Skelett u. Muskulatur
33 Hüftgelenksanomalien
34 Andere, die Entwicklung in besonderem Maße gefährdende Fehlbildungen oder Erkrankungen des Skelettsystems
35 Myopathien (z. B. progressive Muskeldystrophie)

36 Haut, Fehlbildungen oder Erkrankungen

37 Multiple Fehlbildungen, einschl. chromosomaler Aberrationen
(z. B. Down-Syndrom)

„Spina bifida" (wörtlich zweigeteilte Wirbelsäule) ist eine Hemmungsmissbildung mit einem unvollständigen Verschluß des Wirbelkanals. Wenn gleichzeitig damit ein Austritt von Rückenmarkshäuten und Rückenmark verbunden ist, spricht man von einer sogenannten Meningomyelezele. Sie muß bei der Geburt operiert werden.

„Schwere Hyperbilirubinanämie" bezeichnet einen übermäßigen Anstieg des Gallenfarbstoffes im Blut. Er ist deswegen gefährlich, weil der Gallenfarbstoff bestimmte Zellen des Gehirns schwer schädigt, so daß es zum Untergang dieser Zellen mit all ihren Folgen (unter Umständen tödlich) kommen kann.

„Zentrale Koordinationsstörungen" bezeichnen die Vorformen einer Cerebralparese. Sie werden durch eine bestimmte sogenannte neurokinesiologische Diagnostik schon in den ersten Lebensmonaten aufgedeckt und bedürfen der Beobachtung und eventuellen Behandlung, um das Auftreten cerebraler Bewegungsstörungen zu verhindern.

Vorbeugen ist besser als Heilen

Woran Eltern Entwicklungsstörungen bei ihrem Kind erkennen

Es ist unmöglich für den Arzt, die vielfältigen Möglichkeiten von Entwicklungsschäden im Rahmen einer Vorsorgeuntersuchung in kurzer Zeit zu erkennen. Aus diesem Grunde muß die Mutter mithelfen. Ihre Beobachtung des Kindes über Tag und Nacht, ihre angespannte Aufmerksamkeit, was ihr Kind täglich, wöchentlich oder monatlich dazulernt, ermöglicht es, besser zu beurteilen, ob ein Kind in der einen oder anderen Fähigkeit zurückbleibt, als dies eine kurze Untersuchung eines Arztes vermag.

Bei der Entwicklungsdiagnostik sollen die Eltern helfen

In den folgenden Tabellen ist festgelegt, wann eine Mutter aufmerksam werden und darüber mit dem Arzt sprechen sollte. Das ist dann der Fall, wenn ein Kind in der Entwicklung des Kriechens, des Sitzens, des Laufens, des Greifens, der Sinnes- und Sprachentwicklung sowie der Sozialentwicklung in einem bestimmten Monat nicht bestimmte Verhaltensweisen zeigt. Damit ist nicht gesagt, daß in solchen Fällen ein Entwicklungsrückstand vorliegen muß, sondern lediglich, daß dieses Kind sich in einem bestimmten Alter nicht so verhält wie die meisten seiner Altersgenossen. Tut es dies nicht, so suchen Sie den Arzt auf und machen Sie ihn auf Ihre Beobachtung aufmerksam. Er wird durch die sogenannte „Kinesiologische Untersuchung" und die „Münchener Funktionelle Entwicklungsdiagnostik" Ihr Baby genau überprüfen, Sie beruhigen können, oder eine weitere Diagnostik veranlassen bzw. therapeutische Hinweise geben.

Wann die Entwicklung des Krabbelns nicht in Ordnung ist

Das Kriechen oder Krabbeln eines Kindes entwickelt sich – wie alle Funktionen – ganz allmählich. Aus den Stufen der kindlichen Kriechentwicklung kann man eine krankhafte Entwicklung an bestimmten Merkmalen erkennen, bevor die Fähigkeit zu krabbeln richtig ausgebildet ist.
Suchen Sie den Arzt auf,
● wenn Ihr Kind am Ende des 1. Monats den Kopf noch nicht für einen Augenblick heben kann,
● wenn es am Ende des 2. Monats den Kopf noch nicht 5 cm hoch halten kann,

• wenn es am Ende des 3. Monats den Kopf noch nicht eine Minute lang so hoch halten kann, daß das Gesicht senkrecht zur Unterlage gehalten wird,

• wenn es sich am Ende des 4. Monats noch nicht sicher auf die Unterarme stützt,

• wenn es am Ende des 5. Monats sich noch nicht aktiv aus der Bauchlage in die Rückenlage rollen kann,

• wenn es am Ende des 6. Monats in Bauchlage noch nicht mit einer Hand zum Spielzeug greift,

• wenn es am Ende des 8. Monats noch nicht rückwärts kriechen kann,

• wenn es sich am Ende des 9. Monats noch nicht um die eigene Achse dreht und vorwärts kriecht,

• wenn es am Ende des 11. Monats noch nicht auf allen Vieren kriechen kann.

Wann die Entwicklung des Sitzens nicht richtig ist

Sitzen entwickelt sich auch allmählich im Laufe des ersten Lebensjahres. Manche Kinder sitzen früher, andere später. Für eine Störung der Sitzentwicklung gibt es bestimmte Anzeichen, bevor die Fähigkeit voll ausgebildet ist.

Suchen Sie den Arzt auf,

• wenn Ihr Kind am Ende des 2. Monats nicht symmetrisch heftig strampelt,

• wenn es am Ende des 3. Monats den Kopf nicht wenigstens ½ Minute aufrecht hält, wenn es beim Sitzen festgehalten wird,

• wenn es am Ende des 4. Monats beim Heranziehen aus der Rückenlage mit dem Kopf noch nach hinten kippt,

• wenn es am Ende des 5. Monats den Kopf nicht sicher halten und beim Heranziehen an den Händchen aus Rückenlage nicht zwischen den Schultern halten kann,

• wenn es am Ende des 7. Monats sich an den angebotenen Fingern nicht selbst zum Sitzen hochzieht,

• wenn es am Ende des 9. Monats noch nicht längere Zeit mit gutem Gleichgewicht sitzen kann oder sich um die eigene Achse dreht,

• wenn es am Ende des 11. Monats noch nicht mit ausgestreckten Beinen sitzen kann.

Wann das Baby im Gehen und Stehen zurück ist

Auch das Laufenlernen entwickelt sich allmählich im Verlauf des ersten Lebensjahres. Einige Kinder laufen etwas eher, andere etwas später. Der Verdacht auf eine Laufstörung ist gegeben, wenn bestimmte Entwicklungsstadien zu spät auftreten.
Suchen Sie den Arzt auf,
● wenn Ihr Kind am Ende des 4. Monats sich beim Aufrechthalten unter den Achseln noch nicht auf die Zehenspitzen stützt,
● wenn es am Ende des 6. Monats beim Aufrechthalten noch nicht auf den Zehenspitzen „tanzt",
● wenn es am Ende des 8. Monats noch nicht kurz stehen kann, wenn es mit den Händen gehalten wird,
● wenn es am Ende des 11. Monats sich noch nicht am Laufstall oder an Möbeln zum Stehen hochzieht,
● wenn es am Ende des 11. Monats noch nicht an Möbeln und anderen Gegenständen seitwärts geht,
● wenn es am Ende des 12. Monats an der Hand noch nicht einige Schritte gehen kann,
● wenn es am Ende des 13. Monats noch nicht mindestens 10 Sekunden allein steht,
● am Ende des 15. Monats noch nicht zwanzig Schritte frei gehen kann,
● am Ende des 16. Monats noch nicht umherrennt,
● am Ende des 20. Monats noch nicht einen Ball mit dem Fuß wegstößt, ohne sich festzuhalten,
● mit 30 Monaten noch nicht ohne Festhalten die Treppe hinuntergehen kann,
● mit 36 Monaten noch nicht eine Sekunde ohne Festhalten auf einem Bein stehen kann.

Wann die Greifentwicklung nicht stimmt

Kein Säugling kann bei der Geburt schon normal greifen. In den ersten Lebenswochen besteht ein Greifreflex, der aber wieder verschwinden muß, damit sich normales Greifen entwickeln kann. Auch das Greifen entwickelt sich ganz allmählich, so daß man Störungen der Greifentwicklung schon erkennen kann, bevor das normale Greifen endgültig ausgebildet ist.
Suchen Sie den Arzt auf,
● wenn Ihr Kind am Ende des 3. Monats die halbgeöffnete Hand nicht in Richtung auf einen vorgehaltenen roten Gegenstand bewegt,

● wenn es am Ende des 3. Monats seine Hände nicht anschaut,
● wenn es am Ende des 5. Monats die Hand noch nicht sicher zum Spielzeug führen kann,
● wenn es am Ende des 6. Monats noch nicht einen Würfel greift,
● wenn es am Ende des 8. Monats noch keinen Knopf zwischen Daumen und Zeigefinger halten kann,
● wenn es am Ende des 9. Monats noch nicht aus der Tasse zu trinken versucht oder ein Tuch vom Kopf nimmt,
● wenn es am Ende des 12. Monats mit einer Hand noch nicht zwei kleine Würfel festhalten und das Spielzeug dem Erwachsenen hinreichen kann,
● wenn es am Ende des 18. Monats noch keinen Turm aus drei Würfeln bauen kann,
● wenn es am Ende des 20. Monats noch keine geraden Striche kritzeln kann,
● wenn es am Ende des 24. Monats noch keine Dose aufschrauben kann,
● wenn es am Ende des 33. Monats noch nicht seine Suppe löffelt, ohne zu kleckern,
● wenn es am Ende des 36. Monats noch nicht Wasser in eine Tasse füllen kann.

Wann Gesichts- und Gehörsinn nicht funktionieren

Wenn Störungen des Sehens und Hörens vorliegen, sollte dies so früh wie möglich erkannt werden. Die Mutter kann dies am ehesten feststellen, weil sie ihr Kind ständig beobachtet. Der Verdacht auf das Vorliegen von Seh- oder Hörstörungen ist gegeben, wenn das Kind in bestimmten Lebensmonaten die in der Tabelle beschriebenen Fähigkeiten noch nicht kann.
Suchen Sie den Arzt auf,
● wenn Ihr Kind am Ende des 1. Monats das Licht einer Taschenlampe nicht mit seinen Augen ein wenig nach rechts und links verfolgt,
● wenn es am Ende des 2. Monats nicht auf eine Glocke hört oder eine Rassel von einer bis zur anderen Gesichtsseite verfolgt,
● wenn es am Ende des 3. Monats nicht mit seinen Augen nach dem Ton einer Glocke sucht,
● wenn es am Ende des 5. Monats nicht aufhört zu weinen, wenn die Mutter singt oder wenn es Musik hört,
● wenn es am Ende des 6. Monats nicht mit Sicherheit das Rascheln von Seidenpapier außerhalb seines Gesichtsfeldes hört,
● wenn es am Ende des 7. Monats nicht mit dem Würfel auf den Tisch schlagen kann,

- wenn es am Ende des 8. Monats nicht bei einer Unterhaltung lauscht,
- wenn es am Ende des 9. Monats nicht zwei Würfel aneinanderschlagen kann,
- wenn es am Ende des 10. Monats ein kleines Spielzeug nicht vom Tisch werfen kann,
- wenn es sich am Ende des 12. Monats nicht für Autos interessiert,
- wenn es am Ende des 15. Monats ein Auto, das vor seinen Augen versteckt wurde, nicht findet,
- wenn es am Ende des 24. Monats Eßbares noch nicht von Nichteßbarem unterscheiden kann,
- wenn es am Ende des 32. Monats noch nicht Würfel in einer Reihe zusammenlegen kann.

Wann die frühe Sprachentwicklung nicht normal ist

Störungen der Sprachentwicklung können verschiedene Ursachen haben. Sie sollten so früh wie möglich aufgedeckt werden. Dies ist in der Regel zu spät, wenn man darauf wartet, daß das Kind mit zwei oder drei Jahren sprechen kann. Da auch in der Sprachentwicklung eine Entwicklungsstufe auf der anderen aufbaut, kann der Verdacht auf eine Störung schon lange vor dem Sprechen des ersten Wortes bestehen. Hierzu gibt die folgende Tabelle einige Hinweise.
Suchen Sie den Arzt auf,
- wenn Ihr Kind am Ende des 1. Monats nie vor der Mahlzeit schreit,
- wenn es am Ende des 4. Monats nicht beim Ansprechen lacht,
- wenn es am Ende des 5. Monats noch nicht kleine Silben bildet (ga–ga–ga–), auf dem Arm der Mutter nicht nach Gegenständen sucht, die die Mutter benennen kann („Wo ist der Papa?"),
- wenn es am Ende des 7. Monats sich noch nicht durch bestimmte Silbenruflaute bemerkbar macht,
- wenn es am Ende des 9. Monats noch nicht acht verschiedene Silben nachplappert (patsch, patsch),
- wenn es am Ende des 10. Monats noch nicht den Kopf schüttelt („nein – nein") und noch nicht spontan winke-winke macht,
- wenn es am Ende des 12. Monats noch nicht wenigstens ein Wort in Kindersprache spricht oder auf Musik hört oder bei Aufforderung „Bring mir den Ball" den Ball sucht und ihn holt,
- wenn es am Ende des 15. Monats noch nicht gezielt „Mama" und „Papa" sagen kann,
- wenn es am Ende des 20. Monats noch nicht sechs sinnvolle Wörter in Kindersprache spricht,

- wenn es am Ende des 20. Monats noch nicht auf Körperteile zeigt, wenn man es danach fragt,
- wenn es am Ende des 24. Monats noch nicht auf Befragen drei Körperteile zeigen kann,
- wenn es am Ende des 29. Monats noch nicht den Unterschied zwischen „groß" und „klein" versteht,
- wenn es am Ende des 36. Monats noch nicht die längste von drei Linien erkennt,
- wenn es am Ende des 37. Monats auf Befragen noch nicht Vor- und Nachnamen nennt.

Was für eine krankhafte Sozialentwicklung verdächtig ist

Die wichtigste Funktion, die das Kind für seine spätere Lebenstüchtigkeit erlernen muß, ist das Selbständigwerden bzw. die Fähigkeit, mit anderen Menschen vertraut umzugehen bzw. von anderen Menschen anerkannt zu werden.
Für diese Fähigkeiten ist die Sozialentwicklung wichtig. Um schon im ersten Lebensjahr Störungen der Sozialentwicklung feststellen zu können, gibt die folgende Tabelle einige Hinweise.
Suchen Sie den Arzt auf,
- wenn Ihr Kind am Ende des 1. Monats sich durch Hautkontakt oder Stillen nicht beruhigt,
- wenn es am Ende des 2. Monats beim Ansprechen durch die Mutter nicht mit den Augen hinschaut,
- wenn es am Ende des 3. Monats nicht lacht, wenn ein Erwachsener ganz nah hinsieht, mit dem Kind spricht und das Gesicht bewegt,
- wenn es am Ende des 4. Monats sich nicht freut, wenn mit ihm gespielt wird,
- wenn es am Ende des 5. Monats nicht aufhört zu weinen, wenn man mit ihm spricht, bzw. wenn es Freundlich und Böse in Mimik und Sprache nicht unterscheiden kann,
- wenn es am Ende des 6. Monats die Ärmchen nicht ausstrecken will, um hochgenommen zu werden,
- wenn es am Ende des 7. Monats nicht „eia" machen kann (Gesicht an die Wange anschmiegen),
- wenn es am Ende des 9. Monats nicht gegenüber fremden Personen „fremdelt",
- wenn es am Ende des 9. Monats sich nicht hinter Möbeln verstecken will oder sich nicht ärgert, wenn ihm das Spielzeug weggenommen wird,
- wenn es am Ende des 10. Monats etwas nicht nachmacht, über das gelacht wurde,

- wenn es am Ende des 11. Monats noch nicht beim Trinken aus der Tasse hilft und Zwieback allein essen kann,
- wenn es am Ende des 12. Monats noch nicht selbständig mit dem Löffel essen will und mit seinem Spiegelbild spielt,
- wenn es am Ende des 15. Monats noch nicht mit der Mutter Ball spielen kann,
- wenn es am Ende des 15. Monats den Becher beim Trinken noch nicht selbständig hält,
- wenn es am Ende des 19. Monats noch nicht mit dem Teddy oder der Puppe schmust,
- wenn es am Ende des 20. Monats Socken, Schuhe und Mütze noch nicht allein ausziehen kann,
- wenn es am Ende des 21. Monats häusliche Tätigkeiten noch nicht nachahmt,
- wenn es am Ende des 24. Monats sich die Hände noch nicht selbst wäscht und abtrocknet,
- wenn es am Ende des 29. Monats noch nicht mit Worten um Nahrung bittet,
- wenn es am Ende des 30. Monats noch nicht allein mit dem Löffel essen kann,
- wenn es am Ende des 34. Monats von sich noch nicht in der Ich-Form spricht,
- wenn es am Ende des 34. Monats noch nicht selbständig Kleidungs-stücke anzieht,
- wenn es am Ende des 34. Monats noch nicht rechtzeitig nach der Toilette verlangt.

Meilensteine der kindlichen Entwicklung

Es gibt Meilensteine in der kindlichen Entwicklung, an denen Sie leicht ablesen können, ob Ihr Kind gesund ist oder ob Sie es ganz besonders Ihrem Kinderarzt zur Untersuchung ans Herz legen sollen. Diese Meilensteine betreffen die Entwicklung

im 3. und 4. Monat
im 6. und 7. Monat
im 9. und 10. Monat
im 12. und 13. Monat.

Entwicklung im 3. und 4. Monat

Um festzustellen, ob sich Ihr Kind im 3. und 4. Monat ganz normal entwickelt, legen Sie es einmal auf den Bauch und einmal auf den Rücken. Dann brauchen Sie Ihr Kind nur noch genau zu beobachten. **Auf dem Bauch** muß Ihr Säugling im 3.–4. Monat einen sogenannten „Ellbogen-Beckenstütz" haben. Es stützt sich – am besten zu erkennen ohne Bekleidung – auf beiden Ellbogen ab und kann den Kopf frei nach rechts und links drehen. Der Bauch liegt noch fest auf der Unterlage, aber die Brust kann es schon ein wenig abheben. Auch Becken und Unterschenkel liegen noch auf der Unterlage und die Oberschenkel sind weit auseinander.
Die Fußsohlen berühren sich in der Luft. Sie können miteinander spielen.

In Rückenlage beherrscht Ihr Kind nun das Auge-Hand-Mund-Spiel. Sie beobachten, daß es gerade auf dem Rücken liegt. Weil sein Kopf, sein Rücken und der Po fest aufliegen, hat es einen sicheren Halt. Es versteht es sowohl die Beine als auch die Arme vor seinen Körper zu heben. Es spielt mit seinen Händen vor dem Gesicht, betrachtet sie und steckt sie in den Mund. Die Beine sind in Hüfte und Knie vor dem Körper gebeugt, die Füße berühren sich in der Luft. (Abb. S. 289 oben).

> Wenn Ihr Kind dies im Alter von 3–4 Monaten beherrscht, ist es in seiner Entwicklung normal.

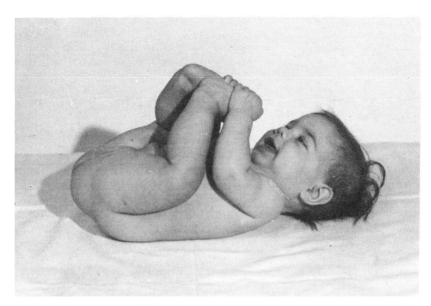

Rückenlage im 3.-4. Monat

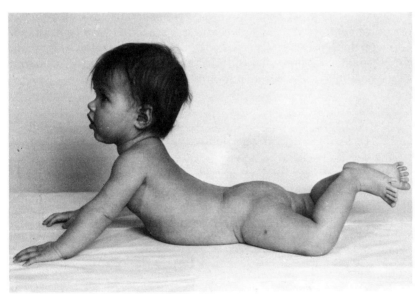

Bauchlage im 6.-7. Monat

* Die Abbildungen stammen aus dem Buch von Barbara Zukunft
„Moderne Säuglingsgymnastik", Thieme-Verlag 1981.

Entwicklung im 6. und 7. Monat

Auch im 6. bis 7. Monat beobachten Sie den Säugling wieder zunächst auf dem Bauch und dann auf dem Rücken.

Auf dem Bauch beherrscht Ihr Kind jetzt den „Handgelenk-Beckenstütz". Es stützt sich jetzt nicht mehr auf die Ellbogen, sondern auf seine Händchen auf. Sie sind geöffnet und die Finger weit auseinander. Jetzt kann Ihr Kind schon seine Brust und sogar etwas den Bauch von der Unterlage abheben. Das Becken und die Unterschenkel liegen aber noch immer auf der Unterlage. Die Unterschenkel sind in den Knien gebeugt, sodaß sie einen Winkel von 90° zu den Oberschenkeln bilden. Die Fußsohlen berühren sich in der Luft. In dieser Stellung kann sich Ihr Kind sogar schon rückwärts schieben. (Abb. S. 289 unten).

In Rückenlage zeigt Ihr Kind jetzt ein vollendetes Zusammenspiel von Auge, Hand, Fuß und Mund.
Es greift in diesem Alter nach den Beinen. Es beherrscht seine Rumpfmuskulatur so weit, daß es sich drehen kann. Wie die Abbildung 260* zeigt, hält es seine Ärmchen und seine Beinchen in der Luft gebeugt fest und steckt die Zehen in den Mund. Manchmal hebt es auch den Kopf von der Unterlage ab, um die Beine besser erreichen zu können. Mit 6 Monaten beginnt sich Ihr Kind zu drehen, aber mit 7 Monaten soll es sich über beide Seiten gut drehen können.

Wenn Ihr Säugling dies im Alter von 6 bis 7 Monaten in Bauch- und Rückenlage beherrscht, können sie über seine Entwicklung ganz beruhigt sein.

Meilensteine im 12. bis 13. Monat Am Ende des ersten Lebensjahres stützt sich Ihr Kind auf beide Hände und Füße. Es kann den Po nach oben heben, sobald es seine Knie durchdrückt. Dies ist eine wichtige Voraussetzung, selbständig stehen zu lernen.

Kleine Säuglingsgymnastik

Die Gymnastik mit Säuglingen hat in unserem Lande eine lange Tradition. Die klassische Methode stammt von einem ehemaligen Offizier Neumann-Neurode, der seine Anregungen während eines Kommandos an der Militäranstalt in Berlin erhielt. Er bemerkte, daß durch regelmäßige Leibesübungen günstige Veränderungen an Brustkorb und Haltung zu sehen waren, und dies veranlaßte ihn, durch „eine aktive Bewegungsbehandlung im frühen Kindesalter und während der frühen Wachstumsphase Fehlhaltungen zu beeinflussen". Er wollte „bei der Säuglingsgymnastik Reflexe ausnutzen und ungewohnte Stellungen einnehmen, aus denen sich das Kind befreien soll".

In den letzten 50 Jahren sind unsere Kenntnisse über die neurologische und motorische Entwicklung von Säuglingen und Kleinkindern wesentlich erweitert worden. Für Säuglinge mit motorischen Störungen, z.B. Cerebralparese, wurden spezielle krankengymnastische Methoden entwickelt, die – in den ersten Lebensmonaten eingesetzt – viele Kinder vor einem lebenslangen Krüppeldasein bewahren.

Diese Erfahrungen hat Barbara Zukunft in eine Säuglingsgymnastik für gesunde Säuglinge eingebracht und daraus eine „Moderne Säuglingsgymnastik" entwickelt, welche nicht nur die Motorik der Kinder fördert, sondern auch die Sozialentwicklung, also die Beziehungen zwischen Eltern und Kind, vertiefen soll.

In Anlehnung an das Buch „Moderne Säuglingsgymnastik" von Barbara Zukunft, Georg Thieme-Verlag, Stuttgart-New York, wurde von der Firma Humana ein Poster veröffentlicht, auf dem die Übungen zur Säuglingsgymnastik abgebildet und beschrieben sind. Das Poster kann bezogen werden unter der Adresse: Humana Milchwerke Westfalen eG, Postfach 1952, 4900 Herford.

Ein Poster der Firma Humana liegt diesem Buch bei.

Impfungen verhindern Infektionskrankheiten

Eine der wichtigsten Regeln in der modernen Heilkunde besteht darin, Krankheiten zu verhüten, bevor sie auftreten. „Vorbeugen ist besser als Heilen" ist zur Grundlage der modernen Kinderheilkunde geworden.

Aktive und passive Impfungen

Eine aktive Schutzimpfung beruht auf der Erfahrung, daß Menschen, die eine Infektionskrankheit überstanden haben, meistens „immun" sind, d. h., genügend Abwehrstoffe gegen eine erneute Krankheit gebildet haben. Eine solche Immunität wird während einer aktiven Schutzimpfung durch Einverleiben von abgeschwächten oder abgetöteten Krankheitserregern bzw. durch Einverleibung von ungiftig gemachten Giften erreicht. Der Schutz einer aktiven Schutzimpfung dauert längere Zeit, meist Jahre.

Eine passive „Schutzimpfung" besteht in der Zufuhr von Abwehrstoffen, die ein anderes Lebewesen gebildet hat. Immunglobuline, auch Gammaglobuline sind Schutzstoffe von anderen Menschen. Der Schutz einer passiven Schutzimpfung ist nur von kurzer Dauer, er dient hauptsächlich dazu, akute Gefahren abzuwenden.

Pockenschutz-Impfung

Welch ein Segen die Entdeckung des Impfschutzes für unsere Kinder gewesen ist, läßt sich nur noch in der Statistik ablesen. Die großen europäischen Pockenepedemien, in denen Hunderttausende von Menschen qualvoll zugrunde gingen, sind durch die Pockenimpfung soweit gestoppt worden, daß diese Geißel der Menschheit praktisch ausgerottet ist.

Weltweit konnten durch Impfmaßnahmen die Pocken heute so weit zurückgedrängt werden, daß die gesetzliche Impfpflicht, durch das Reichsimpfgesetz 1874 eingeführt, nunmehr aufgehoben werden konnte. Trotzdem empfiehlt es sich, nach wie vor drei- bis vierjährige Kinder gegen Pocken impfen zu lassen, denn der Pockenschutz wird bei Einreise in viele Länder auch heute noch verlangt. In einem späteren Alter ist eine Erstimpfung gegen Pocken mit weit größeren Gefahren verbunden. Außerdem gibt es heute Impfstoffe, die die Gefahren der Nebenwirkungen – vorwiegend Gehirnentzündungen – weitestgehend beseitigt haben. Erkundigen Sie sich bei Ihrem Kinderarzt nach dem ungefährlichen MVA-Impfstoff.

Tuberkulose-Schutzimpfung

Eine weitere Geißel der Menschheit stellte die Tuberkulose dar. Auch hier hat die Impfung entscheidend dazu beitragen können, die Sterblichkeit an Tuberkulose im Kindesalter zu senken. Heute ist die Tuberkulose in ihrer Bedeutung für die Sterblichkeit im Kindesalter so weit zurückgedrängt, daß einige Kinderärzte die Tuberkulose-Schutzimpfung im Neugeborenenalter für überflüssig halten. Da die Tuberkuloseimpfung indessen eine harmlose Impfung ist, sollten alle Neugeborenen, die in ein gefährdetes Milieu kommen (hustende Großeltern), auch heute noch gegen Tuberkulose schutzgeimpft werden.

Nur wer erlebt hat, wie qualvoll Kinder an einer Diphtherie erstickt sind, wie viele Kinder einen schweren Herzfehler durch Diphtherie bekommen oder auch zurückbehalten, kann ermessen, welch ein Segen die Einführung der Diphtherie-Schutzimpfung gewesen ist. Praktisch ist der Schutz so groß, daß die Frage, ob ein Kind Diphtherie bekommt oder nicht, damit beantwortet werden kann, ob es gegen Diphtherie geimpft wurde oder nicht.

Schutzimpfung gegen Diphtherie

Das gleiche gilt für den Tetanus. Der Wundstarrkrampf ist auch heute noch eine in der Regel tödlich verlaufende Krankheit. Sie ist absolut vermeidbar durch Schutzimpfung. Gemeinsam mit der Diphtherie-Schutzimpfung ist die Tetanus-Impfung eine echte Prophylaxe, in dem Sinne, daß sie den Wundstarrkrampf zu verhüten vermag.

Tetanus-Impfung

Das Problem der Keuchhustenimpfung ist dadurch gelöst, daß schwere Keuchhustenerkrankungen immer seltener geworden sind. Dies hat zu der Frage geführt, ob es heute sinnvoll ist, gegen Keuchhusten schutzzuimpfen, denn die Impfung ist mit einigen Komplikationen verbunden. Da die Impfkomplikationen beim Keuchhusten nicht sehr viel geringer als die des Keuchhustens selbst sind, kann man eine isolierte Keuchhustenimpfung nicht mehr anraten. Eine Kombination mit Diphtherie und Tetanus wird noch bei gefährdeten Kindern angewandt.

Keuchhusten-Impfung

Die Bedeutung der Polio-Schutzimpfung wurde offenbar, als ein Jahr nach Durchführung der Schutzimpfungen die Kinderlähmung praktisch beseitigt war. Nur wer die Folgen der Kinderlähmung mit lebensbedrohenden Lähmungen unmittelbar erlebt hat, weiß den Wert dieser Schutzimpfung richtig einzuschätzen. Versäumen Sie niemals einen Termin zur Schluckimpfung gegen Kinderlähmung. Sie wissen nicht, was Sie Ihrem Kind damit Gutes tun.
Abzuraten ist in jedem Falle von der Spritzimpfung gegen Kinderlähmung. Sie hat sich gegenüber der Schluckimpfung als weitgehend wertlos erwiesen, sie kann im Gegenteil die Schluckimpfung negativ beeinflussen.

Schutzimpfung gegen Kinderlähmung (Polio)

Eine wichtige Hilfe ist unseren Kindern durch die Masern-Schutzimpfung entstanden. Auch hier gibt es verschiedene Impfstoffe mit abgetöteten und abgeschwächten Viren. Nur die Impfung mit abge-

Masern-Schutzimpfung

schwächten Viren gibt einen guten Masernschutz. Näheres erklärt Ihnen der Kinderarzt.

Röteln-Impfung Röteln sind eine harmlose Virus-Erkrankung, und niemand wäre auf die Idee gekommen, eine Impfung gegen Röteln einzuführen. Heute wissen wir sicher, daß diese harmlose Virus-Erkrankung aber schwere Schäden beim Kind hervorrufen kann, wenn die Mutter in den ersten Schwangerschaftswochen erkrankt.
Um dies zu verhindern, ist man bestrebt, alle Mädchen vor Beginn der Geschlechtsreife gegen Röteln zu impfen. Diese Impfung dient also weniger dem geimpften Mädchen, sondern ist vielmehr ein Schutz für das ungeborene Leben. Die Impfung verhütet, daß die Frau in den ersten Schwangerschaftsmonaten Röteln bekommen kann.

Mumps-Impfung Der Mumps-Impfstoff wird unter die Haut gespritzt. Die Impfung kann etwa ab dem 13. Lebensmonat vorgenommen werden. Der Impfschutz hält praktisch lebenslänglich an.

Impfplan

Das nachfolgend abgebildete Schema gilt nicht als starre Regel. Letzt- Impfregeln gelten
lich muß für jedes Kind ein Impfplan individuell zusammengestellt nur bedingt
werden. Säuglinge in kinderreichen Familien sind gefährdeter als Säuglinge ohne Geschwister. Tuberkulose in der Umgebung ist für das
Kind eine größere Gefahr als eine Umgebung ohne Tuberkulose.
Röteln-Impfungen sind nur notwendig bei Mädchen.
Kinder mit leichteren oder schwereren Behinderungen haben ein
größeres Impfrisiko.

Die Weltgesundheitsorganisation verlangt in ihren Gesundheitsvor-
schriften Impfungen gegen Pocken, Gelbfieber und Cholera. Die Impfpflicht beginnt nach dem 12. Lebensmonat und endet mit dem 70. Geburtstag.

Der nachfolgend abgedruckte Impfplan gibt den Stand der gegen-
wärtigen Kenntnisse wieder. Auf der linken Spalte ist abgedruckt, gegen was geimpft werden soll, der Zeitpunkt der Impfung, die Dauer
des Impfschutzes und wann eine Wiederimpfung notwendig ist.
Nicht aufgenommen in diesen Impfplan ist die Grippeschutzimpfung.
Sie muß praktisch jedes Jahr im Herbst wiederholt werden, wenn das
Kind im Frühjahr gegen Grippeerkrankungen geschützt sein soll.

Impfplan

Impfung gegen	Zeitpunkt	Dauer des Impfschutzes
Tuberkulose	1. Lebenswoche (evtl. 14. – 18. Lebensjahr)	5 – 9 Jahre
Diphtherie	3., 5., 12. – 18. Monat	ca. 6 Jahre
Tetanus	3., 5., 12. – 18. Monat	10 – 15 Jahre
Keuchhusten	3., 4., 5. und 18. Lebensmonat	ca. 5 – 7 Jahre
Polioschluckimpfung	ab dem 3. Lebensmonat	10 Jahre
Masern	15. Lebensmonat	10 Jahre, wahrscheinlich lebenslang
Röteln	12. Lebensjahr	mindestens 7 – 15 Jahre
Mumps	ab 15. Lebensmonat	wahrscheinlich lebenslang

Impfungen für Reisen in warme Länder

Impfung gegen	Zeitpunkt	Dauer des Impfschutzes
Gelbfieber	ab 12. Lebensmonat	mehr als 10 Jahre
Cholera	ab 12. Lebensmonat	$^1/_2$ Jahr
Hepatitis A	ab Geburt	je nach Dosis 4 – 12 Wochen
Hepatitis B	ab Geburt	ca. 3 Jahre
FSME	ab 3. Lebensjahr (bei großem Risiko auch früher)	ca. 3 Jahre
Typhus	ab 2. Lebensjahr	ca. 1 – 3 Jahre

Wiederimpfung nach Jahren	Bemerkungen
spätestens mit 12 Jahren	Besonders bei Tuberkulose-Belastung in der Familie und bei Jugendlichen, die noch tuberkulin-negativ sind, sofern Tuberkulose-Risiko vorliegt
Mit 7 Jahren	Am besten als Kombinationsimpfung
Alle 5 – 10 Jahre	Diphtherie-Impfung ab 8. Lebensjahr mit reduzierter Antigendosis (,,d'' = 5 I.E.)
Bei besonderer Risikosituation und/oder schlechten sozialen Verhältnissen.	
Nach 7 – 10 Jahren	Die Spritzimpfung gegen Kinderlähmung sollte wegen geringeren Schutzwertes nur in Sondersituationen durchgeführt werden. Sofern möglich, sollte sie durch die Schluckimpfung komplettiert werden.
Nach 10 – 20 Jahren	Lebendimpfung kombiniert mit Mumpsimpfung beziehungsweise Masern-Mumps-Röteln-Impfung ab 15. Monat.
	2. Röteln-Impfung nur für Mädchen; später Wochenbett-Impfung. Kontrolle des Rötelnschutzes durch Antikörperbestimmung möglichst bei schwangeren Frauen.
	Impfung bei Schuleintritt, sofern nicht bereits im 2. Lebensjahr erfolgt. Kombiniert mit Masern-Lebendimpfung.
Alle 10 Jahre	Für Aufenthalte in Afrika und Südamerika.
Alle 6 Monate	Vor Reisen nach Südost-Asien.
	Südosteuropa, Vorderer- und Mittlerer-Orient, Subtropen und Tropen.
Alle 3 Jahre	Europa: bestimmte Risikogruppen generell: längere Aufenthalte in sogenannten Ländern der ,,Dritten Welt''.
Nach 1. Auffrischimpfung alle 3 Jahre	Endemiezonen in Europa, vor allem Ost- und Südosteuropa.
Jedes Jahr	Gut verträgliche Schluckimpfung. Reisen in Endemiegebiete mit Nahrungsmittelversorgung aus landeseigenen Quellen.

Vorbeugen ist nicht nur bei Infektionen wichtig

Englische Krankheit Noch zu Beginn unseres Jahrhunderts war die Englische Krankheit die Hauptursache für das Krüppelleiden. Der größte Prozentsatz der in den Kinderkliniken liegenden Kinder litt damals an Knochenbrüchen, Knochenverbiegungen, Rückgratverkrümmungen mit allen ihren Folgen. Ursache war immer die Englische Krankheit (Rachitis).

Es gehört zu den Errungenschaften der modernen Kinderheilkunde und ist das Verdienst des Berliner Kinderarztes *Huldschinsky*, 1919 die eigentliche Ursache der Englischen Krankheit im Sonnenmangel entdeckt zu haben. Für die Verhütung der Rachitis war entscheidend, daß es gelang, Sonnenstrahlen künstlich in Tabletten einzufangen: Mit dem Vitamin D in Form des Vigantols oder Vigorsans wurde nicht nur ein erfolgreiches Behandlungsmittel gegen die Englische Krankheit gefunden, sondern auch ein vorzügliches Vorbeugungsmittel entdeckt.

Rachitis-Prophylaxe Die Vorbeugung gegen die Englische Krankheit kann durch einen Vitamin-D-Stoß mit einmalig extrem hohen Gaben oder mit regelmäßiger Gabe von Vitamin D erfolgen. Letzteres ist in jedem Fall vorzuziehen, wenn die Mutter zuverlässig ist. Das natürliche Vitamin D wird in der Haut bei Sonnenbestrahlung gebildet. Die Sonne reicht aber nicht aus, weshalb die Kinder zusätzlich Vitamin D bekommen müssen.

Ein Säugling benötigt pro Tag etwa 400 IE Vitamin D. Er ist sicher vor Rachitis geschützt, wenn ihm täglich 500 bis 1000 IE Vitamin D zugeführt werden. Notwendig ist diese Gabe im ersten und zweiten Lebensjahr.

Vitamin D erhalten Sie über die Mütterberatungen und das Gesundheitsamt kostenlos in Tabletten. Vergessen Sie nicht, täglich eine Tablette in die Milch zu geben (siehe auch Seite **447 ff.**)

Zahnfäule Wir wissen heute sicher, daß Zahnfäule vermeidbar ist. Die Hauptursache für Zahnfäule liegt im Zuckerverbrauch. Eine weitere Ursache ist der verminderte Fluorgehalt unseres Trinkwassers.

Es besteht kein Zweifel mehr darüber, daß eine generelle Fluorprophylaxe über das Trinkwasser die Zahnfäule weitgehend zu verhüten vermag. Es besteht ferner kein Zweifel mehr darüber, daß die Fluoridierung des Trinkwassers technisch so durchgeführt werden kann, daß sie ungefährlich ist. Dabei muß man sich aber immer vor Augen halten, daß die Fluoridierung nur dort eingeführt werden soll, wo der natürliche Fluorgehalt des Wassers zu gering ist.

Solange es keine generelle Fluorprophylaxe gibt, empfiehlt es sich, daß Sie bei Ihrem Kind den notwendigen Fluorbedarf durch Tabletten decken. Ein blendendes Gebiß wird dazu beitragen, daß der Gang zum Zahnarzt überflüssig ist.

Die Zahnfäule ist bereits bei einem Viertel aller zweijährigen und fast 70% aller dreijährigen Kinder vorhanden.

Karies-Prophylaxe

Zur Verhütung der Karies sollten Fluortabletten pro Tag im
1. und 2. Lebensjahr 0,25 mg,
im 3. und 4. Lebensjahr 0,5 mg,
im 4. bis 6. Lebensjahr 0,75 mg,
danach 1 mg pro Tag
verabfolgt werden. Diese Dosierung entspricht dem natürlichen Fluorbedarf des Kindes in seiner Ernährung und ist ganz unschädlich.

Im Handel sind Tabletten, mit deren Hilfe sowohl Rachitisprophylaxe als auch Kariesprophylaxe gleichzeitig gegeben werden kann: De-Fluoretten. Wenden Sie sich deswegen an Ihren Kinderarzt.

Kombinierte
Prophylaxe gegen
Karies und Rachitis

Noch vor hundert Jahren war Blindheit eine weit verbreitete Behinderung, deren Hauptursache in einer eitrigen Bindehautentzündung durch Gonokokken zu suchen war, welche bei der Geburt auf das Kind übertragen wurde. Mit dem Einführen der Credéschen Prophylaxe wurde diese Ursache praktisch beseitigt. Jeder Säugling bekommt unmittelbar nach der Geburt einige Tropfen Silbernitratlösung in die Augen getropft. Neuerlich benutzt man auch Penicillin. Mit dem Einführen dieser Prophylaxe wurde die wichtigste Ursache für die Blindheit unserer Kinder beseitigt.

Credésche
Prophylaxe

Was über behinderte Kinder bekannt sein sollte

Behinderung und Schädigung sind nicht das gleiche

Behinderungen sind nur relativ

„Behinderung" bedeutet eine Beeinträchtigung, die ein geschädigter Mensch gegenüber einem nicht geschädigten, normal entwickelten Menschen erfahren muß, wenn er in seinen Leistungen mit einem normalen Menschen von gleichem Alter und Geschlecht im gemeinsamen sozialen, kulturellen Bereich verglichen wird. Behinderungen beruhen gewöhnlich auf einer Schädigung. Es ist aber darauf hinzuweisen, daß eine Behinderung nichts Absolutes ist und nie für sich selbst stehen kann. Der Beinamputierte, welcher einem sitzenden Beruf nachgeht, ist nicht behindert. Der Beinamputierte, welcher als Briefträger tätig werden muß, ist schwerstbehindert.

Behinderung ist immer das Ergebnis einer zu hohen und übermäßigen Anforderung bei einem und sei es auch nur leicht geschädigten Menschen. Wenn wir Behinderten wirklich helfen wollen, müssen wir dafür Sorge tragen, daß die Anforderungen an sie in Familie, Kindergarten und Schule immer nur so groß sind, daß sie ohne Not bewältigt werden können. Grundlage der Behinderung ist also primär eine Schädigung, gleich welcher Art, hauptsächlich aber eine zu hohe Anforderung.

Eine Schädigung – oder Störung

„Schädigung" ist jede Abweichung vom Normalen. Das kann eine fehlerhafte Körper- oder Organfunktion sein, eine fehlerhafte Struktur, eine fehlerhafte Entwicklung des Gesamtorganismus oder eines seiner Glieder, Systeme und Teile.

Ist die normale Entwicklung eines Kindes gestört, weil es etwa vor oder bei der Geburt geschädigt wurde oder weil es nicht richtig ernährt wird oder weil es die liebevolle Zuwendung der Mutter entbehren muß, dann kann schon in den allerersten Lebenswochen der Grund für schwere Schädigungen und Behinderungen gelegt werden, die sich in Wachstumsstörungen, in einer Beeinträchtigung seiner Bewegungsfähigkeit, seiner Hörfähigkeit, seiner Sehfähigkeit oder auch seiner Denkfähigkeit äußern können. Deshalb ist das rechtzeitige Erkennen und frühestmögliche Behandeln von Entwicklungsstörungen für ein Kind von allergrößter Bedeutung.

– muß nicht zur Behinderung führen

Ein Beispiel: Ein Kind, das sehbehindert ist, hat eine Schädigung. Diese Schädigung wird zu einer Behinderung, wenn an dieses Kind das Ansinnen gestellt wird, trotz seiner Sehbehinderung die gleichen Sehleistungen zu vollbringen wie ein gesundes oder normales Kind. Also zu lesen, sich sicher im Raum zu bewegen, sich frei im Verkehr zu orientieren und so weiter. Dieses Kind ist dann weniger behindert, wenn es frühzeitig seine anderen Sinnesfunktionen ganz systematisch übt, so daß es besser hören und besser fühlen lernt als ein normales

Kind. Das muß allerdings sehr frühzeitig erlernt, muß sehr früh-
zeitig trainiert werden. Wenn das für die Seh-Leistung zuständige
Nervengewebe bereits voll entwickelt ist, dann ist ein ausreichendes
Training nicht mehr möglich.

Das frühzeitige Training hat sich zum Beispiel hervorragend bewährt bei den sogenannten Contergankindern. Auch wenn sie keine
Arme oder Beine hatten, konnten sie in der normalen Schule mit-
kommen, weil sie frühzeitig mit den Füßen schreiben gelernt hatten.
So wie die Fußmuskeln früh dazu trainiert werden können, daß die
Zehen einen Federhalter fassen und das Kind mit den Füßen
schreiben kann, so lernt auch das Nervengewebe und die Gehirn-
substanz im frühkindlichen Stadium, Aufgaben ersatzweise für geschädigte Bezirke zu übernehmen, die sie von Natur aus nicht übernehmen würden. Werden geschädigte Kinder möglichst gleich nach
der Geburt richtig behandelt und trainiert, dann können sie normal
sprechen, hören, sehen und sich bewegen lernen, wenn die Schädigungen nicht allzu groß sind.

Je früher ein
Kind behandelt
wird, desto größer
sind die Chancen
der Besserung

Aber auch bei Kindern, die in ihrer geistigen Entwicklung zurück
sind, sollte man nicht in den Fehler verfallen, sie für alle Zeiten
als geistig behindert abzustempeln. Die ärztliche Wissenschaft
verfügt heute über hinreichende Untersuchungsmöglichkeiten, mit
deren Hilfe eine geistige Behinderung schon ganz früh, unmittelbar
nach der Geburt erkannt und mit Hilfe der Mutter gebessert
werden kann. Es sind Trainingsprogramme ausgearbeitet worden,
die „Entwicklungstherapie" genannt werden, die sogar Kinder mit
der Veranlagung zu schwerer geistiger Behinderung, zum Beispiel
Kinder mit Mongolismus, zu bislang nicht möglich gehaltenen
Leistungen zu entwickeln gestatten. Das geht allerdings nur bei
ganz frühzeitig einsetzender Behandlung. Deshalb sollte jede Mutter
und jeder Vater darauf dringen, daß ihr Neugeborenes so bald wie
möglich einer Vorsorgeuntersuchung, die ja für die Eltern kostenfrei
ist, unterzogen wird (siehe Seiten **262 ff.**).

Auch bei geistiger
Behinderung kann
geholfen werden

Es hat sich erwiesen, daß Eltern, insbesondere die Mutter, die
besten Frühtherapeuten sind. Die Eltern sollten sich von kompe-
tenter Stelle, durch den Kinderarzt, den Psychologen, durch die
Krankengymnastin, die Sprachtherapeutin die Behandlungsprogram-
me geben lassen, die sie dann zu Hause systematisch mit den
Kindern durchführen. Die Eltern werden dann die unglaubliche
Freude erleben, daß sich durch ihren persönlichen Einsatz die Schädigung ihres Kindes sichtbar erheblich bessert. Sie müssen sich allerdings dessen bewußt sein, daß sich die Entwicklung ihres geschädigten

Eltern sind die
besten Therapeuten

301

Kindes langsamer vollzieht als die eines nichtgeschädigten Kindes. Es liegt weitgehend in der Hand der Eltern, ob und wie ihrem Kind geholfen wird! Voraussetzung dafür ist, daß sie die Chance der Früh-Untersuchungen nutzen und die gefundenen Schädigungen ernst nehmen. Selbstverständlich müssen sie dann aber auch bereit sein, ihrem Kinde zuliebe die Rolle des Therapeuten zu übernehmen, und zwar konsequent.

Ist bei Ihrem Kind ein Schaden festgestellt worden, sollten Sie für eine umfassende Untersuchung sorgen. In der modernen Medizin ist es zu einer so vielfältigen Spezialisierung gekommen, so daß der einzelne Spezialist nicht immer alle Schäden richtig beurteilen kann. Bitten Sie Ihren Kinderarzt also darum, mit Hilfe einer gesamten Entwicklungsdiagnostik die wichtigsten Bereiche der psychomotorischen Entwicklung des Kindes, also Sitzen, Laufen, Greifen, Spielen, Sprechen, Sprachverständnis und Sozialentwicklung zu untersuchen.

Leichte Hirnschäden können zu schweren Behinderungen führen

So wie es schwere Hirnschädigungen gibt, so gibt es aber auch leichte und leichteste Hirnschädigungen. Solche Kinder sind zunächst überhaupt nicht behindert; ihre Leistungsfähigkeit im Rahmen der Familie reicht aus, daß die Schädigung nicht zur Behinderung wird. Diese Kinder fallen zwar schon frühzeitig im Haushalt auf, weil sie beim Anziehen länger brauchen als ihre Geschwister. Auch haben sie später laufen, später sitzen und etwas später sprechen gelernt. Beim Hantieren mit Gegenständen sind sie ungeschickt und lassen auch beim Essen den Löffel häufiger fallen.

Den Kindern wird Unrecht getan, wenn sie ständig von der Mutter gescholten werden. Sie werden oft „klüngelig", „tolpatschig" und „unaufmerksam" genannt. Dadurch werden sie wegen ihrer leichten Schädigung bereits in der Familie zu behinderten Kindern gemacht, die bald keine Leistungslust mehr haben. Solche Kinder sagen sich oft – bewußt oder unbewußt –, es hat ja doch keinen Zweck, wenn ich etwas unternehme, ich mache eben alles falsch.

So werden diese leicht geschädigten Kinder schließlich zu behinderten Kindern. Das wird besonders dann sichtbar, wenn sie in die Schule kommen. Zwar können die Kinder ihre Hausaufgaben im allgemeinen in der Ruhe der häuslichen Umgebung ohne größere Schwierigkeiten erledigen. Sie haben sogar oftmals eine gestochen schöne Schrift. Sobald sie aber in eine Streßsituation hineinkommen, also bei Arbeiten, die sie unter Zeitdruck verrichten sollen, wie sie z. B. in der Schule als Klassenarbeiten vorkommen, verfestigt sich plötzlich ihre bis dahin nur unterschwellig vorhandene spastische Lähmung und ihre Koordinationsstörung. Dann haben sie eine schlechte, krakelige Schrift, die kaum mehr lesbar ist. Typisch ist auch, daß diese Schrift im letzten Teil der Klassenarbeit immer schlechter wird. Je größer der Zeitdruck also wird, um so deutlicher wirkt sich die leichte Störung aus.

Solche Kinder werden, wenn sie Schwierigkeiten beim Lesen haben, „Legastheniker" genannt. Die Schule macht sie allerdings erst zu Legastheniker-Kindern. Wenn die Schule eine für diese Kinder falsche Lernmethode anwendet, dann wird eben aus einem bis dahin nur leicht geschädigten Kind ein behindertes Kind, weil fast 15% unserer Kinder leichtere funktionelle Störungen haben, die in der Regel vorher nur schwer erkennbar sind. Nur der geschulte Arzt kann diese Beschädigungen durch feinste Untersuchungsmethoden schon früher eindeutig erkennen.

Legasthenie kann eine Folge leichter Störung sein

Als typisches Beispiel für solche leicht gestörten Kinder, die erst nachträglich behindert werden, ist die sogenannte „minimale cerebrale Bewegungsstörung" zu erwähnen.

Minimale cerebrale Bewegungsstörungen...

Allerdings fällt die Behinderung dieser Kinder in der Schule oft schon am ersten Schultag auf, weil sie sich gegenüber ihren Mitschülern erkennbar ungeschickter verhalten. Sie werden auch deshalb von ihren Mitschülern gerne gehänselt und verlacht. Sie halten den Schreibstift oder Federhalter verkrampft. Auch ihre Unkonzentriertheit ist ein typisches Zeichen. Sie können auch nicht still sitzen, weil die leichte spastische Lähmung der Rückenmuskulatur sich beim Sitzen stärker ausprägt. Damit sie das Gleichgewicht halten können, neigen sie außerdem den Kopf nach vorne und geben für den Lehrer das typische Beispiel einer „schlechten und ungesunden Sitzhaltung".

Ganz schrecklich wird die Situation für die Kinder, wenn sie plötzlich angesprochen oder getadelt werden. Sie bekommen dann vorübergehend die Mimik eines echten spastisch gelähmten Kindes mit dem typischen grinsenden Gesichtsausdruck. Der Lehrer meint dann, das Kind würde ihn auch noch auslachen. Dabei hat das Kind diese spastische Mimik nur aus Angst bekommen. Dieser Angstreaktion ist das Kind hilflos ausgesetzt. Es kann sie nicht vermeiden, selbst dann nicht, wenn es sich zusammenzunehmen versucht.

Sobald mit Hilfe einer sogenannten motoskopischen Untersuchung – die nur ein geschulter Arzt machen kann – die Diagnose auf eine leichte Bewegungsungeschicklichkeit gesichert ist, sollte unverzüglich ein Koordinationstraining einsetzen. Durch dieses wird sowohl die Feinmotorik des Kindes, also Greifen, mit den Fingern Hantieren,

benötigen ein Kompensationstraining

als auch die Grobmotorik, also Radfahren, Reiten, Skifahren, Schwimmen, trainiert. Erst wenn dieses Training regelmäßig erfolgt, werden auch Schulleistungen dieser Kinder besser. Das kommt daher, weil die Kinder dann gelernt haben, bestimmte Bewegungsmuster sicher zu beherrschen und ihre minimalen Störungen zu überwinden.

Eine Hörschädigung darf nicht zur Taubstummheit führen

Hören und Hören ist nicht das gleiche

Im allgemeinen werden die Eltern auf eine Schwerhörigkeit ihres Kindes erst dadurch aufmerksam, daß es auf Schallreize nicht reagiert, wie dies normale Kinder schon bald nach der Geburt, spätestens vom dritten bis vierten Monat an, tun. Viel zu wenig wird aber beachtet, daß Hören und Hören nicht das gleiche ist. Manche Kinder hören hohe Töne, manche nur tiefe. Sie verstehen aber gerade die Lauthöhen nicht, in denen gesprochen wird. Deswegen lernen sie nicht sprechen, obwohl sie auf das Pfeifen einer Lokomotive reagieren. Bei Kindern, deren Sprachentwicklung verzögert ist, muß eine Audiometrie gemacht werden. Dabei wird das Gehör in allen Tonlagen und allen Tonstärken überprüft.

Das hörbehinderte Kind kann sich nur einseitig vom Seh- und Tastvermögen aus orientieren – es fällt nach etwa sechs Monaten gegenüber dem normal hörenden Kinde in seiner Entwicklung zurück –, das Lallen wird immer weniger, bis es schließlich verstummt.

Das Verstummen ist zu verhindern

Dieses Verstummen gilt es unter allen Umständen zu verhindern, wenn die Sprachentwicklung trotz des Hörschadens normal werden soll. Früher hat man angenommen, daß dabei ein Hörgerät das wichtigste sei. Heute wissen wir es besser.

Die Schweizer Audiopädagogin *Susanna Schmid-Giovanni,* von der wir schon an anderer Stelle sprachen, hat eine aufregende Entdeckung gemacht, nämlich daß auch gehörlose Kinder sprechen lernen können, wenn die Eltern frühzeitig intensiv mit ihrem Säugling sprechen, auch wenn dieser nichts hört, sondern die Sprache über das Liebhaben, Sehen und Fühlen lernen muß.

„Sprich mit mir“ –

Einige Grundregeln aus ihrem Buch „Sprich mit mir“ seien hier festgehalten, weil sie für die Sprachanbahnung auch des gesunden Kindes gelten und weil sie auch bei Kindern, die in ihrer Entwicklung zurückgeblieben sind, angewendet werden können.

Die Sprachprägung muß beginnen, sobald das Baby anfängt, seine Umgebung wahrzunehmen. Die Eltern wiederholen alle Bewegungen, wann immer sie sich mit ihrem Kind beschäftigen. Dabei sprechen sie sofort ganze Wörter und Sätze, wie z. B.: „Oh, wie schön ist das

Bad!" oder „Oh, wie lieb ist Baby" usw. immer wieder und immer wieder von neuem.

Die Mutter muß mit ihrem Kind immer so sprechen, daß das Kind auf ihren Mund sehen kann. Die Sprachanbahnung wird verstärkt, wenn die Hand des Kindes auf den Kehlkopf der Mutter gelegt wird, so daß das Kind auch die Zischlaute fühlt. Alles, was das Kind sieht, wird mit einem Satz begleitet. Nie sollten die Eltern mit Gebärden begleiten. Die Kinder müssen immer Begriffe lernen, nicht Wörter.

Als Beispiel hat *Schmid-Giovanni* auf das Wort Auto hingewiesen. Das Kind sieht ein Auto und liest der Mutter vom Mund ab „Auto". Alle Autos, auch ein Lastwagen oder ein Sportwagen usw., werden als Auto bezeichnet. Auch Spielautos werden Auto genannt. Die Mutter zeigt Bilder mit Autos, große und kleine. Das Kind fährt im Auto und erfährt, was das Auto macht.

ist die wichtigste Regel

Lernübungen, Blasübungen, Tastübungen, am besten immer in enger körperlicher Verbindung mit der Mutter, fördern ganz frühzeitig das kindliche Interesse an der Umwelt, und damit übt es seine Sprache. Es können hier nur Grundregeln aufgezeigt werden. Die wichtigste aber ist, *eine* mütterliche Person muß sich in der wichtigen Zeit der Sprachprägung, das sind die ersten beiden Lebensjahre, unentwegt sprechend mit ihrem Kind beschäftigen. Diese Sprachtherapie über die Eltern ist so wichtig, daß sie letztlich darüber lebenslang entscheidet, ob z. B. ein gehörloses Kind normal sprechen und denken lernt oder nicht.

Eine frühe Sprachtherapie muß zunächst die vorhandene Antlitzgerichtetheit des Säuglings ausnützen, die Spontanlaute weiterentwickeln und dem Kinde zur Entdeckung der eigenen Stimme verhelfen – gegebenenfalls mit Hilfe elektroakustischer Hörhilfen. Die Entdeckung der eigenen Stimme ist ja die Voraussetzung zur Selbstnachahmung und der sich anschließenden Fremdnachahmung. Deshalb kommt auch der frühzeitigen Hörgerätanpassung und Gewöhnung daran eine Bedeutung zu. Beim mehrfach behinderten Kinde kann die Gewöhnung an das Hörgerät besonders schwierig sein. Oft muß das Kind durch konsequente Belohnung mit dem Hörgerät vertraut gemacht werden, bis es das Gerät schließlich als selbstverständlich hinnimmt.

Das Hörgerät ist bei der Sprachentwicklung nicht das Wichtigste

Auch muß nach der Hörgerätanpassung unbedingt noch eine systematische Hörerziehung erfolgen.

Diese Sprachschulung wird von ausgebildeten Sprachtherapeuten in Anwesenheit eines Elternteils, gewöhnlich der Mutter, durchgeführt, die dann – so angeleitet – dieses Training zu Hause fortzuführen hat. Die elterliche Mitarbeit beim intensiven Sprachtraining ist unbedingt notwendig, um die bestmögliche Sprachfähigkeit zu erreichen.

Sprech- und Sprachstörungen müssen früh behandelt werden

Hörbehinderte Kinder und mehrfach geschädigte Kinder haben fast immer auch mehr oder weniger schwere Sprech- oder Sprachstörungen. Umgekehrt sollten Sprech- oder Sprachstörungen, die Ihnen an Ihrem Kinde auffallen, Sie veranlassen, den Arzt schon frühzeitig bei den Vorsorgeuntersuchungen auf die Sprachentwicklung Ihres Kindes aufmerksam zu machen.

Eine anheimelnde räumliche Umgebung und ein vom Arzt vorgeschlagener gezielter Kontakt und heilgerechtes Verhalten der Eltern tragen wesentlich dazu bei, daß Ihr Kind seine Störungen rascher und gründlicher überwindet.

Bei sprachgestörten Kindern ist sowohl für den Arzt als auch für die mithelfenden Eltern die Förderung der Aufmerksamkeit und Konzentration Ihres Kindes das Wichtigste.

Gelingt es, die Aufmerksamkeit des Kindes auf die sprachlichen Aufgaben zu wecken und seine Konzentration längere Zeit darauf zu lenken, dann kann die motorische Sprachentwicklung gefördert und die Artikulation verbessert werden. Eine günstige Möglichkeit dafür ist zum Beispiel während des Fütterns oder Essens gegeben. Dabei stellt sich auch der für jede Sprachanbahnung wichtige Blickkontakt leichter her als bei täglichen Verrichtungen, wie An- und Ausziehen. Spielen, wie Verstecken, dem Kuckuckspiel und den Pustespielen, können zur Konzentration des Kindes auf wichtige Aufgaben und deren sprachliche Kennzeichnung ausgenützt werden.

Übungstherapie der Sprechwerkzeuge

Da die Sprachentwicklung schon in den ersten Lebensmonaten einsetzt, müssen vor den Sprachübungen unter Umständen Eßübungen, Trinkübungen und Atemübungen stehen. Für die Vorgänge des Essens und des Trinkens sind dieselben „Werkzeuge" zuständig wie für das Sprechen, d. h. Kiefer, Zunge, Gaumen, Schlund usw. Der einzige Unterschied besteht darin, daß das Sprechen eine noch feinere Koordination der Muskeln und Mundwerkzeuge erfordert als das Essen, das aber in seinen Bewegungsabläufen für das Kind schon kompliziert genug ist. Aber nicht nur in der Nahrungsaufnahme, sondern auch im Weinen, Schreien, später im Lächeln des Säuglings bahnt sich bereits die Sprache an, wenn die Sprechwerkzeuge von Geburt an geübt werden. Abweichungen von der normalen Sprechentwicklung sind am besten bei der Nahrungsaufnahme zu erkennen und bei der Prüfung der Mundreflexe.

Diese Reflexe sind schon bei der Geburt vorhanden. Sie sorgen dafür, daß das Kind, das ja noch nicht denken kann oder seine Umwelt

306

bewußt erlebt, seine primitivsten lebenserhaltenden Funktionen ausführen kann – d.h. mit Hilfe der Reflexe die Brustwarzen zu finden, die Brustwarze festzuhalten und zu trinken. Der Schluckreflex bewirkt zum Beispiel, daß die Nahrung in die richtigen Bahnen gelenkt wird.

Diese Mundreflexe bleiben in den ersten Lebensmonaten bestehen, verschwinden dann aber bis auf den Würgereflex allmählich, indem sie sich abschwächen, bis dann schließlich die höheren Zentren die Kontrolle übernommen haben. Dann kann das Kind zum Beispiel saugen, wenn es will, und beißen, wenn es will.

Jede Nachahmung angebotener Bewegungen und deren verbesserte sprachliche Bezeichnung, die dem Kind gelingen, werden durch Lob belohnt. Je weiter das Kind in der Beherrschung solcher Aufgaben fortschreitet, kann dann auch die systematische Belohnung verringert werden. Durch lustbetontes Spiel kann die Freude an der Stimmgebung und den Sprachlauten geweckt werden und schließlich eine richtige Sprechfreudigkeit erzielt werden.

Nachahmen und Wiederholen kindlicher Lebensäußerungen

Auch zu dem frühen Lallen und den Lalldialogen zwischen Kind und Mutter sollten bereits nach und nach Imitationsspiele aller Art, also das Nachmachen von Gesten, Geräuschen, Tierlauten, rhythmische Spiele usw. hinzugefügt werden.

Auch das Nachahmen und Wiederholen kindlicher Lebensäußerungen, wie Lachen, Weinen, Husten, Niesen, Lippensprudeln usw., regt die frühe Sprachentwicklung an.

Alle Dinge, die zum festen Begriff werden sollen, müssen wiederholt benannt und mit gleichbleibendem Tonfall, von derselben Person in der gleichen Situation, unter Benutzung der stets gleichen Bezeichnung, deutlich artikuliert ausgesprochen werden.

Dabei soll der benannte Gegenstand möglichst in Mundnähe gehalten werden, damit sich das Kind während des Benennens auch das Mundbild einprägt.

Hat das Kind bereits einige Begriffe erfaßt, dann sollten diese durch ein ständig wiederholtes Frage- und Antwortspiel oder gezieltes Geben- und Nehmenspiel gefestigt und allmählich erweitert werden.

Zur Festigung des Sprachverständnisses dienen weitere Übungen:
a) Zuordnung gleichen Gegenstandes zu gleichem Gegenstand.
b) Zuordnung von Gegenstand zu Bild, wobei zunächst ganz klare Einzelabbildungen zu bevorzugen sind. Zum Beispiel Bilderbücher mit jeweils nur *einem* Gegenstand auf jeder Seite.

Übungen des frühen Sprachverständnisses

Das Ablösen vom Gegenständlichen fällt oft sehr schwer. Auf dieser Stufe, das sprachlich und gegenständlich Erlernte im Bild wiederzuerkennen, müssen die Eltern oft lange verharren, bevor das Kind erkennbare Fortschritte macht.

c) Zuordnung von Bild zu Bild anhand von verschiedenen Lottos, Quartetts und anderen Spielkarten mit Bildern, und zwar immer unter der gleichzeitigen Benennung des Gegenstandes.

Durch Greifen zum Begreifen Das Ausführen von kleinen Aufträgen des Alltags trägt ebenfalls mit zum Erwerb und zur Festigung neuer Begriffe bei.

Die Begriffe für „groß und klein, dünn und dick, lang und kurz" werden dem Kinde nahegebracht, indem es diese Gegenstände sehen, in die Hand nehmen und betasten kann, um sie schließlich durch das Greifen zu „begreifen". Ebenso werden die Empfindungen für „heiß und kalt, hell und dunkel, naß und trocken" vermittelt, z. B. durch Händeeintauchen in heißes oder kaltes Wasser, durch Befühlen von nassen und trockenen Sachen usw.

Auch die Präpositionen werden auf dieselbe Weise dargestellt, indem das angeleitete Kind das „auf und unter, vor und hinter oder neben" zuerst selbst ausführt, also sich auf, neben oder hinter den Stuhl setzt und das gleiche dann im Spiel mit der Puppe ausführt.

Alles Erprobte muß durch ständiges Wiederholen immer wieder gefestigt werden.

Frühzeitig müssen die Sinnesübungen mit einbezogen und dem Kind Übungen des Muskelgedächtnisses (Seite 239) vermittelt werden.

Alle diese Sprachverständnisübungen müssen in den Tagesablauf eingebaut sein, ohne das Kind zu überfordern.

Das Kind soll täglich gezielt angeregt, aber nicht ständig gefordert werden, da sonst Verhaltensstörungen auftreten können, die eine weitere Entwicklung gefährden.

Neben der Aufmerksamkeit für optische und andere Sinnesreize muß besonderes Gewicht auf die Weckung der akustischen Aufmerksamkeit und auf die Erziehung zum unterscheidenden Hören gelegt werden.

Nach Übungen der akustischen Aufmerksamkeit sollte auch die akustische Merkfähigkeitsspanne geweckt werden. Das rhythmische Empfinden, die akustische Aufmerksamkeit können mit Hilfe entsprechender Instrumente, wie Rasseln, Tamburin und Gong, angeregt werden.

Alle genannten Übungen sind besonders geeignet, die Konzentrationsfähigkeit der Kinder zu steigern. Fast alle geistig behinderten Kinder haben eine mehr oder weniger ausgeprägte Konzentrationsschwäche, wodurch die Arbeit mit ihnen stets sehr erschwert wird.

Mit Hilfe gezielter Therapie durch Frage- und Antwortspiele, Lottos, Memories, Anschauen eines Bilderbuches usw. kann die Konzentrationsspanne weiter verlängert werden.

308

Die Probleme der mehrfach und sozial behinderten Kinder werden nicht genügend erkannt

Wenn ein Kind in seiner Entwicklung zurückbleibt oder ein bestimmter Schaden festgestellt wurde, wird leider zu wenig daran gedacht, daß „einfache Schädigungen" und daraus entstehende „einfache Behinderungen" relativ selten sind. Es ist dies nicht einmal den meisten Fachleuten bekannt, weil z. B. die verschiedenen Fachärzte immer nur das Auge (bei Blinden), das Ohr (bei Hörgeschädigten), die Muskulatur (bei muskelkranken Kindern) oder das Verhalten (bei verhaltensgestörten Kindern) untersuchen.
Die meisten behinderten Kinder werden oft deshalb nicht vollständig betreut, weil man naturgemäß in Spastikerzentren, in Blindenanstalten, in Taubstummenanstalten, also in spezialisierten Institutionen nicht daran denkt, daß neben der vorherrschenden Störung auch weitere Schäden vorhanden sein könnten.

Wichtig ist die Gesamtdiagnostik

Systematische Untersuchungen, wie sie z. B. durch das Münchner Kinderzentrum vorgenommen werden, die alle Funktionen betreffen, haben aufgedeckt, daß z. B. nur 10% der blinden Kinder ausschließlich sehbehindert sind und daß 90% eine oder mehrere Störungen anderer Funktionen haben. Von den sogenannten „Spastikern" – wie landläufig die Kinder mit zerebraler Bewegungsstörung bezeichnet werden – haben nicht einmal 10% ausschließlich eine zerebrale Bewegungsstörung. Bei mehr als 90% liegen zusätzliche Störungen, z. B. des Sehens, des Hörens, des Sprechens, der geistigen Entwicklung oder ein Anfallsleiden vor. Es ist deshalb notwendig, jedes Kind, bei dem frühzeitig eine einzelne Behinderung festgestellt wird, einer eingehenden Gesamtdiagnostik zu unterziehen, die das Gehirn, die Nerven, das Auge, das Gehör, die geistigen Fähigkeiten und nicht zuletzt auch das Verhalten des Kindes betreffen. Hier können die Eltern eine wichtige Rolle spielen, wenn der ärztliche Spezialist oder auch der Psychologe, etwa bei sogenannten Verhaltensstörungen, nicht auch an eine zusätzliche Störung denken sollte. Das gleiche Problem ergibt sich auch für die Schule. Die derzeitigen Sonderschulgesetze gehen davon aus, daß es nur einfach behinderte Kinder gibt, und berücksichtigen zu wenig, daß der größte Teil geschädigter Kinder mehrfach behindert ist.

Mehrfachschädigungen sind die Regel

Die Feststellung einer Mehrfachbehinderung soll dem Hinweis dienen, daß eine Behandlung von angeborenen oder früherworbenen Schädigungen nicht nur einseitig sein darf. Die frühe Behandlung eines spastisch gelähmten Kindes muß unbedingt auch die Sprache mit

Die Behandlung muß alle Behinderungen einschließen

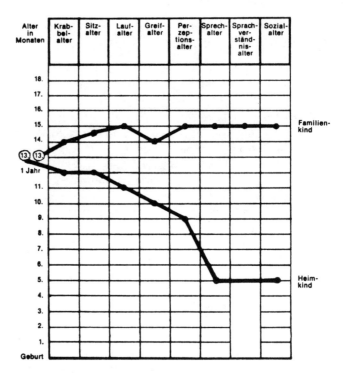

Alter in Monaten	Krabbelalter	Sitzalter	Laufalter	Greifalter	Perzeptionsalter	Sprechalter	Sprachverständnisalter	Sozialalter
18.								
17.								
16.								
15.								
14.								
⑬ ⑬								
1 Jahr								
11.								
10.								
9.								
8.								
7.								
6.								
5.								
4.								
3.								
2.								
1.								
Geburt								

Familienkind

Heimkind

Die Abbildung zeigt die Entwicklungsprofile zweier gleichaltriger und gleich gesunder Kinder, bei denen die Entwicklung mit Hilfe der Münchener Funktionellen Entwicklungsdiagnostik gemessen wurde. Beachten Sie den schweren Entwicklungsrückstand in der Sozial- und Sprachentwicklung bei dem gesunden Heimkind.

einbeziehen und darf sich nicht allein auf die motorische Behandlung der Krankengymnastin beziehen. Die beste krankengymnastische Betreuung nutzt nichts, wenn übersehen wurde, den noch vorhandenen Hörrest des auch hörgeschädigten Kindes frühzeitig durch ein Hörgerät zu verstärken.

Die Schwere einer sozialen Behinderung wird erst allmählich begriffen

Nicht selten werden auch gesunde, oft hochintelligente Kinder allein dadurch zu schwerstbehinderten Kindern, daß ihre Sozialentwicklung in den ersten Kinderjahren erheblich gestört wurde. Mehr und mehr stellt sich nämlich heraus, daß die soziale Behinderung zu den schwersten Behinderungen überhaupt zählt. Sozialbehinderte Kinder sind schwer krank. Allerdings sind ihre Krankheitszeichen nicht Fieber, Erbrechen, Durchfall oder Krämpfe, sondern Krankheitszeichen, welche Leib und Leben ihrer Mitmenschen bedrohen.

310

Sozialbehinderte Kinder haben Aggressionen. Sie würgen, treten, beißen, kneifen ihre Mitschüler. Es ist verständlich, daß solche Kinder weder im Kindergarten noch in der Schule gehalten werden können. Sozialbehinderte Kinder provozieren ihre Eltern oder Lehrer so lange, bis sie schließlich gestraft werden. Dabei empfinden solche Kinder die Strafe unter Umständen noch als eine Wohltat, die sie immer und immer wieder von neuem provozieren.

Eine soziale Behinderung macht sich auch dadurch bemerkbar, daß die Kinder völlig gleichgültig gegen andere Menschen sind. Sie können sich nicht für einen Lehrer begeistern, schwärmen nicht für Freunde und sind nicht fähig, jemand liebzuhaben.
In den ersten Kinderjahren fallen sozialbehinderte Kinder durch ihre Distanzlosigkeit auf. Sie setzen sich jedwedem auf den Schoß und beginnen zu schmusen. Sie haben nicht gelernt, einen Fremden von einem Freund zu unterscheiden.
Ein anderes Symptom in den ersten Kinderjahren liegt in einer übermäßigen Angst, das heißt, diese Kinder schreien in jeder Situation, die sie noch nicht kennen, und sind ganz unfähig, jemandem zu vertrauen.

Wenn ihre Symptome nicht mit dem Fieberthermometer gemessen werden können

Soziale Störungen bedürfen einer eingehenden Diagnostik und Behandlung ebenso wie körperliche oder geistige Störungen oder Sinnesbehinderungen. Die Maßnahmen, die hier notwendig sind, bestehen meist in einer Verhaltensbeobachtung des Kindes und seiner Sozialumgebung, etwa zu seinen Eltern, zu anderen Kindern, zu anderen Erwachsenen. Die Behandlung ist langdauernd und am zweckmäßigsten über eine sogenannte Verhaltenstherapie möglich.

Störungen der Selbständigkeitsentwicklung sind bei einzigen Kindern häufig. Aus Überängstlichkeit läßt die Mutter nicht zu, daß das Kind seine eigenen Erfahrungen selbständig sammelt. Sie gibt ihm keine Gelegenheit, auch negative Erfahrungen, etwa im Umgang mit anderen Kindern, zu machen. Die Folge davon ist absolute Unsicherheit, Überängstlichkeit, Leistungsunwilligkeit, wenn das Kind im Kindergarten oder in der Schule allein arbeiten soll. Amerikanische Psychologen haben für solche Kinder den Begriff „Overprotection" eingeführt. Überbehütete Kinder benötigen ebenso eine Behandlung wie vernachlässigte Kinder.

Überbehütung kann auch zur Sozialbehinderung führen

Gesetzliche Hilfen und wo man mehr darüber erfahren kann

In den vergangenen Jahren ist in unserem Lande ein großer Umschwung in der Einstellung zum behinderten Menschen festzustellen. Statt Ablehnung wird Hilfe organisiert. Dieser Umschwung läßt sich am besten an Fernsehsendungen wie „Der große Preis" ablesen, welche zugunsten der Aktion Sorgenkind millionenfache Hilfe leistet.

Gesetzliche Grundlagen Die Hilfe für behinderte Kinder ist in zahlreichen Gesetzen niedergelegt. In unserem Lande gibt es drei große Gruppen von Leistungen:

1. Die Sozialversicherung als Versicherung auf Gegenseitigkeit; sie betrifft die Kranken- und Rentenversicherung,

2. die Versorgung mit einem Anspruch auf Aufopferung, z. B. Bundesversorgungsgesetz, Lastenausgleichsgesetz,

3. die öffentliche Fürsorge, welche auf der Hilfsbedürftigkeit beruht, z. B. in der Jugendhilfe und in der Sozialhilfe. Die Sozialhilfe hat mit der früheren Armenhilfe nichts mehr zu tun.

Die **gesetzliche Krankenversicherung** tritt immer ein im Krankheitsfall. Krankheit im Sinne der Reichsversicherungsordnung ist jeder regelwidrige Körper- oder Geisteszustand, der besserungsfähig oder geheilt werden kann.
Den Schlüssel zur Krankenversicherung hat der Arzt. Angehörige der gesetzlichen Krankenversicherung haben über die Familienhilfe kostenfreie Behandlung ihrer geschädigten oder behinderten Kinder, wofern sie besserungsfähig sind oder sogar geheilt werden können.
Bundessozialhilfe-Gesetz. Den größten Bereich der Hilfe betrifft aber das Sozialhilferecht, speziell das Bundessozialhilfegesetz. Es soll dem Empfänger die Führung eines Lebens ermöglichen, das der Würde des Menschen entspricht. Die Sozialhilfe gibt persönliche Hilfe, Geldleistungen oder Sachleistungen, wobei mit persönlicher Hilfe vor allem pflegerische Dienste gemeint sind.

Bundessozialhilfe-Leistungen Zwei große Leistungsarten gibt es:

● Die Hilfe zum Lebensunterhalt, die Ernährung, Unterkunft, Kleidung, Körperpflege, Hausrat, Heizung und für persönliche Bedürfnisse des täglichen Lebens, und

312

● Hilfe in besonderen Lebenslagen wie Ausbildungshilfe, Kranken-hilfe, Eingliederungshilfe, Blindenhilfe, Hilfe für Gefährdete etc.

Für die Sozialhilfe sind örtliche und überörtliche Träger zuständig. Die örtlichen Träger sind die kreisfreien Städte und Landkreise, die überörtlichen Träger werden von den Ländern bestimmt. Sie sind entweder die Länder selbst, Landschaftsverbände oder Bezirke. Wenden Sie sich am besten an das für Sie zuständige Sozialamt.

Maßnahmen der Eingliederungshilfe betreffen vor allem Kinder und Jugendliche, die von Geburt oder von frühester Kindheit an behindert sind. Die Organisation für die entsprechenden Hilfeleistungen geht vom Kinderarzt aus. Ihm obliegt es, die verschiedenen Therapeuten, Psychologen und Pädagogen zur weiteren Hilfe heranzuziehen. **Eingliederungshilfe**
Eine weitere Eingliederungshilfe betrifft die angemessene Schulbildung. Durch den „Schulversuch der Aktion Sonnenschein in München" mit gemeinsamer Erziehung gesunder mit mehrfach und verschiedenartig behinderten Kindern wurde das bisherige Modell der Absonderung der behinderten Kinder in speziellen Sonderschulen sehr in Frage gestellt.

Die auf Seite 314 abgebildete Tabelle gibt eine Überblick über die wichtigsten Arten der Hilfe, die hauptsächlichsten Leistungsträger und die wichtigsten Maßnahmen bei der Rehabilitation behinderter Kinder.

Es ist nicht möglich, an dieser Stelle alle Einzelheiten der gesetzlichen Hilfe aufzuführen. Im konkreten Falle werden Sie aber von den örtlichen und überörtlichen Trägern der Sozialhilfe, den Trägern der gesetzlichen Krankenversicherung, den Versorgungsämtern und Hauptfürsorgestellen sowie von den Trägern der Freien Wohlfahrtsverbände jede gewünschte Auskunft erhalten.

Die wichtigsten Arten der Hilfe	Die hauptsächlichen Leistungsträger der wichtigsten Maßnahmen bei der Rehabilitation behinderter Kinder
Ärztliche Leistungen	Krankenkassen lt. § 182 Abs. 1 Nr. 1a RVO nachrangig: Sozialhilfeträger lt. § 40 Abs. 1 Nr. 1 BSHG
Krankenhauspflege	Krankenkassen lt. § 184 RVO
Häusliche Krankenpflege	Sozialhilfeträger lt. §§ 68, 69 BSHG Krankenkassen lt. § 185 RVO
Haushaltshilfe	Krankenkassen lt. §185 b RVO Sozialhilfeträger lt. §§ 56, 70 BSHG
Heilmittel einschl. Krankengymnastik, Körperersatzstücke und orthopädischer Hilfsmittel	Krankenkassen lt. §§ 182 Abs. 1 Nr. 1a, 1b; 184 RVO nachrangig: Sozialhilfeträger lt. § 40 Abs. 1 Nr. 1,2 BSHG Sozialhilfeträger lt. §§ 7, 8, 9, 10 Eingliederungshilfe-VO
Sprachtherapie Verhaltenstherapie Beschäftigungstherapie	Krankenkassen lt. §§ 182 Abs. 1a, 1b; 184 RVO nachrangig: Sozialhilfeträger lt. § 40 Abs. 1 Nr. 1 BSHG
Heilpäd. Maßnahmen und Förderung in Sonderkindergärten	Sozialhilfeträger lt. § 40 Abs. 1 Nr. 2a BSHG Sozialhilfeträger lt. § 11 Eingliederungshilfe-VO Unfallversicherung lt. § 567 Abs. 2 RVO
Blindenhilfe	Sozialhilfeträger lt. § 67 BSHG
Hilfe zum Lebensunterhalt	Sozialhilfeträger lt. §§ 41, 42 BSHG
Behindertensport	Krankenkassen lt. § 193 Nr. 1 RVO nachrangig: Sozialhilfeträger lt. § 6 Nr. 1 Eingliederungshilfe-VO
Wohnungshilfe	Sozialhilfeträger lt. § 18 Eingliederungshilfe-VO

Mehr und mehr stellt sich im Inland und Ausland heraus, daß eine „integrierte Erziehung", d. h. die gemeinsame Erziehung gesunder mit mehrfach und verschiedenartig behinderten Kindern nicht nur für das behinderte Kind, sondern auch für das gesunde Kind erhebliche Vorteile bietet. Gesunde Kinder lernen behinderten Kindern zu helfen, die behinderten Kinder lernen sich helfen zu lassen.

In Dänemark hat die gemeinsame Erziehung gesunder Kinder mit blinden Kindern dazu geführt, daß die Beziehung zwischen den Eltern, Kindern und Lehrern von Kindern in Normalschulen mit den Eltern, Kindern und Lehrern in Blindenschulen erheblich verbessert wurde. Dies führte zu einer größeren Erfahrung im Umgang mit den Blinden.

Man lernte, den Sehrest der blinden Kinder zum Lesen einzusetzen. Dies führte dazu, daß die Möglichkeit eines blinden Kindes mit Sehrest auch Normalschrift kennenzulernen, erhalten wurde. Dies wiederum führte zu einem gesteigerten Vertrauen darauf, das blinde Kind im Rahmen einer normalen Erziehungssituation zu fördern, was andererseits die gemeinsame Erziehung gesunder und blinder Kinder gefördert hat.

Gemeinsame Erziehung bringt Behinderten und Nichtbehinderten Vorteile.

Wie wichtig die integrierte Erziehung ist, zeigt auch der Nachteil der Sonderschulen. So spricht es sich allmählich herum, daß blinde Kinder in Blindenschulen schlechter lernen als in Normalschulen. Dies stellte der Amerikaner *Jones* in der größten Untersuchung an über 14000 blinden Kindern fest.

Er verglich blinde Kinder, die in Blindenschulen gingen, mit blinden Kindern, die in Normalschulen gingen, nachdem er vorher ihren Sehrest genau überprüft hatte. Die Ergebnisse waren für die Blindenschule niederschmetternd:
In der Normalschule lernten die blinden Kinder fast dreimal so häufig Schreibschriftlesen wie in Blindenschulen.
Schreibschrift lernten in den einzelnen Sehrestgruppen
50% Blindenschule, aber 92% Normalschule
29% Blindenschule, aber 83% Normalschule
30% Blindenschule, aber 77% Normalschule
20% Blindenschule, aber 65% Normalschule
14% Blindenschule, aber 50% Normalschule
14% Blindenschule, aber 44% Normalschule
1,5% Blindenschule, aber 18% Normalschule

Da blinde Kinder in Blindenschulen darunter leiden, daß sie so gut wie keinen Kontakt mit gesunden Kindern haben, wurden in Dänemark schon vor 20 Jahren die Blindenschulen weitgehend abgeschafft. Seitdem gehen dort blinde Kinder erfolgreich in die Normalschule, wobei die Blindenlehrer zusätzlich helfen. Der Erfolg ist ein doppelter. Die Kinder lernen nicht nur besser lesen, sondern sind auch in ihrer Persönlichkeitsentwicklung besser integriert.

Ähnliches gilt auch für Gehörlosenschulen. Bei einem Vergleich von gehörlosen Kindern, die in der frühen Kindheit Sprachentwicklung erhielten und in die Normalschule gingen mit gleich hörgeschädigten Kindern, die in der Gehörlosenschule waren, zeigte sich, daß die gehörlosen Kinder in der Normalschule bessere Leistungen hatten beim freien Aufsatz, in ihrer spontanen Sprache und in ihrer Sprachentwicklung als solcher. Ein gehörloses Kind, das in einer Sprachumgebung aufwächst, hat um ein vielfältiges mehr spezifische Anregungen als das gleiche Kind in der Gehörlosenschule.

Aktion Sonnenschein Mit Hilfe der Aktion Sonnenschein, einem gemeinnützigen Verein zur Hilfe für mehrfach und verschiedenartig behinderte Kinder, wurde in den vergangenen 15 Jahren in der Bundesrepublik Deutschland die integrierte, d. h. gemeinsame, Erziehung gesunder mit mehrfach behinderten Kindern systematisch in die Tat umgesetzt.

Die Montessori-Schulen der Aktion Sonnenschein in München, in denen gesunde Kinder mit mehrfach und verschiedenartig, auch geistig behinderten Kindern gemeinsam unterrichtet werden, wurden weltberühmt. Der Film über diese Schule ist nicht nur in deutscher, sondern auch in französischer, englischer, portugiesischer, spanischer und italienischer Sprache zu einem internationalen Symbol der sozialen Integration behinderter Kinder geworden.

Wer hilft, wird selbständig Die Vorteile dieser gemeinsamen Erziehung sind nicht nur für die behinderten Kinder, sondern auch für die nicht behinderten Kinder offensichtlich, denn hier wird das für die Erziehung des Kindes wichtige Prinzip praktiziert: „Wer hilft, wird selbständig."

Die ständige Hilfe nicht behinderter Kinder an behinderten Kindern, die ständige Hilfe verschiedenartig behinderter Kinder untereinander fördert die Selbständigkeit der Kinder in Kindergarten und Schule.

Da die Montessori-Pädagogik mit Abstand das am weitest verbreitete pädagogische System der Welt ist, wird es verständlich, warum die von der Aktion Sonnenschein geförderten Programme eine so große internationale Resonanz gefunden haben.

Die Adresse der Aktion Sonnenschein lautet:
Lindwurmstraße 131, 8000 München 2.

316

Nichts ist wichtiger als Familie

Alle Forschungen der modernen Pädagogik und Psychologie bestätigen letztlich immer wieder nur die alte kinderärztliche Erfahrung, daß es keine bessere Grundlage für die Entwicklung und die Erziehung des Kindes gibt als die Familie.

Zum Schutz für die Kinder in aller Welt hat deswegen die Weltgesundheitsorganisation eine ihrer ersten Schriften nach dem Kriege der Familie gewidmet. In ihrem Auftrag schrieb der englische Kinderpsychiater *John Bowlby* das wichtige Buch: „Maternal Care and Mental Haelth". Darin wird eindringlich belegt, daß die spätere Lebenstüchtigkeit des Kindes letztlich von der mütterlichen Sorge in den ersten Kinderjahren abhängt.

Kleine Kinder ertragen beinahe alles im Schutz ihrer Familie. Selbst der Krieg bedeutete – wie *Anna Freud*, die berühmte Kinderpsychotherapeutin in ihrem Buch „Kriegskinder" gezeigt hat – für die Mehrzahl der Kinder wenig, solange er nur ihre körperliche Sicherheit bedrohte und ihre Lebensbedingungen verschlechterte. Er bekam erst eine einschneidende Bedeutung, wenn der Familienverband aufgelöst und damit die ersten Gefühlsbindungen der Kinder an ihren nächsten Angehörigen erschüttert wurden.

Die Bedeutung der frühen Elternbeziehung hat die amerikanische Kinderforscherin *Emma N. Plank* in der Sprache der Dichter zusammengestellt. Gleichsam als Gegenstück zum 23. Psalm hat sie dabei ein Gedicht von *James Agee* in die deutsche Sprache übertragen. Dieses Gedicht zeigt eindrucksvoll, wie das Kind seine Eltern erlebt:

Wie ein Kind seine Eltern erlebt

Ich höre meinen Vater; ich muß mich niemals fürchten.
Ich höre meine Mutter; ich werde niemals einsam sein,
noch wird es mir an Liebe mangeln.

Wenn ich hungrig bin, sind sie's, die für mich sorgen;
wenn ich traurig bin, sind sie's, die mich trösten.

Wenn ich verwirrt bin, sind sie's, die meiner Seele auf unsicherem Boden Halt geben; in sie setze ich mein Vertrauen.

Wenn ich krank bin, sind sie's, die den Arzt rufen;
wenn ich gesund und vergnügt bin, sehe ich in ihren Augen am besten,
daß man mich liebt;
zu dem Leuchten ihres Lächelns erhebe ich mein Herz, in ihrem Lachen finde ich mein Entzücken.

Ich höre meinen Vater und meine Mutter, und sie sind meine Riesen,
mein König und meine Königin;
neben ihnen gibt es niemanden in der Welt so weise, so würdig, so ehrenvoll,
so tapfer, so schön.

Ich muß mich niemals fürchten;
noch wird es mir je an liebender Güte mangeln.

Die außerordentliche Leistung der Mutter wird überhaupt nicht anerkannt

Es ist ein Unglück für unsere Kinder, daß alles von der Mutter redet, aber niemand ihre Leistung wirklich anerkennt. In der amtlichen Statistik gilt die Mutter als berufslos. Manche Soziologen und sogar einzelne Psychologen halten die Mutter für ein überflüssiges Relikt der Vergangenheit, das leicht durch außerfamiliäre Einrichtungen zu ersetzen ist.

Mutter ist unersetzlich   Manche „Frauenbewegler" weisen fast täglich auf die minderwertige Arbeit der Hausfrau und Mutter hin. Das Schlagwort von der Unzufriedenheit unserer Mütter hat weite Verbreitung gefunden. Zum Glück für unsere Kinder und zum Glück für unser Staatswesen lassen sich unsere Mütter von solchem Gerede nicht beeindrucken. Sie wissen, daß sie unersetzlich sind. Soziologische Untersuchungen haben gezeigt, daß es kaum einen Stand gibt, der so zufrieden ist wie unsere Mütter, auch wenn ihnen der Staat zur Zeit immer noch die notwendige Anerkennung versagt. Die Arbeit der Hausfrau und Mutter kann nicht hoch genug veranschlagt werden. Der größte Teil unseres Volksvermögens ist in den Haushalten und nicht etwa in Fabriken oder öffentlichen Einrichtungen investiert. Dieser Besitz verkommt, wenn er nicht gepflegt wird. Die Entwicklung unserer Kinder wird hoffnungslos, wenn wir unseren Müttern nicht jene Anerkennung geben, die sie ihrer Leistung nach verdienen.

Mutter kennt keinen Acht-Stunden-Tag   Die außerordentliche Leistung unserer Mütter läßt sich schon quantitativ an der Zeit messen, die das Kind Tag und Nacht benötigt, vom Haushalt noch ganz abgesehen. Es wurde schon deutlich gemacht, daß ein Säugling etwa fünf Stunden täglich personale Zuwendung von seiner Mutter benötigt. Er bekommt normalerweise fünf Brustmahlzeiten, und jede Mahlzeit, also das Trinken an der Brust, nimmt zwischen 20 und 30 Minuten in Anspruch.
Vor jeder Mahlzeit wird der Säugling erst einmal aufgenommen, das heißt, er kommt auf den Arm der Mutter. Er liegt auf dem Schoß der Mutter. Er wird an die Brust angelegt, und das alles dauert seine Zeit. Zwischendurch muß er auch noch auf dem Arm der Mutter ein „Bäuerchen" machen. Das dauert auch einige Minuten. Und im Anschluß an die Mahlzeit macht er wieder ein „Bäuerchen". Dann wird er trockengelegt und hat dabei immer einen intensiven Hautkontakt mit der Mutter. Denn Trockenlegen heißt nicht nur, den Säugling in frische Windeln legen, sondern der

318

Popo muß saubergemacht, er muß abgeölt werden. Bei allen Pflegemaßnahmen spricht die Mutter mit dem Säugling, sie hantiert mit ihm,
sie liebkost ihn. Und das alles dauert grob gerechnet jedesmal zwischen
40 und 60 Minuten. Bei fünf Mahlzeiten, die der Säugling bekommt,
sind das also rund fünf Stunden, während dieser die Mutter unmittelbar
mit ihrem Säugling beschäftigt ist. Das Bad mit seinen Vorbereitungen
ist darin noch nicht einmal eingeschlossen. Auch die Zeiten, in denen
die Mutter das Kind hin- und herträgt und mit ihm spazierengeht,
sind nicht berücksichtigt. Ferner sind die vielen Minuten, die für
das Windelwaschen, für das Milcheinkaufen, für das Zubereiten der
Babynahrung benötigt werden, ebenfalls nicht eingerechnet. Aus
alledem kann abgeleitet werden, daß ein normaler, gesunder Säugling
seine Mutter täglich fünf bis sechs Stunden intensiv in Anspruch
nimmt.

Es ist deshalb ganz unverständlich, warum die Arbeit der Mutter
immer noch so wenig gilt und so wenig anerkannt wird. Die
Mutter, die während der Stillzeit ihres Kindes bis an den Rand ihrer
Kräfte beansprucht wird und manchmal fast zusammenbricht,
die gelegentlich schon im Sitzen oder Stehen einschläft, wenn
sie ihr Kind füttert, ist deutlich überbeansprucht. Noch schlimmer
ist allerdings eine Mutter dran, die Zwillinge hat, weil bei ihr zur
körperlichen Belastung noch eine zusätzliche seelische Belastung
kommt. Eine Zwillingsmutter, die zehneinhalb Stunden pro Tag mit
ihren Kindern beschäftigt ist, fragt sich oft: Habe ich nicht das eine
Kind zugunsten des anderen vernachlässigt?

Jede Mutter ist Schwerstarbeiter

Zu den vielseitigen Belastungen durch den Säugling kommen dann
für alle Mütter noch die weiteren Belastungen durch den Haushalt, die übrigen Familienmitglieder und durch den Ehemann.

Es kann ohne Übertreibung behauptet werden, daß unsere Mütter
echte Schwerstarbeiterinnen sind. Leider wird das kaum entsprechend gewürdigt. Dabei ist die Schwerarbeit, die eine Mutter
leistet, für die Entwicklung ihrer Kinder wichtiger als jede andere
Schwerarbeit überhaupt. Die Mutter legt in den ersten Lebensmonaten ihres Säuglings die entscheidenden Grundlagen für seine Reifung; sie setzt durch ihr ständiges Dasein für das Kind die wichtigsten Impulse für seine spätere Lebens- und Gesellschaftstüchtigkeit.
Sie nützt dabei uns allen auf entscheidende Weise und ist nicht
zuletzt auch durch die Erziehung ihrer Kinder die wichtigste Kultur-
trägerin überhautp. Das sollte auch den Vätern endlich bewußt werden.

319

Väter und Geschwister erziehen mit

Die Rangordnung in der Familie ist nicht gleich Nicht alle Familienmitglieder dürfen die gleiche Rangfolge in der Zuwendung zum Kind beanspruchen. Nur wenn bestimmte Regeln eingehalten werden, erlebt das Kind seine Familie nicht als Turbulenz, sondern als Hilfe. Je jünger das Kind ist, um so mehr benötigt es seine Mutter. Mit zunehmendem Alter gewinnt schon beim Säugling der Vater eine Mutter-Hilfsfunktion. Im Alter von zehn Monaten vermögen Geschwister vorübergehend die Sicherheit der Eltern auf das Baby zu übertragen. Etwas schwieriger wird es schon, sich an Oma und Opa zu gewöhnen, es sei denn, Baby erlebt sie täglich nebenher. In der Phase des Fremdelns zwischen dem sechsten und neunten Lebensmonat macht das Kind aber deutlich, daß es die Mutter bevorzugt. Ein normal entwickelter Säugling gibt der ganzen Familie die Rangfolge seiner Sympathie zu erkennen. Er reagiert ärgerlich, wenn diese Rangfolge nicht eingehalten wird und die Großmutter gleichzeitig den Platz der Mutter beansprucht.

Der Vater darf nicht zweitrangig sein Ihr Baby richtet etwa vom achten Lebensmonat ab den größten Teil seiner Lebenskraft auf die soziale und geistige Bewältigung seiner Umwelt. Alles, was es erlebt, speichert es in seinem Gedächtnis; jede neue Erfahrung ist ihm ein Anlaß, sich mit dieser Erfahrung zustimmend oder ablehnend zu identifizieren. So lernt es seine Mutter persönlich lieben, so werden Personen, die in Begleitung seiner Mutter auftauchen, zu der ihm gehörenden Familie. Neben der Mutter wird der Vater zur zweitwichtigsten Person. Das Baby, das sehr rasch feinste Unterschiede im gegenseitigen Verhalten der Menschen in seiner Umwelt bemerkt und in seine Weltanschauung einbaut, registriert sehr rasch, daß dem Vater in der normal gesunden Familie eine besondere Art von Achtung entgegengebracht wird, und es stellt sich auf die so erkannte natürliche Autorität des Vaters ein.

Hier liegt die wichtigste verantwortliche Aufgabe jedes Vaters seinem Kinde gegenüber. Er muß für sein Kind zum echten Vater werden und auch bleiben, wenn es sich seelisch-geistig gesund entwickeln und reifen soll. Die Erkenntnis von dieser Bedeutung des Vaters ist schon Jahrhunderte alt und hat in vielen Ländern ganz allgemein zu der Familientradition geführt, daß der Vater am Sonntag den Kindern zur Verfügung stehen muß. Im Gegensatz zu früheren Zeiten hat der Vater auch heute mehr Zeit, wenn er nur will, seinem Kinde die notwendige Zuwendung zu geben, denn sein Arbeitstag endet meist schon um 17 Uhr, und der Samstag ist arbeitsfrei.

320

Die bedeutsame Rolle des Vaters bei der Erziehung des Kindes läßt sich auch daran erkennen, daß Kinder ohne Väter, also unehelich geborene Kinder, eine erheblich größere Sterblichkeit haben als ehelich geborene Kinder. Die Sterblichkeit unehelicher Kinder liegt fast doppelt so hoch wie die der ehelichen.

Ohne Vater lebt das Kind gefährlich

Wie negativ sich das Fehlen oder die Vernachlässigung des Kindes durch die Abwesenheit des Vaters auswirkt, beweisen entsprechende wissenschaftliche Untersuchungen Jugendlicher vor allem männlichen Geschlechts. Die vaterlosen Jungen waren unreifer, unselbständiger, schlechter angepaßt und zeigten entweder Züge von Feigheit oder tückischer Angriffslust und wahllosen Zerstörungsdrang. Diese Kinder bedürfen deshalb auf jeden Fall der zusätzlichen Hilfe.

Der große Pädagoge *Johann Heinrich Pestalozzi* hat gesagt: „Ohne Vater wird der Knabe kein Mann." Dieser Satz ist damals wie heute gültig geblieben. Er könnte erweitert werden zu dem Satz: „Ohne Eltern wird der Säugling kein Mensch." Die Rolle des Vaters im familiären wie im sozialen Bereich wird verständlich, wenn man bedenkt, daß eine Frau in gesicherten Familienverhältnissen ihren Kindern als Mutter durch die Unterstützung ihres Mannes eine ganz andere Sicherheit zu geben vermag, als eine Frau, die, ohne diese Sicherheit, das heißt ohne Mann, ihr Kind ganz alleine erziehen muß.

Es ist zwar wissenschaftlich nicht bewiesen oder bekannt, ob der Vater in der Lage wäre, die frühen Stufen der Sozialentwicklung des Kindes in ähnlicher Weise zu garantieren wie die Mutter. Für die früheste Stufe der Sozialentwicklung hat die Mutter, die ja das Kind regelmäßig stillt, eine so überragende Bedeutung, daß der Vater in dieser Zeit nur eine zweitrangige Bedeutung haben kann. Auch die frühe Sprachentwicklung des Kindes und die kindliche Sozialentwicklung, das ist der harmonische Kontakt mit der Umwelt, sind streng an die Bezugsperson „Mutter" gebunden. Es wäre zwar denkbar, daß diese Bezugsperson in besonderen Fällen ausschließlich durch den Vater dargestellt wird. Wissenschaftlich wissen wir darüber aber nur wenig. Schon seit Jahrtausenden wird nur von der „Muttersprache" und niemals von der „Vatersprache" gesprochen.

Vater als Mutterperson

Der Vater wirkt aber auf jeden Fall als Verstärker bei der Sozialentwicklung des Kindes mit. Das gilt natürlich nur dann, wenn seine Erziehungsweise mit derjenigen der Mutter übereinstimmt. Konflikte und oft schwere Schädigungen sind für das Kind immer dann die Folge, wenn der Vater das Kind ablehnt. Oder wenn der Vater sich in seiner Erziehungsweise grundsätzlich anders verhält als die

Vater und Mutter müssen sich über die Erziehung einig sein

Mutter. Vater und Mutter müssen sich deshalb dem Kleinkind als absolute Einheit darbieten. In dieser Einheit wird die Mutter in den frühen Kinderjahren stets vom Kind bevorzugt.

Auch Väter müssen loben

Vor allem muß der Vater wissen, daß das Verhalten des Kindes in erster Linie durch Liebe geprägt wird. Das Wichtigste ist dabei die systematische Belohnung des Kindes. Erwünschtes Verhalten eines Kindes sollte stets sofort belohnt werden, wobei das Belohnen nicht in Bonbons oder in Geld besteht, sondern in einer freundlichen Anrede, in einer kleinen Liebkosung usw. Ein sofort ausgesprochenes Lob wirkt stets wesentlich stärker als materielle Güter. Die Väter müssen sich an diese wissenschaftlich gesicherte Erziehungsregel halten. Die Väter sollten niemals versuchen, Methoden der Dressur oder sogenannte autoritäre Methoden bei ihren Kindern anzuwenden. Jede natürliche Liebesbeziehung bewirkt allein die große Autorität, der sich das Kind gerne unterwirft. Wer aber Herrschergelüste durchsetzen will, der sollte von Kleinkindern ferngehalten werden.

Der wichtigste Erziehungsvorgang für das kleine Menschenkind ist das sogenannte Lernen durch Nachahmen. Jeder Vater muß sich darüber im klaren sein, daß er schon ziemlich früh, vom Säuglingsalter ab, für sein Kind eine nachahmenswerte Person ist. Er wird, ebenso wie die Mutter, in allen seinen Einzelheiten, einschließlich seiner Mimik, Gestik und Sprache, vor allem aber auch in seinem Verhalten der Mutter gegenüber, von seinem Kinde nachgeahmt! Das macht deutlich, wie ungeheuer wichtig der Vater und sein Verhalten für seine Kinder tatsächlich ist.

Einzelkinder haben es schwer, selbständig zu werden

Eines der wichtigsten Ziele jeder Erziehung ist, das Kind zur Selbständigkeit zu erziehen. Zunächst muß es das selbständige Laufen, dann das selbständige Spielen lernen. Das alles geschieht noch in Gegenwart der Mutter. Schließlich kommt dann die selbständige Begegnung mit anderen Kindern und Erwachsenen dazu, die ebenfalls erlernt werden muß. Einer der größten Fehler, die eine Erziehung machen kann, besteht darin, dem Kinde diese Entwicklung zur Selbständigkeit zu verwehren. Eine Mutter, die aus Angst oder Liebe dem Kind die Aufgabe abnimmt, sich selbst anzuziehen, die es dem Kinde abnimmt, alleine zu spielen, die nimmt es ihrem Kind auch ab, mit anderen Kindern zusammenzukommen. Diese Gefahr ist selbstverständlich beim Einzelkind besonders groß. Natürlicherweise konzentriert eine Mutter ihre Liebe wie ihre Angst auf dieses eine Kind. Sie wird durch das Einzelkind, nicht wie das innerhalb einer Familie ganz natürlich erfolgt, in die Zwangssituation versetzt, mit der Geburt eines weiteren Kindes sich diesem nun intensiv zuwenden zu müssen.

Mit der Geburt des Geschwisterchens ändert sich vieles, und zwar in der ganzen Familie. Jedes Kind findet nach der Geburt andere Eltern vor. Das zweite Kind hat schon erfahrene Eltern, die nicht mehr so ängstlich jede Bewegung des Kindes kontrollieren. Auch das Foto-Album ist bei nachfolgenden Kindern schon wesentlich dünner. Beim dritten Kind gar hat die Mutter viel weniger Zeit, und es ist ein Glück, daß die beiden älteren Geschwister sich schon mit dem Baby beschäftigen.

Auch die finanzielle Situation einer Familie ändert sich mit jedem Kind. Für den Start der jungen Familie ist es schwierig, daß die finanzielle Situation der Familie sich erst bessert, je länger der Vater im Beruf ist. Dabei benötigen gerade junge Familien finanzielle Hilfe. Familien mit mehreren Kindern sind sozial manchmal geradezu deklassiert, so daß Geschwister nur selten freudig begrüßt werden. Dabei haben Geschwister eine so wichtige Aufgabe. In der Auseinandersetzung mit ihnen, werden die Grundtugenden der späteren Lebenstüchtigkeit, wie Rücksichtnahme, Verträglichkeit, aber auch Selbstbehauptung, Partnerschaft, gemeinsames Arbeiten an einer Aufgabe usw. in natürlicher Weise geübt.

Geschwister verändern das Leben des vorgeborenen Kindes

Es ist für das Kind ein ganz neues Erlebnis, wenn sich plötzlich Mutti, Vati, Großeltern, Onkel, Tante und gute Bekannte nur noch für das Baby interessieren und seine eigene Mittelpunktstellung zweitrangig geworden ist. Es ist Aufgabe der Eltern, ihm zu zeigen, daß es nur eine andere Rolle bekommen hat, und daß es sich an dem Liebhaben des Babys beteiligen darf.

Bereiten Sie Ihr Kind rechtzeitig auf die Geburt eines Geschwisterchens vor

Deswegen sollte jedes Kind auf die Geburt des Geschwisterchens vorbereitet werden. Gute Eltern machen ihrem Kind schon lange vorher klar, wie „süß“ ein Baby ist und wie schön es ist, es zu pflegen. Gute Eltern sorgen dafür, daß keine Eifersucht entsteht. Gute Eltern verhindern, daß beim größeren Kind zuviel über das Baby gesprochen wird. Gute Eltern nutzen die Zeit, wenn das Baby schläft, um sich intensiv mit den älteren Kindern zu beschäftigen. In der Hilfe für das Geschwisterchen lernt das Kind selbständiger zu werden.

Damit wird dem älteren Kind das Selbständigwerden als natürliche Entwicklung gegeben. Dabei können beide Kinder auch in ihrer natürlichen Sozialentwicklung von einer Mutter voll befriedigt werden. Das kleinere Kind benötigt zu seiner Sozialentwicklung (siehe Seite 203) zunächst vor allem den Hautkontakt und den unmittelbaren Gesichtsfeldkontakt durch Ansprechen und Anlachen. Das ältere Kind wird degegen vollauf befriedigt, wenn es im Blickfeld oder Gehörfeld der Mutter selbständig spielen kann. Später genügt ihm sogar das Bewußtsein, daß die Mutter in der Nähe ist. Deshalb ist eine natürliche

Geschwisterfolge die ebenso natürliche Garüntie dafür, daß jedes Kind bestimmte Stufen des Selbständigwerdens erlernt.

Ersatzgeschwister sind wichtig für Einzelkinder Dagegen ist beim Einzelkind die Gefahr, daß die natürliche Entwicklung fehlgeleitet wird, besonders groß. Alle Eltern sollten deshalb frühzeitig versuchen, wenn sie selbst keine weiteren Kinder haben wollen oder können, aus der Nachbarschaft Ersatzgeschwister für ihr Kind als Spielgefährten einzuladen. Dabei empfiehlt es sich, nicht etwa gleichaltrige Kinder, sondern verschiedenaltrige, meist ältere Kinder, wie sie in der natürlichen Geschwisterfolge auch vorkommen, einzuladen. Es sollten also nicht gerade zwei befreundete Frauen mit ihren gleichaltrigen, etwa zweijährigen Kindern regelmäßig zusammenkommen und dann erwarten, daß diese Zweijährigen miteinander spielen. Es ist weit besser, die Mutter eines Säuglings oder eines einjährigen Kindes lädt eine Mutter mit einem zwei- oder vierjährigen Kind zu sich ein. Das vierjährige Kind wird dadurch veranlaßt, dem kleineren zu helfen, und das kleinere Kind bekommt durch das Vorbild des vierjährigen Kindes wichtige Nachahmungsimpulse. Die Kinder erziehen sich dann unbewußt, aber wirksam gegenseitig.

Von Großeltern, Onkeln, Tanten und Stiefmüttern

Enkelkinder sind die liebsten Mit Spannung erwarten Oma und Opa das erste Enkelkind. Oft ist bei ihnen die Aufregung noch größer als bei den Eltern selbst.
Und doch müssen Großeltern wissen, daß sie keine Eltern sind, und daß sie in der Erziehung ihrer Enkelkinder nur aus der Ferne mitwirken dürfen. Jede Generation hat ihren eigenen Erziehungsstil, und jede Generation muß gleiche oder ähnliche Erfahrungen immer wieder selbst machen, um von der Richtigkeit überzeugt zu sein. Omas Ratschlag mag gut gemeint sein, er wird letztlich aber nur dann akzeptiert, wenn er mit eigenen Erfahrungen verbunden ist.

Großeltern sollten sich grundsätzlich nicht in die Erziehung ihrer Enkelkinder einmischen. Sie haben nämlich ihre Erziehungsarbeit an ihren Enkelkindern bereits dadurch geleistet, daß sie für deren Eltern ein Vorbild waren.

Großmutter kann auch Mutter sein Allerdings hat die Großmuttererziehung in den letzten Jahrzehnten eine immer größere Bedeutung bekommen. Die Mütter gehen vielfach tagsüber zur Arbeit. Für das Kind ist aber nur diejenige Person die wirksame Mutter, die sich dem Kind ständig sozial zuwendet und die ihm in den ersten Kinderjahren die wichtigsten Funktionen, einschließlich des Sprechenlernens und des Liebhabenlernens, einprägt. Diejenige Person also, die täglich fünf bis sechs Stunden das Kind liebhat, füttert, mit ihm spricht und so weiter, wird allein vom Kind als „Mutter" empfunden. Wenn das Kind alle diese, für seine spätere gesellschaftliche Tüchtigkeit, lebensentscheidenden Prägungen von seiner Großmutter statt von seiner leiblichen Mutter bekommt, dann wird diese Großmutter tatsächlich zu seiner Mutter. In solchen, durch die Lebensumstände manchmal erzwungenen Fällen, ist es von großer Wichtigkeit, daß die Großmutter und die leibliche Mutter gut miteinander harmonieren und sich über die Behandlung und die Pflege des Kindes sorgfältig abstimmen. Die Großmutter sollte sich darüber klar sein, daß ihr stellvertretendes Mutterverhältnis zu ihrem Enkel eines Tages wieder aufhören muß.

Die leibliche Mutter aber muß Verständnis aufbringen, daß die Großmutter für die Zeit, in der sie die leibliche Mutter vertritt, für ihr Kind tatsächlich die Rolle der leiblichen Mutter übernimmt. Alle zwischen der Großmutter und der Mutter auftretenden Spannungen und Meinungsverschiedenheiten sollen im rechtzeitigen Einverständnis rechtzeitig aufgelöst werden, bevor sie das Kind erreichen können. Das Kind darf unter gar keinen Umständen in einen Entscheidungskonflikt zwischen der stellvertretenden Großmutter und seiner leiblichen Mutter hineingebracht werden.

Die leibliche Mutter muß aber in diesen Fällen genau wissen und verstehen, daß sie in der Erziehung des Kindes zurückzutreten hat und für ihr Kind nur die Rolle einer freundlichen Wochenendtante spielen darf. Eine Mutter, die sich tagsüber nicht mit ihrem Kind beschäftigen kann und die es der Großmutter überläßt, darf in ihrem eigenen Erziehungsstil keineswegs weitergehen als eine freundliche Tante, die das Kind über das Wochenende zu sich nimmt. Sie muß dann in allen Erziehungsfragen und in ihrem ganzen Erziehungsverhalten der Großmutter die Führung überlassen. Andernfalls fügt sie ihrem Kind in seiner Entwicklung mehr oder weniger bedeutende Schäden zu.

Aber zwei Mütter sind zuviel

Diese mütterliche Rolle der Großmutter gilt für die ersten vier Lebensjahre in ganz besonderer Weise. Das ist die Zeit, während der das Kind allmählich selbständig wird, um später mit anderen Kindern im Kindergarten oder mit Erwachsenen umgehen zu lernen. Ein zeitweiliger Aufenthalt bei der Kindergärtnerin oder bei einer Tante oder der echten Großmutter macht das in seinen Umweltbeziehungen, in der Sozialentwicklung, selbständig gewordene Kind fähig, sich

325

ohne die unmittelbare Anwesenheit seiner Mutter sicher zu bewegen und allein Anteil an der Umwelt zu nehmen. Erst jenseits des vierten, fünften Lebensjahres kann eine Mutter, für deren Kind die Großmutter die eigentliche Mutter war, ihr Kind einige Stunden täglich für sich als Mutter beanspruchen.

Verwandte sind auch Menschen Eine große Familie gibt Sicherheit. Kinder spüren gleich, wenn ihre Eltern viele Geschwister gehabt haben. Wie selbstverständlich überträgt sich der Erziehungsstil auf die nächste Generation.

Aber für ein Kind ist es schwer einzusehen, daß Onkel und Tante in der Familie eine nähere Beziehung zu Neffen und Nichten suchen. „Händchengeben" und „Brav sein", „Diener machen" und „Gedicht aufsagen" und „Ein Lied vorsingen" sind schreckliche Zeremonien für kleine Kinder. Sie dienen letztlich nur dem Stolz der Eltern. So können Verwandtenbesuche aus der Sicht des Kindes zur Familienqual werden.

Als Grundregel sollte man beachten, daß Verwandte um so sympathischer werden, je älter die Kinder sind. Erst das ältere Schulkind kann mit Erfolg registrieren, daß ein Besuch bei Onkel oder Tante in den Ferien etwas Erstrebenswertes ist. Es wird mit Freude feststellen, daß vieles in der Familie der Verwandten dem Stil des Elternhauses ähnlich ist und sich entsprechend sicher fühlen.

Die Stiefmutter ist besser als ihr Ruf Der Verlust des Vaters, der im allgemeinen der Ernährer und das männliche Leitbild in der Familie ist, wird besonders von Kleinkindern in der Regel weniger stark empfunden als der Verlust der Mutter. Der Mutterverlust geht an die .Existenz des Kindes. Er betrifft das menschliche Urrecht der .Liebe, der Geborgenheit, der Zärtlichkeit. Fehlen diese mütterlichen Zuwendungen, dann kann vor allem bei einer früheinsetzenden Verwaisung eine ganz erhebliche Beeinträchtigung der kindlichen Entwicklung die Folge sein. Für einen solchen Säugling oder ein solches Kleinkind ist es besser, wenn sie baldmöglichst um des Kindes willen eine neue Mutter bekommen. Für die sogenannte Stiefmutter wurde zu Unrecht ein schlechtes Leitbild in der öffentlichen Meinung geprägt. Die Märchen, in denen immer böse Stiefmütter vorkommen, erzählen von Ausnahmefällen. Es ist selbstverständlich, daß jeder Mütterwechsel große Schwierigkeiten mit sich bringt. Dies darf aber nicht der „Stiefmutter" angelastet werden!

Trotzdem bleibt für die gesunde Entwicklung der Kinder aber gar kein anderer Ausweg, als schnellstmöglich eine „Ersatzmutter" zu haben. Dies sollte von jedem beachtet werden.

Es ist zu wenig bekannt, welche Not die Kinder bei der Scheidung ihrer Eltern erleben. Um der Kinder willen ist es besser, daß bei der Scheidung der Eltern schnellstmöglich die Belange des Kindes respektiert werden, unter Umständen muß ein Elternteil wenigstens vorübergehend auf die eigenen Kinder verzichten. Ganze Familientragödien spielen sich ab, wenn Kinder zwischen geschiedenen Eltern hin- und hergerissen werden, erst recht, wenn die geschiedenen Eltern versuchen, ihre Rechte über Gerichte rechtskräftig zu erwirken.

Scheidungswaisen dürfen nicht das Unglück der Eltern tragen

Die Erziehungsschwierigkeiten von Kindern aus unvollständigen Familien, auch von Scheidungswaisen, halten ganze Institutionen in Atem. Allzuwenig wissen ihre Eltern, wie sie ihren Kindern durch den Verlust der Familiengeborgenheit schaden.

Die Erziehung außerhalb der Familie ist ein Unglück

Noch vor 100 Jahren war die Aufnahme eines Säuglings in ein Heim – damals trugen diese Häuser noch mit Recht den Namen „Findlingsanstalten" – gleichbedeutend mit dessen frühem Tode. Selbst die Kinderklinik der weltberühmten Charité in Berlin hatte 1894/95 noch eine Säuglingssterblichkeit von 70%. Das Prager Findelhaus registrierte 1858 bei 2831 Zugängen sogar 103% Säuglingssterbefälle, weil nicht nur sämtliche Neuaufnahmen, sondern noch einige vom Vorjahr hinzukamen.

Findlingshäuser und Säuglingsheime sind gefährlich

Es gehört zu den großen Errungenschaften der modernen Kinderheilkunde, daß es ihr nicht nur gelang, die Säuglingssterblichkeit insgesamt von über 25% auf etwa 2% entscheidend zu senken, sondern auch die Säuglinge in den Massenpflegeeinrichtungen durch systematische Bekämpfung des Anstaltschadens (sogenannter Hospitalismus) durch konsequente Beachtung der Hygiene, Bekämpfung der Infektionskrankheiten und durch Verbesserung der Ernährung am Leben zu erhalten.

Mit dem Überleben der Säuglinge wurde aber zuerst von Kinderärzten, später auch von Kinderpsychologen mehr und mehr beobachtet, daß die Kinder trotz aller Fürsorglichkeit seitens der Schwestern und der Heimleiter in ihrer Entwicklung deutlich zurückblieben. Der englische Kinderarzt *Bowlby* bezeichnete dieses Zurückbleiben als „Maternal Deprivation" („Syndrom des Mutterverlustes"). Systematische Untersuchungen im Münchner Kinderzentrum mit Hilfe der „Münchner Funktionellen Entwicklungsdiagnostik" deckten auf, daß dieses „Deprivations-Syndrom" – wie man nunmehr auch bei uns sagt – in erster Linie die Sprach- und Sozialent-

Beim Deprivationssyndrom...

wicklung des Kindes betrifft. Die Kinder sind unfähig, altersgerecht positiven Kontakt mit Erwachsenen oder anderen Kindern aufzunehmen und werden schließlich schwer sozial behindert. Sie fallen schon frühzeitig durch Distanzlosigkeit, Überängstlichkeit und krankhaften Trotz auf. Neben der Sozialentwicklung ist auch ihre Sprachentwicklung erheblich gestört. Daneben bleiben auch Spiel- und Handgeschicklichkeit zurück, am wenigsten noch die grobmotorischen Funktionen, wie Laufen, Sitzen und Kriechen.

ist die Sprach- und Sozialentwicklung beeinträchtigt

Die Kinder sind um so mehr geschädigt, je länger sie im Heim bleiben müssen. Es hängt dieser Entwicklungsrückstand aber weniger mit dem Heim als solchem zusammen, sondern ausschließlich mit dem Mangel an personaler Zuwendung durch *eine* mütterliche Person. Der Rückstand, vor allem in der Sprach- und Sozialentwicklung, ist um so stärker ausgeprägt, je mehr „Mütter" sich an der Pflege der Säuglinge beteiligen und je häufiger sie sich in der Pflege abwechseln. Die Säuglinge reagieren so empfindlich auf jeden Pflegewechsel, daß immer, wenn eine Frau mehr als drei Säuglinge zu betreuen hat, ein Deprivations-Syndrom festzustellen ist. Aus diesem Grunde sollte ein Aufenthalt in Massenpflegeeinrichtungen möglichst vermieden werden; ist er unvermeidlich, dann sollte er so kurz wie möglich dauern.

Tageskrippen sind keine Lösung

Auch vor einem Aufenthalt in Tageskrippen ist kinderärztlicherseits zu warnen. Besser ist ein Aufenthalt in familienähnlichen Gemeinschaften, wo große und kleine Kinder gemeinsam erzogen werden.
Auch sind Familienheime besser als Säuglings- und Kleinkinderheime! In Notsituationen sollte die Mutter lieber versuchen, eine Nachbarin zu finden, die das Kind regelmäßig betreut.
Am wenigsten Schwierigkeiten bereitet es, wenn der Säugling und das Kleinkind in der gewohnten Umgebung bleiben können und wenn die Pflegerin mit ihrem eigenen Kind in die Wohnung des Kleinkindes kommt. Das eigene Kind behält dann die Bindung an die eigene Mutter, das fremde Kind wenigstens die Bindung an die eigene Umgebung.

Besser sind echte Pflegefamilien

Pflegestellen, wie sie vom Jugendamt vermittelt werden, können eine gute Hilfe in Notsituationen geben, denn sie geben familiäre Sicherheit in der Ersatzfamilie. Jedermann muß aber wissen, daß die Pflegeeltern aus der Sicht des Kindes echte Eltern sind. Pflegeeltern benötigen eine größere Hilfe, als dies zur Zeit unsere Sozialgesetze erlauben. Wir geben jetzt noch Millionen von Steuermitteln in Institutionen, die wir Heime nennen, die aber nichts mit einer

Familie zu tun haben, und vernachlässigen die Hilfe für elternlose oder elternarme Kiner, dort wo sie wirkliche Hilfe geben kann: in Pflegefamilien!

Nicht mit Pflegefamilien, d. h. Dauerpflege, verwechselt werden darf das Konzept der sogenannten Tagesmütter. Dieses Konzept hat die deutsche Öffentlichkeit in den vergangenen Jahren sehr bewegt. Es handelt sich um ein Projekt des Bundesministeriums für Jugend, Familie und Gesundheit, welches nicht für elternlose und elternarme Kinder gedacht war, sondern als „neuer Weg der Kleinstkinder-Erziehung aus der Isolation der Familie", der als „positiver Beitrag zum Ausbau der sozialen Sicherung der Frau" konzipiert wurde, bei dem sich mehrere Erzieher um das Kind kümmern sollen, um durch eine „bessere sensorische Stimulation" eine „verständnisvolle und anregende Umwelt" für das Kind zu schaffen. Bei diesem Programm waren auch „Springer" als Ersatzperson vorgesehen, wenn die Tagesmutter, die drei Kinder im Alter bis zu drei Jahren betreuen sollte, ausfiel.

„Tagesmütter" sind kein Familienersatz

Wissend um die schwerwiegenden Nachteile einer Wechsel- und Fremdbetreuung bei Kleinstkindern haben alle kinderärztlichen Organisationen gegen dieses Projekt auf das heftigste protestiert. Die bisherigen Erfahrungen bestätigen die Bedenken der Kinderärzte weitestgehend. Jeder Wechsel verschiedener „Mütter", erst recht von Tag- und Nachtmüttern, welche sich gleichrangig an der Erziehung beteiligen, beeinträchtigt die Sozialentwicklung des Kindes, d. h. die Entwicklung seiner Selbständigkeit und seiner Fähigkeit, mit anderen Kindern oder Erwachsenen positiven Kontakt aufzunehmen.
Wo also über lange Zeit keine mütterliche Zuwendung gegeben werden kann (Wunsch der Mutter weiterzuarbeiten, weiterzustudieren, lange Krankheit etc.), sollte für das Kind nach Ersatzleistungen gesucht werden: Dauerbetreuung durch Großmutter, durch Tante, Dauerbetreuung durch eine Nachbarin, Dauerpflegestellen, evtl. sogar Adoption.

Die Angst vor dem Schritt, ein fremdes Kind durch Adoption als eigenes anzunehmen, ist unbegründet. Wir sollten alles tun, Adoptionseltern für mehr Kinder als bisher zu finden, um diesen die Stabilität einer Familie zu geben.
Wichtig ist allerdings, daß weniger das Begehren der Eltern als vielmehr das Schicksal des Kindes zum eigentlichen Anliegen der Adoption gemacht wird. Unsere Adoptionsvermittlungsstellen

Die Adoption geschieht um des Kindes willen

sollten anstatt für adoptionswillige Eltern die passenden Kinder zu suchen vielmehr für adoptionsfähige Kinder die richtigen Eltern finden helfen. Unsere Adoptionsgesetze bedürfen nach wie vor der Reform in dem Sinne, daß diejenige Person, die für das Kind durch ihre personale Zuwendung zur eigentlichen Mutter wird, gegenüber der Geburtsmutter bevorzugt wird und ferner, daß Müttern, die ihre Kinder vernachlässigen, das Sorgerecht leichter entzogen werden kann.

Das adoptierte Kind ist wie ein eigenes

Die Prägung der frühen Kinderjahre bringt es mit sich, daß eine Adoption um so besser gelingt, je früher der Säugling in die Adoptionsfamilie hineinkommt. Näheres hierzu wurde bereits bei der Sozialentwicklung beschrieben.

Es ist damit zu rechnen, daß Adoptionskinder jenseits des dritten Lebensjahres, wenn sie aus Heimen kommen, in ihrer Sozialentwicklung bereits geschädigt sind. In diesem Falle sollten sich Adoptionseltern Erziehungshilfe und Rat für die Behandlung ihrer Adoptionskinder holen.

Frühadoptierte Kinder ähneln später in ihrem Verhalten so sehr den Adoptionseltern in Sprache, Mimik, Gestik usw., daß sie von den eigenen Kindern praktisch nicht mehr unterschieden werden können. Nähere Auskünfte über Adoption erteilen die zuständigen Jugendämter.

Wie nötig ist ein besseres Recht für unsere Kinder

Was für Adoptionseltern gilt, sollte auch für diejenigen Eltern gelten, welche durch ihre soziale Zuwendung in den ersten Kinderjahren zu den eigentlichen Eltern des Kindes geworden sind. Aus der Sicht unserer Kinder ist es oft unerträglich zu erleben, daß Gerichte, den in diesem Falle „zufällig" leiblichen Eltern nach vier oder fünf Jahren Elternrechte zusprechen, die längst andere Menschen erworben haben. Die Kindertragödien, die durch solches „Rechtsprechen" ausgelöst werden, rechtfertigen es erneut, neues besseres Kinderrecht zu schaffen.

Um die Pflege der Familie im politischen Raum zu verstärken und der Erziehung des Kindes im familiären Lebensraum einen höheren Wert zu geben, wurde im Jahre 1977 die Deutsche Liga für das Kind in Familie und Gesellschaft gegründet.

Die Liga gibt zahlreiche Schriften und Broschüren heraus. Sie sind zu erhalten bei der Adresse: Deutsche Liga für das Kind in Familie und Gesellschaft. Fährstraße 17a, 5452 Weißenthurm.

Die Ziele der Liga sind auf den folgenden Seiten beschrieben.

330

Humanitäre und erzieherische Maßnahmen: Schutz und Aufwertung der Mutterrolle in ihrer Bedeutung für das Kind; Herausstellung dieser unverzichtbaren erzieherischen und sozialen Leistung für die Gesellschaft.

Ziele der Deutschen Liga für das Kind in Familie und Gesellschaft

Plädoyer für mehr Kinderfreundlichkeit in Familie und Gesellschaft.
Verstärkte Einbeziehung des Vaters in die Kindesbetreuung und -erziehung;
Einführung von Erziehungslehre an allen Schulen;
Information aller Schwangeren, jungen Müttern und Kleinstkindern befaßten Ärzte und Pflegepersonen über die Bedeutung der Umweltbedingungen für die seelische und körperliche gesunde Entwicklung des Neugeborenen, des Säuglings und Kleinkindes; Einführung dieses Wissensstoffes in die Ausbildung dieser Personen.
Herstellung und Verteilung von Aufklärungsmaterial für jedermann.
Dauerinformation aller Medien, der Kirchen, Volkshochschulen und einschlägigen Verbände über Ursachen und Folgen seelischer Verkümmerung durch Mutterentbehrung und Elternversagen (Deprivation).
Abbau der Heimpflege zugungsten von Pflegefamilien; Säuglingsheime müssen überflüssig werden.

Humanisierung der Geburt und des Wochenbettes: Einführung von Mutter-Kind-Zimmern („rooming-in") als Angebot für alle Mütter in allen Entbindungsstationen;
Förderung der Anwesenheit des Vaters bei der normalen Geburt;
Förderung des Stillens in seiner doppelten Bedeutung als naturgemäße Ernährung und Entfaltung der seelischen Bindung zwischen Mutter und Kind.

Rechtliche Maßnahmen: Erweiterung des Mutterschutzes;
Verankerung des Schutzes der nicht leiblichen Eltern-Kind-Bindung (z. B. bei Pflegekindern) gegen Trennung, d. h. Anerkennung der „faktischen Elternschaft" als eines eigenständigen Rechtsgutes und wichtigen Anteils des Kindeswohls („Kindeswohl vor Elternrecht");
Verbesserung von Möglichkeiten und der Anwendung der Frühadoption;
Erlaß von Sozialgesetzen zur Sicherung derjenigen Mütter kleiner Kinder, die vorübergehend aus dem Erwerbsleben ausscheiden; materielle Besserstellung von Familien mit Kindern;
Verbesserung der Situation alleinstehender Mütter und Väter und ihrer Kinder, z. B. durch Erweiterung des Angebotes von Teilzeitarbeitsplätzen;
Verordnungen für einen kinderfreundlichen Wohnungs- und Städtebau, Ausbau von Spielplätzen.

Erziehungsregeln, die Ihnen helfen können

Kein Menschenkind gleicht dem anderen

Die wichtigste Grundregel für alle Erziehungsprozesse liegt in der Biologie des Kindes begründet. Jedes Menschenkind ist eine einmalige Person, und selbst eineiige Zwillinge sind ganz verschiedenartige Menschenkinder.

Dies hängt mit der Vererbung zusammen. Die Verschiedenartigkeit der von Vater und Mutter ererbten Anlagen und ihrer Variation ist so groß, daß die Wahrscheinlichkeit, daß zwei Menschen ein ähnliches Erbgut mit auf die Welt bringen, sich verhält wie die Zahl 1 zu einer Zahl, die aus einer 1 mit 10 000 Nullen besteht. Diese Zahl zu drucken würde mehrere Seiten eines Buches ausfüllen. Alle Eltern werden also die Feststellung machen, daß jedes ihrer Kinder anders ist und deswegen auch eine etwas andere Erziehungsmethode benötigt.

Der Arzt als Erzieher des Kindes

Im Jahre 1908 schrieb der berühmte Kinderarzt *Adalbert Czerny* ein Buch „Der Arzt als Erzieher des Kindes". Es gibt den Stand der damaligen Erkenntnisse über Erziehungsfragen wieder. Erkenntnisse, die heute in vielem bestätigt, in vielem aber auch revidiert werden müssen. So schrieb *Czerny* zum Beispiel:

„Es besteht zwischen dem neugeborenen Kinde oder Säugling und dessen Eltern keinerlei kongenitale Wahlverwandtschaft. Alles, was als natürliche Mutterliebe bezeichnet wird oder als ein Ausdruck besonderer Beziehung des Kindes zur Mutter gedeutet wird, ist nur die Folge einer erworbenen gegenseitigen Anpassung. Das Kind kennt und würdigt nur denjenigen, der es nährt und pflegt. Zwischen diesem und dem Kind entwickeln sich jene Beziehungen, welche man am höchsten schätzt, wenn sie zwischen Eltern und Kindern vorhanden sind.

Für ein Kind, das durch eine Amme oder durch eine Pflegerin ernährt wird, bleibt die Mutter eine fremde Person trotz aller Verwandtschaftsverhältnisse, und die Entfremdung des Kindes ist um so stärker, je seltener ein Kind seine Mutter zu sehen bekommt. Eine Mutter, die ihr Kind nicht selbst nährt, schafft bereits im ersten Lebensjahre zwischen sich und dem Kind eine Kluft, welche später nie mehr vollständig auszugleichen ist."

„Schon im ersten Lebensjahre empfängt das Kind eine große Zahl von Eindrücken, welche bei dem frühzeitig sich entwickelnden Nachahmungstrieb zur Entwicklung bestimmter psychischer Eigenart führen. Schon das Lachen des Säuglings ist eine Imitation des Lachens der Amme oder der Pflegerin; das Mienenspiel des Kindes steht unter dem direkten Einfluß des Vorbildes der es umgebenden Persönlichkeiten."

So sehr diese Ausführungen von *Czerny* später in jeder Hinsicht wissenschaftlich bestätigt wurden, so unrecht hatte er indessen mit folgenden, damals weit verbreiteten Vorstellungen:

Aber ein Säugling darf nicht nur körperlich gut versorgt sein

„... Denn ein Säugling entwickelt sich am besten, wenn er nur körperlich gut versorgt und im übrigen möglichst sich selbst überlassen wird. Alle Maßnahmen, um schon im ersten Lebensjahr die Aufmerksamkeit eines Kindes zu erregen und dadurch seine Intelligenzentwicklung zu fördern, wirken nur nachteilig. Die Kinder im Privathaus sind mehr der Gefahr eines über das richtige Maß hinausgehenden Erziehungsdranges ausgesetzt.
Viel zu wenig wird berücksichtigt, wie rasch sich bei einem Kind schon in den ersten Lebenswochen Gewohnheiten ausbilden, wie rasch die Ansprüche eines Kindes wachsen, wenn es neue Reize kennengelernt hat." „Je länger aber ein Säugling wachliegt, um so mehr hat er Zeit, Wahrnehmungen zu machen und Eindrücke aufzunehmen, um so reichlichere Gelegenheit ist gegeben, das Kind intensiver zu beschäftigen und anzuregen, als es zweckentsprechend ist. Für das geistig rege Kind besteht am meisten die Forderung, dasselbe möglichst sich selbst zu überlassen."

Im Gegensatz zu *Czerny,* dessen Gedanken mehrere Kinderarzt-Generationen beeinflußt haben, kam die Ärztin und Pädagogin *Maria Montessori* durch ihre Beobachtungen bei kleinen Kindern zu ganz anderen Schlußfolgerungen bezüglich der Erziehung:

... er benötigt Umweltkontakte

„Wenn das Kind die fundamentale Entwicklung der ersten zwei Lebensjahre auf Kosten der Umgebung von Geburt an berücksichtigen soll, muß es mit der Welt in Kontakt gebracht werden, mit dem äußeren Leben der Menschen. Es muß teilnehmen am Leben der Erwachsenen oder besser ihm beiwohnen. Wenn es die Sprache seines Volkes in Fleisch und Blut aufnehmen soll, muß es Menschen sprechen hören und ihren Gesprächen beiwohnen können. Wenn es sich an die Umgebung anpassen soll, muß es am öffentlichen Leben teilnehmen und Zeuge der Gewohnheiten sein, die die Menschen seines Volkes kennzeichnen."

Grundregeln für die Erziehung in der Familie

Für die Erziehung in der Familie gibt es einige Grundregeln, die hier noch einmal hervorgehoben werden sollen:
Alle Erziehungsprozesse sind nur dann optimal, wenn sie unter stets gleichen Bedingungen stattfinden. Gleiche Bedingungen betreffen in erster Linie die personale Zuwendung während der ersten Kinderjahre durch eine Person. Das Gleiche gilt auch für die Umwelt.

Um dies zu verstehen, muß man sich vorstellen, daß das Kind der Umwelt zuerst unsicher gegenübertritt. Es ist in der Lage eines Menschen, der auf einer schmalen Brücke eine tiefe Schlucht passieren soll. Dies gelingt ohne Schwierigkeit, wenn die Brücke ein Geländer hat, kann aber kaum vollzogen werden ohne dieses. Die Sicherheit dieses Geländers wird garantiert durch personale Zuwendung und Konstanz der Umwelt. Das Kind übt deswegen immer wieder die gleiche Übung am gleichen Gerät, bis es sie absolut sicher beherrscht. Das Kind benötigt die Gleichmäßigkeit seiner Umgebung und seines Tagesablaufes, um aus dieser Sicherheit heraus neue Erfahrungen sammeln zu können.

Erziehung durch Lob und Ermunterung hat gegenüber allen anderen Erziehungszielen einen entscheidenden Vorrang. Demgegenüber kann jede Erziehung durch Strafen praktisch vernachlässigt werden. Die höchste Belohnung wird einem Menschen durch Zuwendung eines anderen Menschen zuteil. Dies gilt ganz besonders für das Kind. Der Wunsch nach Belohnung durch die Zuwendung seiner Eltern kann so stark sein, daß manche Kinder sogar körperliche Bestrafung als Belohnung empfinden. Damit wird deutlich, daß das Abwenden oder Nichtbeachten in der Regel für ein Kind eine viel stärkere Strafe darstellt, als die Züchtigung mit dem Stock.

Das wirksamste Erziehungsmittel ist das Vorbild. Das sogenannte Imitationslernen, d. h. Lernen durch Nachahmung hat weit größere Auswirkungen als etwa verbales Lernen, d. h. Lernen durch Erklären, durch Reden oder Schimpfen. Daraus geht hervor, daß eine streng antiautoritäre Erziehung ein Widerspruch in sich selbst ist, denn jedes Vorbild ist in erster Linie Autorität. Diese Autorität wirkt um so stärker, je größer die Sicherheit ist, die sie ausstrahlt. Autorität, die auf Bestrafung beruht, ist dagegen keine Autorität.
Entgegen einer weit verbreiteten Meinung – eigentümlicherweise wird sie auch von Pädagogen und manchen Psychologen vertreten – ist Aggressivität Kindern nicht angeboren (sofern die Kinder gesund sind). Aggression wird in der Regel durch falsches Verhalten der Umgebung erzeugt. Dabei spielt schon das Beachten kleinster aggressiver Verhaltensweisen eine verstärkende Rolle.

Kinder sind keine kleinen Erwachsenen und dürfen auch nicht wie kleine Erwachsene behandelt werden. Es ist sehr seltsam, daß dieser Gedanke in der Geschichte der Menschheit erst im Jahre 1900 zum ersten Mal formuliert wurde, und daß er sich von da ab über die ganze Erde verbreitete.

334

Das ist ebenso merkwürdig wie die Tatsache, daß weder die Griechen, noch die Römer, noch das Mittelalter das Kind als ein besonderes Wesen, das sich grundlegend von den Erwachsenen unterscheidet, kannten. Es gibt keine Lehre der Kinderkrankheiten im Altertum oder im Mittelalter. Auch in der Kunst wurden Kinder immer mehr als kleine Erwachsene oder aber in ganz falschen Proportionen dargestellt. Erst mit dem Beginn der Neuzeit malt im Jahre 1450 der italienische Maler *Filippo Lippi* zum ersten Male Säuglinge in Gestalt des Jesuskindes, die ganz genau die uns gewohnten kindlichen Proportionen besitzen. Von da ab wird in Kunst und Welt das Kind nicht mehr als verkleinerter Erwachsener, sondern als Kind begriffen. Es dauerte dann aber noch fast dreihundert Jahre, bis sich die Menschen auch die kindliche Erlebniswelt als von der Erwachsenenwelt ganz verschieden bewußt machten und dem Kind sein eigenes Denken und Fühlen zuerkannten.

In Freiheit erziehen heißt, dem Kind frühzeitig seine Selbständigkeit zu lassen. Zunächst in kleinen Portionen, dann mehr und mehr.
Wie *Maria Montessori* die „Freiheit des Kindes" in ihrer Erziehung verstanden wissen will, das geht aus ihrer folgenden Forderung hervor: „Wenn wir in unserer Erziehung die Freiheit für das Kind fordern, so werden wir nicht verstanden, weil die Menschen nur die entarteten Kinder kennen und die Freiheit mißverstehen. Man glaubt, wir verlangen, das Kind in allem gewähren zu lassen, in seinen Launen, seiner Zerstörungswut und seiner Faulheit."

Zu bedenken aber bleibt, daß nur das Kind frei wird, das frühzeitig lernt, für sein eigenes Verhalten die volle Verantwortung zu übernehmen und das in dieser Freiheit versucht, sich anderen Kindern entsprechend zuzuwenden. Es bedeutet eine Schädigung des Kindes, wenn Freiheit – wie das heute selbst von Psychologen und Pädagogen unverständlicherweise nicht selten angenommen – so verstanden wird, daß das Kind keine Regeln, keine Verbindlichkeiten, keine Verpflichtungen, keine Schuldigkeiten dem anderen Kind oder dem Erwachsenen gegenüber übernehmen muß. Hierdurch entsteht nur ein Aggressionsfeld, unter dem letztlich Eltern und Kinder in gleicher Weise leiden. Die moderne Verhaltensforschung hat hier bestimmte Ideologien der analytischen Psychotherapie zurechtgerückt.

Einige Verhaltensregeln für Eltern und Erzieher

„Wir fordern lediglich von allen Erziehern Bescheidenheit und innere Einkehr. Wir fordern Achtung vor dem Kind vom ersten Tage seines Lebens, damit nicht entartete Kinder zu entarteten Erwachsenen heranwachsen.

Von vielen Pädagogen und den meisten Eltern wird die Kindheit als ein Durchgangsstadium zum Erwachsensein betrachtet, und in diesem Sinne werden alle Bedürfnisse des kindlichen Lebens vom Erwachsenen bestimmt. Dem Kind und seiner schöpferischen Kraft überläßt man den kleinsten Teil an dieser Bildungsarbeit.

Dem Kind aber gehört der erste Platz und der Lehrer folgt ihm und unterstützt es. Er muß auf seine eigene Aktivität zugunsten des Kindes verzichten. Er muß passiv werden, damit das Kind aktiv werden kann. Er muß dem Kind die Freiheit geben, sich äußern zu können. Es gibt kein größeres Hindernis für die Entfaltung der kindlichen Persönlichkeit, als einen Erwachsenen, der mit seiner ganzen überlegenen Kraft und Macht sich dem Wollen des Kindes widersetzt.

„Wir erleben immer wieder, wie viele Eltern von ihren Kindern lernen können", schrieb die Ärztin und Pädagogin *Maria Montessori*.

Das Kind muß alles selbst erkennen, erfühlen, durchdenken

Heute wissen wir, daß Kinder in das Denken und Fühlen der Erwachsenen Schritt für Schritt hineinwachsen müssen. Das aber ist schwer für Ihr Kind, weil es alles selbst erkennen, erfühlen und durchdenken muß. Mutter und Vater dürfen ihm diese Arbeit nicht abnehmen, sie können ihm nur die Möglichkeit geben, sie zu tun.

Ein Kind, das von allem zurückgehalten wird, was es tun möchte, das ständig Verbote und Weisungen zugerufen bekommt und das, wenn es sich gegen die sicher gutgemeinte aber unaufhörliche Bevormundung auflehnt, womöglich durch Schläge dazu gebracht wird, seinen Willen zu unterdrücken, ein so vergewaltigtes Kind wird vielleicht ein „braves" Kind, mit Sicherheit aber wächst es zum seelischen Krüppel heran. Leihen Sie Ihrem Kind Ihre hilfreiche Hand, wenn es sie braucht, aber dressieren Sie es nicht.

Korrigieren Sie es nicht ständig durch Befehle und Verweise. Schikken Sie es niemals ohne ein paar zärtliche, zustimmende Worte weg, wenn es zu Ihnen kommt und Sie bei einer unaufschiebbaren Arbeit stört. Das alles gilt erst recht für den Vater, der, wenn er schon endlich zu Hause ist, immer Zeit für sein Kind haben sollte. Auch dann, wenn er unbedingt die Zeitung lesen oder fernsehen muß. Ein Kind hat so viele Fragen an die Welt und es muß sie immer wieder neu und seinem jeweiligen Alter angepaßt, beantwortet bekommen.

336

Zuerst sind die Erklärungen kurz und werden mündlich gegeben. Erziehung durch Vorbild
Dabei sollten Sie stets bei der Wahrheit bleiben und so ausführlich
sein wie es das Kind wissen will.

Später beantwortet sich Ihr Kind viele seiner Fragen selbst, indem es
immer wieder Bilderbücher anschaut, die Bilder in den Büchern der
Erwachsenen studiert und an guten Spielsachen lernt. Machen Sie
deshalb Ihrem Kind möglichst viele Dinge zugänglich. Glauben Sie
nicht, daß es Bücher und Zeitschriften nicht anschauen dürfe, weil es
noch nicht reif für den Inhalt sei.

Um seelisch gesund zu bleiben und heranzuwachsen, braucht Ihr
Kind Liebe, Zuwendung und Zärtlichkeit, auch Anerkennung. Das
wird ganz besonders dann nötig, wenn es anfängt, mit anderen Kindern zusammenzusein oder gar, wenn es in die Schule kommt.

Der Zusammenstoß mit anderen Kindern, insbesondere wenn es nicht
fortlaufen und seine Mutter, bei der es geborgen ist, aufsuchen kann,
bedeutet vor allem für das Einzelkind eine schwere Belastungsprobe.
Kleinkinder wissen nichts von Moral und versuchen stets, sich anderen
gegenüber durchzusetzen. Wenn Ihr Kind nicht zufällig eine jener
seltenen kleinen Persönlichkeiten ist, die entweder durch Rücksichts-
losigkeit oder entwaffnenden Charme („unser Sonnenschein") stets vor
allen anderen beachtet werden, dann braucht es auch für die Entwicklung seines Selbstbewußtseins Ihre ständige Hilfe. Es muß entweder getröstet oder aber immer dann, wenn es gerechtfertigt ist,
anerkannt werden. Je kleiner Ihr Kind ist, desto rascher muß eine
lobenswerte Tat von Ihnen auch gelobt werden.

Kinder leben stets in der Gegenwart. Sie bekommen sehr spät ein Erstes Erziehungs-
gebot: Geduld
Zeitgefühl. Ein Kleinkind, das noch nicht sprechen gelernt hat, bezieht
Ihr Lob stets auf genau das, was es gerade tut. Natürlich gibt es
Dinge, die verboten werden müssen oder Handlungen, vor denen
Sie Ihr Kind gewaltsam bewahren müssen, weil sie gefährlich oder
gar lebensbedrohend sind. Hier führt nur der ständig wiederholte,
ohne Gemütserregung gegebene Hinweis oder die schützende Gebärde
zum Erfolg. Insbesondere Väter glauben oft, daß sie bei ihrem Kind
die Befolgung eines Verbots für immer durchsetzen können, wenn sie
ihm die Sache nur einmal gründlich erklärt haben. Sie machen sich
nicht klar, daß Argumente und logische Begründungen von einem
Kind auch dann nicht verstanden werden, wenn es mit dem Kopf
nickt und „ja Papa" sagt. Es tut das nur, weil es erkannt hat, daß
Kopfnicken und Jasagen in solchen Situationen, aus denen es so
schnell wie möglich herauskommen möchte, von ihm erwartet werden.

Kommt der Vater nicht hinter diese Beweggründe seines Kindes und versteht sie, dann enden solche Erziehungsbemühungen früher oder später in Prügeln und Entfremdung oder in Resignation und Abwendung. Beides ist gleich verhängnisvoll für das Kind wie für die Familienstimmung. Vergessen Sie nie, daß Mutter und Vater die wichtigsten Vorbilder für Ihr Kind sind, und daß Ihr Kind Sie auch dann noch mit allen Fasern seines Herzens liebt, wenn es sich heulend in eine Ecke zurückzieht. Ein Kind heult nicht über seine Mutter oder seinen Vater, sondern stets über das Unglück, den Schmerz, das Unverständliche, die Gefühllosigkeit, die ihm widerfahren ist.

Trost gibt immer Hilfe
Ein Kind, das tief unglücklich ist, muß von Ihnen getröstet werden, auch dann, wenn es sein Unglück durch Ungezogenheit, Bösartigkeit und Bestrafung selbst verschuldet hat. Haben Sie es getröstet, dann sollten Sie aus eigenem Nachdenken herauszubringen versuchen, was Ihr Kind eigentlich veranlaßt hat, so ungezogen oder gar bösartig zu sein. Überlegen Sie genau, ob es nicht durch Ihr Verhalten oder das seiner Umgebung dazu verlockt oder gedrängt worden sein könnte.

Kein Kind ist von Natur aus böse. Die Umwelt macht es erst dazu. Das soll nicht heißen, daß Kinder grundsätzlich moralische Wesen seien. Ganz im Gegenteil, Kinder wissen, wie der große Arzt *Sigmund Freud* herausgefunden hat, überhaupt nichts von Moral. Ein Kind folgt im ersten Lebensjahr lediglich seinen natürlichen Trieben. Es dauert ziemlich lange, bis es lernt, diese Triebe unter seine persönliche Kontrolle zu bringen, das heißt, sich seiner Umwelt anzupassen. Das ist eine langwierige und schwere Arbeit für Ihr Kind, was Sie schon daraus ersehen können, wie lange es dauert, bis Ihr Kind laufen lernt oder gar bis es sauber ist. Es ist ja nicht so, daß Ihr Kind das nicht lernen wollte. Es will und bemüht sich auch darum, sobald es begriffen hat, daß es von ihm erwartet wird. Nur können Sie ihm diese Erkenntnis nicht dadurch beibringen, daß Sie ihm befehlen oder es gar strafen, damit verwirren Sie es nur und es dauert dann um so länger. Eher ist es schon förderlich, wenn Sie es im rechten Augenblick loben.

Ein Kind muß nicht, wie manche Väter behaupten, „abgehärtet werden", es muß nicht „an Disziplin gewöhnt werden", es muß nicht „seine gehörige Strafe bekommen". Es härtet sich, von einer liebevollen Mutter verlockt und von einem intelligenten Vater unmerklich geleitet, ganz von selber ab, gewöhnt sich ganz von selbst an ein Verhalten, das ein anderer Vater „Disziplin beibringen" nennt und braucht überhaupt nicht bestraft zu werden. Wenn es nicht durch

338

ständiges Herumkommandieren verwirrt und verkrampft gemacht wird, kommt es ganz von selbst dahinter, daß Unordnung, Beschmutzung und Zerstörung, soweit sie nicht durch seinen Wissenstrieb veranlaßt werden, auf die Dauer unangenehm und lästig sind.

Sicherheit durch Gleichmaß, Maßstäbe und Grenzen

Alle Lernprozesse bei Kleinkindern müssen, wenn sie erfolgreich und optimal sein sollen, in absoluter Gleichmäßigkeit erfolgen. Das bewirkt schließlich auch, daß in der ersten Kinderzeit jede Veränderung der Umgebung einen schweren und deutlichen Eingriff in die Erziehungs- und Lernprozesse darstellt. Es ist eine wichtige Erfahrung der Kleinkinderziehung, daß ein Kind sein eigenes Bett benötigt. Dieses Bett muß immer an der gleichen Stelle stehen. Das Kind sollte auch seinen immer gleichen Platz am Tisch zum Essen haben. Seine Spielecke muß immer die gleiche Spielecke sein und bleiben. Hier erlernt das Kind die Sicherheit des Spielens, ja, das Kind braucht sogar in diesem Bereich auch die Sicherheit der immer gleichen Verhaltensweise.

Abwechslung bringt Aufregung

Zwei Beispiele sollen das klarmachen: Kinder im Alter von zwei oder drei Jahren wehren sich ganz heftig und mit Recht gegen jede Änderung. Wenn die Mutter bei dem täglichen Spaziergang, der immer zur gleichen Zeit den gleichen Weg einschlagen sollte, es plötzlich wagt, die gegenüberliegende Straßenseite zu benutzen, dann wehrt sich das Kind. So pedantisch ist das Kleinkind im Einhalten der Gleichförmigkeit seiner Umgebung und deren Verhaltensweise und muß es auch sein. Das dauert gewöhnlich bis in das dritte Lebensjahr hinein.

Der gleiche Spaziergang –

Das zweite Beispiel sind die Gute-Nacht-Zeremonien. Sie bedeuten, daß Ihr Kind den „Trennungsschmerz", der jeden Abend eintritt, wenn es in seinem Zimmer, in seinem Bettchen ohne seine Mutter zum Schlafen hineingelegt wird, nur dann ohne Krise übersteht, wenn die Mutter mit ihm ein ganz bestimmtes Gute-Nacht-Zeremoniell ablaufen läßt.

die gleiche „Gute-Nacht-Zeremonie"

Auf das Kleinkind stürmt ständig die ganze Welt des Erwachsenen ein. Es kann diese Überflutung nur in der Sicherheit eines Schutzes bewältigen. Dieser Schutz ist die unerschütterte Gleichförmigkeit seiner Umgebung.

Keine unnötigen Veränderungen

Es gibt Frauen, die ständig die Möbel umstellen, doch das Kinderzimmer muß wegen der ungestörten Entwicklung des Kindes davon ganz strikt ausgenommen sein. Überhaupt sollten Veränderungen der Wohnung nur nach und nach erfolgen. Die Mutter darf sich nicht sagen: Mein Kind hat sein Bett, und es wächst jetzt aus seinem Bett heraus und braucht deshalb ein größeres Bett, also richte ich gleich das ganze Kinderzimmer neu ein. Die übrige Umgebung des Zimmers, also der Schrank, die Kommode, der Teppich, die Spielecke, muß gleichbleiben. Wenn dann das neue Bett an der gleichen Stelle wie das alte steht, dann bedeutet es für das Kind keine große Veränderung.

Durch Fehler lernt man am besten Jedes Kleinkind entwickelt, wie Sie schon erfahren haben, eine ganze Zeitlang einen geradezu fanatischen Sinn für Ordnung. Das gleiche gilt für Waschen und Sauberkeit. Wenn Sie Ihrem Baby diese Anlagen nicht durch ständigen Erziehungsdrang und Verweise austreiben oder unangenehm machen, dann entwickelt es sich ganz von selbst durch das Vorbild, das Mutter und Vater ihm sind, zu einem ordentlichen und „braven" Wesen. Das aber dauert eine geraume Zeit und muß mehr als einmal geübt werden dürfen. Dann müssen Sie Verständnis dafür zeigen, daß es vieles „kaputt macht", weil es hinter die Zusammensetzung der Dinge kommen will. Es wirft alles von sich, verspritzt das Badewasser, dreht die Wasserhähne auf und zerreißt Bücher, weil es sich seiner Macht über seine Umwelt bewußt wird. Es beschmiert eine Zeitlang die Zimmerwände, weil es gestalten will. Es versucht davonzulaufen, weil ihm die elterliche Wohnung nicht mehr genug Neues und für sein kindliches Bildungsbedürfnis Interessantes bietet. Und schließlich, wenn es noch größer geworden ist, hat es noch lange nur ein sehr mangelhaftes oder gar kein Zeitgefühl. Es kann infolgedessen gar nichts dafür, wenn es nicht pünktlich zum Essen kommt, obwohl es das vorher hoch und heilig versprochen hat.

Maßstäbe und ... Im übrigen will Ihr Kind Maßstäbe für sein Verhalten und für seine Einordnung in die Welt finden. Sie sollten es nicht aus der so oft mißverstandenen Forderung nach antiautoritärer Erziehung einfach alles tun lassen, was ihm gerade in den Kopf kommt. Sie sollten ihm dabei helfen, damit es selbst und allein damit fertig wird. Stehen Sie ihm nicht bei, dann werden Sie bald erleben, daß Ihr Kind es geradezu darauf anlegt, Sie zum Eingreifen zu bewegen – sei es durch Ärger oder Wutausbrüche, die es bei Ihnen zu erzeugen versucht. Das Kind will von seinen Eltern lernen, wie es sich verhalten soll. Es will sie nachahmen, was es ja auch ständig tut. Es will aber nicht zu etwas gezwungen werden, wenn es gerade auf etwas anderes konzentriert ist. Es nimmt dankbar und gelehrig jede Förderung an, die es für sein augenblickliches Interesse von Mutter und Vater erhält. Nur darf ihm dabei nicht sein „Spielzeug" weggenommen werden. Auch nicht, um ihm zu zeigen, wie es „richtig gemacht" wird.

Sagen Sie niemals zu Ihrem Kind, wenn es sich nach Ihrer Meinung ungeschickt oder dumm anstellt: „Komm', ich zeige es Dir!" Lassen Sie Ihr Kind stets so lange seine eigenen Erfahrungen machen, bis es von selbst zu Ihnen kommt und Ihnen das Spielzeug mit der Bitte in die Hand gibt: „Mach's mal"!

Sie werden dann jedesmal sofort erkennen, wann Sie Ihrem Kind die *Grenzen* verständlich machen müssen, ihm helfen müssen, sich in die Welt besser einzuordnen, als es ihm bis dahin durch eigene Anstrengungen gelungen ist. Sie werden zu Ihrer eigenen Überraschung immer wieder feststellen, daß Ihr Kind sogar Verständnis für diese Begrenzungen aufbringt und sie ohne Klagen auf sich nimmt, wenn es von sich aus begreift, daß es unrecht war, was es getan hat.

Grenzen müssen klar erkenntlich sein

Allerdings dürfen Sie ein Eingreifen ihrerseits niemals längere Zeit aufschieben und etwa mit einer Drohung – „warte bis Vater kommt" oder ähnlich – begleiten. Ein Kind hat kein Zeitgefühl und bezieht alles, was ihm geschieht auf die Gegenwart. Soll es ermahnt werden, sich anders zu verhalten als es das gerade tut, dann muß die Korrektur sofort erfolgen. Deshalb sollten Sie Ihr Kleinkind nicht etwa bestrafen, wenn Sie zum Beispiel das Ergebnis seines Zerstörungsdranges in Gestalt Ihres besten Kleides erst nach der Tat und viel später zu Gesicht bekommen. Das Kind erinnert sich wegen Ihrer Aufregung um die Entdeckung gar nicht mehr daran, daß es für die vergessene Zerstörung bestraft werden soll, sondern empfindet die Entdeckung als den Grund der Strafe. Wird so etwas lange genug und womöglich mit steigender Strenge und verschärfter Strafe betrieben, dann setzt sich im Kinde das Gefühl fest, daß vor allen Dingen jede Entdeckung vermieden werden muß. Das führt schließlich zu dem beliebten Grundsatz vieler Erwachsener: „Hauptsache, daß nichts herauskommt."

Trotz und Sauberkeitserziehung

Trotz ist gesund, nicht böse

Wenn der eigene Wille erwacht, Wenn Ihr Kind nach anderthalb bis zwei Jahren plötzlich anfängt, „nein" statt „ja" und „mag nicht" zu sagen, dann ist das ein ganz normales Entwicklungszeichen. Ihr Kind wird selbständig. Es merkt, daß es einen eigenen Willen hat und daß Wünsche in ihm wach werden, denen es auch dann zu folgen versucht, wenn seine geliebte Mutter oder der Vater das nicht wollen. Ihr Kind sagt jetzt auch immer wieder „Ich" und damit beginnen dann die ersten, heftigen Konflikte mit seiner Umwelt. Diese Zeit ist eine Bewährungsfrist für alle Eltern. Versuchen Sie niemals, was insbesondere viele Väter gerne tun, den Willen Ihres Kindes zu brechen. Auch dann nicht, wenn es sich auf den Boden wirft und hemmungslos brüllt. Natürlich könnte der Vater das Kind so lange verprügeln, bis ein willenloses Häufchen Elend aus ihm geworden ist. Dann hätte er vor sich und der Welt bewiesen, daß er der Stärkere ist, und daß er sein Kind zum Gehorsam zwingen kann, wenn er nur will.

Daß dieser starke Mann aber für einen so lächerlichen Sieg sein Kind der Gefahr aussetzt, zu einem armen Duckmäuser heranzuwachsen, den später wahrscheinlich seelische Schädigungen – Neurosen genannt – plagen werden, daran denkt er nicht.

. . . muß er auch ausprobiert werden, Ein trotziges Kind lehnt es nicht deshalb ab, seinen Eltern zu folgen, weil es unartig sein will. Es will sich auch nicht „schlecht benehmen", sondern es wird von seinem erwachenden Persönlichkeitsbewußtsein gezwungen, sich der Umwelt in oft ganz sinnlos erscheinender Weise entgegenzustemmen. Dieses zuerst recht unkontrolliert erwachende Persönlichkeitsbewußtsein dürfen Sie keinesfalls hemmen oder gar schädigen. Sie müssen Ihrem Kind wie immer helfen, selbst damit fertig zu werden, also seinen Trotz aus eigener Kraft zu überwinden, indem Sie ihm Ausweichmöglichkeiten anbieten. Das Brechen von Trotz, die gewaltsame Erziehung zum blinden Gehorsam, ist ein altes Männerideal, das schon manches Volk ins Verderben geführt hat.

. . . man muß es nur nicht wichtig nehmen Die einfachste Spielregel, mit dem Trotz Ihres Kindes fertig zu werden, ist die, den Trotz nicht zu beachten. Am besten legen Sie sich eine „Trotz-Couch" zu. Irgendeine Bank, ein Sessel oder eine Couch wird feierlich zur „Trotz-Couch" erklärt. Sobald das Kind seinen Trotz zeigt, ruft die ganze Familie: „Petra, gehe auf die Trotz-Couch!" Sie erleben, wie sich Ihr Kind wütend auf die Couch wirft und seinen Trotz an ihr ausläßt.

Durch das Nichtbeachten der Trotzreaktion legt sich diese schnellstens von selbst. Sie dürfen jedoch niemals auf den Trotz selbst zu sprechen kommen.
Trotz ist wichtig, und das Kind muß lernen, mit seinem Trotz selbst fertig zu werden. Kinder, die niemals trotzig waren, haben sich nicht normal entwickelt.

Ohne Sauberkeit geht es nicht!

Alle Eltern und vor allem die Mütter sind überaus glücklich, wenn ihr Kind endlich sauber ist. Wie schafft man das am besten? Das Wichtigste ist, daß Sie niemals die Nerven verlieren oder ungeduldig werden, wenn Ihr Kind noch nicht „sauber" ist, obwohl es schon eineinhalb oder vielleicht auch schon zweieinhalb Jahre alt ist. Sie brauchen deshalb nicht zu verzweifeln. Auch dann nicht, wenn Sie es bereits im Guten wie im Bösen ausdauernd versucht haben.

Aber von selbst geht es am besten,

Sie haben Hunderttausende von „Schicksalsgefährtinnen". Die weitaus meisten jungen Mütter werden mit den Problemen der Sauberkeitserziehung ebenfalls nicht recht fertig. Diese Mütter glauben dann, daß die Kinder der Nachbarn, der Bekannten, der Freunde, viel früher sauber waren, als ihr eigenes Baby. Meistens stimmt das überhaupt nicht. Und selbst wenn es stimmen sollte, können Sie sich darauf verlassen, daß auch Ihr Kind sauber werden wird! Vielleicht von einem Tag auf den anderen. Beachten Sie dabei, daß dieser Tag um so schneller kommt, je weniger „Dressur" Sie bei Ihrem Kind anwenden. Versuchen Sie keinesfalls zu früh, das „Geschäft" zu ordnen. Sie können damit alles, aber auch alles, für lange Zeit verderben.

Ein einjähriges Kind kann noch nicht sauber sein. Es hat nämlich noch keine Willenskontrolle über die Muskulatur seiner Blase und seines Darms. Bei einem einjährigen Kind sind die entsprechenden Körperfunktionen noch lange nicht ausgereift. Diese Reife erreichen die meisten Kinder erst mit etwa drei Jahren. Ersparen Sie also sich und dem Kind unnötige Quälereien. Den ersten Versuch zur Sauberkeitserziehung sollten Sie frühestens zum ersten Mal machen, wenn Ihr Kind eineinhalb Jahre alt ist. Hierzu einige praktische Ratschläge:

● Setzen Sie das Kind regelmäßig nach den Mahlzeiten auf den Topf.

...wenn Sie diese Ratschläge beachten

● Lassen Sie es nie länger als höchstens zehn Minuten auf dem „Thron" sitzen.

● Loben Sie jeden Erfolg.

● Übersehen Sie einen Mißerfolg.

343

Wenn Ihr Kind schon beim Anblick des Topfes schreit, dann hat es schlechte Erfahrungen mit ihm gemacht. Aus der Sicht der Erwachsenen können das Kleinigkeiten gewesen sein. Vielleicht war der Topf einmal unangenehm kalt. Oder das Kind ist einmal heruntergekippt und hat sich weh getan. Oder die Mutter machte einmal ein böses Gesicht, als sie den Topf brachte. In einem solchen Fall ist es wichtig, eine „Aussöhnung" zwischen Kind und seinem Topf zu versuchen:

• Malen Sie (am besten mit Glasfarben) lustige Punkte oder Blumen auf den Rand des Töpfchens. Lassen Sie das Kind dabei zusehen oder sogar mithelfen.

• Lassen Sie die ganze Familie den farbenprächtigen Topf bestaunen, der nun dem Kind ganz allein gehört.

Wenn das alles nichts hilft, dann zwingen Sie Ihr Kind auf gar keinen Fall auf den Topf. Lassen Sie es ruhig noch ein paar Wochen in die Windeln machen. Denn wenn Sie gegen das Kind kämpfen, wird Ihnen die Sauberkeitserziehung mit Sicherheit nicht gelingen. Es kann auch sein, daß eine besondere Eigentümlichkeit Ihres Kindes Sie zur Verzweiflung bringt: Manche Kinder sagen zwar brav „a-a", aber erst dann, wenn die „Bescherung" bereits in der Windel ist. Das ist keine Ungezogenheit, sondern bereits ein erfreulicher Fortschritt. Das Kind fängt dann nämlich an, den Zusammenhang zwischen „Müssen" und „a-a"-Sagen zu begreifen. Nur es beherrscht die Kunst noch nicht ganz. Vielleicht spürt es zu spät, wenn es nicht wunschgemäß geklappt hat und – sparen Sie keinesfalls mit Lob bei Erfolg.

Sauberkeit als „Geschenk" Manche Kinder machen einen Bogen um den Topf, hocken sich in einer Ecke nieder und machen ihr „Geschäft" seelenruhig in die Hose. Sie tun das, ohne daß man auf ihrem Gesicht den Ausdruck eines schlechten Gewissens ablesen könnte. Warum auch? Das Kind empfindet Kot und Harn, die ja aus seinem Körper kommen, als etwas, das nur ihm gehört. Und niemand ist berechtigt, es ihm wegzunehmen.

Drängen Sie also Ihrem Kind den Topf nicht auf, sondern stellen Sie ihn so unter das Bett, daß er vom Kind leicht erreicht werden kann. So kann das Kind das „Opfer" eines Tages aus eigenem Entschluß bringen. Vergessen Sie nie, daß es Ihnen damit etwas schenkt, das ihm gehört, und vergessen Sie deshalb nie, Ihre Freude über dieses Geschenk zu zeigen. Dann wird sich Ihr Kind auch eifrig bemühen, Ihnen diese Freude immer wieder zu bereiten. Selbst wenn Ihr Kind deutlich anzeigt, daß es dringend „muß", dann aber, sobald es auf dem Topf sitzt, Urin und Stuhl deutlich zurückhält, ist es nicht etwa bockig oder ungezogen. Es fängt dann ja gerade an, die Ausscheidungsorgane unter Kontrolle zu bringen. In diesem Entwicklungsstadium gelingt es ihm aber zunächst besser, die Schließmuskeln zusammenzuziehen, als sie zu öffnen. Das Öffnen dieser Muskeln muß genauso gelernt werden wie das willkürliche Zusammenziehen.

Ärgern Sie sich auch nicht darüber, wenn Ihr Kind, nachdem es **Rückfälle gibt es** bereits sauber war, gelegentlich wieder in seine Babygewohnheiten **immer wieder,** zurückfällt und alles wieder in die Windeln macht. Versuchen Sie, die Ursachen dieses Rückfalls herauszufinden. Die möglichen Ursachen können sein:

Krankheit des Kindes.

Entscheidende Veränderungen in seinem Leben (Umzug, neue Umgebung).

Geburt eines Brüderchen oder eines Schwesterchens.

Streit der Eltern in seiner Gegenwart.

Rückfälle in der Sauberkeitserziehung des Kindes sind immer ein Signal. Das Kind will damit vielleicht sagen: Verlangt jetzt nicht zuviel von mir, sondern helft mir! Und zu einem solchen Signal wird es immer kommen, wenn das Kind seelisch stark belastet wird.

Was ist aber zu tun, wenn alle Ratschläge für die junge Mutter zu **... aber mit Geduld** spät kommen, wenn sie von Anfang an schon alles falsch gemacht **geht es am besten** hat, wenn die Situation völlig verfahren ist?
In solchen Fällen hilft nur noch eins: Die junge Mutter muß sich klarmachen, daß jedes gesunde Kind eines Tages von selbst sauber wird. Sie muß es dann einfach in Kauf nehmen, daß die Zeit der nassen Windeln noch etwas andauern wird. Das Töpfchen hat dann, obwohl es so schön bunt bemalt ist, noch etwas Pause.
Nutzen Sie diese Pause und beginnen Sie vorsichtig noch einmal von vorne mit einer besser angepaßten Sauberkeitserziehung für Ihr Kind.
Kümmern Sie sich vor allem nicht darum, was Nachbarn, Bekannte oder Freunde sagen. Glauben Sie nicht unbedingt an die phantastisch kurzen Zeiten, in denen andere Leute ihr Kind angeblich sauber bekamen.
Haben Sie Verständnis dafür, daß sich jedes Kind nach seinem eigenen Rhythmus entwickeln muß.
Machen Sie sich und Ihrem Kind immer wieder Mut.

Umweltbelastungen gefährden unsere Kinder

Gutes Wasser, frische Luft und Ruhe sind Kostbarkeiten

„Ohne Wasser läuft nichts" ist der Titel einer Umweltbroschüre des Umweltbundesamtes in Berlin mit dem noch wichtigeren Untertitel „Rettet unser wichtigstes Lebensmittel".

Gutes Wasser ist nicht zum Nulltarif zu haben

Wir haben uns daran gewöhnt, Wasser zum Nulltarif zu beziehen, d.h. ohne jede Mühe aufzuwenden, allein durch einen leichten Knopfdruck oder das Umdrehen eines Hahnes, Wasser in einer für unser Leben einwandfreien Qualität zu erhalten. Diese Tatsache hat das Verhältnis der Menschen in der industrialisierten Gesellschaft zu dem „Lebensmittel" Wasser verkümmern lassen. Niemandem in unserem Lande ist mehr bewußt, welche Anstrengungen noch vor Jahrzehnten die Menschen machen mußten, allein, um Trinkwasser zu bekommen. Der Pumpschwengel, den noch manche Bauernhöfe als Antiquität bewahren, mußte mit Muskelkraft bedient werden. Vorher war der Brunnen zu bauen und zu pflegen. Das Wasser aus unseren Brunnen wurde mit Tierkräften hochgepumpt. Immer war es mit Mühe verbunden, Wasser trinken zu können.

Ohne Wasser ist kein Leben möglich

Kleinkinder sind wasserabhängiger

Wasser ist auch das wichtigste „Überlebens-Mittel" für unsere Kinder. Der Erwachsene benötigt pro Tag 2 bis 3 Liter Wasser mit der Nahrung oder beim Atmen, und er würde ohne Wasser nicht nur verdursten, sondern auch verhungern. Das Kind ist weit wasserabhängiger, denn der Embryo besteht zu $98-99\%$ aus Wasser. Der Anteil am Körpergewicht verringert sich im Laufe des Lebens auf 65 %, aber beim Säugling besteht der Körper noch zu 75 % seines Gewichtes aus Wasser, und zwar zu 50 % direkt an Zellen gebunden, zu 20 % außerhalb der Zellen.

Jetzt verstehen wir, wie rasch ein Säugling schwere, lebensbedrohliche Wasserverluste durch Erbrechen und Durchfälle erleiden kann, desgleichen beim Fieber und Schwitzen. Zu seiner Existenz muß er bei Wasserverlusterkrankungen auf das Wasser in den Zellen zurückgreifen, um den Blutstrom aufrechtzuerhalten. Exsikkose nennt man jenen Status der Austrocknung beim Säuglingsdurchfall, der über schwerste Vergiftungszustände tödlich wirkt.

Wasserhygiene beginnt beim Haushalt

Unser Wasser ist vielfältig bedroht. Zwar werden durch zusätzliche Vorschriften, wie das Wasserhaushaltsgesetz, das Wasserabgabengesetz, das Waschmittelgesetz, die Trinkwasserverordnung etc., die gröbsten Schadstoffe durch ein vorzügliches Abwassersystem beseitigt, aber die Abfälle der Industrie, vorwiegend Schwermetalle, Salze, giftige Chemikalien, vor allem Öle (ein Liter Öl kann eine Million Liter Trinkwasser ungenießbar machen) gefährden unsere Wasserreserven. An die Kostbarkeit eines sauberen, für den menschlichen Gebrauch und insbesondere für die Gesundheit unserer Kinder guten Wassers muß vor allem schon im Haushalt gedacht werden. Wasserkomfort ja – Verschwendung nein! Wer ein Vollbad durch ein Duschbad ersetzt, hat schon 150 Liter Wasser gespart.

Denken Sie daran, daß ein Klo kein Müllschlucker ist und daß Speisereste und Zigarettenkippen nicht ins Abwasser gehören, auch nicht ins Spülbecken oder in die Toilette. Der Umgang mit der Kostbarkeit Wasser ist die Grundlage für die Gesundheit Ihres und anderer Kinder.

Frische Luft ist lebensnotwendig

Gesunde Luft ist für alle Lebensprozesse notwendig, denn die Stoffwechselvorgänge des Körpers werden durch die äußere und innere Atmung in Gang gehalten. Schlechte Luft, z.B. Kohlendioxyd, führt zu einer inneren Erstickung, weil es den roten Blutfarbstoff besetzt, so daß dieser keinen Sauerstoff mehr von der Lunge ins Gewebe transportieren kann. Gasvergiftungen beweisen, wie notwendig es ist, die Luft sauber zu halten.

Krankheitserreger in der Luft rufen Entzündungen in den Atemorganen hervor. Raucherkatarrh, Bronchitis und Lungenentzündung sind die Folge. Die meisten Erreger werden aber nur durch indirekte Ansteckung (Anhusten, Anniesen etc.) übertragen. Es gibt auch Erreger, z.B. Windpocken, bei denen die Übertragung per Luft, auch ohne unmittelbaren Luftkontakt zwischen Erkranktem und Gesundem stattfindet.

Unzählige Fremdstoffe, die unsichtbar in der Luft vorhanden sind – pro Jahr liegt die Menge der ausgeschiedenen Luftschadstoffe an Kohlenmonoxyd, Schwefeldioxyd und Stickoxyd in der Bundesrepublik Deutschland bei etwa 18 Millionen Tonnen, von denen die Hälfte durch den Autoverkehr bedingt sind – belasten die Luft. In Ballungsgebieten werden mehr als 500 Fremdstoffe in der Atemluft nachgewiesen. In unseren Lungen müssen diese Giftstoffe abgefiltert oder ausgeschieden werden. Wo dies nicht möglich ist, z.B. bei Kohlenstaub oder Asbest, kommt es zu schweren Lungenerkrankungen, wie z.B. die „Staublunge" oder „Asbestlunge", letztere mit einer Verhärtung des gesamten Lungengewebes, die mit tödlichem Krebs endet.

Luftverunreinigungen können tödlich sein

Passives Rauchen ist nicht nur wegen des Nikotins, sondern auch wegen der gesundheitsgefährdenden Substanzen Kohlenmonoxyd, Cadmium, Formaldehyd und Dioxine zur Zeit die gefährlichste Luftverpestung für unsere Kinder. Zigarettenrauchen ist die Krankheits- und Todesursache Nummer 1, die in der Bundesrepublik Deutschland pro Jahr etwa 140 000 Menschenleben fordert.

> In Gegenwart Ihrer Kinder sollten Sie niemals rauchen! Suchen Sie mit Ihrem Kind bei Reisen immer nur ein Nichtraucherabteil auf!

Kinder brauchen mehr frische Luft

Kinder sind schlechter Luft weit stärker ausgeliefert als Erwachsene. Dies hängt mit den Lungenbesonderheiten von Säuglingen und Kleinkindern zusammen. Sie müssen in der gleichen Zeit bezogen auf ihr Körpergewicht dreimal und auf ihre Körperoberfläche eineinhalbmal so viel atmen, um den Sauerstoffbedarf des erhöhten Stoffwechsels zu befriedigen. Da die Dehnbarkeit der Lunge bei Kleinkindern schlechter ist, müssen sie schneller und oberflächlicher atmen. um den notwendigen Sauerstoff aus der Luft aufzunehmen.

In den letzten Jahrzehnten spielen allergische Lungenerkrankungen wie Asthma, asthmaähnliche Bronchitis usw. eine immer größere Rolle. Allergene in der Luft, z.B. kleinste unsichtbare Teilchen von Tierhaaren, Vogelfedern, Staubmilben, Schimmelpilzen etc. rufen als Luftverunreiniger krankhafte Entzündungsreaktionen hervor.

Verschiedene Pflanzen blühen zu verschiedenen Jahreszeiten, in denen anfällige Kinder dann besonders gefährdet sind. Der abgebildete Pollenflug-Kalender vom Bundesumweltamt Berlin, Auswertungsstelle Aerobiologie, Bearbeitung durch Frau Dr. Stix, wird mit freundlicher Genehmigung der Wissenschaftlichen Verlagsgesellschaft, Stuttgart, und der Firma Bencard abgedruckt.

Jeder Lärm ist gesundheitsschädlich

Eine weitere Kostbarkeit unserer Umwelt ist die Ruhe. Wir können uns in unseren lärmerfüllten Großstädten eine absolute Ruhe kaum mehr vorstellen. Es kommt uns fast unheimlich vor, wenn Stille herrscht. Allzuwenig ist bekannt, daß jeder Lärm gesundheitsschädigend ist. Dies gilt schon für die akute Belästigung. Nervöse Menschen ärgern sich bereits über kleinste Geräusche, aber auch für weniger empfindliche stören unterschwellige Geräusche, z.B. im Schlaf, die Gesundheit.

Pollenflugkalender

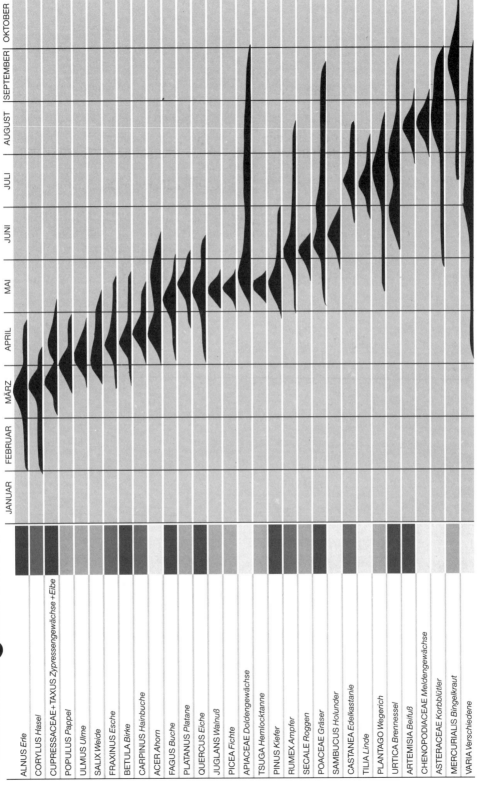

	JANUAR	FEBRUAR	MÄRZ	APRIL	MAI	JUNI	JULI	AUGUST	SEPTEMBER	OKTOBER
ALNUS Erle										
CORYLUS Hasel										
CUPRESSACEAE + TAXUS Zypressengewächse + Eibe										
POPULUS Pappel										
ULMUS Ulme										
SALIX Weide										
FRAXINUS Esche										
BETULA Birke										
CARPINUS Hainbuche										
ACER Ahorn										
FAGUS Buche										
PLATANUS Platane										
QUERCUS Eiche										
JUGLANS Walnuß										
PICEA Fichte										
APIACEAE Doldengewächse										
TSUGA Hemlocktanne										
PINUS Kiefer										
RUMEX Ampfer										
SECALE Roggen										
POACEAE Gräser										
SAMBUCUS Holunder										
CASTANEA Edelkastanie										
TILIA Linde										
PLANTAGO Wegerich										
URTICA Brennessel										
ARTEMISIA Beifuß										
CHENOPODIACEAE Meldengewächse										
ASTERACEAE Korbblütler										
MERCURIALIS Bingelkraut										
VARIA Verschiedene										

Häufigkeits-
klasse

sehr
selten

selten

häufig

sehr
häufig

Die Gesundheitsschädigung ist abhängig von der Stärke und der Dauer des Lärms. Der Lärm wird gemessen als Schalldruck in Dezibel (dB). Bis 60 Dezibel äußert sich die Belästigung hauptsächlich in psychischen Reaktionen. Bis 90 Dezibel lassen sich vegetative Störungen, z.B. über Gefäßreaktionen, nachweisen. Jenseits von 90 Dezibel verursacht jeder Lärm eine zusätzliche Schädigung der Sinneszellen in den Gehörschnecken, die schließlich zur Lärmschwerhörigkeit führt. Im höchsten Grad gefährdet sind Jugendliche in Diskotheken, Motorradfahrer etc.

Auch der Säugling reagiert bereits auf Lärm. Er benötigt Ruhe nicht nur zum Schlafen in der Nacht, sondern auch zu den Schlafzeiten am Tage. Zum Erlernen der Sprache muß er sich auf das Sprechen und die Gesten seiner Mutter konzentrieren. Hier stört Lärm. Denken Sie daran, daß auch für Säuglinge und Kleinkinder Ruhe eine Kostbarkeit ist.

DAMIT IHR KIND MEHR FREUDE AM ERNST DES LEBENS HAT, SOLLTEN SIE IHM EIN GUTES ZUHAUSE SCHAFFEN.

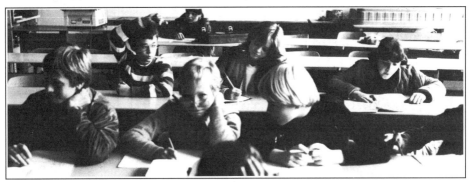

Mit der Schule beginnt der Streß. Kein Wunder, daß Geborgenheit und Nestwärme immer häufiger vermißt werden. Eine behagliche Umgebung kann da helfen.

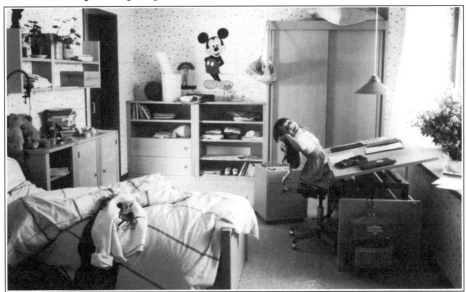

Die Zeiten, als es in der Schule nur ums Einmaleins und ABC ging, sind vorbei. Heute werden unsere Kinder weitaus mehr gefordert. Hinzu kommt, daß überfüllte Klassenzimmer die Lernbereitschaft einschränken. Was fehlt, ist eine behagliche Umgebung, in der sich Ihr Kind ungestört entfalten kann. hülsta hat sich mit diesem Problem intensiv befaßt. Das Ergebnis ist ein Jugendmöbelprogramm, das pädagogische Anforderungen wie funktionales Lernen und kreative Entfaltung überzeugend erfüllt: hülsta „bonny". Und weil hülsta-Möbel ausbaufähige und flexible Systemelemente sind, passen sie sich Anforderungen und Alter Ihres Kindes an. Von der Einschulung bis zum Studium und darüber hinaus.
Mit im Bild der hülsta-Multifunktionstisch. Er wurde von der Stiftung Warentest als einziger von 19 Schülerschreibtischen mit „sehr gut" beurteilt*) und ist ideal zum Lernen, Spielen und fürs Hobby.

NEU! Jetzt 9. Auflage

*) Im Test 19 Schülerschreibtische; davon 1 x sehr gut, 5 x gut, 5 x zufriedenstellend, 8 x mangelhaft (Heft 7/82).

Fortschritte im Lebensstandard bringen auch Gefahren

Unfälle stehen an der Spitze der Todesursachen-Statistik

Kinderunfälle sind derzeitig die größte Sorge der Kinderärzte. In einem Jahr kommen in der Bundesrepublik Deutschland dreimal mehr Kinder wegen einer Verletzung in ärztliche Behandlung als pro Jahr überhaupt geboren werden.

Rund 1,5 Millionen Kinder haben Unfallverletzungen und etwa 3000 Kinder sterben an Unfallfolgen.

Auf jedes unfalltote Kind kommen zwölf schwerverletzte Kinder. Zwei von diesen behalten lebenslänglich einen Dauerschaden.

Diese erschreckende Statistik läßt sich nur verbessern, wenn alle mithelfen: die Eltern, die Schule, die Verkehrsteilnehmen.

- Säuglinge und Kleinkinder verunglücken hauptsächlich im Haushalt.
- Bei Kleinkindern ist der Spielplatz voller Gefahren.
- Für Schulkinder ist die Schule unglaublich gefährlich geworden.
- Größere Kinder und Jugendliche bedroht der Straßenverkehr und der Sport.

Das Kind selbst ist auch Unfallursache

Wenn Erwachsene helfen wollen, Kinderunfälle zu verhüten, müssen sie wissen, daß das Kind kein kleiner Erwachsener ist. Kinder reagieren anders als Erwachsene. Sie können gefährliche Situationen nicht schnell erfassen und sich danach richten. Sie können noch keine Entfernungen abschätzen. Sie wissen nicht, daß eine elektrische Steckdose lebensgefährlich ist. Den Begriff „heiß" lernen sie erst kennen, wenn sie sich die Finger einmal verbrannt haben; und daß Arzneimittel giftig sind, kann ihnen niemand klarmachen.

Im Haushalt passieren die meisten Unfälle

Im frühen Kleinkindesalter stehen die Unfälle im Bereich der Wohnung an erster Stelle. Es passieren hauptsächlich Verbrennungen, Verbrühungen, Vergiftungen und mehr oder weniger schwere Verletzungen durch Herunterfallen oder Umkippen von Wohnungs- und Haushaltsgegenständen. Der weitaus gefährlichste Ort ist die Küche. Der zweitgefährlichste das Badezimmer und der Keller. Für Vergiftungen ist, mehr noch als das Badezimmer, wo gewöhnlich auch das Arzneimittelschränkchen aufgehängt ist, die Küche mit ihren Putzmitteln, Essigflaschen und Gewürzen der gefährlichste Platz.

Bei Vergiftungen durch Arzneimittel spielt die Vorliebe des Kleinkindes für bestimmte Farben eine Rolle. Da Gelb in der Regel abgelehnt wird, bestehen Bestrebungen, Tabletten und Pillen in Zukunft in gelber Farbe in den Handel zu bringen. Weitere Gefahrenquellen liegen in unzureichendem Spielzeug. Dabei erweisen sich besonders kleine, rundliche Gegenstände als gefährlich. Knöpfe, Geld, Murmeln, Schusser, auch Erdnüsse, Kirschkerne u. a. werden in den Mund genommen und gelangen häufig in die Atemorgane. Die Entfernung solcher Fremdkörper gestaltet sich um so schwieriger, je kleiner und runder der Fremdkörper ist; nicht selten geschehen deshalb Erstickungen durch mechanische Ursachen. Das Verschlucken solcher kleinen Gegenstände ist dagegen fast immer harmlos.

Untersuchen Sie Ihre Wohnung systematisch auf Gefahrenquellen. Schauen Sie die Küche, das Badezimmer, die Wohnstube aus der Sicht Ihres Kindes an.
Denken Sie daran, an welche Gegenstände das Kind schon heranlangen kann (auch mit Hilfe eines Stuhls!). Verschließen Sie alles, was gefährlich ist oder werden kann. Riegeln Sie die Außentür ab. Bringen Sie ein Gitter an der Treppe an. Eine Grenze nimmt ein Kind zunächst als gegeben hin. Es versucht erst später, bestimmte Absperrungen mittels Hilfsmittel zu überwinden. Verstärken Sie nicht die Gefahr dadurch, daß Sie die Aufmerksamkeit des Kindes durch ständige Ermahnungen auf gefährliche Situationen und Gegenstände lenken. Sie machen auf diese Weise das Kind

Machen Sie Ihre Wohnung unfallsicher

Unfallverhütung zu Hause

Denken Sie daran, daß Kinder aus dem Babybett, erst recht aus dem Stockbett stürzen können. Ein kindersicherer Verschluß des Seitengitters dürfte selbstverständlich sein. Unter Umständen muß das Kind im Bett angegurtet werden.
Der Wickeltisch wird gefährlich, wenn der Säugling im Alter von 9 Monaten beginnt, sich umzudrehen. Wickeln Sie dann lieber auf dem Sofa.

Zur Verhütung von Verätzungen denken Sie daran, Putzmittel, Essigessenzen, etc. so aufzubewahren, daß das Kind nicht nach gefährlichen Flaschen greifen kann. Leider haben viele Putzmittel eine gleich freundliche Reklame wie Limonade, so daß die Kinder danach greifen.

Verätzungen

Helfen Sie mit, Spielplätze unfallsicher zu machen. Jede scharfe Kante an jedem Sandkasten, jede harte Unterlage kann verletzen. Zur Verhütung von Unfällen hat es sich bewährt, daß alle Geräte im Sandkasten stehen. Dort werden Stürze leichter abgefangen.

Unfallsichere Spielplätze

Grundsätzlich ist zu beachten, daß die größte Unfallverhütung im Selbstüben des Kindes liegt. Aus diesem Grunde sind Spielplätze, auf denen die Kinder selbst üben können an Reckstangen, Betonröhren, etc. auch eine gute Unfallverhütungsmaßnahme.

Schulunfälle Schulunfälle und Schulwegunfälle sind weit gefährlicher als man meint.

Am gefährlichsten ist die Turnhalle, nicht zuletzt deswegen, weil viele Kinder an Geräten turnen müssen, für die sie ihrer ganzen Körperverfassung nach wenig geeignet sind.

Der zweithäufigste Unfallort ist der Schulhof. Aber auch der Klassenraum ist nicht ungefährlich. Hier passieren die Unfälle hauptsächlich während des Stundenwechsels.

Schulwegunfälle Bei den Schulwegunfällen ist der Nachhauseweg gefährlicher als der Weg in die Schule.

Als Anregung für die Unfallverhütung: Klettergerüste, Schaukeln und Spielgeräte müssen technisch sicher gemacht werden. Mauern und Bäume auf dem Schulhof müssen entweder mit Sand umgeben oder unbesteigbar gemacht werden. Der normale kindliche Bewegungsdrang zum Rennen und Raufen sollte in sichere Bahnen gelenkt werden (durch Sportunterricht, Zwischenstundengymnastik, etc.).

Von den unfallverletzten Kindern, die innerhalb von 20 Jahren an einer großen chirurgischen Klinik aufgenommen wurden, erlitten von 2225 Kindern 1053 Verkehrsunfälle, 562 Spielunfälle und 538 Haushaltsunfälle.

Verkehrsunfälle Verkehrsunfälle sind mit Abstand am schlimmsten. Es zeigte sich, daß

- kleine Kinder vorwiegend als Mitfahrer von Kraftfahrzeugen und Fahrrädern verletzt wurden,
- 4–7jährige Kinder vor allem im Straßenverkehr gefährdet sind,
- 8–14jährige Jungen besonders als Fahrradfahrer gefährdet sind,
- Jungen doppelt so häufig an Verkehrsunfällen beteiligt sind wie Mädchen.

Verkehrserziehung ist deswegen nicht nur für Eltern, sondern auch für Kinder wichtig.

Das Gefühl für die Gefahren des Straßenverkehrs ist Ihrem Kind leider nicht angeboren. Da aber jedes Jahr mehr als hunderttausend Kinder bei Verkehrsunfällen verletzt werden und mehr als zweitausend daran sterben, können Sie Ihr Kind gar nicht frühzeitig genug mit den Gefahren der Straße vertraut machen. Sobald es laufen kann, sollten Sie ihm konsequent beibringen, daß eine Verkehrsstraße nur auf einem Zebrastreifen und bei einer auf Grün stehenden Ampel überquert werden darf.

Richtige und konsequente Verkehrserziehung ist für Ihr Kind lebensnotwendig

Gewöhnen Sie Ihr Kind auch daran, langsam über die Straße zu gehen und dabei stets aufmerksam erst nach links und dann nach rechts zu spähen. Weder auf dem Zebrastreifen noch sonst sollte über die Straße gerannt werden, weil Ihr Kind dabei leicht stolpern und hinfallen kann. Dann aber ist es erst recht in Gefahr. Bringen Sie ihm das bei, dann kommt es auch nicht in die Versuchung, bei „Gelb" noch schnell hinüberzurennen. Es kann sich aber auch, wenn es doch einmal durch einen unachtsamen Fahrer in Gefahr gerät, immer noch durch Rennen in Sicherheit bringen.

Wenn Ihr Kind zum Spielplatz geht, dann geben Sie ihm den Ball in einem Netz mit. Die Versuchung ist sonst zu groß, schon auf der Straße mit dem Spielen anzufangen. Noch besser bringen Sie Ihr Kind längere Zeit selbst zum Spielplatz hin.

Überlassen Sie die Verkehrserziehung nicht der Schule

Im übrigen ist es nicht damit getan, wenn Sie Ihr Kind möglichst von der Straße fernhalten. Eines Tages wird es sich alleine auf der Straße zurechtfinden müssen, und dann sollte es gründlich von Ihnen gelernt haben, wie es sich dort richtig verhält.

Von der Deutschen Verkehrswacht wurde nach längerer Vorbereitung jetzt ein „Kinder-Verkehrsclub" gegründet. Kinder, die sich daran beteiligen, erhalten einen Clubausweis und ein Abzeichen: ein Eichhörnchen als Schutzmann. Ihnen werden im Abstand von einem Jahr, ihrem Alter entsprechend, Lernanleitungen und Übungsprogramme geschickt, mit deren Hilfe sie verschiedene Verkehrssituationen zu Hause erlernen können. Sie müssen Fahrbahnen von Gehwegen unterscheiden können und gemeinsam mit ihren Eltern lernen, sich auf der Straße vorbildlich zu verhalten.

Der Kinder-verkehrsclub

Dieses Früherziehungssystem hat sich bereits in Norwegen, Schweden und Dänemark bewährt. Dort gibt es Kinder-Verkehrsclubs seit zehn Jahren. Als Erfolg konnte in Norwegen festgestellt werden, daß die Zahl der verunglückten Kleinkinder um 30% zurückging. Das Unfallrisiko wird heute für ein Clubkind in der Stadt um 40% niedriger eingestuft als für ein Nicht-Clubkind.

Die Idee des Kinder-Verkehrsclubs muß Verbreitung finden, wenn wir unseren Kindern wirklich helfen wollen. Wenden Sie sich an die

Deutsche Verkehrswacht
Postfach 51 02 29
5300 Bonn-Beuel

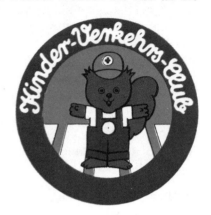

Oberstes Gebot der Verkehrserziehung ist aber wiederum der Hinweis auf das Vorbild der Eltern. Benehmen Sie sich niemals im Straßenverkehr so, wie Sie es von Ihrem Kind nicht wünschen. Gehen Sie nie bei Rot über die Straße. Es gibt keine bessere Hilfe für die Kinder, als ihnen Verkehrsregeln „in Fleisch und Blut übergehen zu lassen".

Gefährdung durch Autofahren und Urlaub

Säuglinge brauchen keine Abwechslung durch lange Autofahrten

Babies sind längst nicht so robust, wie das manche Eltern glauben. Die Fahrt ins Grüne zum Beispiel bekommt ihnen gar nicht. Besonders die langen Autofahrten, die mit solchen Ausflügen verbunden sind, gehen weit über Babys Kräfte.

Unsere Kinder haben das Autofahren geradezu zu einer Leidenschaft entwickelt. Dies gilt jedoch nicht für die Säuglinge, denen die Unruhe des Autos nicht gut bekommt.

Wenn Babies nach einem langen Ausflug abends nicht einschlafen wollen, sollte das für die Erwachsenen eine Warnung sein. Der Ausflug war dann für das Kind zu anstrengend.

Sie müssen in Zukunft mit Ihrem Kind weit behutsamer vorgehen. Dehnen Sie die Autofahrten nie über eine Stunde aus. Meiden Sie im Freien den großen Rummel. Suchen Sie ein ruhiges Plätzchen im Grünen, das verträgt Ihr Baby dann eher.

Regeln für die Sicherheit Ihres Kindes

Grundsätzlich gehören Kinder unter 12 Jahren auf den Rücksitz eines Autos. Dies ist seit Januar 1976 gesetzliche Pflicht. Das aber allein reicht für die Sicherheit der Kinder nicht aus. Deshalb hat der

356

Deutsche Verkehrssicherheitsrat für Eltern Regeln aufgestellt, die Sie zur Sicherheit Ihres Kindes unbedingt beachten sollten.

● Säuglinge und Kleinstkinder sollten grundsätzlich liegend in Tragetaschen oder Kinderwagenaufsätzen befördert werden. Selbstverständlich muß die Tragetasche oder der Kinderwagenaufsatz sicher auf dem Rücksitz des Autos befestigt sein. Kinder, die bereits sitzen können, werden am besten in schalenartigen Kindersitzen mit seitlicher Kopf- und Körperabstützung auf den Rücksitzen angegurtet. Dies gilt auch bei Stadtfahrten, da sich hier rund 70 Prozent der Unfälle ereignen.

● Ältere Kinder werden am Rücksitz mittels eines Sicherheitsgurtes angeschnallt. Wenn Ihr Wagen diesen Sicherheitsgurt noch nicht aufweist, sollten Sie ihn nachträglich auf jeden Fall einbauen lassen.

● Gurten auch Sie sich selbst an: Auch hier wieder mit gutem Beispiel vorangehen! Gerade bei sehr kleinen Kindern sollte immer ein Erwachsener neben dem Kind im Wagenfond sitzen.

● Kinder sollten mit geeignetem Spielzeug während der Fahrt beschäftigt werden.

● Sichern Sie den Fahrgastraum, damit sich Kinder nicht verletzen können, d. h. zum Beispiel, daß schwere Gepäckstücke sicher verstaut sein müssen.

● Auf längeren Fahrten empfehlen sich regelmäßige Erholungspausen. Dies tut auch den Erwachsenen gut. Steigen Sie dabei aus und lassen Sie die Kinder ruhig an gesicherten Stellen toben.

Der ADAC hat außerdem noch eine kleine Liste aufgestellt, was Eltern bei Autoreisen mit Kindern dabeihaben sollten:

Kleine Liste über Dinge, die Sie bei Autoreisen mit Kindern mitnehmen sollten

● Viele Papierservietten oder Papiertaschentücher und einen nassen Waschlappen im Kunststoffbeutel.

● Einige Plastiktüten. Erstens für Abfälle, zweitens für das, was unterwegs (auf dem Spaziergang, auf dem Parkplatz) an Steinen, Zweigen, Kastanien usw. eingesammelt wird.

● Ein Sortiment Heftpflaster (damit man nicht bei jedem Wehwehchen gleich den Erste-Hilfe-Kasten aufmachen muß).

- Spielsachen für die Pausen: Springseil, Ball, Federballspiel, Wurfring.

- Eine Decke.

- Ein Kartenspiel.

- Ein Verzeichnis der Autokennzeichen und Nationalitätenschilder.

Sobald das Kind sitzen kann, benützen Sie einen Kindersitz. Leider sind aber nicht alle im Handel befindlichen Sitze auch wirklich brauchbar. Deshalb lassen Sie sich in einem Fachgeschäft am besten einen getesteten Sitz empfehlen.

Beispiel:
Von der Zeitschrift „test" (Heft 8/77) getesteter Autokindersitz „Römer Peggy" mit der Note „gut"

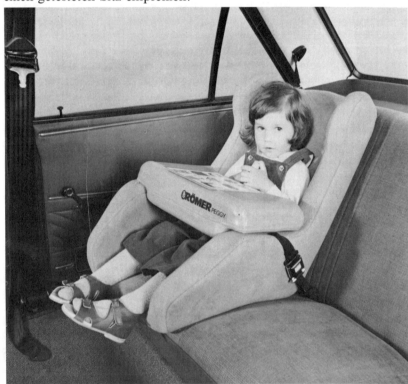

Urlaub mit kleinen Kindern kann Ärger bringen

Urlaubsreisen mit kleinen Kindern sind durchaus möglich. Die Eltern müssen nur versuchen, die Gleichmäßigkeit der Umgebung des Kindes so weitgehend wie möglich zu belassen. Dies kann schon das Bettchen sein, das mitgenommen wird. Mindestens muß die Puppe dabeisein, die abends an der gleichen Stelle zu liegen hat wie zu Hause. Es sollte auch möglichst das gleiche Kissen mitgenommen werden, auf das auch daheim das Kind seinen Kopf legt.

Eltern, die zum Beispiel gerne campen, sollten mit ihren Klein-kindern vor dem Urlaubsantritt ein ausreichendes Campingtraining an Wochenenden durchgeführt haben. Wenn das Kleinkind gelernt hat: in diesem Campingzelt habe ich meinen bestimmten Platz, dann ist es ihm ganz gleichgültig, ob das Campingzelt am Starnberger See oder am Mittelmeer aufgebaut wird. Wenn nur sein Lebensbereich im Zelt stets der gleiche ist. **Camping**

Sehr ungünstig für Kleinkinder sind dagegen in der Regel Hotels. Hotels sind Herbergen für Erwachsene. Die Hotelleitung hat sowohl hinsichtlich der Lautkulisse als auch der Hausordnung ihre ganz besonderen Vorstellungen, die von denen der Kinder stark abweichen. Es gibt auch kindergemäße Hotels. Es gibt Bauernhöfe, auf die man Kinder mit in Urlaub nehmen kann. Dort ist dann für das Kind genügend Lebensraum vorhanden. Daß es dabei in einem Bettchen, das dem seinigen zu Hause möglichst ähnlich ist und in einer ähnlichen Schlupfdecke schlafen kann, sollte gesichert werden. Dann wird sich Ihr Kind relativ schnell eingewöhnen. **Ferienwohnungen oder Bauernhöfe**

Für die körperliche Entwicklung Ihres Kindes kann der Urlaub ge-fährlich sein. Nicht alle Urlaubsländer haben die gleichen scharfen Nahrungsmittelbestimmungen wie unser Land. Nicht alle Urlaubs-länder haben die gleichen Abwasserbeseitigungsbedingungen. Vor-nehmlich in heißen Jahreszeiten werden dort krankhafte Darmkeime häufiger festgestellt. Kinder, die sich nicht frühzeitig mit diesen krank-haften Darmkeimen „befreundet" oder auseinandergesetzt haben, er-kranken dort deshalb leicht an gefährlichen Durchfällen. Es läßt sich fast sagen, daß man auch bei Kindern auf jeder größeren Reise in südliche Länder in erster Linie mit einem Durchfall oder gar einem Brechdurchfall rechnen muß. **Körperliche Gefahren und Streß**

Dazu kommt noch, daß nicht nur für den Erwachsenen, sondern auch für das Kind jeder Urlaub ein sogenannter „Streß" ist. Dieser Streß ist primär psychisch bedingt im Sinne der Freude, der Angst und der Aufregung. Deshalb hat jeder Urlaub ebenso Konsequenzen für den Abwehrmechanismus des Kindes wie für den des Erwachsenen.

Durch diesen Urlaubsstreß kommt es zu einer Herabsetzung des natürlichen Abwehrverhaltens.

Kinder müssen in ihrem Abwehrverhalten gegenüber Krankheits-erregern als potentiell geschwächt angesehen werden. Deshalb bekom-men sie viel leichter Halsentzündungen und Infektionskrankheiten.

Kinder haben Freude an Tieren

Freude und Sorgen mit Tieren Kinder lieben Tiere und sind ganz sicher mehr fasziniert von ihnen als mancher Erwachsene meint. Große Untersuchungen mit Testbildern, die wir am Institut für Soziale Pädiatrie und Jugendmedizin der Universität München durchgeführt haben, zeigten, daß neben dem roten Volkswagen (S. 241) der kleine braune Dackel (S. 241) das bevorzugte Symbol war, das von den Kindern zuerst (noch vor Puppe, Teddybär etc.) erkannt wurde.

Hunde sind also beliebte Spielgefährten, auch Freunde und Beschützer für Kinder.

Vorsicht bei Tieren Wie und ob Kinder sich mit Tieren vertragen, hängt aber entscheidend von dem Alter ab. Kleine Kinder bis zum Alter von 3 Jahren gehen ganz unbekümmert auf jeden Hund zu und wundern sich, wenn dieser laut bellend – wenn nicht gar beißend – reagiert, wenn sie ihm den Finger in das Auge bohren oder am Schwanz ziehen.

Erst mit 4 oder 5 Jahren gewinnen Kinder, die nicht mit Hunden aufgewachsen sind, über ihre Eltern ein Verständnis dafür, den Hund als Lebewesen anzuerkennen. In diesem Alter toben Hunde und Kinder oft wie ein Knäuel miteinander.

Verhaltensregeln Um Unfälle zwischen Tier und Kind zu vermeiden, sollten die Eltern folgende Regeln ihren Kindern beibringen:

- Niemals einen fremden Hund streicheln.
- Niemals ein Tier erschrecken z. B. durch Anschleichen von hinten.
- Niemals am Schwanz ziehen.
- Niemals beim Fressen stören.
- Niemals schnell an Hunden vorbeifahren (mit dem Fahrrad) oder vorbeilaufen.
- Wenn ein fremder Hund an das Kind kommt, nicht schreien oder weglaufen, sondern beschnuppern lassen. Der Hund merkt bald, daß das Kind kein Hund ist und geht weiter.

Wenn diese Regeln beachtet werden, dann stehen – wie der Nobelpreisträger *Konrad Lorenz* schreibt – Kind und Hund auf Du und Du.

Krankheitsübertragung durch Haustiere Die Frage der Krankheitsübertragung durch Tiere spielt vor allem für Säuglinge und Kleinkinder eine Rolle. Deswegen haben Mütter recht, wenn sie fremde Tiere grundsätzlich von ihren Kindern fernhalten.

360

Es bestehen keine Bedenken dagegen, neben einem Säugling oder einem Kleinkind auch noch einen Hund in der Familie zu haben. Der Hund fühlt sich meist als Wächter und Beschützer. Er weicht nicht vom Kinderwagen.

Selbstverständlich dürfen Hunde nicht in den Bereich der Hygiene des Kindes eindringen. Sie müssen deswegen vom Bett, vom Badezimmer, von der Toilette, ganz besonders aber auch von dem Geschirr (Flaschen) des Kindes streng ferngehalten werden.

Wenn aber ein kleines Kind einmal einen Hund streichelt und dieser es vor Freude kurz abschleckt, braucht man nicht sofort Angst vor Krankheitsübertragung zu haben.

Ein ernstes Problem ist aber die Verschmutzung der Spielplätze und Rasenflächen durch Hundekot. Diese sind Infektionsherde für spielende Kinder. Erwachsene sollten also sich die Sandkisten anschauen, in denen ihre Kinder spielen.

Babysitter, Radio und Fernsehen als Erziehungsfaktoren

Ganz gleich, woher Sie Ihren Babysitter bekommen haben, bevor Sie ihn mit Ihrem Baby alleinlassen, sollten Sie sich davon überzeugen, ob er

Dem Babysitter muß man vertrauen können

- gesund ist,
- Grunderfahrungen im Umgang mit Säuglingen hat,
- alt genug ist und Ihr Vertrauen verdient.

Wenn Sie jemanden als Babysitter anstellen, dann vereinbaren Sie das Honorar im voraus und machen Sie ihn nicht nur mit dem Kinderzimmer, sondern auch mit der Küche (Herd und Kühlschrank) und mit dem Fernseher vertraut. Vor allem muß der Babysitter das Telefon benutzen können und eine Aufstellung der Telefonnummern bekommen, die er im Notfall anrufen muß. Sie sollten unbedingt erreichbar sein.

Nehmen Sie niemals Jugendliche unter 16 Jahren als Babysitter. Ist Ihr Baby älter als drei Monate, dann sollte es seinen Babysitter in Ihrer Gegenwart kennengelernt haben, damit er ihm vertraut ist, wenn es aus irgendeinem Grunde plötzlich aufwacht. Versuchen Sie möglichst immer, den gleichen Babysitter zu bekommen, der auch, falls Ihr Kind schon das erste Lebensjahr überschritten hat, mit ihm gelegentlich in Ihrer Gegenwart spielen sollte.

Das Radiohören besteht bei Kleinkindern und Jugendlichen so gut wie ausschließlich im Abhören von Musiksendungen. Kinder bevor-

Radio

zugen, mit einer staunenswerten Einfühlung, stets gerade die Musik, die jeweils dem Zeit- und Modegeschmack entspricht. Da Erwachsene gegen solche Musik häufig ablehnend eingestellt sind, empfiehlt es sich, dem Kind ein eigenes Transistorgerät zu schenken, aus dem es die Musik, die es bevorzugt, selbst heraussuchen kann.

Schallplatten Weit besser als Fernsehen und Radiohören ist das Anhören von Schallplatten oder Kassetten. Es gibt Märchenerzählungen oder kleine Hörspiele, denen auch kleine Kinder immer und immer wieder lauschen. Wenngleich das direkte Erzählen über die Mutter, den Vater, die Großmutter oder wem auch immer, durch nichts zu ersetzen ist, so bleibt doch die Feststellung, daß unsere Erwachsenen kaum mehr Zeit haben, in Muße Märchen weiterzugeben. Deswegen ist die Wiedergabe von Kindermärchen durch Schallplatten oder Bänder in jeder Hinsicht zu befürworten. Die Mutter erlebt selbst, wie oft ihr Kind die gleiche Platte hintereinander erneut hören will, wobei es bis in Einzelheiten das Märchen miterlebt.

... und Bücher Bilderbuch anschauen ist das erste leidenschaftliche Lesen. Es funk-
können tioniert aber nur, wenn die Bilderbuchspiele mit Mutter oder Vater
Erziehungshilfen gemeinsam betrieben werden. Es gibt entzückende Bilderbücher, zu
sein denen Eltern ganze Geschichten erzählen können, ohne daß auch nur ein Satz Text darin gedruckt ist. Lassen Sie sich solche Kinderbücher zeigen und vertiefen Sie sich darin.
Die Abfragespiele: ,,Wo ist der Wauwau?'', ,,Wo ist der Elefant?'' sind ebenso spannend wie die Hinweise auf Farben, Formen usw. Es gibt Bücher über das Land, über die Stadt, über den Zoologischen Garten usw. Sie regen die Phantasie auch des kleinsten Kindes an.

Vom Fernsehen Keine andere Institution hat so sehr in das Leben unserer Kinder
kann eine gefähr- eingegriffen wie das Fernsehen. Um dies zu verstehen, genügt es
liche Wirkung nicht nur zu wissen, daß das Fernsehen mit jedem Programm auf
ausgehen einen Druckknopf hin als gebetener oder ungebetener Gast in die Familie eintritt, sondern man muß auch die Bedeutung des Fernsehens für das Lernen des Kindes beachten.
Wir nennen das ,,Imitationslernen'' oder Lernen durch Nachahmung. Demgegenüber ist das Lernen durch Belehrung mit Hilfe der Sprache, also durch Erklären und Hinweise viel weniger wichtig.
Das müssen Sie wissen, wenn Sie beurteilen wollen, ob Fernsehprogramme Bedeutung für das Lernverhalten Ihres Kindes haben können oder nicht.

Diese Beurteilung ist deshalb besonders wichtig, weil das Fernsehen selbst, das heißt Darbietungen auf dem Fernsehempfänger Kindern aller Altersstufen die allergünstigsten Lernbedingungen bieten, die bisher bekanntgeworden sind.

Um dies zu verstehen, muß man wissen, daß Lernprozesse dann besonders günstig sind, wenn sie unter den jeweils gleichen Bedingungen stattfinden. Der Lerneffekt des Fernsehens ist also deswegen so groß, weil das Kind zur gleichen Tageszeit, auf dem gleichen Stuhl oder Sessel, in die gleiche Blickrichtung, in der gleichen Entfernung, in das gleiche Fernsehgerät hineinschaut und dort mit gleicher Bildqualität und -größe praktisch von den gleichen Menschen bestimmte Verhaltensmuster gezeigt bekommt.

Der ungeheure Lerneffekt des Fernsehens

So wird es verständlich, daß alle aggressiven Szenen des Fernsehens auch die Aggressivität des Kindes steigern. Großangelegte Untersuchungen in den Vereinigten Staaten haben gezeigt, daß kleine Kinder, auch wenn sie nur kurz einer ungewohnten aggressiven Verhaltensweise ausgesetzt waren, diese übernehmen. 88% der drei- bis fünfjährigen Jungen und Mädchen zeigten nach Fernsehfilmen, in denen Szenen mit Würgen, Treten, Beißen, Schlägereien, Schießen usw. auftraten, ähnliche Aggressionen in ihren nachfolgenden Spielzeiten. Es konnte nachgewiesen werden, daß das aggressive Verhalten für lange Zeit im Gedächtnis der Kinder blieb. Bei neun- bis elfjährigen Jugen wurde die gesehene Brutalität im Fernsehen mit der Anerkennung und Bereitschaft selbst Gewalt anzuwenden in Verbindung gebracht. Brutale Sendungen beeinflussen demnach die Vorstellung unserer Kinder über Gewalt nachhaltig.

Jede aggressive Szene ist gefährlich

Auf der anderen Seite kann das Fernsehen auch soziales Verhalten lehren. Amerikanische Untersuchungen zeigten, daß Kinder, die im Fernsehen lernten, daß Kinder beim Zahnarzt keine Angst zu haben brauchen, daraufhin auch keine Angst mehr bei ihrem Zahnarzt zeigten. Kinder, die im Fernsehen lernten, daß es schön ist, anderen Menschen zu helfen, zeigten ein gleiches Verhalten im Spiel im Anschluß an die betreffenden Sendungen.

Aus diesen Erkenntnissen geht hervor, daß die Eltern sich in jedem Falle über die Sendungen orientieren sollten. Sie müssen wissen, wie häufig brutale und aggressive Szenen in einer bestimmten Sendung vorkommen und dann den Fernseher lieber einmal mehr als zu wenig abschalten.

Die Sendungen müssen von den Eltern oder Erziehern ausgesucht werden

Körperliche Gefahren Einen weiteren Einfluß des Fernsehens betrifft die Einschränkung des kindlichen Bewegungsdrangs (siehe Seite 215). Kinder, die zuviel fernsehen, werden in ihrem natürlichen Bewegungsdrang gehemmt. Das aber ist genauso belastend und schädlich wie das erzwungene Stillsitzen in der Schule. Schließlich ist darauf hinzuweisen, daß das Sozialverhalten der Kinder durch das Fernsehen ebenfalls geschädigt wird, wenn Eltern den Fernsehapparat als Babysitter benutzen. Das Kind, insbesondere das Kleinkind, benötigt dringend den unmittelbaren sozialen Kontakt mit seiner Mutter. Dieser Kontakt kann durch kein noch so gutes Fernsehprogramm ersetzt werden.

Steht der Fernseher knapp über dem Boden, dann müssen Sie unbedingt verhindern, daß sich Ihre Kinder zu nahe an die Bildscheibe setzen. Das schadet den Augen. Ebenso soll nie bei völliger Dunkelheit im Zimmer ferngesehen werden. Es sollte immer eine Lampe, die sich natürlich in der Bildscheibe nicht spiegeln darf, gleichzeitig im Zimmer brennen. Das gilt übrigens auch für Erwachsene, die sonst genauso unter seekrankheitsähnlicher Übelkeit zu leiden haben.

Kindergarten und Schule können Familienerziehung nicht ersetzen

Der Kindergarten hilft zur Selbständigkeit

Der deutsche Begriff „Kindergarten" stammt von *Friedrich Fröbel*. Als Schüler des ebenso berühmten Pädagogen *Pestalozzi* schuf er Einrichtungen, welche die Eigenarten und den jeweiligen Entwicklungsstand der Kleinkinder als Zusatz zur Familienerziehung berücksichtigen sollten. Er wählte dabei diesen Namen, weil er die Kinder mit Pflanzen verglich und weil jede Anstalt einen Garten besitzen sollte. Die Einrichtung des Kindergartens hat einen eigenen Bereich der Kleinkinderziehung in aller Welt eröffnet. Es ist deshalb verständlich, daß das deutsche Wort „Kindergarten" in viele fremde Sprachen als ein Lehnwort einging.

Fröbel schuf den ersten Kindergarten

Grundsätzlich muß man sich aber auch heute noch darüber im klaren sein, daß der Kindergarten in erster Linie nicht eine pädagogische, sondern eine soziale Einrichtung war und weitgehend noch ist. „Not- und Hilfsschulen für arme Leute, die wegen des Taglohns und ihres Frondienstes den Tag über ihre Wohungen verschließen" hatte *Pestalozzi* 1780 gefordert, als „Kinderhäuser, wohin arme Mütter, welche die Notdurft des Lebens von der Seite ihrer Kinder wegreißt ... ihre noch nicht schulpflichtigen Kinder bringen und worin sie den Tag belassen werden können!" An dieser Feststellung hat sich bis heute noch kaum etwas geändert, denn Ganztagseinrichtungen für kleine Kinder sind nach wie vor Kleinkinderbewahranstalten und können keine pädagogischen Institutionen sein. Die Sozialentwicklung des kleinen Kindes läßt es nicht zu, daß es ohne Schaden ganztägig in Tagesstätten untergebracht werden kann.

Aus der Not der berufstätigen Mütter geboren

Die Fortentwicklung der Kleinkinderfürsorge von der Kinderbewahranstalt bis zu der pädagogischen Hilfe in *Fröbels* Kindergarten muß von der Aufgabe her in erster Linie die Sozialentwicklung des Kindes berücksichtigen. Der Kindergarten ist eine gute familienergänzende Einrichtung vor allem für Einzelkinder, welche im Kindergarten erstmalig „Geschwistererfahrung" erleben. Alles, was die Sozialentwicklung des kleinen Kindes fördert, z. B. Rollenspiel (Vater-, Mutter-, Kindspiel, Einkaufen spielen, Verreisen spielen usw.) gehört zum ureigenen Erziehungsbereich des Kindergartens. Dabei bleibt aber zu berücksichtigen, daß das Kind von der Hilfe des Erwachsenen abhängig ist, der ihm günstige Bedingungen für die Entfaltung des Spiels geben muß.

Einzelkinder erleben im Kindergarten „Geschwistererfahrung"

Der Kindergarten hat in den vergangenen Jahren in der Öffentlichkeit eine besondere Aufwertung durch das Schlagwort von der „vor-

Was ist vorschulische Erziehung?

Die wichtigste Aufgabe des Kindergartens besteht darin, kleine Kinder in der Rücksichtnahme anderen gegenüber zu üben. Das Kind muß lernen, mit anderen Kindern einen guten Kontakt zu pflegen.

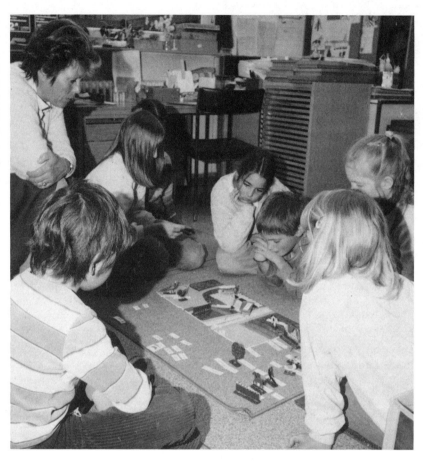

schulischen Erziehung" erfahren. Diese Aufwertung braucht der einwandfreie Kindergarten gar nicht. Der Kindergarten kann niemals etwas schaffen, was das Elternhaus vorher nicht bereits geschafft oder vorbereitet hat. Die Vorstellung, daß durch einen regelmäßigen Kindergartenbesuch eine Chancengleichheit zwischen verschiedenen sozialen Schichten erreicht werden könne, ist wissenschaftlich durch nichts bewiesen. Diese Chancengleichheit kann auch selbst durch die besten Kindergärten grundsätzlich nicht hergestellt werden.

Mit welchem Alter in den Kindergarten? Ein Kind sollte erst dann in einen Kindergarten kommen, wenn es in seiner Sozialentwicklung eine solche Stufe erreicht hat, daß es in Abwesenheit der Mutter ohne Schaden und ohne Schwierigkeiten gleichzeitig mit anderen Kindern beisammen sein kann. Kinder, die

366

diese Stufe der Sozialentwicklung noch nicht erreicht haben, erleiden durch einen Kindergarten in ihrer Sozialentwicklung eher Schaden als Nutzen (siehe Seite 206 Sozialentwicklung). Ein Kind, das auch in Abwesenheit der Mutter eine oder zwei Stunden mit anderen Kindern spielt, ohne Schwierigkeiten zu machen, hat die Kindergartenstufe erreicht. Das ist normalerweise im Alter von vier Jahren der Fall. Es gibt Kinder, die schon mit dreieinhalb Jahren diese Stufe erreicht haben, aber es gibt auch Kinder, die sie erst mit viereinhalb oder fünf Jahren erreichen. Es wäre ganz falsch, solche Kinder vorzeitig in einen Kindergarten zu geben.

Die Aufgabe eines guten Kindergartens sollte nicht darin bestehen, den Kindern Kulturtechniken, wie Lesen, Schreiben und Rechnen beizubringen. Die Aufgabe eines guten Kindergartens besteht in erster Linie darin, die nächste Stufe der Sozialentwicklung des Kindes so natürlich wie möglich zur Entfaltung zu bringen. Die Fähigkeit, mit anderen Kindern positiven Kontakt aufzunehmen, ist das Allerwichtigste. Streit mit anderen Kindern zu vermeiden, will gelernt sein. Auch die Rücksichtnahme auf andere Kinder muß ebenfalls gelernt werden, wie mit anderen Kindern zusammen gleiche Aufgaben gemeinsam zu lösen. Geschieht das reibungslos, dann ist der Kindergarten für jedes Kind ein Gewinn.

Die Aufgabe eines Kindergartens besteht nicht darin, den Kindern Lesen und Schreiben beizubringen

Eine Vorschule ist überflüssig

Die falsche pädagogische Beurteilung von Kindergartenprogrammen hat dazu geführt, daß bereits im Kindergarten Leistungsgruppen eingeführt werden. Es ist ein Unglück für die Sozialentwicklung unserer kleinen Kinder, wenn eine Vorschule errichtet wird, und die älteren Kinder von den jüngeren abgetrennt werden.

Erst verschiedene Altersgruppen ermöglichen dem Kind optimale Erfahrungen

Eine entscheidende Voraussetzung für die Sozialentwicklung des Kleinkindes ist eine altersungleiche Gruppe. Nur so können die älteren Kinder den jüngeren helfen lernen, nur so lernen die jüngeren Kinder, sich von den älteren helfen zu lassen. Nach den Erfahrungen des Institutes für Sozialpädiatrie der Universität München hat sich dabei vor allem die gemeinsame Erziehung gesunder und behinderter Kinder im Kindergarten hervorragend bewährt. Es ist geradezu ein Erlebnis zu sehen, wie gern gesunde Kinder behinderten Kindern helfen, wenn dies im Rahmen einer kindgerechten Pädagogik stattfindet.

Das bedeutet aber nicht, daß im Kindergarten grundsätzlich keine Kulturtechniken angeboten werden sollen. Das Kind muß nur die

Kulturtechniken können,

volle Freiheit haben, die Beschäftigung mit diesen Kulturtechniken anzunehmen oder abzulehnen. Lehnt es sie ab, dann muß man es dabei belassen. Es ist für ein fünfjähriges Kind weit bedeutsamer, mit anderen Kindern spielen gelernt zu haben, die Fehler anderer Kinder hinzunehmen ohne aggressiv zu reagieren, als einige Worte oder Sätze schreiben zu können.

Gute Schul-
leistungen werden
nicht durch frühes
Schreiben- und
Rechnenlernen
erreicht

Umfangreiche amerikanische Untersuchungen haben einwandfrei bewiesen, daß der Vorsprung der Kinder, die um ein oder zwei Jahre eher schreiben und rechnen gelernt haben, von anderen Kindern, die das nicht lernten, spätestens nach zwei oder drei Jahren wieder aufgeholt war. Es ist ganz falsch zu glauben, daß ein eher schreiben- und rechnenlernendes Kind später auch bessere Schulleistungen erbringen wird. Dagegen gibt es wissenschaftliche Beweise dafür, daß ein Kind, das nicht frühzeitig genug gelernt hat, selbständig zu spielen und selbständig tätig zu sein, in der Schule später große Schwierigkeiten hat, selbständig zu arbeiten. Das frühzeitige Selbständigkeitstraining ist viel wichtiger als jedes intellektuelle Training der Kulturtechniken.

Für Kinder, die einen Kindergarten erfolgreich besucht haben, ist der spätere Eintritt in die Schule ein viel geringerer Einschnitt in ihrem Leben, als für Kinder, die aus der behüteten Atmosphäre des Elternhauses kommen. Ein Kind, das plötzlich, ohne daran gewöhnt worden zu sein, in eine Gemeinschaft von zwanzig, dreißig oder vierzig Kindern, die ihm völlig fremd sind, und mit denen es nun gemeinsam lernen soll, hineingezwungen wird, kann sich dort nur zurechtfinden und eingliedern, wenn es selbständig zu spielen und mit anderen Kindern auf gleicher Ebene friedlich umzugehen gelernt hat.

Die Mutter muß gleich bei der Anmeldung die Entscheidung treffen, ob sie ihr Kind für den ganzen oder nur für den halben Tag eintragen lassen will. Für den Ganztagskindergarten spricht nur, daß die Eltern arbeiten können und das Kind aufgehoben ist. Für das Kind selbst aber liegt nur im Halbtagskindergarten ein Nutzen!

Sprechen Sie öfter mit der Kindergärtnerin, wenn Sie Ihr Kind abholen. Die Kindergärtnerinnen haben diesen Beruf gewählt, weil sie Kinder lieben. Deshalb freuen sie sich auch, wenn sie manchmal mit den Müttern sprechen können. Nehmen Sie sich auch ab und zu ein wenig Zeit, den Kindern zuzuschauen. Eine Mutter ist ja gewöhnt, sich einzufühlen. Sie merkt schnell, ob ihr Kind in guten Händen ist.

Die Kindergärtnerin vermag Ihnen wie keine andere Person zu sagen, wie sich Ihr Kind in der Gruppe mit anderen Kindern verhält. Dieses Sozialverhalten müssen Sie sehr wichtig nehmen, denn letztlich entscheidet es mehr über die spätere Tüchtigkeit Ihres Kindes als das Aneignen von Lese- oder Schreibtechniken. Die Kindergärtnerin überschaut die Kindergartengruppe, sie kann so gut wie niemand die Gruppenfähigkeit Ihres Kindes beurteilen. Nehmen Sie also diese Hinweise der Kindergärtnerin sehr ernst.

Das Vorbild eines Kindergartens

Im Rahmen der Kindergartenbewegung sind wichtige Impulse von einer Ärztin ausgegangen: *Maria Montessori* war die erste Frau Italiens, die gegen ihr Elternhaus, gegen die medizinische Fakultät und gegen die Behörden durchsetzte, daß sie Medizin studieren konnte. Mit der gleichen Beharrlichkeit, mit der sie sich für geistig behinderte Kinder in der psychiatrischen Klinik in Rom einsetzte, hat sie später ihr inzwischen weltweit verbreitetes pädagogisches System für gesunde Kinder aufgebaut. Dabei benutzte sie Erkenntnisse, die vorher von den französischen Ärzten *Jean Itard* und *Eduard Séguin* gewonnen wurden. Diese „ärztliche Pädagogik" geht ausschließlich vom Kind aus. Sie benutzt die Sinne des Kindes, Hören, Sehen, Greifen, Fühlen, Riechen, Schmecken, als Grundlage für pädagogische Vorgänge. *Maria Montessori* entdeckte, daß sich die Welt des Kindes von der des Erwachsenen unterscheiden muß. Sie schrieb hierzu:

Maria Montessoris ärztliche Pädagogik

„Das neugeborene Kind ist nicht einfach ein Tierlein, das man nähren muß, es ist von Geburt an ein Geschöpf mit Seele, und wenn man für sein Wohl sorgen will, genügt es nicht, seine körperlichen Bedürfnisse zu befriedigen; man muß ihm auch einen Weg zur geistigen Entwicklung eröffnen, muß seine geistigen Regungen vom ersten Tage an achten und verstehen, sie zu fördern.

... geht vom Kind aus

Nur wenn das Kind sich frei entwickeln kann, wenn kein unangebrachter Einfluß seine ruhige, friedliche Entfaltung stört, wird sich dieses Phänomen einstellen. Das Problem der Erziehung besteht für uns nicht in der Wahl der Mittel zur Bildung der Persönlichkeit des Kindes und zur Entwicklung seiner einzelnen Charaktereigenschaften, sondern in der Darreichung der geistigen und seelischen Nahrung, deren das Kind bedarf.

Dann entwickelt das Kind eine geregelte Tätigkeit, von der es vollständig in Anspruch genommen wird. Während es so seinen angeborenen Antrieben folgt, übt es seinen Verstand und entwickelt Eigenschaften, von denen wir bis jetzt annahmen, daß die Natur eines kleinen Kindes ihrer nicht fähig sei, wie zum Beispiel Geduld und Ausdauer, Gehorsam, Sanftmut, liebevolles Wesen, Höflichkeit und dauernd freudige Stimmung."

Kleine Kinder arbeiten gerne, Diese fortschrittlichen Gedanken sind in den Montessori-Kindergärten in die pädagogische Praxis eingegangen. Sie haben Kindergarten und Schule sehr verändert. Für einen Außenstehenden ist es unglaublich zu erleben, wie intensiv auch kleine Kinder gern arbeiten. Die Anregungen zu den verschiedensten Übungen und Tätigkeiten gehen von dem Material aus, das den Kindern an den Wänden eines Kindergartens frei zugänglich ist. Alles Material ist indessen nur einmal vorhanden, so daß jeweils nur ein Kind oder einige Kinder, die sich vorher einigen müssen, mit einem Material tätig werden können.

... besonders wenn sie das bei anderen Kindern sehen Von der Einmaligkeit des Materials gehen interessante Impulse aus, denn sobald ein Kind mit dem Material arbeitet, werden andere Kinder davon direkt elektrisiert. Jede Mutter weiß, daß ein Roller ein ganzes Jahr lang unbenutzt in der Ecke steht. Sobald Fritzchen damit rollern will, verspürt Fränzchen automatisch den Wunsch, jetzt auch den gleichen Roller zu benutzen. Da in der Montessori-Pädagogik ein Kind aber erst tätig werden kann, wenn das bereits tätige Kind seine Arbeit beendet hat, schaut es diesem interessiert bei der Arbeit zu. Dadurch lernt es selbst viel (Beobachtungslernen). Es sieht auch die Fehler des anderen Kindes und lernt gleichzeitig Rücksicht nehmen.

Durch das Montessori-Material entdeckt das Kind die Fehler selbst Ein weiterer Vorteil des Montessori-Materials liegt darin, daß es sich um autodidaktisches Material handelt. Die Fehlerkontrolle liegt im Material, so daß das Kind in der Beschäftigung mit dem Material selbst darauf kommt, ob es richtig gearbeitet hat oder nicht. Hier liegen ähnliche Verhältnisse vor wie bei einem Kreuzworträtsel. Die richtige Lösung liegt in dem Kreuzworträtsel selbst, und jeder ist begierig, die Lösung selbst zu finden. Man wird ärgerlich, wenn jemand dabei helfen will und sucht so lange, bis die richtige Lösung gefunden wurde.

Lernen durch Einsicht und Irrtum liegt hier als pädagogisches Prinzip zugrunde. Das Kind greift so lange, bis es über das Greifen zum Begreifen kommt. In der Montessori-Pädagogik liegen bis jetzt noch kaum erkannte Möglichkeiten, die Sozialentwicklung und die Sozialisation der Kinder zu fördern.

Das Bestreben des Kindes, selbständig tätig zu sein, fördert seine Selbständigkeit. Die Möglichkeit, im Kindergarten ständig mit ande-

370

ren Kindern Kontakt aufzunehmen und dabei kleine Gruppen zu bilden, fördert die Zusammenarbeit. Die Kinder helfen gerne und lassen sich von anderen Kindern helfen.

Weil das Kind das Kontaktverhalten anderer Kinder beobachtet, kann es Rückschlüsse auf sein eigenes Sozialverhalten ziehen. Die Beobachtung anderer Kinder regt zur kritischen Betrachtung an und leitet das Kind zur Hilfe bei Fehlern bzw. zu Lob bei erfolgreicher Arbeit hin.

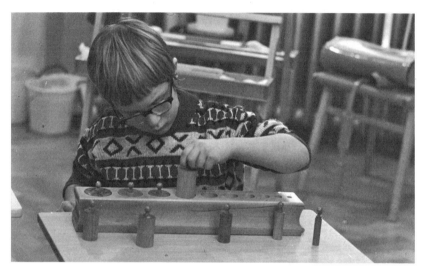

Mit Hilfe der Einsatzzylinder lernt das Kind „hoch – tief" – „dick – dünn" – „leicht – schwer" – „lang – kurz" greifen und begreifen.

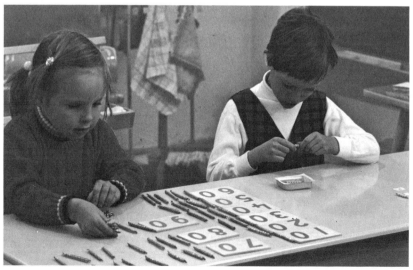

Über das Spiel mit Perlen lernt das Kind Zahlen greifen und begreifen. (1 Perle = 1 Punkt; 10 Perlen sind ein Strich; 100 Perlen ein Quadrat; 1000 Perlen ein Kubus).

Im Montessori-Kindergarten kommen gesunde und behinderte Kinder gut miteinander aus

Im Rahmen eines Montessori-Kindergartens ist es ohne Schwierigkeiten möglich, gesunde und behinderte Kinder gemeinsam zu fördern. In dem jahrelangen „Schulversuch der Aktion Sonnenschein in München", bei dem gesunde Kinder gemeinsam mit mehrfach und verschiedenartig behinderten Kindern die gleiche Kindergartengruppe und später die gleiche Schulklasse besucht haben, zeigten sich die Vorteile der sogenannten integrierten Erziehung. Das gesunde Kind lernt wie von selbst, dem behinderten Kind zu helfen. Das behinderte Kind lernt wie von selbst, sich helfen zu lassen.

Der Erzieher hilft dem Kind, „es selbst zu tun"

Die Aufgabe des Erziehers im Rahmen der Montessori-Pädagogik läßt sich in die Worte von *Maria Montessori* zusammenfassen: „Hilf mir, es selbst zu tun!" Damit wird erklärt, daß der Erzieher nicht auf das einzelne Kind oder die Kindergruppe einreden darf, sondern sich im Hintergrund halten muß. Er muß immer bereit sein, dem Kind ein Material anzubieten, hat sich aber im geeigneten Moment zurückzuziehen, damit das Kind seine eigene Aktivität halten kann. Während der Erzieher äußerlich passiv erscheint, ist er innerlich aktiv, denn er überblickt die gesamte Gruppe und wendet sich jeweils dem eigenen Kind oder einer Teilgruppe zu, die ihn wirklich benötigt. Dem Kind darf er aber nur so weit helfen, daß es selbst darauf kommt, die Lösung zu finden.

Einige Bemerkungen zur Schulerziehung

Wenn man von Erziehung redet, denkt man in erster Linie an die Erzieher in der Schule, also die Lehrer. Im ganzen Lande wird der Erziehung der Kinder durch die Schule eine solche Bedeutung beigemessen, daß die Frage der „Chancengleichheit" durch Schulerziehung für alle Kinder und Jugendlichen zu einem regelrechten Schul- und Erziehungsproblem geführt hat.

„Chancengleichheit" in der Schule bedeutet wenig,

Die Vorstellungen von der Chancengleichheit wurden allein von Schulerziehern entwickelt. Sie entsprechen nicht den Erfahrungen, die im kinderärztlichen Bereich gemacht werden und die heute die Sprechstunden der Kinderärzte und Psychologen so stark belasten. Wie bereits in dem Kapitel über die Entwicklung des Kindes dargelegt (siehe Seite 222), finden nämlich die lebensentscheidenden Erziehungsprozesse nicht in der Schule, sondern ohne jeden Zweifel in den ersten Kinderjahren statt. Dabei erweist sich mehr und mehr, daß Erziehungsprozesse, die etwa in den ersten vier Kinderjahren versäumt wurden, später in irgendwelchen Institutionen kaum mehr nachgeholt werden können.

Das führt zu der Frage, welche Erziehungsmethoden und Erziehungsvoraussetzungen sind es, die dem Kinde eine optimale Lebenschance ermöglichen?

Grundsätzlich muß berücksichtigt werden, daß eine gleiche Lebenschance schon deshalb keinem Menschenkind zuteil werden kann, weil durch sein Erbgut erhebliche Unterschiede zwischen allen Menschen bestehen. Dazu kommt, daß ein nicht geringer Prozentsatz von Kindern bereits mit gesundheitlichen Störungen auf die Welt kommt, die sich auch durch noch so intensive Bemühungen nicht oder nicht vollständig beseitigen lassen.

Chancengleichheit kann also bestenfalls darin bestehen, dem Kinde alles zu geben und anzubieten, was es zur Entwicklung seiner Lebenstüchtigkeit benötigt.

... wenn nicht die Sozialentwicklung genügend beachtet wird,

Der Begriff Lebenstüchtigkeit beinhaltet, daß als entscheidendes Ziel jeder Erziehung die Eingliederung des Kindes in die Gesellschaft gefördert werden muß, praktisch die Fähigkeit, mit anderen Menschen positiven Kontakt aufzunehmen. Das Kind muß so viel eigene Sicherheit erlangen, daß diese Kontaktaufnahme möglich wird. Deshalb hat die Erziehung zur menschlichen Gemeinschaft, also zur Sozialität, im Mittelpunkt aller Erziehungsprozesse zu stehen.

Vom ärztlichen Standpunkt aus zeigt sich mehr und mehr, daß die Sozialentwicklung in der Erziehung eine besondere Beachtung erfahren muß. Störungen der Sozialentwicklung führen zu sozialer Behinderung (siehe Seite 377 ,,Soziose‘‘).

Unter diesen Umständen sind die derzeitigen Curricula – so nennt man heute die Lehrstoffinhalte der Schulen – geradezu unverständlich. Dort werden fast ausschließlich sprachliche, kognitive, vielleicht noch musische Erziehungsziele angeboten. Die verbale Erziehung, gekennzeichnet durch das Einreden des Lehrers auf die Schüler, stellt fast das einzige Erziehungsprinzip unserer Schulen dar. Demgegenüber ist für Erziehung zur Sozialität, die nach ärztlicher und psychologischer Erkenntnis mit Abstand an erster Stelle zu stehen hätte, weit und breit keine Unterrichtsstunde vorhanden. In der Schule wird in der Regel nicht trainiert, eine Klassenarbeit gemeinsam zu schreiben, es wird nicht gelobt, wenn ein Mitschüler dem anderen bei der Aufgabe besonders gerne hilft usw. Man glaubt, allein in der Schulung des Geistes ein bedeutendes Lebensziel zu sehen und vergißt, daß die Existenz eines Volkes vor allem in hochindustrialisierten Staaten entscheidend davon abhängig ist, daß sich die Bürger rücksichtsvoll zueinander verhalten, und daß deshalb die gegenseitige Hilfe ein vorrangiges Erziehungsziel sein muß.

... wenn nicht die Erziehung zur Sozialität im Mittelpunkt steht

Da dies aber nicht nur nicht beachtet, sondern noch kaum diskutiert wird, ist es verständlich, daß „soziale Krankheiten" mit schweren Aggressionen, Provokationen und der Unfähigkeit, menschliche Bindungen einzugehen, derzeitig die Kinderärzte, die Kinderpsychologen, die Jugendämter und die Sozialämter in einem nie gekannten Ausmaß belasten.

Familie ist wichtiger als Schule   Insbesondere die moderne Verhaltensforschung hat uns gelehrt, daß es in der Entwicklung der wichtigsten Funktionsbereiche des Kindes, vor allem in der Sprach- und Sozialentwicklung „sensitive Perioden" gibt, in denen diese lebensentscheidenden Perioden geprägt werden oder nicht. Diese Erkenntnisse führen dazu, daß in der frühkindlichen Erziehung die eigentlichen Schwerpunkte liegen müssen und daß demgegenüber Erziehungseinwirkungen durch die Schule, einschließlich der weiterführenden Schulen und der Universität, eine nachgeordnete Bedeutung für die spätere Lebenstüchtigkeit haben. Eine Gesellschaft, die das nicht begreift, ist dabei, Milliarden in Universitätsprogramme fehl zu investieren, wo Millionen, in die Familien investiert, garantieren könnten, daß der größte Teil unserer Kinder zu lebenstüchtigen Menschen erzogen würden.

Es wird höchste Zeit einzusehen, daß Schulerziehung eine relativ untergeordnete Rolle hat gegenüber der Erziehung in der Familie.
Unter dieser Voraussetzung sollten Eltern lernen, Schule und Schulprobleme zu verstehen. Eine Gesellschaft, welche der Schule die Erziehung ihrer Kinder allein überläßt, darf sich nicht wundern, wenn Erziehung nicht funktioniert. Damit soll indessen nichts gegen die Schule und ihre Aufgaben gesagt werden, sondern lediglich, daß Schule – und sei sie noch so kostspielig – Elternhaus und Familie auch nicht im geringsten zu ersetzen vermag.
Kein Elternteil soll von der Schule verlangen, was er selbst nicht seinem Kind gegeben hat!

Schulpflicht und Schulreife sind nicht das gleiche   Unter diesen Umständen sind auch die Fragen der Schulreife zu sehen. Unsere Gesetze schreiben eine Schulpflicht vom sechsten Lebensjahr ab vor. Trotzdem gibt es keine absolute Schulreife, die sich aus körperlichen oder geistigen Merkmalen ablesen läßt und die darauf hindeuten, daß ein Kind schulreif ist. In den Vereinigten Staaten von Amerika werden Kinder erst mit acht Jahren schulpflichtig. Es gibt europäische Staaten, in denen die Kinder bereits mit fünf Jahren schulpflichtig werden. Daraus könnte man schließen, daß die amerikanischen Kinder erst mit acht Jahren und die europäischen bereits mit fünf Jahren schulreif werden. Das ist sicher falsch. Schulreife

374

ist ein Wechselspiel zwischen der Entwicklung des Kindes und dem, was die Schule von ihm verlangt. Das besteht aber nicht in Schreiben-, Lesen- und Rechnenlernen. Was die Schule in erster Linie verlangt oder verlangen sollte, ist die Förderung der sozialen Sicherheit des Kindes im Rahmen einer Schulgemeinschaft!

Da die Schule regelmäßig zu erbringende Leistungen von Ihrem Kind verlangt, die Aufmerksamkeit und Konzentration voraussetzen, werden heute Schulreifeuntersuchungen vorgenommen, die vom Schularzt, einem Pädagogen und einem Psychologen durchgeführt werden.

Dabei wird die körperliche und die seelisch-geistige und die soziale Reife des Kindes ermittelt. Dann entscheidet diese Kommission, ob dem Kind ein Schulbesuch zugemutet werden darf, oder ob es noch ein Jahr sich selbst und seiner Reifung im Familienbereich überlassen werden sollte. Die Schulreifeuntersuchung fällt kein Werturteil über Ihr Kind, sondern stellt im allgemeinen Interesse des Kindes fest, ob es die Belastung durch den Schulbesuch schon tragen kann, ohne überfordert zu werden und in seiner menschlichen Entwicklung Schaden zu leiden.

Verfallen Sie nicht in den Irrtum zu glauben, daß Ihr Kind, nur weil es schon so groß und kräftig ist, auch die seelisch-geistigen Anforderungen erfüllen und sich in die soziale Gemeinschaft der Schule leicht und reibungslos einfügen kann.

Schultests geben kein Werturteil

Sind Verhaltensstörungen eine Modekrankheit?

Verhalten und Verhaltensstörungen sind in der kinderärztlichen Praxis neue Begriffe, denn erst in den letzten Jahren wurde die „ethologische" Diagnostik, welche sich auf das Verhalten des Kindes bezieht, in die kinderärztliche Diagnostik eingeführt. Die Grunderkenntnisse dieses neuen Bereiches der Kinderheilkunde wurden von der Tierverhaltensforschung übernommen. Sie wurde in dem Moment geboren, als der Nobel-Preisträger *Konrad Lorenz* beim Ausschlüpfen der Graugans Martina zuschaute. Ob er wollte oder nicht, in diesem Augenblick wurde er zur Graugansmutter „geprägt". Er war gezwungen, wochenlang vor der kleinen Graugans herzuwatscheln, sie nachts mit ins Bett zu nehmen und sich wie eine Gänsemutter zu benehmen.

Verhaltensweisen werden geprägt — Aus dieser Beobachtung wurde gelernt, daß es angeborene Grundmuster gibt, die durch Umwelteindrücke in sensiblen Perioden zu Verhaltensweisen geprägt werden. Ohne diese Prägung nützt das angeborene Muster wenig. Jahrzehntelange Forschungen haben bewiesen, daß die frühzeitige Entwicklung von Verhaltensweisen bei Tier und Mensch durch Umwelteinflüsse gesteuert wird und daß in der Entwicklung des Menschenkindes das Sozialverhalten entscheidend von einer konstanten mütterlichen Person (es muß nicht die Geburtsmutter sein) geprägt ist. (Näheres hierzu wurde bereits auf Seite **233** ff. besprochen.)

Die Prägung in sensiblen Phasen geschieht durch Lernprozesse, bei denen das Imitationslernen, d. h. das Lernen durch Nachahmung, eine große Rolle spielt. Das Verhalten eines Kindes wird demnach ganz entscheidend durch das Vorbild im Verhalten der Mutter und des Vaters geprägt. Die Prägung durch das Vorbild der Eltern wurde ganz besonders bei Adoptivkindern erkannt. Sie ähneln in allen ihren Verhaltensweisen, wie Gestik–Mimik, Sprache, so sehr den Adoptiveltern, daß man fast an Vererbung denken könnte. Voraussetzung ist allerdings, daß die Adoption frühzeitig erfolgte.

Strafen ist nicht immer Strafe — Für das Entstehen von bestimmten Verhaltensweisen, auch von Verhaltensstörungen, muß man sich grundsätzlich merken, daß

alle Verhaltensweisen verstärkt werden durch Belohnung,

alle Verhaltensweisen gelöscht werden durch Nichtbeachten.

Belohnung in diesem Sinne ist nicht ein Bonbon oder eine Urkunde, sondern vor allem das Beachten eines Verhaltens oder einer Verhaltensstörung, ganz gleich, in welcher Form. Auch die Prügelstrafe kann vom Kind als Zuwendung, d. h. als Belohnung aufgefaßt werden. Die stärkste Belohnung liegt nämlich in der Zuwendung durch einen Erwachsenen.

Die stärkste „Bestrafung" im Sinne der Verhaltensforschung ist konsequentes Nichtbeachten. Wenn Ihr Kind also ein unangenehmes Verhalten zeigt, können Sie dieses am besten dadurch ausschalten, indem sie es konsequent nicht beachten (so schwer dies auch fällt!).

Ein neues Krankheitsbild: Soziose

Mangelnde oder fehlende Prägung des Sozialverhaltens, vor allem in den ersten drei Kinderjahren, kann zu krankhaften Störungen führen, die in erster Linie das Sozialverhalten betreffen. Diesen Kindern fehlt die Selbständigkeitsentwicklung. Sie können nicht allein spielen, sie können sich nicht konzentrieren, sie sind unsicher, wenn sie eine Aufgabe lösen sollen, sie bekommen Angst, wenn sie mit anderen Menschen zusammen sind. Außerdem zeigen sie krankhafte Reaktionen im Umgang mit anderen Kindern oder Erwachsenen.

Um diese schwerwiegende soziale Krankheit von relativ einfachen Verhaltensstörungen, z.B. Einnässen oder Einkoten, abzugrenzen, wurde ihnen der Name „Soziose" (*Hellbrügge*, 1975) gegeben. Diese Bezeichnung wurde in Anlehnung an bekannte Begriffe wie Neurose und Psychose gewählt, weil diese Krankheit eine soziale Ursache hat und ihre Symptome sich im sozialen Verhalten äußern.

Die Haupterscheinungen der Soziosen sind folgende:

1. Aggression: Aggressiv verhaltensgestörte Kinder sind für jede Kindergemeinschaft untragbar. Diese Kinder benutzen jede Gelegenheit, die anderen Kinder zu schlagen, zu treten, zu beißen, zu stoßen. *(Haupterscheinungen)*

2. Provokation: Die betroffenen Kinder sind ständig bemüht, aggressives Verhalten in ihrer Umgebung hervorzurufen. Sie benutzen jede sich bietende Möglichkeit, um beispielsweise die Mutter oder den Lehrer in Rage zu bringen. Sie machen so lange Krach, bis der Erwachsene eingreift. Sie ziehen sich z.B. bewußt so langsam an, bis die Mutter wütend wird. Sie laufen während des Unterrichts so lange zum Fenster, bis der Lehrer sie schließlich straft.

3. Soziale Apathie: Hierunter werden Störungen im Bindungsverhalten zusammengefaßt. Die betreffenden Kinder wenden sich kurzfristig jedem Fremden zu, sie sind aber unfähig, eine tragende Bindung zu einer Bezugsperson aufzunehmen. Als Kleinkinder haben sie keinen Mutterbezug, in der Schule haben sie keine Freunde, sie sind nicht in der Lage, sich für jemanden zu erwärmen, beispielsweise für eine Lehrerin zu schwärmen.

Die Vorstadien dieser krankhaften Störung des Sozialverhaltens sind charakterisiert durch

1. Distanzlosigkeit: Als Kleinkinder laufen sie auf jeden Fremden zu, setzen sich jedwedem auf den Schoß und beginnen mit jedem zu schmusen. Sie machen keinen Unterschied zwischen Familienangehörigen und Fremden. Sie reagieren eigentlich wie ein drei Monate alter Säugling, der mit Lächeln auf die Zuwendung eines menschlichen Antlitzes reagiert, egal, wer sich ihm zuwendet.

2. Überängstlichkeit: Diese Kinder reagieren wie ein sechs bis acht Monate alter Säugling, d. h. sie fremdeln. Sobald eine fremde Person oder ein ihnen unbekannter Gegenstand in ihren Gesichtskreis kommt, reagieren sie mit überschießender Angst und Geschrei.

3. Krankhafte Trotzigkeit: Trotzigkeit ist im Verlaufe der kindlichen Entwicklung ein normales Verhalten (etwa um das 1. Lebensjahr herum) oder im 3. Lebensjahr (2. Trotzphase). Krankhafte Trotzigkeit geht aber so weit, daß die Kinder auf jegliche Zuwendung mit heftigem Schreien, Strampeln, Treten, Beißen, Kratzen, Umsichschlagen etc. reagieren.

Störungen im Sozialverhalten werden besonders auffällig, wenn die Sozialität eines Kindes in einer Gemeinschaft beansprucht wird; deswegen treten Störungen des Sozialverhaltens besonders in Kindergarten und Schule zutage.

Verhaltensstörungen können als Folgen einer Vernachlässigung auftreten

Außer Nahrung und Pflege braucht das Kind eine beständige Zuwendung

Wenn Ihr Kind, noch bevor es das Schulalter erreicht hat, Auffälligkeiten in seinem Verhalten gegenüber seinen Eltern und anderen Kindern zeigt, dann sollten Sie zuerst einmal nachprüfen, ob diese Störungen Ihres Kindes nicht womöglich durch Sie selbst, den Vater oder die Geschwister Ihres Kindes verursacht worden sind.
Sie wissen schon, daß Sie nicht nur für die Nahrung und Körperpflege Ihres Kindes zu sorgen haben, sondern daß Sie genauso mithelfen müssen, die Gefühle und die Handlungen Ihres Kindes zu regulieren und zu leiten.

Dazu gehört vor allen Dingen, daß Sie Ihr Kind in seiner ganzen Lebenszeit bis zur Pubertät nicht länger als unvermeidlich allein lassen. Ihr Kind braucht, auch wenn es sich schon allein beschäftigen kann, unter allen Umständen wenigstens das Bewußtsein der Nähe seiner Eltern. Es muß immer das Gefühl haben, daß es die Mutter jederzeit erreichen kann, indem es in die Küche oder das Wohnzimmer läuft.

Viele Mütter richten bei ihren Kindern dadurch Schaden an, daß sie ihre Kinder zu früh zur sogenannten „Selbständigkeit" zu erziehen versuchen. Auch ein scheinbar ganz selbständiges Kind kann seine oft scheinbar unbegründeten und fliegend auftretenden Ängste nicht immer allein bewältigen. Deshalb hilft ihm die Mutter, indem sie es beruhigt und zärtlich zu ihm ist. Diese Hilfe kann aber, wenn sie stets spontan und wahllos gegeben wird, zu „unartigen" Verhaltensweisen führen. Bleibt es aber seinen hilflosen Ängsten überlassen, dann kann Ihr Kind mit Verhaltensstörungen reagieren. Angstverhalten kann vom Kind nämlich auch bewußt produziert werden, um die Zuwendung der Mutter auf sich zu lenken. *Ängste, falschverstandene Selbständigkeit*

Besonders stark entwickeln sich solche Verhaltensstörungen, wenn Ihr Kind oft Langeweile hat, unlustig ist, weil es keine für seine Bedürfnisse interessante Spielsachen hat oder von anderen Kindern, mit denen es spielen könnte, ferngehalten wird. Ein schwerwiegender Grund für die Entstehung solcher Störungen aber ist jede scheinbare oder gar echte Gefühlskälte der Mutter, die ihrem Kind, das sie sucht, die beruhigende Zuwendung und liebkosende Zärtlichkeit verweigert. *Auch ständige Langeweile kann Verhaltensstörungen fördern*

Das tun manche Mütter, weil sie sich vor gerade anwesenden Besuchern genieren, oder weil sie über ein Haushaltsproblem nachdenken. Genau das gleiche gilt für den Vater. Er hat, ebenso wie die Mutter, für sein Kind, das ihn sucht, stets Zeit zu haben und auch wenn das, was er gerade selbst tut, noch so wichtig ist.

Im übrigen ist ein in seelischer Not befindliches gesundes Kind stets mit einer aufrichtigen, nicht gespielten Zuwendung, wenigen anteilnehmenden Worten und tätschelnden oder streichelnden Zärtlichkeiten in Sekundenschnelle zu veranlassen, sich wieder seinen Spielen zuzuwenden.

Wenn Ihr Kind Angst hat

Umweltbewälti-
gung geht nicht
immer ohne Angst

Kinder haben, je kleiner sie sind, vor Dingen, Tieren und Menschen überhaupt keine Angst. Tauchen deshalb eines Tages bei Ihrem Kind Angstgefühle vor Räumen, Sachen, Tieren oder Menschen auf, dann müssen Sie wissen, daß Ihr Kind auf diese Weise nur innere Angstgefühle, die unbewußt und plötzlich in seiner Seele entstehen, auf irgend etwas zu übertragen versucht, damit es mit ihnen fertig werden kann.

Daß diese Angstgefühle in Ihrem Kind nicht dadurch beseitigt werden können, daß Sie das Angstobjekt, das Ihr Kind nennt, durch gutes Zureden in ein ungefährliches zu verwandeln fertigbringen, wird Ihnen nun klar sein. Sie bewirken so höchstens, daß sich Ihr Kind ein neues Objekt für seine Angstgefühle suchen muß. Wenn es dieses neue Objekt gefunden hat, dann geht das ganze Problem von vorne los. Erkennen Sie aber, daß die Hexen, die bösen Hunde, der prügelnde Lehrer, nur Ersatzobjekte zur Bewältigung von Angstgefühlen sind, mit denen Ihr Kind nicht anders fertig werden kann, dann werden Sie vor allem nach den wirklichen Gründen für die Angstgefühle suchen, die Ihrem Kind so oft das Leben schwer, manchmal sogar fast unerträglich machen.

Nie braucht Ihr Kind seine Mutter und seinen Vater nötiger, als wenn es von Ängsten geplagt wird. Und nie handeln Eltern unvernünftiger und seelisch verletzender an ihrem Kind, als wenn sie die kindlichen Begründungen für seine Ängste als „Unsinn", „Quatsch" und mit einem „davor brauchst du überhaupt keine Angst zu haben", abtun. Sie lassen dann ihr Kind mit einer seelischen Bedrängnis allein, die sich sehr häufig zu seelischen Krankheiten weiterentwickeln, die von den Ärzten Neurosen genannt werden.

Konditionierte
Angst

Sie müssen zuerst herausfinden, ob die Angst Ihres Kindes eine Ersatzangst oder aber eine auf ein echtes Wirklichkeitserlebnis zurückzuführende Angst ist, die die Psychologie unter der Bezeichnung „konditionierte Angst" kennt. Es kommt nämlich auch durchaus nicht selten vor, daß Ihr Kind eine heftige Angst z. B. vor Tieren, einem ganz realen Erlebnis mit einem Tier verdankt. Es kann von einem Hund gebissen, von einer Katze gekratzt worden sein und überträgt dann dieses Erlebnis auf alle Tiere, die Pelze haben, bis hin zum harmlosen Kaninchen.

Eine solche „konditionierte Angst" kann ganz allgemein und unbestimmt sein, dann ist ihre auslösende Ursache am schwersten zu erkennen; sie kann sich aber auch auf ein bestimmtes, ganz genau bezeichnetes Objekt, wie zum Beispiel Tiere, Menschen oder Sachen beziehen.

Solche Angst ist stets deutlich erkennbar durch rasche Atmung, klopfendes Herz oder Flucht und Verbergen. Zeigt Ihr Kind solche Reaktionen auch vor Anlässen, die Ihnen ganz nichtig und sinnlos erscheinen, dann sollten Sie jede solche, für Sie unbegründete Angst, dennoch sehr ernst nehmen und Ihrem Kind zu helfen versuchen.

Kinder reagieren auf Unbekanntes infolge ihrer geringen Lebenserfahrung häufig mit Angst, wo der Erwachsene sich völlig sicher fühlt.

Versuchen Sie in solchen Fällen bitte nicht, Ihrem Kind die Angst auszureden oder es gar zu zwingen, sich dem Angstobjekt „mutig" zu nähern. Das würde seine Angst nur bis zur Katastrophenangst verstärken. Der richtige Weg, die Angst Ihres Kindes zu beseitigen ist vielmehr vor allem Ihr Schutz und die Geborgenheit, die Sie Ihrem Kind in solchen Fällen mit Zuwendung anbieten. — *und wie Sie helfen*

Auch kann eine solche Angst bei Ihrem Kind, wenn sie über längere Zeit andauert, oft dadurch zum allmählichen Erlöschen gebracht werden, wenn Sie ihm gleichzeitig Genüsse wie Nahrung oder Süßigkeiten anbieten, die nur dann angenommen und voll erlebt werden können, wenn keine Angst vorhanden ist.

Ihr Kind wird sich dann, wie die Ärzte herausgefunden haben, immer deutlicher beruhigen und schließlich seine Angst ganz verlieren.

Das gilt auch für die Angst vor dem dunklen Zimmer, dem Keller und dem gelegentlichen Allein-gelassen-Werden, dem „bösen Hund oder Katze", dem „bösen Polizisten, Briefträger, Hausmeister" usw.

Die erste Angst, die bei Kleinkindern beobachtet werden kann, ist die oft sehr heftig auftretende Angst vor dem Verlassensein. Deshalb geht ein Kind nicht freiwillig in den Keller oder dunkle Räume, weil Dunkelheit für jedes Kind das Symbol für totale Verlassenheit ist. — *Wovor hat Ihr Kind wirklich Angst?*

Dann kommt die Angst vor dem Liebesverlust. Wie schwerwiegend der Liebesverlust von Kindern bewertet wird, geht schon aus einem der ersten Sätze hervor, den Kleinkinder zu Personen, die sie gekränkt haben, sagen: „Mag Dich nimmer". Für den Erwachsenen scheint dieser Satz einer flüchtigen Laune des Kindes zu entspringen, besonders dann, wenn der Grund, aus dem er gesagt wird, vom Standpunkt des Erwachsenen aus unwichtig und nicht schwerwiegend ist. Für das Kind aber bedeutet diese Ankündigung von seinem Standpunkt aus eine ganz schwerwiegende Drohung, die ihm, wenn sie gegen es selbst gerichtet ist, die schwersten Angstzustände verursacht. Deshalb gehört es auch zu den schwersten Verfehlungen, die ein Vater oder gar eine Mutter ihrem Kind gegenüber begehen können, wenn sie ihrem „bösen" Kind gegenüber erklären, daß sie es nicht mehr leiden könnten.

Das Kind sucht oftmals Ersatzobjekte für seine Angst

Wenn ein Kind mit einiger Geduld darüber aufgeklärt wird, ist es durchaus imstande einzusehen, daß es „böse" war oder etwas „Böses" angestellt hat. Daß es aber, weil es böse war, nicht mehr geliebt werden soll, das kann ein Kind überhaupt nie begreifen. Deshalb verdrängt Ihr Kind diese Drohung sofort unbearbeitet in seiner Seele, wo sie dann als unverdauter Brocken zu immer wiederkehrenden dumpfen Angstzuständen führt. Solche Angst äußert sich oft in nächtlichen Schreckensschreien, die der Arzt „pavor nocturnus" nennt, in Einschlafstörungen, die durch unbewußte Angst vor schrecklichen Träumen bewirkt werden und in Durchschlafstörungen, die von quälenden Träumen, in denen die verdrängten Bedrohungen des Alltags wieder aktiv werden, herrühren. Solche verdrängten Triebregungen der kindlichen Seele suchen sich im Wachzustand regelmäßig Ersatzobjekte, die als solche von Ihnen erkannt werden müssen, wenn Sie Ihrem Kind wirklich helfen wollen, seine Ängste im Laufe der Zeit zu überwinden. Solche Ersatzobjekte sind meistens Tiere aller Art, aber auch Personen, wie z. B. der Lehrer oder der Polizist, die als Ersatzobjekt für den angstmachenden Vater dienen müssen. Auch die Straßenangst, die wegen der allgemeinen Verkehrsgefährdung von den Eltern oft auch noch unterstützt und verstärkt wird, anstatt dem Kind Ruhe und Sicherheitsgefühl durch besonnenes Verhalten auf der Straße beizubringen und die allgemeine Schulangst gehören hierher.

Das Kind bewältigt seine Angst zum Beispiel vor dem Vater unbewußt durch die Angstverschiebung auf das Ersatzobjekt Tier, Lehrer, Straße, Schule und kann so vor dem Vater bestehen.

Hat Ihr Kind Angstzustände, so müssen die Ursachen dafür gefunden werden

Soll Ihr Kind vor den oft schweren neurotischen Folgen solcher unbewältigter und verdrängter Angstursachen, die es ein Leben lang belasten können, bewahrt bleiben, dann müssen Sie, sobald Sie Angstzustände bei Ihrem Kind feststellen, mit aller Kraft versuchen, herauszufinden, was die echten Ursachen der Angstzustände sind. Gelingt Ihnen das nicht alleine, dann sollten Sie ohne Zögern die Hilfe eines geschulten Psychologen oder Psychotherapeuten in Anspruch nehmen. Sind dann die wirklichen Ursachen der Angstzustände Ihres Kindes aufgedeckt, dann lassen sie sich auch beseitigen oder doch wenigstens vermindern.

Wie man die Selbständigkeit des Kindes erkennt

Für die Selbständigkeitsentwicklung werden in verschiedenen Tests folgende Verhaltensweisen benannt, an denen Sie feststellen können, ob Ihr Kind genügend selbständig ist:

Zieht Kleidungsstücke an.	3–4 Jahre
Wäscht und trocknet seine Hände.	
Zieht sich an unter Anleitung.	
Spielt mit anderen Kindern z. B. fangen.	
Knöpft zu.	
Besorgt Toilette allein.	4–5 Jahre
Wäscht sich ohne Hilfe das Gesicht.	
Zieht sich selbst an (außer Schleifen).	
Gebraucht Bleistift oder Farbstift zum Zeichnen.	
Spielt Wettspiele.	
Gebraucht Schlittschuhe, Dreirad, Tretauto.	5–6 Jahre
Schreibt einfache Druckbuchstaben.	
Spielt einfache Tischspiele.	
Ist mit Geld vertraut.	
Geht unbeaufsichtigt zur Schule.	
Benützt Messer zum Streichen.	6–7 Jahre
Gebraucht Bleistift zum Schreiben.	
Kann allein baden.	
Geht allein zu Bett (wenn auch widerwillig).	

Wie sich Verhaltensstörungen äußern können

Folgende Verhaltensweisen entstammen verschiedenen amerikanischen Testverfahren, zum Beispiel den „Pittsburgh-Adjustment-Survey-Scales", die mit dem Ziel entwickelt wurden, bei Grundschülern das Sozialverhalten besser zu analysieren. Hierbei wurden Lehrerbeurteilungen zugrunde gelegt. Die Fragen betreffen in erster Linie die Verhaltensweisen: „Aggressives Verhalten", „gehemmtes Verhalten", „angepaßtes Verhalten".
Weiterhin wurden Verhaltensmerkmale herangezogen, welche zur Diagnostik von Verhaltensstörungen von Knaben im Alter zwischen 6 und 12 Jahren als „Louisville-Skalen" im Rahmen von amerikanischen Forschungsprogrammen über Eltern-Kind-Beziehungen veröffentlicht worden sind.

Tabelle 1: Infantile Aggression
Tabelle 2: Hyperaktivität
Tabelle 3: Unsoziales Verhalten
Tabelle 4: Soziale Zurückgezogenheit
Tabelle 5: Angst
Tabelle 6: Schlafstörungen
Tabelle 7: Schul- und Lernschwierigkeiten
entstammen den Louisville-Skalen, sind also für Knaben im Alter zwischen 6 und 12 Jahren gedacht. Die
Tabelle 8: Aggressives Verhalten
Tabelle 9: Gehemmtes Verhalten
Tabelle 10: Passiv-aggressives Verhalten
entstammen den Pittsburgh-Adjustment-Survey-Scales, sind also für Jungen im Grundschulalter zuständig.

Verhaltensstörungen können Sie an nachstehenden Merkmalen erkennen, wenn diese Verhaltensweisen immer wieder und in Kombinationen auftreten:

Tabelle 1: **Infantile Aggression**

Ist angriffslustig,	ist tyrannisch,
streitet viel mit Freunden,	neigt zu Wutausbrüchen,
quält andere,	ist eifersüchtig auf Geschwister,
provoziert häufig die Eltern,	beklagt sich, nicht geliebt
verletzt andere,	zu werden,
nörgelt herum,	streitet mit Gleichaltrigen,
ist ungehorsam,	ist ungestüm,
stellt laufend Forderungen	ärgert andere Kinder,
an die Eltern,	redet zuviel,
zeigt plötzlich überschießendes	zerstört sein Eigentum.
Temperament,	

Tabelle 2: **Hyperaktivität**

Ist ständig in Bewegung,	zeigt plötzlich überschießendes
ist ununterbrochen in Bewegung,	Temperament,
redet zuviel,	kaut nervös an den
redet Unsinn,	Fingernägeln,
hat einen sehr unruhigen Schlaf,	kann nicht abwarten.

Tabelle 3: **Unsoziales Verhalten**

Spielt ständig mit Streichhölzern,   stiehlt zu Hause,

zerstört sein Eigentum,   lügt,

stiehlt außer Haus,   ist grausam.

legt Feuer,

Tabelle 4: **Soziale Zurückgezogenheit**

Ist schüchtern,   lehnt rauhe Spiele ab,

ist lieber allein,   bleibt am liebsten in Hausnähe,

hält sich zurück,   ist schwer ansprechbar,

bleibt immer im Hintergrund,   ist furchtsam.

Tabelle 5: **Angst**

Hat Kopfschmerzen,   fühlt sich leicht schuldig,

hat Migräne (nur Schulalter),   beklagt sich, nicht geliebt

hat Bauchschmerzen,   zu werden,

hat Angst vor der Schule,   erbricht leicht.

Tabelle 6: **Schlafstörungen**

Will nicht alleine schlafen,   hat unruhigen Schlaf,

ist ängstlich,   ist furchtsam,

fürchtet sich nachts,   hat Alpträume.

Tabelle 7: Schul- und Lernschwierigkeiten

Es fällt ihm schwer zu lernen,	liegt in der Klasse zurück,
liest schlecht,	schreibt schlecht,
buchstabiert schlecht,	rechnet schlecht,
versagt in schulischen Aufgaben,	ist leicht ablenkbar.

Tabelle 8: Aggressives Verhalten

Es tut manchmal etwas, nur um Aufmerksamkeit zu erregen,	es hat daran, was andere Kinder tun, immer etwas auszusetzen,
es provoziert gerne andere Kinder,	wenn es ärgerlich ist, droht es
es stört andere Kinder durch sein ungestümes Verhalten,	damit, anderen Kindern Schaden zuzufügen.
es stößt und schlägt andere Kinder,	

Tabelle 9: Gehemmtes Verhalten

Es hat Angst vor fremden Erwachsenen,	es bekommt schnell Angst,
Veränderungen in seiner Umwelt bringen es leicht aus der Fassung,	es wird nie laut, auch wenn es allen Grund hat, ärgerlich zu sein,
es hat Angst, sich beim Spiel weh zu tun,	es verteidigt sich nicht, wenn andere Kinder auf ihm herumhacken.
seine Hände zittern, wenn es etwas aufsagen soll,	

Tabelle 10: **Passiv-aggressives Verhalten**

Es wird bockig, wenn etwas	es wirft anderen Kindern
nicht so geht, wie es will,	böse Blicke zu,
es nimmt selbst die leiseste Kritik	es ist vor Zorn geladen,
an seiner Arbeit übel,	jede Form von Disziplin
es ist eigensinnig,	macht es wütend,
es soll alles nach seinem Kopf	wenn es wütend ist, spricht
gehen,	es mit niemand.

Verhalten und
Intelligenz sind
zweierlei

Solche Verhaltensstörungen werden nicht kompensiert durch intellektuelle Fähigkeiten des Wissens oder durch Leistungsverhalten. Eher noch wird eine vorhandene Intelligenz und eine vorhandene Leistungsfähigkeit durch die Verhaltensstörungen beeinträchtigt. Diese Erkenntnisse erfordern ein radikales Umdenken in der Pädagogik, denn nicht wenige Lehrer, Pädagogen, Vorschulpädagogen, Kindergärtnerinnen und Eltern verfielen in die Meinung, daß die Hauptaufgabe der Erziehung darin bestehen müsse, Kindern frühzeitig Lesen und Schreiben, Mathematik als Mengenlehre und andere Dinge beizubringen. Die Frage der emotionalen Stabilität des Kindes und seiner sozialen Sicherheit ist in den vergangenen Jahren sträflich nicht genügend beachtet worden.

Weitere Verhaltensstörungen

Unter diesem Begriff wird Einkoten, unabhängig ob nachts oder tags, verstanden. Beginnen Sie eine systematische Topferziehung etwa im 2. Lebensjahr. Die ganze Familie sollte in ein „Freudengeheul" einstimmen und „Eia, Eia" rufen, wenn erfolgreich etwas im Töpfchen gelandet ist. Jedes Kind wird danach streben, dieses Freudengeheul jedesmal von neuem zu hören und sich in der Anerkennung der Familie zu sonnen. Aber versuchen Sie nicht, zu strafen oder darauf hinzuweisen, wenn es noch einmal in das Höschen hineingegangen ist. Das verschlimmert die Sache nur (siehe auch Seite **343**).

Enkopresis

Unter diesem Begriff wird das Einnässen von Kindern jenseits des 4. Lebensjahres verstanden. In der Regel haben die Eltern falsche Vorstellungen über die Sauberkeitserziehung, und sie verlangen von ihren Kindern zu früh, daß sie entweder tagsüber oder nachts nicht mehr einnässen. Systematische Untersuchungen des Münchener Kinderzentrums an gesunden Kindern haben ergeben, daß im Alter von 4 bis 5 Jahren noch 20% der Knaben und 25% der Mädchen nachtsüber nicht sauber sind.

Enuresis

Bekommen Sie deswegen keinen Schreck, wenn Ihr Kind im Alter von 4 Jahren gelegentlich noch einnäßt. Unter keinen Umständen sollten Sie dies beachten, unter keinen Umständen schimpfen oder strafen. Das nächtliche Einnässen verschwindet von selbst, wenn Sie das Saubersein konsequent durch Ihre Zuwendung belohnen.

Wohl unter dem Aspekt einer frühkindlichen Sexualität wird deswegen auch das kindliche Onanieren in den Bereich der Geschlechtlichkeit verlegt. Es ist aber besser, sie als Verhaltensstörung anzusehen, ebenso wie andere Störungen des Verhaltens. In der Regel entsteht Onanie immer dann, wenn ein Kind nicht genügend beachtet wird oder wenn es sich ungeliebt fühlt. Denken Sie daran, daß jede Beachtung des Onanierens die Onanie verstärkt. Sie verschwindet schnellstens, wenn Sie sie konsequent nicht beachten. Dabei sollten Sie immer nach den Gründen forschen, warum ein Kind onaniert.

Onanie

Was Eltern über Geschlechtsentwicklung und Geschlechtserziehung wissen sollten

Entwicklung der Geschlechtlichkeit

Normalerweise wird jedes Kind als Junge oder Mädchen geboren, aber das äußerliche Geschlecht kann nicht selten täuschen. Störungen in der Geschlechtsentwicklung können dazu führen, daß Kinder, welche äußerlich als Mädchen erscheinen, in Wirklichkeit Jungen sind. Wir müssen also feststellen, daß das äußerlich erkennbare Geschlecht nicht immer übereinstimmen muß mit dem ursprünglich in allen Körperzellen verankerten Geschlecht.

Chromosomales Geschlecht Das genetische Geschlecht wird bestimmt durch das X-Chromosom der Mutter und das Y-Chromosom des Vaters. Näheres darüber siehe Seite 22. Systematische Untersuchungen dieses sogenannten chromosomalen Geschlechtes haben gezeigt, daß Mißverhältnisse zu krankhaften Veränderungen des ganzen Körpers und der ganzen kindlichen Entwicklung führen können. Der Mongolismus – nach seinem Erstbeschreiber auch Morbus Down genannt – zeichnet sich dadurch aus, daß einzelne Chromosomen, welche normalerweise ja nur doppelt von Vater und Mutter vorhanden sind, dreifach auftreten.

Gonadengeschlecht Von dem chromosomalen Geschlecht in jeder Körperzelle ist deutlich zu unterscheiden das Geschlecht, welches durch die Hauptgeschlechtsorgane – beim Jungen die Hoden und beim Mädchen die Eierstöcke – bestimmt wird. Diese Hauptgeschlechtsorgane sind maßgeblich dafür, ob sich aus dem Kind ein Junge oder ein Mädchen entwickelt. Wenn sie verkümmern oder nicht angelegt sind, besteht durchaus die Möglichkeit, daß dieses „Gonadengeschlecht" (Gonaden nennt man die Hauptgeschlechtsorgane) nicht mit dem chromosomalen Geschlecht übereinstimmt.

Körperliches Geschlecht Das körperliche Geschlecht entwickelt sich schon ganz früh in der Schwangerschaft, je nachdem, ob mehr männliche oder mehr weibliche Hormone auf das Kind einwirken. Schon lange vor der Geburt kann man z. B. durch Ultraschall feststellen, ob es ein Junge oder ein Mädchen wird.
Während der gesamten Kindheit schlummert die Geschlechtsentwicklung, d. h. die Hoden und die Eierstöcke bleiben praktisch gleich groß bzw. wachsen so langsam, daß man es kaum bemerkt.

390

Die sekundären Geschlechtsmerkmale, beim Mädchen die Brüste, der Fettansatz an den Hüften, die Schamhaare, der Umbau der Scheide, das Achselhaar, beim Buben das Wachsen des Penis, die Schambehaarung, der Stimmbruch, die Bartbehaarung, etc. bleiben normalerweise während der ganzen Kindheit unausgeprägt.

Mit Ausnahme von Penis und Scheide sind also Mädchen und Jungen während der ganzen Kindheit geschlechtlich nicht zu unterscheiden, wenngleich Mädchen im Durchschnitt etwas kleiner sind, obwohl sie sich aber gegenüber den Knaben schneller entwickeln. Dies kann man sowohl an ihrem Skelettsystem (z. B. durch Röntgenaufnahmen), an ihrer Zahnentwicklung, auch an dem frühzeitigen Ende der Kindheit mit Beginn der eigentlichen Geschlechts- und Sexualentwicklung ablesen.

Die psychische Geschlechtsentwicklung ist normalerweise an die körperliche Geschlechtsentwicklung gekoppelt. Schon gleich nach der Geburt wird dem Kind je nach seinem äußerlich erkennbaren Geschlecht eine bestimmte Geschlechtsrolle zugewiesen, die mit der Namensgebung beginnt. Dies ist völlig berechtigt, denn normalerweise stimmen das Geschlecht in den Chromosomen, das Gonadengeschlecht und das körperliche Geschlecht überein.

In – sehr selten – krankhaften Ausnahmefällen kann es ein Problem sein, ob die Eltern z. B. ein äußerlich als Mädchen erkennbares Kind, das aber eigentlich ein männliches chromosomales Geschlecht hat, als Junge oder Mädchen aufwachsen lassen sollen. Ärztlicherseits bestehen heute die Möglichkeiten der Korrektur – sowohl von der Kinderchirurgie als auch von der Kinderendokrinologie (der Wissenschaft von den Hormonen des Kindesalters) her, ein solches Kind als Jungen oder Mädchen umzuformen.

Für das Vorliegen einer frühkindlichen Sexualität etwa im Säuglings- und Kleinkindesalter, wie dies in den Theorien des großen Arztes Siegmund *Freud* angenommen wurde, gibt es keine biologischen Fakten. Es ist nicht notwendig, eine orale Phase (os oris = Mund) in der kindlichen Entwicklung deswegen anzunehmen, weil jeder menschliche Säugling seine Nahrung mit dem Mund aufzunehmen pflegt und in den ersten Lebensmonaten z. B. jede Nahrungsaufnahme mit Saugen und entsprechenden Saugreflexen verbunden sind. Nahrungsaufnahme bringt auch bei Erwachsenen noch „Lustgewinn", ohne daß dies etwas mit Sexualität zu tun hat.

Es ist auch nicht notwendig, eine anale Phase (Anus = After) anzunehmen, wenn das Kind im Rahmen der Sauberkeitserziehung lernt, seine Körperausscheidungen zu beherrschen. Dies ist ein normaler Vorgang, der auch bei Tieren selbstverständlich ist, denn kein Tier beschmutzt selbst sein Nest, nicht einmal sein Revier.

Pubertät und Sexualentwicklung

Die eigentliche Geschlechts- und damit Sexualentwicklung findet in einem stürmischen Prozeß während der Pubertät statt. Sie beginnt beim Mädchen in der Regel etwa ein Jahr früher als beim Jungen. Der Pubertätsablauf vollzieht sich nach ganz bestimmten Regeln. Näheres siehe Tabelle Seite **396**.

Pubertätsentwicklung bei Knaben
Bei Knaben beginnt die Pubertätsentwicklung meistens mit der Vergrößerung der Hoden und zwar etwa im Alter von 11 bis 12 Jahren. Damit verbunden ist ein enormer Wachstumsschub. Dann kommt es zum Auftreten der Schambehaarung, der Penis wächst und zum Schluß erst tritt der Bartwuchs auf. Erst spät in der Geschlechtsentwicklung treten die Achselbehaarung und der Stimmbruch auf. Das gilt auch für die Schnauz- und Bartbehaarung.
Der Zeitraum vom Beginn bis zum Abschluß des Hodenwachstums beträgt etwa 3 1/2 Jahre, der Zeitraum vom Beginn bis zum Abschluß des Peniswachstums nur knapp 2 Jahre.

Pubertätsentwicklung bei Mädchen
Bei den Mädchen beginnt die Pubertät mit der Entwicklung der Brüste und der Schamhaare. Ebenso wie bei den Knaben ist die Pubertät mit einem enormen letzten Wachstumsschub verbunden. Die Mädchen sind in der Pubertät vorübergehend größer als die Knaben, weil die Pubertät eher, also auch der Wachstumsschub eher eintritt. Parallel mit der Brustentwicklung kommt es zur Vergrößerung der Eierstöcke sowie eine Vergrößerung der Gebärmutter.

Im weiteren Verlauf der Pubertät entwickelt sich die Brust zu ihrer endgültigen Form, das Becken wird breiter, es kommt zu einem typischen Fettansatz sowie der endgültigen Scham- und Axillarbehaarung. Die Geschlechtsreife der Mädchen wird in der Regel 1 bis 2 Jahre nach der ersten Monatsblutung erreicht.

Sexualität während oder nach der Pubertät
Die Sexualität, d. h. das für den Erwachsenen typische Sexualverhalten mit der Reizbarkeit durch sexuelle Eindrücke, insbesondere vonseiten des anderen Geschlechts sowie das Streben nach Befriedigung des Geschlechtstriebes im Kontakt mit einem Sexualpartner fehlt vor der Pubertät. Die sexuelle Erregbarkeit und auch die sexuelle Aktivität infolge sexuell stimulierender Reize entwickelt sich ebenso wie die Geschlechtsentwicklung schnell und stark in der Pubertät.
Wenn man Kinder vor der Pubertät geschlechtsspezifische Atrappen zeigt, wissen sie bis zum 4. Lebensjahr normalerweise nichts damit

anzufangen. Sie haben sich noch nicht mit ihrem Geschlecht als
Buben oder Mädchen identifiziert. Erst mit Beginn der Pubertät,
erwacht das sexuelle Interesse und damit auch die Lust einer ge-
schlechtlichen Befriedigung mit dem anderen Geschlecht. Vor der
Pubertät interessieren sich die Kinder stärker für das eigene Geschlecht.

Die Sexualität erreicht bei Jungen merkwürdigerweise in der Pubertät
auch ihren Lebenshöhepunkt. Diese sexuale Aktivität hält bis ins
jugendliche Erwachsenenalter an und wird dann zum Alter hin
allmählich schwächer.
Beim Mädchen fehlt eine ähnliche Entwicklungskurve der Sexualität.
Es ist offenbar nicht nur von Lernprozessen abhängig, daß Mädchen
zurückhaltender auch in der Sexualität reagieren.

Was Eltern über die geschlechtliche Aufklärung wissen sollten

Da die Geschlechtsentwicklung während der ganzen Kindheit schlummert, ist es nicht notwendig, eine aktive Sexualerziehung bereits im Säuglings- und Kleinkindesalter zu betreiben, wie dies neuerlich von manchen Sexologen in Form von Sexualerfahrung zwischen Eltern und Kindern geradezu gefordert wird. Die Entwicklung der Sexualität ist ein Teil der Gesamtentwicklung des Kindes und bedarf keinesfalls jener Betonung, wie dies von Sexologen in der Öffentlichkeit immer wieder – auch von einer sensationslüsternen Presse – verbreitet wird bis hin zur Überspitzung eines aktiven Sexualkunde-Unterrichts in der Schule.

Warnung vor Kinder-Sex Diesen Bestrebungen liegen wie sich nachweisen läßt, ideologische Vorstellungen zugrunde, wie sie von allem in den 30er Jahren von einem Wiener Psychoanalytiker Wilhelm REICH als „sexuelle Revolution" veröffentlicht wurden. Dort finden sich auch im Detail Anregungen zu jenen „Sex-Spielen mit Kindern", welche von Sexologen heute den Eltern zur „Entwicklungsverbesserung" ihrer Kinder empfohlen werden. Dahinter stehen – das muß man wissen – auch politische Bestrebungen – Kinder durch eine aktive Sexualität manipulierbar zu machen für Veränderungen der Gesellschaft, letztlich durch Zerstörung der Familie.

Teilreifungsvorgänge An der Sexualentwicklung des Kindes sind Funktionen beteiligt – ohne daß dies mit der Geschlechtsentwicklung insgesamt verwechselt werden darf –, die schon frühzeitig eine Teilreifung erfahren. Hierzu gehört z. B. daß im Traumschlaf bei Buben es neben der körperlichen Aktivität auch zu einem Anstieg des Penis kommen kann.

Gefahren früher sexueller Reize Auf bestimmte Reize hin kann es in Teilbereichen auch vor der Pubertät zu Erregungen kommen, welche Ähnlichkeiten haben mit sexuellen Erregungen bei Erwachsenen. Solche Reizmuster, welche das Kind sexuell erregen, oder die Zusammenhänge, in denen das geschieht, können durch Lernprozesse mit einer frühsexuellen Bereitschaft verknüpft werden, welche die normale Entwicklung des Sexualverhaltens schädigen.

Solche Fehlverknüpfungen stellen ein Risiko dar, auf das mahnend hingewiesen werden muß. Hinzu kommt die Zerstörung der kindlichen Scham, insbesondere in den Jahren vor und während der Pubertät, welche eine wichtige Schutzfunktion für die Persönlichkeitsreifung darstellt.

Liebe wichtiger als Sexualerziehung Vom kinderärztlichen Standpunkt aus ist Sexualität eine Frage, die in erster Linie den Erwachsenen betrifft. In der kinderärztlichen

394

Erziehung spielt die Emotionalität, d. h. die Liebe zwischen Eltern und Kinder die maßgebliche Rolle, auch für eine spätere gesunde Sexualentwicklung. Die Eltern, die ihr Kind liebhaben und die Zeit für ihr Kind haben, legen im Säuglingsalter die Grundlage für eine spätere normale Sexualität ihres Kindes und zwar auch in dem Sinne, daß es überhaupt fähig wird, mit dem anderen Geschlecht eine gute Bindung einzugehen.

Die derzeitig propagierte Sexualerziehung in der Kindheit ist ein grober Unfug, der zu Schäden in der Entwicklung des Kindes führen kann. In einer Zeit vielfältiger Lernprozesse können frühe sexuelle Reizmuster, durch die das Kind sexuell erregt wird, Schaden stiften. Aus der Sicht der Verhaltensbiologie können durch einmalige oder kurzzeitige Erfahrungen sexuelle Reize oder sexuell bedingte Aktionen entstehen, welche die weitere Entwicklung des Sexualverhaltens stark negativ beeinflussen. Selbst in der Pubertät muß die gesamte Persönlichkeitsentwicklung erst entstehen, damit eine normale Sexualität gelingt und dieser wichtige Prozeß kann durch vorzeitige oder einseitige Festlegungen der Sexualität fehlschlagen.

Gefahren einer isolierten Sexualerziehung

Sexualkunde-Unterricht in der Schule ist abzulehnen, denn im Klassenverband sind die Unterschiede in der Persönlichkeitsreifung der einzelnen Kinder so groß, daß bei einem „Aufklärungsunterricht" ein Teil der Schüler lacht, weil er bereits über sexuelle Erfahrungen verfügt, ein anderer Teil überhaupt nicht versteht um was es geht.

Sexualerziehung nicht in der Schule

Sexuelle Aufklärung sollte und muß beiläufig in der Familie erfolgen. Alle Eltern wissen, daß praktisch bis zur Pubertät die Kinder ganz unbefangen sind und erst in der Vorpubertät setzt das natürliche Schamgefühl ein.

sondern in der Familie

Bei der Aufklärung sollten Eltern ihren Kindern nichts anbieten, wonach sie nicht fragen. Die Unterschiede zwischen den Geschlechtern sieht jedes Kind automatisch, wenn die Geschwister zusammen in der Badewanne sind. Es beeinträchtigt auch keineswegs die kindliche Scham, wenn im Rahmen der Familie die Kinder ihre Eltern nackt sehen. Man mache sich aber nichts vor, eine spezifische Sexualität entdecken sie dabei nicht.
Wenn Ihr Kind nach den Vorgängen der Geburt fragt, werden sie ihm dies erklären. Nach der Zeugung wird es erst fragen, wenn es in das Alter der Pubertät hineinkommt. Verständlich wird ihm aber alles was lieb ist, wenn es durch Sie Liebe in der ganzen Kindheit spürt.

Hinweise zur Aufklärung

Zeitplan der geschlechtlichen Entwicklung bei Knaben und Mädchen

Knaben	Alter in Jahren	Mädchen
Kindliche Verhältnisse	bis 8	Spätkindliche Verhältnisse
Kindliche Verhältnisse	8– 9	Beginn des Gebärmutterwachstums
Spätkindliche Verhältnisse	9–10	Gebärmutterwachstum
Erste Ansätze zum Wachstum von Hoden, Penis und Vorsteherdrüse	10–11	Brustknospenentwicklung, erste Schamhaare, Längenwachstumsschub Umbau der Scheidenschleimhaut
Wachstum der Hoden, Vorsteherdrüse und des Penis	11–12	Zunehmende Brust-entwicklung, stärkeres Wachstum der inneren und äußeren Geschlechtsorgane Beckenverbreiterung
Erste Schamhaare, Längenwachstumsschub	12–13	Erste Monatsblutung, irreguläre Monatsblutung, Achselbehaarung
Leichte Brustdrüsen-schwellung, deutliches Wachstum von Penis, Hoden u. Vorsteherdrüse	13–14	Übergang zur regelmäßigen Monatsblutung
Stimmbruch vollendet, Achselbehaarung, deutliche Brustdrüsenschwellung, Schambehaarung von weiblichem Typ	14–15	Regelmäßige Monats-blutungen
Reifung der Spermien, Bartbehaarung	15–16	Pickel an Rücken und Gesicht
Rückgang der Brustdrüsen-schwellung, stärkere Bart- und Oberlippenbehaarung, beginnende Körperbehaarung:	16–17	Verschluß der Wachstums-fugen an den Röhrenknochen
Stirn-Haargrenze gewinnt männlichen Typus Schambehaarung gewinnt männlichen Typus		
Pickel auf der Haut Verschluß der Wachstums-fugen an den Röhrenknochen, Wachstumsstillstand	17–19	

396

In der frühen Kindheit schlummert die Geschlechtlichkeit im Sinne des Unterschiedes zu Mann und Frau weitgehend. Es gibt kein biologisches Korrelat für die Theorien von *Sigmund Freud* über die frühkindliche Geschlechtlichkeit. Praktisch schlummert die Entwicklung der sekundären, d. h. mehr äußerlichen und der primären Geschlechtsmerkmale (Hoden beim Knaben und Eierstöcke bei Mädchen) während der ganzen Kindheit, um während der Pubertät in einem gewaltigen Entwicklungsprozeß alles nachzuholen. Während der Pubertät entwickelt sich auch das spezifische Geschlechtsbewußtsein in dem Sinne, daß der junge Mann auch körperlich fühlt, daß er kein Mädchen ist und umgekehrt.

... müssen nicht übereinstimmen

Unabhängig von diesen Grundtatsachen ist es im Rahmen einer guten Erziehung selbstverständlich, daß die Kinder frühzeitig wissen, daß es natürliche Unterschiede zwischen Vater und Mutter und Unterschiede zwischen den Geschwistern gibt. Das erleben Kinder auch von selbst, wenn sie zu fünft in einer Badewanne sitzen; und es wäre falsch, ihnen künstlich ein Schamgefühl anzuerziehen.
Nacktheit bei sich, den Eltern und Geschwistern ist für ein Kleinkind etwas völlig Normales und Natürliches. Erst etwa vom neunten Lebensjahr ab fangen Kinder an, sich zu genieren. Das ist das Alter, in dem die eigene Geschlechtlichkeit erwacht. Die Brustdrüsen schwellen bei Mädchen an, die sekundären Schamhaare entstehen bei Knaben und Mädchen, der Penis beim Jungen vergrößert sich usw.

Geschlechtserziehung in der Familie ist kein Problem,

Bis zu diesem Alter sollte den Kindern bewußt sein, daß ein Mädchen sich anders entwickelt als ein Junge. In diesem Alter sollten die Kinder Gelegenheit haben, sich zurückziehen zu können, um ihr natürliches Schamgefühl reifen zu lassen. Es gehört zu unserer Kultur und ist auch lebensnotwendig in unseren klimatischen Zonen.

Ein Kind, das von Vater und Mutter genügend vorbereitet ist, lernt den äußeren Unterschied zwischen den Geschlechtern ganz zwanglos und unverkrampft kennen. Es wird selbstverständlich von Zeit zu Zeit Fragen stellen, die sich auf die Geschlechtsorgane beziehen, doch sind die Spannungen, die sich zwischen aufwachsenden Kindern und ihren Eltern entwickeln, wenn nach den Geschlechtsorganen und ihrer Bedeutung gefragt wird, nicht größer als bei den Fragen nach anderen Körperorganen wie Mund, Nase, Augen, Ohren und Tastorganen auch. Das Wichtigste ist, daß Sie Ihrem Kinde keine ausweichenden Antworten geben oder Lügengeschichten erzählen. Es ist aber auch nicht erforderlich, jede einzelne Frage mit langen Aufklärungsvorträgen zu beantworten. Es ist für Ihr Kind viel gesünder,

... wenn alle Fragen des Kindes natürlich beantwortet werden

wenn es sich selbst durch diese Dinge hindurch fragt. Dann wird jeweils genau sein Interesse befriedigt und es kann das Erfahrene zwanglos und unverkrampft in sein heranreifendes Weltbild einbauen.

Hüten Sie sich vor allem davor, Ihrem Kind die Körperausscheidungsorgane als „schmutzig", „eklig" oder auch nur „Bäb" zu bezeichnen. Verbieten Sie ihm nicht, seine Geschlechtsorgane zu untersuchen oder an ihnen herumzuspielen, denn diese Regionen sind für Ihr Kind genauso interessant wie alle übrigen Teile seines Körpers auch. Sobald Sie aber durch aufgeregtes oder ablehnendes Verhalten diese Dinge für Ihr Kind mit einer besonderen Bedeutung belegen, erreichen Sie nur, daß sich Ihr Kind, wenn es mit sich alleine ist, in übermäßiger Weise mit ihnen beschäftigt.

Die schönste und wirkungsvollste Aufklärung über den geheimnisvollen Bereich der Fortpflanzung und die Entstehung neuen Lebens können Sie Ihrem Kind dann vermitteln, wenn Sie selbst wieder schwanger sind. Alle Kinder verfolgen das Heranwachsen neuen Lebens im Leib der Mutter mit allerhöchstem Interesse und liebevoller Zuwendung.

... und das Kind in der Liebe seiner Eltern groß wird Vergessen Sie bei aller sachlichen Aufklärung über die biologischen Verhältnisse und Vorgänge niemals, Ihrem Kind die Bedeutung der *Liebe* zwischen Vater und Mutter für die Entstehung neuen Lebens gleichzeitig klarzumachen.

Nur das Kind, das von den ersten Kindertagen an die Liebe durch seine Mutter und seinen Vater erlebt hat, wird später fähig sein, diese Liebe auch einem Partner in seiner eigenen Familie weiterzugeben. Kinder, die dieses Erlebnis des Urvertrauens nicht oder nicht genügend gehabt haben, werden später Schwierigkeiten in ihrem Liebesleben haben. Sexualität und Liebe werden zur Zeit in manchen Massenmedien als reißerische Themen gut verkauft; wobei Sexualität *groß* und Liebe *klein* geschrieben wird. In der Erziehung Ihres Kindes muß es umgekehrt sein. Liebe ist groß, Sexualität klein zu schreiben.
Nicht zu verwechseln mit frühkindlicher Sexualität sind bestimmte Verhaltensweisen, die sich auf die Sexualsphäre beziehen. Näheres hierzu siehe unter Verhaltensstörungen „Onanie".

Falls Ihr Kind krank wird

Eltern haben einen sechsten Sinn!

Sie werden sehr bald zu unterscheiden lernen, ob Ihr Baby schreit, weil es Hunger hat, weil es friert oder weil ihm zu heiß ist, weil es zu lange auf einer Seite gelegen hat, weil eine Falte im Jäckchen oder der Hose drückt, oder weil die nassen Windeln ihm unangenehm sind. Das alles löst kein ernsthaftes, gefahrdrohendes Geschrei aus. Auch hört das Baby stets gleich auf, wenn es saugen darf, herumgedreht, glattgestrichen oder trockengelegt ist. Ebenfalls kann das Verlangen nach Liebe oder Beschäftigung Geschrei auslösen, das sich aber für das Mutterohr deutlich von dem durch Schmerzen veranlaßten Geschrei unterscheidet. Bauchschmerzen, die in den ersten Wochen infolge des langsam in Gang kommenden Zusammenspiels der komplizierten Verdauungsvorgänge häufig auftreten, rufen je nach Temperament Ihres Babys Gebrüll oder Wimmern hervor. Liegt Ihr Kind gekrümmt oder mit hochgezogenen Beinen im Bettchen, dann hat es mit größter Wahrscheinlichkeit Bauchschmerzen.

Die Ursachen des Schreiens oder Weinens erforschen

Messen Sie bei allen Unpäßlichkeiten vorsichtshalber die Körpertemperatur im After, indem Sie die Spitze des Thermometers mit Fettcreme betupfen, nachdem Sie den Quecksilberfaden bis mindestens 36° C heruntergeschleudert haben. Die Messung im After soll wenigstens drei Minuten, aber auch nicht viel länger betragen. Das Thermometer ist so eingerichtet, daß der Quecksilberfaden, wenn er seinen höchsten Punkt erreicht hat, nicht mehr zurückgeht, weshalb er für eine neue Messung durch kräftige Schleuderbewegungen nach unten, in den Vorratsteil hineingedrückt werden muß. Sie dürfen sich deshalb mit dem Ablesen ruhig ein wenig Zeit lassen. Es ist nicht immer ganz einfach, den hinaufgestiegenen Faden durch Hin- und Herdrehen zwischen den Fingern bei günstigstem Lichteinfall, als breites, silbernes Stäbchen zu erkennen. Es ist deshalb gut, wenn Sie auch das Ablesen ein wenig üben, bevor Sie bei Ihrem Baby später einmal eine Temperaturmessung versuchen.

Denken Sie an erhöhte Temperatur

Fieber hat Ihr Kind, wenn seine Körpertemperatur höher ist als 37,8° C. Bis dahin wird nur von „erhöhter Temperatur" gesprochen. Doch ist auch die „erhöhte Temperatur", wenn sie sich durch zwei oder drei Messungen, die im Abstand von mehreren Stunden durchgeführt werden, bestätigt, ein deutliches Zeichen dafür, daß mit Ihrem Kind etwas nicht in Ordnung ist. Mehrere Messungen im Abstand von einigen Stunden sind deshalb erforderlich, weil sich die Körpertemperatur Ihres Babys durch längeres, heftiges Schreien, oder bei älteren Kindern durch erhitzendes Spielen, vorübergehend erhöht.

Wann hat das Baby Fieber

399

Unmittelbar vor und während der Messung legen Sie Ihr Baby auf den Bauch. Ihre linke Hand drückt das Kreuz fest auf die Unterlage. In dieser Stellung läßt sich die eingefettete Thermometerspitze leicht in den After einführen. Nach der Messung reinigen Sie die untere Hälfte des Thermometers mit kaltem Wasser und ein wenig Seife. Nehmen Sie niemals heißes Wasser, weil das Thermometer dadurch beschädigt werden könnte! Dann trocknen Sie es vorsichtig mit einem frischen Handtuch ab. Auch ein längere Zeit ungebrauchtes Thermometer sollte, bevor es mit Fett betupft wird, vorher gereinigt werden.

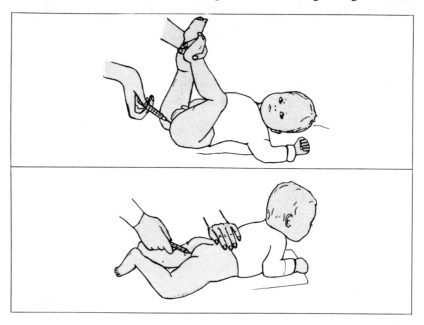

Bevor Sie den Arzt rufen, prüfen Sie auch die anderen Krankheitszeichen

Hat Ihr Baby einen auffallend veränderten oder verfärbten Kot in seinen Windeln oder auch verfärbten Urin; riecht die Ausleerung auffällig anders als Sie das in gesunden Tagen Ihres Babys gewöhnt sind, dann heben Sie die Windeln auf, bis der Arzt sie gesehen hat.

Natürlich müssen Sie bei jeder Temperatur, die über 37,8° C hinausgeht, den Arzt um Rat fragen. Das kann übrigens auch telefonisch geschehen, ist dann aber bereits honorarpflichtig. Rufen Sie den Arzt nicht eher an, bevor Sie alle für ihn wichtigen Einzelheiten fertiggestellt haben. Die Temperatur und das anhaltende Schreien allein sagen dem Arzt zu wenig. Alle auffälligen Abweichungen, die Sie bei Ihrem Baby feststellen, schreiben Sie am besten vorher auf einen Zettel, damit Sie nichts, für den Arzt Bedeutsames, vergessen. Sie können dabei nach der folgenden Einteilung verfahren:

Auf diese Zeichen werden Sie vor allem achten:

- Unnormale Lage des Babys, gekrümmte oder verkrampfte Haltung. Beugt Ihr Baby den Kopf nach hinten, als ob es ihn in das Kissen bohren wollte?

- Krämpfe oder deutliche Bewegungslosigkeit, Benommenheit. Verstärkte Unruhe und Schlaflosigkeit.

- Hautrötungen, Blaufärbungen, Bläschen, Pickel, auffallende Blässe, Blutungen. Wo treten sie auf? Sind die Augenlider beim Aufwachen verklebt?

- Veränderungen der Atmung. Ist die Atmung beschleunigt? Ist der Atem flach oder schnappend? Bewegen sich die Nasenflügel beim Atmen mit?

- Auffallende Veränderung des Gesichtsausdrucks, Angst, „verlorener Blick", Verkrampfungen?

- Körpertemperatur, wieviel Grad?

- Hat das Baby erbrochen? (Zu unterscheiden vom Speien). Wie sieht das Erbrochene aus? Ist es blutig oder grün?

- Windelinhalt: Verfärbungen, flüssig, breiig, fest? Wie ist er anders als sonst? Ist er blutig? Urinverfärbung?

- Ist das Gewicht stehengeblieben oder hat Ihr Baby abgenommen? Seit wann, wieviel? Lehnt das Baby jede Nahrung ab?

- Keuchender oder rasselnder oder pfeifender oder gurgelnder oder schniefender Atem. Husten. In welchen Abständen, wie stark? Stöhnen?

- Schreien oder Brüllen. Wimmern, schrilles, abgehacktes Schreien.

- Riecht das Baby unangenehm aus dem Mund? Wonach? Hat Ihr Baby erbrochen? Wie riecht das Erbrochene? Ist es blutig?

- Riecht die nasse Windel deutlich nach Amoniak?

- Ist der Kot wässrig und fast geruchlos? Riecht er irgendwie anders?

401

Beobachten Sie Ihr Kind und seine Entwicklung nicht ängstlich – aber beständig

Überhaupt werden Sie Ihr Baby, auch dann, wenn es zufrieden und glücklich ist, beim Wickeln, Baden und Säubern immer wieder daraufhin anschauen, ob es irgendwo auffällige Abweichungen vom üblichen, normalen Aussehen zeigt, ob es sich anders bewegt als andere Kinder, ob Hautveränderungen, Warzen, Verdickungen, Knoten oder Flecken zu entdecken sind, ob ihm die Haare an bestimmten Stellen besonders stark oder büschelweise ausgehen usw. Fällt Ihnen etwas auf, dann sollten Sie bei nächster Gelegenheit, etwa in der Mütterberatungsstelle, Ihren Hausarzt oder Ihren Kinderarzt darauf aufmerksam machen. Das, was Sie bei solchen Inspektionen entdecken, ist meist harmlos, kann aber auch ein Zeichen für eine seltene Erkrankung sein, die so rasch wie möglich erkannt und geheilt werden muß.

Krankheitszeichen beim Kleinkind

„Bauchweh" ist nicht immer Bauchweh

Hat Ihr Baby das zweite Lebensjahr erreicht, dann kann es Ihnen bereits, wenn auch noch ungenaue Auskünfte über sein körperliches Befinden geben. Wenn es sich nicht gerade um ein deutlich sichtbares Wehweh, eine Wunde, Kratzer oder eine beulenartige Schwellung handelt, kann ein zweijähriges Kind einen Körperbereich, in welchem es Schmerzen empfindet, nur in den seltensten Fällen mit dem Finger deuten. Auch wenn es „Bauchweh" sagt, muß es sich keineswegs wirklich um Bauchschmerzen handeln. Da das „Bauchweh" eine sehr häufige Krankheitssorge der Mutter im Kleinkindesalter begründet, hat das Kind diesen Ausdruck im Zusammenhang mit körperlichen Störungen und einer besonderen Behandlung immer wieder gehört, und kommt so leicht dazu, alle Arten von Schmerzen und Unwohlsein, von denen es gestört wird, mit dem Ausdruck „Bauchweh" zu belegen.

Sie werden also gut daran tun, solche Behauptungen Ihres Kindes dadurch nachzuprüfen, daß Sie nach weiteren Anzeichen, die echte Bauchschmerzen begründen könnten, suchen. Das ist leicht, wenn Sie Husten, Erkältungen oder Durchfälle, Aufstoßen und Erbrechen beobachten. Aber auch wenn solche deutlichen Anzeichen fehlen, können Sie das mit „Bauchweh" bezeichnete Unwohlsein Ihres Kindes oft dadurch lokalisieren, indem Sie Ihr Kind einige Zeit aufmerksam beobachten. Die meisten Kinder greifen ganz unbewußt immer wieder an die Körperstelle, an der sie eine Belästigung spüren. Dies sollte Sie veranlassen, den entsprechenden Körperstellen Ihre besondere Aufmerksamkeit zuzuwenden.

Nach den Ursachen forschen

Sie können Ausfluß, Ausschlag, Rötungen und andere Unregelmäßigkeiten finden. Auch der Geruch aus dem Mund oder den Gehörgängen

402

kann dazu führen, daß Entzündungen im Nasen-Rachen-Raum entdeckt werden. Die Feststellung der Ursache solcher gesundheitlicher Störungen ist dann selbstverständlich Sache des Kinderarztes, dem Sie Ihre Beobachtungen mitteilen.

Verweigert Ihr Kind die Nahrungsaufnahme, hat es keinen Appetit, ist es quengelig und unlustig, dann ist das ein deutliches Zeichen für eine Gesundheitsstörung. Stellen Sie in diesem Fall zunächst einmal fest, ob Ihr Kind erhöhte Temperatur oder Fieber hat. Überzeugen Sie sich, ob der Stuhlgang regelmäßig ist, normal aussieht und normal riecht. Ebenso, ob der Urin verfärbt ist. Entdecken Sie dabei auffällige Abweichungen, dann suchen Sie den Arzt auf.

Auch eine auffällig gestörte Nachtruhe Ihres Kindes, häufig plötzliches Aufwachen mit Angstschreien, sollte Sie veranlassen, mit dem Arzt zu sprechen. Schlafmittel dürfen Kindern nur dann verabreicht werden, wenn sie vom Arzt ausdrücklich verordnet worden sind.

Klagt Ihr Kind über Kopfweh, ohne daß eine äußere Verletzung „Kopfweh" oder Prellung daran schuld ist, dann ist das ein Zeichen, den Arzt zu befragen. Kinder haben nur ganz selten Kopfweh. Im Schulalter können sie, auch als „Schulkopfschmerzen" bezeichnet, auf Seh- und Hörstörungen zurückgehen. Halbseitige Kopfschmerzen deuten auf Migräne hin.
Sind körperliche Gründe auszuschließen, dann haben diese Kopfschmerzen oft seelische Gründe. Sie treten gerade bei ehrgeizigen Kindern, die nicht den ersehnten Erfolg haben, in Verquickung mit Gereiztheit und gewaltsam unterdrückter Aggressionsbereitschaft, häufig auf.

Zeigt Ihr Kind deutliche Krankheitserscheinungen, klagt oder wimmert es gar vor Schmerzen, liegt es apathisch in seinem Bett und will weder aufstehen noch Nahrung zu sich nehmen, dann ist es mit großer Wahrscheinlichkeit ernstlich erkrankt. Sie sollten dann ohne jede Verzögerung den Arzt zu erreichen versuchen, und ihm alles genau mitteilen, was Sie bisher festgestellt haben. Das Verhalten des Kindes genau beobachten
Hat Ihr Kind kein Fieber, läßt sein Verhalten aber dennoch erkennen, daß es nicht gesund ist, dann sollten Sie es zunächst einmal befragen, was ihm seiner Meinung nach fehlt, und es daraufhin systematisch betrachten. Das Kind kann sich ja auch verstellen und lediglich unlustig sein oder Ihnen einen Streich spielen wollen. Das kommt vor, doch läßt sich eine aufmerksame und einfühlende Mutter nur kurze Zeit von ihrem Kind auf diese Weise täuschen.

Wie befragen Sie Ihr krankes Kind? Einigermaßen exakte Auskünfte über die Anzeichen einer gesundheitlichen Störung kann Ihr Kind Ihnen mitteilen, wenn es das dritte Lebensjahr vollendet hat. Wenn Sie es befragen, dann stellen Sie ihm möglichst keine Suggestivfragen, auf die es Ihnen zuliebe einfach mit „ja" antworten kann, obwohl die Antwort die Krankheit nicht betrifft. Fragen Sie also nicht: „Tut es dir an dieser Stelle weh?", sondern sagen Sie: „Zeig mir, wo es dir weh tut!" Fragen Sie nie: „Hast du Halsschmerzen – Bauchweh – Kopfschmerzen?", sondern: „Wo tut es dir weh – wie tut es dir weh?"
Wenn Sie die Haut Ihres Kindes berühren müssen, um genauer herauszufinden, welches die Ursache einer Störung sein könnte, oder wenn Sie es auch nur massieren wollen, dann sorgen Sie dafür, daß Ihre Hände warm genug sind. Kranke Kinder sind gegen Berührungskälte besonders empfindlich.

Ihre eigenen Beobachtungen Wenn Sie die Mundhöhle Ihres Kindes betrachten wollen, um dort einen Belag, Schwellungen oder Bläschen zu entdecken, dann brauchen Sie dazu einen Löffelstiel, um die Zunge herunterzudrücken. Daß sich ein kleines Kind eine solche Prozedur nur dann widerstandslos gefallen läßt, wenn Sie es verstehen, ein Spiel daraus zu machen, mit dem es einverstanden sein muß, ist wohl selbstverständlich. Achten Sie auch darauf, wenn Sie Ihr Kind dazu gebracht haben, seinen Mund zu öffnen, daß die Mundhöhle durch ein blendfreies Licht, also eine richtig plazierte Nachttischlampe mit mattierter Glühbirne, beleuchtet wird.

Wenn Sie mit dem Löffelstiel zu weit in den Mund hineinfahren, tritt der Würgereflex auf. Unter Umständen ist dies notwendig, um den Rachen anzuschauen.

Im übrigen kommt es darauf an, daß Sie auffällige Rötungen, Bläschen, Ausschläge und andere Hauterscheinungen Ihres Kindes feststellen und sich das besondere Aussehen und den Ort, an dem sie entdeckt wurden, genau merken, oder noch besser, notieren, damit Sie dem Arzt eine ausreichende Beschreibung liefern können. Gehen Sie dabei so vor, wie Sie das schon auf Seite 349 gelesen haben.

Fleckenhafte Rötungen im Gesicht und am Oberkörper, im Zusammenhang mit erhöhter Temperatur oder Fieber und oft auch Erbrechen oder Husten, sind meist Zeichen für eine schwere Infektion, die sogleich dem Arzt mitgeteilt werden müssen. Auch auffällige Gelbfärbung, die bei Tageslicht im Weißen der Augäpfel besonders deutlich hervortritt, ist im Zusammenhang mit Kopfschmerzen, Erbrechen und Leibschmerzen und dunkel gefärbtem Urin ein ernstes Zeichen.

Auffällige Veränderungen der Nägel können Zeichen einer Pilzerkrankung sein, die der Arzt behandeln muß.

Der Kinderarzt ist auf Ihre Hilfe angewiesen

Um den Titel „Kinderarzt" führen zu dürfen, muß sich der Arzt mehrere Jahre in Kliniken und Krankenhäusern intensiv mit kranken Kindern beschäftigt haben. Wenn Sie einen Kinderarzt aufsuchen, treffen Sie bei ihm also eine langjährige Erfahrung mit Kindern an.

Der Facharzt für das Kind

Der Kinderarzt unterscheidet sich von den übrigen ärztlichen Spezialisten dadurch, daß er sich nicht einem bestimmten Organ (z. B. Herzspezialist) oder einer bestimmten Organgruppe (z. B. Spezialist für Hals-Nasen-Ohren-Krankheiten) zuwendet, sondern das Kind in gesunden und kranken Tagen zu seinem ärztlichen Aufgabengebiet gemacht hat. Seine Spezialität ist deshalb das Kind, dessen Entwicklung und alle daraus sich ergebenden Besonderheiten im Krankheitsfalle.

Obwohl der Kinderarzt aus seiner Erfahrung im Umgang mit Kindern gut beurteilen kann, ob ein Kind gesund ist oder nicht, ob es sich normal entwickelt hat oder ob Entwicklungsstörungen bestehen, ist die Mutter ihm in der Beurteilung ihres Kindes in vielem überlegen. Sie ist Tag und Nacht bei ihrem Kind, sie nimmt jede Veränderung seines Verhaltens wahr. Sie weiß genau, welche Eigenarten es beim Füttern, beim Schlaf, beim Spiel, in seiner Freude hat. Wenn hierbei Veränderungen auftreten, kann sie frühzeitig und am besten feststellen, ob ihr Kind sich wohl fühlt oder nicht.

Die Mitarbeit der Mutter erleichtert die Diagnose

Dem erfahrenen Kinderarzt sind deswegen die Beobachtungen der Mutter ein wertvolles Hilfsmittel für seine Diagnose. Er weiß, daß er selbst bei einer eingehenden Untersuchung nicht alles sofort erkennen kann, was die Mutter in Stunden oder Tagen gesehen und erlebt hat. Die Angaben der Mutter sind ihm deshalb besonders wichtig.

Die vorhergehenden Ausführungen sollen der Mutter helfen, auf wesentliche Erscheinungen und Veränderungen bei ihrem Kind zu achten, damit sie ihrem Kinderarzt bei Verdacht auf eine Krankheitsstörung schnell und möglichst genau berichten kann.

Wenn Ihr Kind ins Krankenhaus muß

 Schon bevor Ihr Kind mit dem Krankenhaus selbst in Berührung kommt, soll es wissen, was das ist. Angst vor Krankheit, Arzt oder Klinik darf gar nicht erst aufkommen. Geben Sie Ihrem Kind das Gefühl, daß Sie es nie verlassen werden. Versichern Sie ihm, daß Sie es weiter liebhaben werden, daß es nicht zur Strafe ins Krankenhaus kommt, daß es ihm nachher besser geht und es wieder nach Hause kommt.

 Wenn möglich, sehen Sie sich vorher zusammen mit Ihrem Kind das Krankenhaus und die Station an; sprechen Sie mit den Schwestern. Ihr Kind ist dann nicht mehr so ängstlich, weil es die Umgebung und die Pflegepersonen schon kennt. Verniedlichen Sie nichts, übertreiben Sie auch nichts. Notlügen und falsche Versprechungen belasten das Vertrauensverhältnis.

 Bereits bei der Aufnahme ist es wichtig, daß Sie sich mit der zuständigen Schwester und mit der Kindergärtnerin in Verbindung setzen und sie über das Kind informieren (Eigenarten des Kindes, Lieblingsspeisen usw.). Wenn möglich, sollten Sie dabeibleiben, bis das Kind ins Bett gebracht wird.

 Bevor Sie Ihr Kind besuchen, überlegen Sie sich gut, wie Sie ihm begegnen. Es liegt weitgehend an Ihnen, ob Ihr Kind den Krankenhausaufenthalt angstvoll erlebt, oder ob es ihn ohne größeren Schaden übersteht. Angst und Unsicherheit übertragen sich auf die Kinder. Versuchen Sie daher, ausgeglichen und zuversichtlich zu sein.

Regelmäßige Besuche, auch kürzere, sind auf jeden Fall besser als längere unregelmäßige Besuche, d. h. lieber täglich wenigstens eine halbe Stunde intensiv das Kind besuchen als einen Tag nicht kommen. Lassen Sie sich auch am Operationstag nicht wegschicken. Wenn allerdings tägliche Besuche aus zwingenden Gründen unmöglich sind, müssen Sie dies dem Kind offen sagen. Eine vertraute Tante oder Großmutter kann Sie dann vertreten.

 Allzuviel Verwandtenbesuch ist unnötig und belastet das Kind nur. Eine wehleidige Begrüßung macht es Ihrem kranken Kind nicht leichter. Zeigen Sie Ihrem Kind ruhig Mitgefühl, wenn es Schmerzen hat, aber bedauern Sie es nicht zu sehr. Seien Sie möglichst natürlich. Vielleicht hat es Angst in der ungewohnten Umgebung. Die Ruhe indessen, die Sie ausstrahlen, gibt ihm Sicherheit.

Wichtiger als Mitbringsel ist Ihr Besuch. Bringen Sie lieber weniger mit, dafür aber sinnvolle Dinge. Ein Lieblingsspielzeug erinnert das Kind an zu Hause und beruhigt es. Zum Thema Süßigkeiten: Ihr Kind wird im Krankenhaus richtig ernährt. Fragen Sie unbedingt die Schwester, was Sie, besonders auch an Süßem, mitbringen dürfen. Obst und Fruchtsaft sind meist erlaubt, ausgenommen bei bestimmten Krankheiten wie Diabetes oder Magen-Darm-Störungen. Bei Frischoperierten Vorsicht mit Trinken!

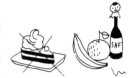

Während der Besuchszeit richtet sich Ihr Verhalten ganz nach dem Befinden des Kindes. Bei Schwerkranken: nur still dasein, Händchen halten, beruhigen. Wird Ihr Kind lebhafter, überlegen Sie, was es tun kann, damit es ihm nicht langweilig wird: vorlesen, Bilderbücher betrachten, malen, ausschneiden, Spiele machen.

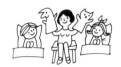

Kinder ohne Besuch sollten immer ins Gespräch oder Spiel einbe-bezogen werden. Können Sie die nichtbesuchenden Eltern erreichen, erklären Sie ihnen, warum ihr Kind sie braucht, benutzen Sie die Besuchszeit bitte nicht zum Schwatz mit anderen Müttern. Unter-stützen Sie die Schwester bei der Pflege; wenn möglich, füttern Sie Ihr Kind, setzen es aufs Töpfchen, legen es trocken und waschen es.

Bereiten Sie Ihr Kind liebevoll auf den Abschied vor. Es verträgt keinen plötzlichen Abbruch des Besuches. Am besten sagen Sie ihm etwa zehn Minuten vor Ablauf der Besuchszeit, daß Sie bald gehen müssen. Ver-sichern Sie ihm, daß Sie morgen wiederkommen – aber nur, wenn Sie Ihr Versprechen auch halten können! Wenn Ihr Kind beim Abschied weint, denken Sie daran, daß Tränen eine befreiende Wirkung haben und für Ihr Kind ein Ventil sind, mit seinem Kummer fertigzuwerden. Die Heftigkeit des Abschiedsschmerzes schwindet erfahrungsgemäß nach kurzer Zeit.
Man kann dem Kind den Abschied dadurch erleichtern, daß man ihm sein Mitbringsel, hübsch verpackt, erst beim Weggehen gibt. Das tröstet und lenkt ab.

Viele Kinder haben keinen Nachttisch. Nähen Sie für kleinere Spiel-sachen eine Tasche aus festem Stoff oder Bast und binden sie am Kinderbett fest. So kann das Kind jederzeit spielen. **Praktische Hinweise**

Selbstgemachte Kalender, an denen das Kind die voraussichtliche Dauer des Aufenthaltes ablesen kann, sind eine nützliche Hilfe. Großes Blatt nehmen, in bunte Quadrate einteilen, mit Zahlen ver-sehen; jeden Tag kann das Kind ein Feld durchstreichen.

407

Für Kinder, die verbundene Hände haben oder auf dem Rücken liegen müssen: Sie freuen sich über ausgeschnittene Autos, Puppen usw., die am Bett befestigt werden können. Auch geeignet bei Infektionskrankheiten, denn die Papiersachen können weggeworfen werden.

Bitte keine Spielsachen mit Knöpfen, ablösbaren Metall-, Plastik- oder Holzteilen, Spangen etc. mitbringen; Kinder stecken diese in den Mund, Nase, Ohren und den Gips oder andere Verbände.

Wieder zu Hause Wenn Ihr Kind wieder nach Hause kommt, beobachten Sie es genau bei seinen Spielen. Nach einem Krankenhausaufenthalt spielen die Kinder oft noch lange die erlittenen Krankheiten durch. Sie verarbeiten so das Erlebte. Wenn sich bisher ungewohnte Verhaltensweisen, wie z. B. Schlafstörungen, Angstträume, Bettnässen, Appetitlosigkeit, Kontaktschwierigkeiten, übergroße Abhänglichkeit oder Aggressionen, einstellen und trotz geduldiger Zuwendung nach einigen Monaten nicht nachlassen, dann sollten Sie mit dem Kind eine Erziehungs- beratungsstelle aufsuchen.

(Dieses Kapitel und die Vignetten (*Asta Ruth,* Bad Homburg) wurden entnommen dem Informationsblatt „Wenn Ihr Kind ... ins Kranken- haus muß", zusammengestellt vom Aktionskomitee „Kind im Kran- kenhaus" e.V.)

Die erste Hilfe ist die wichtigste

An der Spitze der Todesursachenstatistik im Kindesalter stehen heute die Kinderunfälle. 1974 kamen 43% aller gestorbenen Kinder durch einen Unfall ums Leben, und nur 57% starben infolge einer Krankheit. Hauptursache des tödlichen Kinderunfalls sind Kraftfahrzeugunfälle. Sie machen rund 60% aus. Weitere 14% der Kinder ertrinken, 5% der Unfälle betreffen Stürze oder mechanisches Ersticken. Für die erste Hilfe ist Vorbeugen das wichtigste.

● Untersuchen Sie Ihre Wohnung systematisch auf Gefahrenquellen. Darauf haben wir auf Seite 314 ausführlich hingewiesen.

● Haben Sie an Ihrem Telefon immer die Telefonnummer des nächsten diensthabenden Arztes, des nächsten Kinderkrankenhauses und des Notrufes parat!

Was tun, wenn sich Ihr Kind verbrüht oder verbrannt hat?

Zuerst einmal sollten Sie, ohne sich unnötig aufzuregen, feststellen, ob eine leichte oder schwere Verbrühung oder Verbrennung vorliegt.

Vor allem „ruhig Blut" bewahren

Wenn Ihr Kind, was Kleinkinder mit Vorliebe tun, durch das Herunterziehen der Tischdecke die Kaffee- oder Teekanne über sich ausgeleert hat, dann wird die Verbrühung fast immer nur in einer Hautrötung bestehen. Ist Ihr Kind aber mit kochendem Wasser in Berührung gekommen, dann ist der Fall ernster zu beurteilen.
Bei Verbrennungen kommt es vor allem auf die Flächenausdehnung der Verbrennung und auf ihren Grad an. Verbrannte Fingerkuppen gehen fast nie über die Blasenbildung hinaus, weil die Hand schnell zurückgezogen werden kann. Ist dagegen die ganze Hand verbrüht oder gar verbrannt worden oder auch größere Flächen des Körpers, dann müssen Sie mit Ihrem Kind so rasch wie möglich ein Krankenhaus oder wenigstens eine Arztpraxis aufsuchen.

Für die erste Hilfe im Haus muß die Hitzewirkung schnellstens beseitigt werden, denn das Ausmaß der Gewebszerstörung ist von der Stärke und der Dauer der Verbrennung abhängig.

Kaltwasserbehandlung: Das einzige wirklich wirksame Mittel der ersten Hilfe bei Verbrennungen ist die sofortige Kühlung durch kaltes, sauberes Wasser. Lassen Sie alles stehen und liegen und gießen Sie sofort – möglichst innerhalb der ersten 15 Minuten – kaltes Wasser auf alle verbrannten oder verbrühten Stellen. Das dürfen Sie zehn Minuten lang tun, bis der Arzt kommt. Durch das kalte Wasser wird nicht nur der Schmerz gelindert, sondern auch der Hautverlust verringert und damit bleibende Narben verkleinert. Als Wundverband haben sich metalline Brandwundtücher bewährt. Besorgen Sie sich solche steril eingepackten Brandbinden für Ihre Hausapotheke.

Unter keinen Umständen gebrauchen Sie die veralteten Hausmittel. Puder, Mehl, Salbe, Öl dürfen niemals auf die verbrannten Stellen aufgetragen werden.

Was tun bei Verätzungen?

Bei sämtlichen Verätzungen, gleichgültig ob mit Säure oder Lauge, soll sofort mit reichlich Flüssigkeit gespült werden. Mit welcher Flüssigkeit Sie spülen, ist aber gleichgültig. Am einfachsten und am schnellsten zur Hand ist Wasser.
Je mehr Wasser, desto größer ist die Verdünnung. Sie können also überhaupt nichts falsch machen, wenn Sie kontinuierlich spülen.
Bei Verätzungen der Augen entscheiden die ersten 5 bis 10 Minuten, ob es zu schwerwiegenden Schäden kommt. Sie sollten also auch bei Augenverätzungen so viel wie möglich spülen. Sie können dabei nichts verletzen und schädigen. Wenn Sie Ihr Kind zum Augenarzt bringen, sollten Sie auch während des Transportes weiter spülen. So viel Leitungswasser wie möglich in Flaschen füllen, die Augenlider aufsperren (evtl. mit Gewalt) und spülen, spülen, spülen!

Was tun bei Vergiftungen?

Wann sollten Sie an eine Vergiftung denken? Wenn Ihr Kind einen Streichholzkopf in den Mund steckt oder ihn gar abbeißt und zerkaut, dann brauchen Sie nicht zu fürchten, daß es sich daran vergiftet. Der Streichholzkopf ist aber fast die einzige chemische Substanz in Ihrem Haushalt, mit dem sich Ihr Kind nicht vergiften kann.
Alle **im Haushalt verwendeten Chemikalien** wirken mehr oder weniger giftig, wenn sie verschluckt werden. Dazu gehören auch Körperpflegemittel wie Cremes, Öle, Badezusätze, Parfüms, Blutstillstifte und vor allem sämtliche Reinigungsmittel, vom Fleckenentferner bis zum Geschirrspülmittel und Bodenpflegemittel.

Denken Sie immer an eine Vergiftung,
- wenn Ihr Kind plötzlich sehr schwer krank wird, aber kein Fieber hat,
- wenn Ihr Kind einen Krampfanfall hat mit Bewußtlosigkeit,
- wenn Ihr Kind plötzlich Atembeschwerden bekommt.

Stellen Sie so rasch wie möglich fest, was Ihr Kind zu sich genommen hat. Die Flasche, aus der es Essig, Säure oder Reinigungsmittel getrunken hat, befindet sich meist noch in der Nähe, weil Verätzungen sehr schmerzhaft sind und Gebrüll auslösen. Säuren (Essigessenz, Salzsäure und Laugen, Ammoniak) werden ganz allgemein durch Verdünnung unwirksamer. Beauftragen Sie möglichst eine andere Person mit der Benachrichtigung des Arztes oder Krankenhauses und fahren Sie ohne Zeitverlust los.

Sofort feststellen, was das Kind getrunken hat und den Arzt unverzüglich verständigen

Bis der Arzt kommt, können Sie die Atmung durch künstliche Mund-zu-Mund-Atmung in Gang halten, Sie können durch Herzmassage die Herztätigkeit in Gang halten. Achten Sie dabei darauf, daß das Gesicht des Kindes zur Seite gedreht ist, damit es nicht an seiner eigenen Zunge erstickt.

Was können Sie selbst tun, bevor der Arzt kommt?

Eine Ausscheidungsbehandlung kommt schon in Frage, bevor das Kind Vergiftungserscheinungen zeigt. Die bevorzugte Methode ist künstliches Erbrechen. Hierzu sollten Sie sich von Ihrem Kinderarzt für die Hausapotheke ein altes Indianermittel mit den Namen Ipecacuanhasirup verschreiben lassen.

Zuerst geben Sie Ihrem Kind ein bis zwei Kaffeetassen voll Tee oder Saft. Dann geben Sie bei Kindern bis zu zwei Jahren vier Teelöffel, bei älteren Kindern sechs Teelöffel Ipecacuanhasirup. 20 Minuten später wird Ihr Kind erbrechen und damit das Vergiftungsmittel aus dem Körper befördern.
Falls dies nicht wirkt, spritzt der Hausarzt ein Mittel, das rascher wirkt und das Kind wirklich erbrechen läßt, Apomorphin. Dies wird er aber niemals bei Bewußtlosigkeit oder erheblicher Bewußtseinstrübung, niemals bei Säuglingen und niemals bei Vergiftungen mit Ätzstoffen oder Petroleum oder Tetrachlorkohlenstoff tun.

Hat Ihr Kind Benzin oder Tetrachlorkohlenstoff getrunken, ist das wichtigste Gegenmittel Paraffinum liquidum, d.h. flüssiges Paraffin. Es entgiftet das Benzin. Die Menge können Sie ungefähr abschätzen, wenn Sie einen Teelöffel mit dem Gewicht Ihres Kindes in Kilogramm multiplizieren.

> **Niemals Milch bei Vergiftungen geben!**
>
> Das wichtigste Mittel, Gift zu binden, ist Tierkohle. Lassen Sie sich von Ihrem Arzt Carbo medicinalis für die Hausapotheke verschreiben. Milch hilft nur bei Ätzvergiftungen. Bei den meisten Giften macht Milch die Vergiftung noch schlimmer.

Am Telefon

Am Telefon geben Sie Ihrem Arzt an:
- Was das Kind verschluckt hat.
- Wieviel.
- Wann.
- Wie alt das Kind ist.
- Welche Krankheitssymptome es zeigt.

Wenn Sie nichts anderes im Haus haben, lassen Sie das Kind Wasser trinken, wenn es keine Säuren oder Laugen getrunken hat. Wenn es kein Wasser trinken will, geht auch Obst- oder Fruchtsaft. Versuchen Sie, Erbrechen zu provozieren, wenn Sie kein anderes Hausmittel im Haus haben. Legen Sie Ihr Kind quer über das Knie, so daß der Bauch zusammengedrückt wird, Kopf und Gesicht sind nach unten gerichtet. Stecken Sie einen Finger in den Rachen, bis Erbrechen eintritt.

Packen Sie die Reste der Giftsubstanz ein und zeigen Sie sie Ihrem Arzt.

Grundregeln

Beherzigen Sie also drei Grundregeln:

Erbrechen provozieren,

keine Milch geben,

keine Zeit verlieren.

Die erste Hilfe des Arztes bei Vergiftungen
Sie betrifft

1. die lebenswichtigen Funktionen, wie Atmung, Herz-Kreislauf, Wasserhaushalt

2. Die Entleerungsbehandlung

3. Eine Gegengiftbehandlung

412

Verschiedene giftige Pilze haben eine unterschiedliche Wirkung nach dem Essen. Es gibt Pilze, bei denen die Vergiftungserscheinungen bereits nach einer halben bis drei Stunden auftreten (Erbrechen, Brechdurchfälle, Benommenheit, Erregungszustände, Sehstörungen, Schweißausbrüche, krampfartige Bauchschmerzen, Speichelfluß), oder Vergiftungserscheinungen, die erst nach einer längeren stummen Zeit von sechs bis zwölf Stunden auftreten. Letzteres ist zum Beispiel bei dem sehr giftigen Knollenblätterpilz und bei den Lorcheln der Fall. **Pilzvergiftungen**

Bei Verdacht auf Pilzvergiftung sollte sofort der Arzt aufgesucht werden. Es muß der Magen-Darm-Kanal soweit wie möglich entleert werden. Tierkohle kann ebenso helfen wie Gegengifte, die vom Arzt gespritzt werden müssen. Bei Knollenblätterpilz-Verdacht oder Lorcheln ist sofortige Krankenhauseinweisung notwendig!

Hat Ihr Kind Medikamente zu sich genommen und ist es noch bei Bewußtsein, dann lassen Sie sich von ihm zeigen, was es gegessen hat. Es könnte später bewußtlos werden, und Sie sollten dem Arzt möglichst eindeutig sagen oder zeigen können, was Ihr Kind geschluckt hat. **Tablettenvergiftung**
Sind Medikamente oder Tabletten aller Art geschluckt worden, dann sollten Sie zunächst versuchen, Ihr Kind, sofern es nicht bewußtlos ist, zum Erbrechen zu bringen, indem Sie ihm mit nach unten hängenden Kopf einen Finger oder Löffelstiel in den Hals stecken. Bewußtlose Kinder dürfen nicht zum Erbrechen gebracht werden. Auf jeden Fall aber muß so rasch wie möglich ärztliche Hilfe gesucht werden. Nehmen Sie leere Tablettenröhrchen, Medizinflaschen oder -packungen mit!

Hat Ihr Kind eine Zigarette zerkaut und ganz oder teilweise heruntergeschluckt, dann müssen Sie es so schnell wie möglich zum Erbrechen bringen. Das Nikotin im Tabak ist für Kleinkinder ein sehr gefährliches, todbringendes Gift und sollte so rasch wie möglich wieder aus dem Magen herausbefördert werden. Aber auch wenn Sie Ihr Kind zum Erbrechen gebracht haben, muß dennoch ein Arzt hinzugezogen werden. **Ihr Kind hat eine Zigarette oder Zigarre zerkaut oder heruntergeschluckt**

Bei Hundebiß besteht immer die Gefahr der Tollwut. Geimpfte Hunde sind ungefährlich. Aus diesem Grunde muß der Besitzer des beißenden Hundes gefunden werden, um sicherzugehen. In jedem Falle ist bei Hundebiß auch eine Behandlung wie bei Wundstarrkrampf vorzunehmen. Gegebenenfalls auch eine Impfung gegen Tollwut. Letztere ist kompliziert und nicht ganz ungefährlich. **Hundebisse**

413

Schlangenbisse Giftschlangenbisse können zu Schmerzen im Bißbereich führen, die mit Muskelschmerzen, Kopfschmerzen, Schwindel und Schläfrigkeit einhergehen oder aber zu brennenden Schmerzen mit einer örtlichen Schwellung und Blutaustritt.

Bis der Arzt kommt, sollten Sie folgende Maßnahmen anwenden: den betroffenen Arm oder das Bein abbinden mit Kopftuch, Schal, Schuhriemen etc.. Der Puls muß gerade noch zu tasten sein. Der abgebundene Körperabschnitt sollte etwas bläulich aussehen.

Das Kind muß unbedingt ruhiggestellt werden. Am besten nehmen Sie das Kind auf den Arm, wenn es unruhig sein sollte.

Auf keinen Fall darf die Bißstelle ausgesaugt werden. Eine kleine Verletzung in der Mundschleimhaut könnte Sie selbst gefährden.

In jedem Falle schnellstmöglich ärztliche Hilfe holen oder in die nächste Klinik fahren!

Informations-zentren für Vergiftungen Im übrigen gibt es in den meisten Großstädten der Bundesrepublik Informationsstellen für Vergiftungsfälle, die in der nachfolgenden Tabelle mit Telefonnummern aufgeführt sind. Diese Stellen sind Tag und Nacht auskunftbereit.

Städt. Kinderklinik **Berlin-Charlottenburg**
Tel. 030 / 3023022

1. Med. Universitätsklinik im Krankenhaus **Berlin-Westend**
Tel. 030 / 3035215, 3035466 oder 3032215

Universitäts-Kinderklinik **Bonn**
Tel. 0228 / 2 60 62 11

Universitäts-Kinderklinik **Freiburg i.Br.**
Tel. 0761 / 2704361 (v. 8–12, 13–16 Uhr), sonst 2704300 oder 2704301

2. Med. Abteilung des Krankenhauses **Hamburg-Barmbek**
Tel. 040 / 6385345 oder 6385346

Universitäts-Kinderklinik **Homburg/Saar**
Tel. 06841 / 162257 oder 162846 (Zentrale 471)

Universitäts-Kinderklinik **Kiel**
Tel. 0431 / 499648

Med. Klinik der Krankenanstalten **Ludwigshafen**
Tel. 0621 / 503431 oder 5031 (Zentrale)

2. Medizinische Universitätsklinik **Mainz**
Tel. 06131 / 232466

Klinikum rechts der Isar in **München**
Tel. 089 / 41402211 oder 41401 (Zentrale)

2. Kinderklinik der Städtischen Krankenanstalten in **Nürnberg**
Tel. 0911 / 3982284/ oder 3982218

2. Medizinische Klinik der Städtischen Krankenanstalten in **Nürnberg**
Tel. 0911 / 3982451

Was tun, wenn Ihr Kind bewußtlos ist?

Überzeugen Sie sich vor allem davon, ob es noch regelmäßig atmet. **Wenn Wasser oder Fremdkörper in die Atemwege eingedrungen sind,** dann sollten Sie versuchen, diese dadurch zu entfernen, indem Sie Ihr Kind an den Füßen mit dem Kopf nach unten hochheben und leicht zwischen die Schulterblätter klopfen. Ist Ihr Kind dazu schon zu groß und schwer, dann legen Sie es über Ihr Knie, wobei Rumpf und Kopf samt den Armen nach unten hängen sollten. Klopfen Sie mit der flachen Hand einige Male leicht auf den Rücken. *(Atmet das Kind noch regelmäßig?)*

Ist kein Anlaß anzunehmen, daß die Atemwege durch Fremdkörper blockiert sein könnten, setzt aber die Atmung nicht sofort wieder ein, dann legen Sie Ihr Kind auf den Rücken, beugen Sie seinen Kopf zur Seite und öffnen Sie seinen Mund, indem Sie das Kinn mit dem Zeigefinger fassen, während Sie mit dem Daumen zwischen die Zähne einzudringen versuchen. Sie dürfen dabei ruhig kräftig, aber nicht gewaltsam vorgehen. Entfernen Sie vorher alle den Hals beengenden Kleidungsstücke. Läßt sich der Mund nicht öffnen, oder beginnt Ihr Kind trotz geöffnetem Mund und der Entfernung von etwaigen Bonbons, Eßresten oder sonstigen Gegenständen aus der Mundhöhle nicht zu atmen, dann versuchen Sie sofort die „Mund-zu-Mund"-Beatmung, die auch durch die Nase erfolgen kann. Die Technik dieser Beatmung müssen Sie allerdings schon früher einmal kennengelernt und möglichst geübt haben, um nichts falsch zu machen. *(Mund-zu-Mund-Beatmung)*

Es ist deshalb sehr zu empfehlen, daß Sie sich diese leicht zu erlernende Technik von Ihrem Arzt vorsorglich einmal zeigen lassen. Dabei kann er Ihnen dann auch die sogenannte „Herzmassage" beibringen, die etwas schwerer zu erlernen ist, aber im Fall des sehr gefährlichen Herzstillstandes lebensrettend für Ihr Kind sein kann. Der Herzstillstand kann durch einen elektrischen Schock oder längeren Stromfluß durch den Körper hervorgerufen werden. Ein Herzstillstand, der län- *(Eventuell sofort eine Herzmassage)* ger als fünf Minuten andauert, führt fast immer zum Tode. Ob das Herz Ihres Kindes schlägt, können Sie durch den Handgelenkpuls oder noch sicherer dadurch feststellen, indem Sie Ihr Ohr auf die freigemachte Brust Ihres Kindes legen. Dann werden Sie das Herz deutlich pochen hören. Ist das nicht der Fall, dann muß sofort mit der „Herzmassage" begonnen werden.

Die richtige Lage kann lebensrettend sein

Beginnt Ihr Kind wieder regelmäßig zu atmen und rötet sich seine Haut infolge der wieder einsetzenden, sauerstoffreichen Blutversorgung, dann legen Sie Ihr Kind auf die Seite, und decken Sie es mit einer warmen Decke zu. Bleibt es bewußtlos, dann hat es aller Wahrscheinlichkeit nach eine Gehirnerschütterung oder einen schweren Schock erlitten. Prüfen Sie noch einmal den Puls und rufen Sie den Arzt telefonisch oder mit Hilfe der Nachbarn herbei. Lassen Sie bis zum Eintreffen des Arztes Ihr bewußtloses Kind, wenn es nicht gerade auf einem besonders kalten Steinboden liegt, lieber dort warm zugedeckt und mit untergezogener warmer Decke liegen, und versuchen Sie nicht, es auf ein Bett zu tragen. Vor allem dann nicht, wenn es erbrochen haben oder wenn Blut aus seinem Mund geflossen sein sollte. Sie könnten ihm dadurch schweren Schaden zufügen.

Für bewußtlose oder bewußtseinsgetrübte Menschen ist die Seitenlage bei Wärme und ruhiger Atmung die weitaus vorteilhafteste. Ist Ihr Kind infolge eines Krampfanfalles bewußtlos, dann können Sie seinen Mund oft gar nicht oder nur sehr schwer öffnen. Versuchen Sie es niemals mit Gewalt oder einem Werkzeug. Wenn es Ihnen gelingt, ein verknotetes Taschentuch zwischen die Zähne zu bringen, wird seine Zunge vor Bißverletzungen geschützt. Schlägt es um sich, dann dürfen Sie versuchen, es auf ein Bett zu legen oder mit Kissen zu umgeben, damit es sich nicht verletzt.

Empfohlen wird die sogenannte „Stabile Seitenlage", die Sie auch schon üben sollten, bevor Ihr Kind eventuell einmal bewußtlos wird:

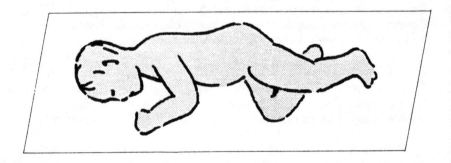

Legen Sie Ihr Kind auf den Bauch. Ziehen Sie das rechte oder linke Knie soweit wie möglich nach vorn bis in Bauchhöhe. Damit kann es nicht nach rechts oder links umkippen. Ziehen Sie einen Arm weit nach oben, und legen Sie den anderen Arm mit dem Ellbogen seitlich vom Körper weg. Damit liegt der Kopf automatisch auf der Seite.

Was tun bei Hitzschlag?

Kleinkinder in einem dickwandigen Kinderwagen, der längere Zeit kräftiger Sonneneinstrahlung ausgesetzt war, können infolge einer Wärmestauung und starkem Schwitzen einen Hitzschlag bekommen. Ein solches Kind fiebert, erbricht und verfällt in Krämpfe. Es muß bis zum Eintreffen des Arztes in eine schattige, möglichst kühle Umgebung gebracht werden. Direkte Sonneneinstrahlung kann dagegen einen Sonnenstich hervorrufen, der auch mit Krampfzeichen, aber nicht mit Fieber und Schwitzen verbunden ist. Hier helfen bis zum Eintreffen des Arztes Abwaschen mit kaltem Wasser und vorsichtige Hautmassage.

Besonders kleine Kinder niemals unmittelbar der Sonne aussetzen

Was tun bei blutenden Wunden und bei Brüchen?

Blutungen aus der Haut, wenn sie nicht spritzend sind, hören nach einiger Zeit durch die natürliche Gerinnung von selbst auf. Ist die Blutung stark, dann lagern Sie das blutende Glied hoch, versuchen Sie aus dem nicht verletzten Bereich das Blut zum Herzen hin auszustreichen und binden Sie die Wunde durch einen festen Druckverband mit Hilfe von Tüchern ab. Auch zusammengeknotete Taschentücher sind brauchbar. Steht die Blutung trotz des ersten Druckverbandes nicht, dann binden Sie einen weiteren größeren Druckverband über den ersten, soweit dieser keine Knoten enthält. **Sind Fremdkörper in der Wunde** zu sehen, also Glasscherben, Metallstücke oder ähnliches, dann entfernen Sie diese vor dem Verbinden, aber versuchen Sie nicht, tiefer eingedrungene, festsitzende Fremdkörper herauszuziehen. Das ist Sache des Arztes. In solchen Fällen dürfen Sie selbstverständlich auch keinen Druckverband anlegen. Umwickeln Sie die Wunde mit einem lockeren Verband, möglichst unter Anwendung von Watte. Jede tiefere Wunde muß vom Arzt geprüft und behandelt werden, vor allem Stichwunden. Dagegen sind oberflächliche Hautverletzungen, sofern sie nicht verdreckt sind, mehr oder weniger harmlos.

Druckverband

Alle diese Maßnahmen gelten auch für Knochenbrüche und starke Schwellungen. Versuchen Sie niemals, ein unnatürlich verändertes

Knochenbrüche

417

Glied geradezubiegen oder einzurichten. Das kann nur der Arzt und auch der meist nur anhand einer vorhergegangenen Röntgenaufnahme. Verbände und Bandagen müssen stets locker angelegt werden. Sie dürfen niemals drücken oder pressen. Kinder mit Brüchen oder starken Schwellungen sollten möglichst nichts zu trinken bekommen, bis es der Arzt erlaubt. Verletzte Kinder müssen ruhig und vor allen Dingen warm gehalten werden.

Bei Knochenbrüchen empfehlen sich aufblasbare Schienen aus Kunststoff. Besorgen Sie sich eine solche Schiene für die Hausapotheke. Ein solcher Luft-Schienen-Verband muß – wie alle übrigen Verbände bei Knochenbrüchen – die beiden Nachbargelenke überragen, sonst kann der Bruch nicht ruhiggestellt werden. Ruhigstellung ist aber wichtig, weil jeder Knochenbruch äußerst schmerzhaft ist.

Tollwut darf nicht ausgeschlossen werden

Ist Ihr Kind von einem Hund so gebissen worden, daß Wunden zu sehen sind, dann sollte es vorsorglich geimpft werden. Vor allem Gesichtsbisse sind tollwutverdächtig. Aber auch eine Tetanusvorsorge und eine antibiotische Behandlung können nötig sein. Darüber entscheidet der Arzt, den Sie auch in diesem Falle rasch mit Ihrem Kind aufsuchen sollten.

Gefahren durch elektrischen Strom

Stromkreis sofort unterbrechen

Glücklicherweise gibt es heute fast überall Sicherheitssteckdosen, in die Ihr Kind, auch wenn es gerade laufen kann, seine Finger nicht mehr bis an die Stromquelle hineinstecken kann. Aber es gibt immer noch schadhafte Leitungsschnüre und Geräteanschlüsse oder Verlängerungsschnüre, an denen Ihr Kind elektrische Schläge bekommt, wenn es wahllos an ihnen herumfingert. Ein elektrischer Schlag kann sehr gefährlich sein und zu Bewußtlosigkeit und Herzstillstand führen. Er hat aber meist, wenn der Stromfluß ganz kurz dauert und eine kleine Hautpartie, wie z.B. zwei Fingerkuppen, betrifft, nur einen gewaltigen Schreck zur Folge. Kann der elektrische Strom dagegen länger durch den Körper Ihres Kindes fließen oder wird er über große Körperpartien wirksam, wie z.B. in der gefüllten Badewanne, wo das Wasser als zusätzlicher Leiter mitwirkt, dann ist er meistens tödlich. Treffen Sie Ihr Kind bewußtlos und unter Strom stehend an, dann versuchen Sie zuerst einmal, den Stromfluß zu unterbrechen. Reißen Sie den Stecker heraus. Dann machen Sie mit Ihrem Kind die gleichen Atem- und Wiederbelebungsversuche, die Sie schon früher erklärt bekommen haben.

Dabei können auch, z.B. durch einen glühenden Tauchsieder, Verbrennungen und Verbrühungen beteiligt sein. Siehe Verbrennungen Seite 409.

Vergiftung durch Autoabgase und Haushaltsgas

In geschlossenen Garagen kann es bei laufenden Motoren dicht über dem Boden leicht zu schweren Gasvergiftungen bei Kleinkindern kommen. Das Gas, das in den Küchengasherden verbrannt wird oder auch Propangas, ist, wenn es in geschlossenen Räumen ausströmen kann, nicht ganz so gefährlich wie die Autoabgase, die das gefährliche „Kohlenmonoxyd" enthalten. Es ist aber bei höherer Konzentration in der Atemluft immer noch gefährlich genug.

Mit Kohlenmonoxyd, also Autoabgasen, vergiftete Menschen brauchen eine viel längere Zeit, um sich in frischer Luft wieder zu erholen. Dieses Gas verändert die Blutzellen so stark, daß sie keinen Sauerstoff mehr aufnehmen können. Küchenherdgas und Propangas verändern dagegen die Blutzellen nicht, verhindern aber, daß genügend Sauerstoff mit der Atemluft in die Lungen kommt. Ein Mensch, der längere Zeit viel zuwenig Sauerstoff einatmet, erstickt langsam. Er erholt sich aber, wenn die Erstickung nicht schon zu weit fortgeschritten ist, sehr rasch wieder, sobald er in sauerstoffreiche Luft gebracht wird.

Gasvergiftung

Sie sollten, wenn Sie Ihr Kind von Autoabgasen oder Küchenherdgasen betäubt vorfinden, sich zuerst einmal davor bewahren, selbst gasvergiftet und bewußtlos zu werden. Beugen Sie sich deshalb nicht gleich zu Ihrem Kind nieder, sondern öffnen Sie möglichst rasch die Garagentür oder das Küchenfenster. Über dem Boden lagert die Gaswolke immer am dichtesten. Dann nehmen Sie einen tiefen Atemzug frischer Luft, stellen den Gasstrom aus dem Küchenherd ab und beugen sich, ohne einzuatmen, mit angehaltenem Atem zu Ihrem Kind nieder und heben oder schleppen es aus dem gaserfüllten Raum hinaus; möglichst ins Freie. Dann bringen Sie Ihr Kind, wie Sie es gelernt haben, zuerst einmal dazu, daß es regelmäßige, ruhige Atemzüge macht, und dann erst stellen Sie den Automotor ab.

Nicht nur Fenster öffnen

In einer geschlossenen Garage ist schon mancher selbst bewußtlos umgefallen, weil er zuerst versucht hat, den Motor abzustellen, bevor die Garagentür geöffnet war.

Den Küchengasherd sollten Sie allerdings sofort nach dem Fensteröffnen abstellen, weil das ausströmende Gas-Luft-Gemisch leicht explodieren kann, wenn es mit einem glimmenden Funken in Berührung kommt. Nehmen Sie also auch keine brennende Zigarette oder Zigarre in Räume hinein, in denen Gas ausgeströmt ist.

Die Vergiftung mit Autoauspuffgasen ruft übrigens eine schöne rosige Hautfärbung hervor. Personen, die sich im Anfangsstadium dieser Vergiftung befinden, wirken benommen und wie betrunken. Ruhige Lagerung bei viel frischer Luft ist das beste Heilmittel. Ist Ihr Kind bewußtlos, dann muß der Arzt verständigt und Wiederbelebungsversuche gemacht werden. Schlägt das Herz noch, dann ist vor allem anderen die Atmung wieder in Gang zu bringen.

„Seid schön brav, und steckt euch keine Bohnen in die Nase"

Eine Mutter, die ihre Kinder mit dieser Ermahnung allein ihrem Spiel überläßt, wird bald erleben, daß Bohnen, Erbsen, Perlen und andere kleine Gegenstände versuchsweise in Nasen und Ohren hineinpraktiziert werden.

Wenn Sie solche Gegenstände dann nicht mehr sehen und sicher fassen können, dann muß die Entfernung vom Arzt vorgenommen werden. Er allein verfügt über die passenden Instrumente. Handelt es sich um ein in das Ohr hineingekrochenes Insekt, dann kann es mit lauwarmem Wasser, das Sie vorsichtig in den Gehörgang hineingießen, leicht herausgespült werden.

Hat Ihr Kind runde, glatte Gegenstände wie Perlen, Knöpfe, Münzen u.ä. verschluckt, dann braucht Sie das nicht zu beunruhigen. Solche Dinge kommen, ohne Schaden anzurichten, mit dem Stuhl wieder zum Vorschein.

Ernster dagegen ist das Verschlucken von Nadeln, Nägeln, Reißzwecken und anderen spitzen Dingen. Der Magen umwickelt solche Gegenstände zwar mit Schleim und befördert sie mit dem stumpfen Ende voraus durch den Darm, doch sollten Sie sich darauf nicht unbedingt verlassen. Wenn Ihr Kind erbricht oder Bauchschmerzen bekommt, nachdem es so etwas verschluckt hat, muß es so rasch wie möglich zum Arzt oder in ein Krankenhaus gebracht werden.

ABC der Kinderkrankheiten

Es ist ausgeschlossen, in diesem Eltern-Handbuch auch nur die wichtigsten Erkenntnisse der modernen Kinderheilkunde aufzuführen. Einiges, was die Eltern besonders interessiert, sei im folgenden alphabetisch in Stichworten angegeben. Diese Ausführungen sollen der allgemeinen Orientierung der Eltern dienen, aber nicht im geringsten den Besuch beim Arzt ersetzen.

Adenoide

Unter Adenoiden wird eine Vergrößerung der Rachenmandel verstanden. Die betroffenen Kinder wachsen schlecht, schlafen mit offenem Munde und haben meistens einen typischen Gesichtsausdruck: wulstige Lippen, enge Naseneingänge und immer einen offenen Mund. Manchmal ist das Gehör beeinträchtigt. Chronische Rachenmandelentzündungen äußern sich in häufig auftretenden, fieberhaften Infekten. Sie sind an einem Schleimbelag an der Rachenhinterwand zu erkennen. In der Regel vermag das Entfernen der Rachenmandelwucherungen die Beschwerden der Kinder zu beenden.

Aids bei Kindern

Unter Aids – der Name ist eine Abkürzung aus dem englischen „Acquired Immune Deficiency Syndrome" – versteht man die Infektion des Körpers mit einem ganz bestimmten Retrovirus, welcher die für die Immunabwehr äußerst wichtigen T-Helferzellen so schädigt, daß es zu einem fast kompletten Zusammenbruch der Abwehr gegenüber Infektionen kommt. Wenngleich Aids hauptsächlich bei bestimmten „Risikogruppen" von Erwachsenen – Homosexuelle, Bluterkranke, deren Leben über Bluttransfusionen erhalten werden muß etc. – vorkommt, werden mehr und mehr auch Erkrankungen bei Kindern und Jugendlichen festgestellt.
Die Übertragung erfolgt entweder durch Aids-kranke Mütter, wenn das Virus über die Plazenta direkt während der Schwangerschaft in den kindlichen Blutstrom gelangt, oder bei Kindern, die wegen Bluterkrankheit oder aus anderen Gründen eine Bluttransfusion benötigen, und nicht zuletzt – ähnlich wie bei Erwachsenen – bei drogensüchtigen Jugendlichen.
Bei den infizierten Personen läßt sich das krankmachende Virus in fast allen Körperflüssigkeiten und -geweben, auch in der Muttermilch, nachweisen.
Infolge des Darniederliegens der Immunabwehr kommt es bei Kindern zu vielfältigen Gedeihstörungen, immer wiederkehrenden bakteriellen Infektionen, auch Pilzinfektionen, chronischem Durchfall und Ent-

zündungen im Lymphdrüsen-Leberbereich, schließlich auch Gehirn-entzündung. Da eine das Virus selbst beeinflussende Behandlung nicht bekannt ist, ist die Lebenserwartung der Kinder nicht sehr hoch. Da das Aids-Virus zu den am besten untersuchten Virusarten über-haupt gehört, besteht begründete Aussicht, Hilfe durch einen Impf-stoff zu schaffen.

Gegen eine Pflege von Aids-infizierten Kindern bestehen grundsätz-lich keine Bedenken. Man sollte jedoch vorsichtig beim Umgang mit möglicherweise infektiösen spitzen Gegenständen, mit infektiösem Material sein; auch sollte man die Kinder nicht unbedingt küssen. Ver-schmierte infektiöse Sekrete sollten mit einem alkoholischen Präparat desinfiziert werden. Wenn diese Vorsichtsmaßnahmen eingehalten werden, besteht kein zusätzliches Risiko für das Pflegepersonal.

Alkohol-Embryofetopathie

Alkoholgenuß während der Schwangerschaft führt zu einer deutlichen Schädigung des Kindes, wenn die Mutter etwa 40 bis 60 g Alkohol pro Tag zu sich nimmt. Das embryofetale Alkoholsyndrom ist in unserem Lande zum häufigsten Mißbildungssyndrom mit Schwachsinn gewor-den. Die Kinder haben ein charakteristisches Erscheinungsbild mit Minderwuchs, zu kleinem Kopf, verengten Lidspalten, breiter Stirn und kurzer Nase. Ihre Intelligenz ist mehr oder minder deutlich beein-trächtigt.

Anämie   siehe Blutarmut

Anfälle   siehe Krämpfe

Angina   siehe Halsentzündung

Appetitlosigkeit

Nicht immer liegt Appetitlosigkeit vor, wenn Ihr Kind nicht essen will. Manche Mütter haben eine falsche Vorstellung davon, wie viel oder wenig ein Kind wirklich braucht (siehe auch Seite 196). Appetitlosig-keit besteht aber immer dann, wenn die Körpergewichtszunahme dar-unter leidet.

Daneben findet sich eine akute Appetitlosigkeit bei allen beginnenden Erkrankungen.

Meistens hat Appetitlosigkeit keine organische Ursache. Man sollte wissen, daß Appetitlosigkeit in der Regel noch hartnäckiger wird, wenn die Eltern das Kind zum Essen zwingen wollen.

Asthma

Beim Asthma liegt eine angeborene Bereitschaft vor, auf verschiedenste chemische, bakterielle, auch psychische Reize hin mit einer Überempfindlichkeit der unteren Luftwege zu reagieren, wobei die kleinen Bronchien und Bronchiolen spastisch verengt werden. Typisch ist eine Keuchatmung, wobei insbesondere die Ausatmung mit hohem Pfeifen verbunden ist. Es besteht eine ausgesprochene Ausatmen-Schwierigkeit mit Lufthunger, Blausucht und starkem Husten.

Langdauerndes Asthma führt nicht nur zu einer Blähungslunge, sondern auch zu Herzfehler. Da die angeborene Neigungsbereitschaft nicht behoben werden kann, muß die Behandlung alles daran setzen, auslösende Ursachen auszuschalten oder zu beseitigen. Dies betrifft vor allem Infektionen, aber auch Allergene, z.B. durch Hausstaub, aber auch starke psychische Belastungen.

Die Kinder müssen lernen, mit dem Asthma so zu leben, daß Anfälle vermieden werden. Dies setzt eine mehrdimensionale Behandlung unter Training der körperlichen und geistigen Leistungsfähigkeit voraus.

Autismus

Der Begriff Autismus kommt aus dem Griechischen und bedeutet so viel wie „In sich versponnen". Die Kinder haben keinen Kontakt zu ihrer Umgebung, stieren vor sich hin. Ihre körperliche Leistungsfähigkeit, insbesondere ihre Handfertigkeit ist in der Regel normal. Typisch sind sogenannte „Stereotypien", bei denen sie sich bis zum Exzeß in bestimmtes Spielverhalten mit intensiven gleichförmigen Bewegungsmustern (z.B. Schaukeln, Drehbewegungen etc.) steigern.

Bandwurm   siehe Würmer

Bauchschmerzen

Plötzlich auftretende Bauchschmerzen sollten immer ernstgenommen werden. Der Verdacht auf eine Blinddarmentzündung ist dann gegeben, wenn im rechten Unterbauch ein deutlicher Druckschmerz besteht (siehe auch Blinddarmentzündung). Auch eine Dickdarmentzündung vermag heftige Bauchschmerzen hervorzurufen.

Die Angabe von Bauchschmerzen bei Kleinkindern kann auf jede Erkrankung hindeuten, weil Kinder alle ihre Unpäßlichkeiten auf den Bauch lokalisieren.

B

Immer wiederkehrende Bauchschmerzen können auf Störungen im Magen-Darm-Bereich hinweisen, aber auch andere Ursachen haben. Bauchschmerzen sollten Sie veranlassen, den Arzt aufzusuchen.

Bindehautentzündung

Eine Entzündung der Augenbindehaut hat verschiedenste, fast immer infektiöse Ursachen. Die Bindehäute sind gerötet, die Kinder haben ein brennendes, stechendes Gefühl in den Augen. Sonderformen sind: „Schwimmbad-Konjunktivitis", die vor allem im Sommer nach dem Baden auftritt und die „Konjunktivitis elektrica". Letztere tritt wenige Stunden nach Einwirkung von Ultraviolett-Licht auf. Plötzlich in der Nacht besteht ein stechender Schmerz in beiden Augen.

Früher führte die durch Gonorrhoe der Mutter bedingte Bindehautentzündung des Neugeborenen meist zur Blindheit.
Um zu verhindern, daß bei einer Gonorrhoe (Tripper) der Mutter das Kind während der Geburt angesteckt wird, sind Arzt und Hebamme gesetzlich verpflichtet, unmittelbar nach der Entbindung eine einprozentige Höllensteinlösung in den Augenbindesack des Neugeborenen zu träufeln. Dies führt zu einer leichten Reizung der Augenbindehaut, die gewöhnlich schnell wieder abklingt. Bei stärkerer Rötung werden die Augen vorsichtig mit Kamillentee ausgewaschen. Sollte sich eine Schwellung der Augenlider und eine Eiterabsonderung aus dem Bindehautsack bemerkbar machen, müssen Sie den Arzt rufen.

Blasenkatarrh   siehe Harnwegsinfektionen

Blinddarmentzündung

Selten im Säuglingsalter, häufiger aber vom dritten Lebensjahr ab, kann es zur Entzündung des sogenannten Wurmfortsatzes kommen, die nicht ganz korrekt als „Blinddarmentzündung" bezeichnet wird, weil der blind endende Teil des Dickdarms dabei gewöhnlich gar nicht mitbeteiligt ist. Bauchschmerzen und Fieber in unterschiedlicher Höhe, Erbrechen, Durchfall (mitunter aber auch Verstopfung) sowie schmerzhaft gespannte Bauchdecken sind wichtige Krankheitszeichen, die allerdings vieldeutig und deshalb nicht zuverlässig sind. Um zu verhindern, daß ein eitrig entzündeter Wurmfortsatz in die Bauchhöhle durchbricht und so eine lebensbedrohende Krankheit verursacht, muß innerhalb von sechs bis acht Stunden nach Krankheitsbeginn ein operativer Eingriff vorgenommen werden. Dies bedeutet für Sie: Wenn Sie verdächtige Krankheitszeichen entdecken und vor allem, wenn sich Ihr sonst lebhaftes Kind nicht aufsetzen will, wenn es die Beine und speziell das rechte Bein anzieht, dann müssen Sie unverzüglich den Arzt benachrichtigen. Im Zweifelsfall ist es besser, operieren zu lassen. Eine Blinddarmoperation ist ein harmloser Eingriff, während eine unterlassene oder zu spät durchgeführte Operation Lebensgefahr bedeutet.

Blindheit

Praktisch gelten alle Kinder, welche auf dem besseren Auge weniger als $1/20$ sehen, als blind. Als sehbehindert gelten Kinder, deren Sehvermögen zwischen $5/20$ und $1/20$ liegt. Wegen des Ausfalls der Sehsphäre sollten Kompensationstechniken frühzeitig geübt werden. Dabei ist die Zuwendung durch die Eltern das Wichtigste.

Blutarmut

Blutarmut oder Anämie kann verschiedene Ursachen haben. Es ist verständlich, daß bei jedem Blutverlust die Blutmenge verringert wird. Ein starker Blutverlust muß schnell ausgeglichen werden.
Immer wieder auftretende kleine Blutungen können eine unerkannte Anämie hervorrufen. Hier muß nach den Ursachen geforscht werden. Die häufigste Blutarmut kommt durch Eisenmangel zustande. Meist liegen Infektionen vor, die diesen Eisenmangel begünstigen. Die Kinder sind blaß, meist appetitlos, rasch ermüdbar. Ein Blutbild klärt die Ursache durch den Arzt schnell auf.
Auf weitere Ursachen der Anämie, die entweder die Erkrankung der roten Blutkörperchen oder des Blutfarbstoffs betreffen, kann an dieser Stelle nicht mehr eingegangen werden.

Blutungsübel

Blutungsübel können durch Störungen der Blutgerinnung oder durch Störungen der Blutplättchen oder durch Störungen der Blutgefäße bedingt sein. Blaue Flecken, besonders wenn sie am ganzen Körper auftreten, deuten auf ein Blutungsübel hin, das schnellstens vom Arzt behandelt werden muß.

Bronchitis

Unter Bronchitis versteht man eine Entzündung im Bereich der Bronchien. Häufigste Ursache im Kindesalter sind Entzündungen der Kieferhöhlen. Dies gilt besonders für die chronische Bronchitis. Vielfach tritt die Bronchitis in Verbindung mit Asthma auf. Dies ist der Fall, wenn die Kinder auch Ekzeme haben.

Husten, Erstickungsanfälle und Asthmastörungen können auch auftreten, wenn Fremdkörper verschluckt werden.

C Cerebrale Bewegungsstörungen siehe Lähmungen

D Diphtherie

Die Diphtherie wird durch Tröpfcheninfektion übertragen. Sie zeigt sich durch weißliche Beläge, meist im Bereich der Gaumenmandeln, welche sich den Bronchien entlang sich ausbreiten können und zur Erstickung führen. Das Gift des Diphtherie-Bazillus greift außerdem den Herzmuskel und die Nerven an. Auffallend ist die kloßige Sprache und ein süßlicher, fader Mundgeruch. Bei Säuglingen tritt bevorzugt eine Nasendiphtherie mit schneidender Atmung, blutigem Schnupfen und Trinkschwierigkeiten auf. Nach Einführung der Schutzimpfung (siehe Seite 296) ist die Diphtherie in unserem Lande praktisch ausgerottet.

Dreitage-Fieber

Das Dreitage-Fieber (Exanthema subitum) ist eine Viruserkrankung, die vor allem bei Säuglingen und Kleinkindern auftritt. Die Inkubationszeit schwankt zwischen sieben und 14 Tagen. Der Beginn ist meistens dramatisch mit hohem Fieber (auch Fieberkrämpfen), ohne daß weitere schwere Erscheinungen typisch sind. Gelegentlich kommt es zu Erbrechen und Durchfall. Nach drei Tagen kommt es zum Auftreten eines Exanthems mit kleinen erhabenen Flecken ähnlich Röteln, die hellrosa sind. Mit dem Exanthem verschwindet das Fieber. Ein typisches Heilmittel ist nicht bekannt, die Krankheit ist gutartig.

Durchfall

Von Durchfall wird gesprochen, wenn vermehrt Stühle auftreten und wenn die Stühle dünn sind. Im Säuglingsalter können bis zu drei Stühle, im übrigen Kindesalter bis zu zwei Stühle am Tag normal sein. Die Ursachen für Durchfall sind vielfältig, aber fast immer infektiös.

Aus gutem Grund wird man Sie beim Arzt oder auf der Mütterberatungsstelle immer wieder nach der Stuhlbeschaffenheit Ihres Kindes

426

fragen. Denn sie ist tatsächlich ein recht zuverlässiger Gradmesser für sein Gedeihen. Dabei kommt es nicht nur auf die Zahl der täglichen Entleerungen an, auch ihre Form, Farbe und ihr Geruch sind dabei von Bedeutung.

Die bei weitem häufigste Erkrankung des Säuglings ist der Durchfall, der recht unterschiedliche Ursachen – meist Virus-Darminfektionen – haben kann. Bei künstlich ernährten Kindern kann er durch Krankheitserreger, durch verdorbene oder falsch zusammengesetzte Nahrung, durch mangelnde Sauberkeit von Flaschen, Sauger und Geschirr, aber auch durch intensive Sommerhitze und starkes Schwitzen des Kindes hervorgerufen werden.

Wegen der großen Wasseranfälligkeit des kindlichen Organismus kommt es bei Durchfallerkrankungen von Säuglingen und Kleinkindern sehr schnell zu einem Wasserverlustsyndrom. Es ist an dem Feuchtigkeitsgrad der Lippen und der Mundschleimhaut abzuschätzen und vor allem an der Konsistenz der Unterhaut. Wenn bei Abheben einer Hautfalte auch im Bereich des Bauches es länger dauert, bis die Hautfalte verstrichen ist muß man an diese schwere Beeinträchtigung denken, die schließlich mit Bewußtseinstrübung und Vergiftungserscheinungen einhergeht. Durch den Wasserverlust kommt es gleichzeitig auch zum Kochsalzverlust. Wasserverlust

Als Therapie hat sich unabhängig von dem Erreger weltweit der Einsatz einer Zucker-Salz-Mischung bewährt, die z.B. in den Mitteln Oralpädon oder Elotrans auch im Handel erhältlich ist. Hierdurch wird vor allem das Wasserverlustsyndrom schnellstens beseitigt. In schweren Fällen erfolgt die gleiche Behandlung intravenös.

Epilepsie   siehe Krämpfe

Erbrechen

Erbrechen ist bei jüngeren Säuglingen besonders häufig, vor allem während und nach der Nahrungsaufnahme. Erbrechen in den ersten Lebenswochen deutet auf eine ernstere Erkrankung hin. Der Arzt sollte in diesem Fall eine eingehende neurologische Untersuchung durchführen.

Viele Kinderkrankheiten, z.B. Lungenentzündung oder Scharlach, beginnen mit Erbrechen. Erbrechen braucht demnach nicht auf eine Magen-Darm-Krankheit hinzuweisen.

Bösartiges Erbrechen ist auch bei Gehirnerkrankungen nicht selten der erste Hinweis, besonders wenn keine andere Ursache gefunden wird.

Während beim gewohnheitsmäßigen Erbrechen die Milch relativ langsam wieder herausfließt, gibt es eine andere Form des Erbrechens, bei der die Nahrung explosionsartig herausgespritzt wird. Hier besteht der Verdacht, daß ein Krampf des Magenpförtners vorliegt. Solche Kinder müssen im allgemeinen in der Klinik behandelt werden. Wenn sich der Krampf dort nicht löst, ist eine Operation notwendig.

Vom eigentlichen Erbrechen muß das Spucken und Speien unterschieden werden, bei dem nach einer Brust- oder Flaschenmahlzeit geringe Milchmengen wieder ausgespuckt werden.
Manche leicht erregbaren Kinder und solche, die beim Trinken viel Luft verschlucken, neigen dazu, fast gewohnheitsmäßig zu erbrechen. Sie befördern fast nach jeder Mahlzeit einen Teil der Nahrung wieder nach außen. Sie sollten ärztlichen Rat einholen, denn es gilt festzustellen, ob nicht ein organisches Leiden dahintersteckt.

Erkältungskrankheiten

Die Mehrzahl der Erkältungskrankheiten wird durch Tröpfcheninfektion, das heißt von Mensch zu Mensch, übertragen. Hier können Sie Wesentliches zur Vorbeugung tun, indem Sie selbst bei jeder kleinen Erkältung ein Schutztuch vor Mund und Nase binden und fremden Personen, vor allem, wenn sie erkältet sind, nicht gestatten, Ihrem Baby zu nahe zu kommen, es herumzutragen oder gar abzuküssen.

Der bewährte Grundsatz, daß Vorbeugen besser ist als Heilen, gilt in besonderem Maße auch für die Erkrankungen der Atemwege einschließlich Schnupfen, Bronchitis, Grippe und Lungenentzündung. Die „Erkältung", die hierfür immer verantwortlich gemacht wird, ist nicht die eigentliche Krankheitsursache, sie ist gewissermaßen nur der Anstoß, der den Stein ins Rollen bringt.

Ein Säugling hat eben nur geringe Widerstandskräfte gegen die meisten Krankheitskeime, die einem größeren Kind oder einem Erwachsenen gewöhnlich nichts anhaben.

F Fehlbildungen

Infolge innerer Ursachen (erbliche Veranlagung) oder durch äußere Ursachen (Medikamente, Gifte, mechanische Entwicklungshindernisse, z.B. Nabelschnurumschlingung) kann es während des Wachstums im Mutterleib zu einer Fehlbildung an inneren Organen, am Knochenskelett oder auch an der Haut kommen. Manche dieser Körperfehler sind sofort, andere erst im Laufe der Entwicklung zu erkennen, manche müssen gleich, andere können erst nach Wochen, Monaten oder Jahren operativ behoben werden. Hasenscharte, Wolfsrachen, um nur einige Beispiele zu nennen, werden Sie nicht übersehen, doch ist hier keine Eile geboten; der Arzt wird das Kind rechtzeitig zur Behandlung in eine Klinik einweisen.

Zu den routinemäßigen Vorsorge-Untersuchungen schon im frühen Säuglingsalter gehört die Prüfung durch den Kinderarzt, ob vielleicht eine angeborene Hüftgelenkstörung vorhanden ist, die bei rechtzeitigem Erkennen mit Hilfe einer sogenannten Spreizhose korrigiert werden kann.

Fieber

Fieber, d.h. eine Körpertemperatur über 37,8 ° Celsius, deutet fast immer auf eine Infektion hin, die irgendwo im Körper abläuft. Suchen Sie deswegen nach Zeichen der Entzündung wie Rötung, Schwellung und Schmerzen. Die Fieberhöhe gibt im allgemeinen keinen Hinweis auf den Schweregrad der Krankheit. Vor allem bei Säuglingen und Kleinkindern verursachen schon leichte Infektionen der oberen Luftwege mitunter auffallend hohes Fieber.

Frühsommer-Enzephalitis

Die Frühsommer-Enzephalitis ist durch ein Virus bedingt, das durch den Biß infizierter Zecken übertragen wird. Nach einer Inkubationszeit von 4 bis 14 Tagen treten zunächst allgemeine Erscheinungen mit Fieber-, Kopf- und Gliederschmerzen auf. Bei den meisten Kindern jenseits des 3. Lebensjahres ist damit die Erkrankung beendet.

Nicht selten treten nach 7 weiteren, völlig erscheinungsfreien Tagen bösartige Erscheinungen des zentralen Nervensystems wie Hirnhautentzündung oder Gehirnentzündung mit Lähmungen, vor allem im Schulterbereich, auf. Bei 10 % der Befallenen kommt es zu bleibenden Schäden.

Da die Erkrankung in unserem Lande von April bis November, vor allem Anfang Oktober übertragen wird, ist eine Impfung zur Prophylaxe indiziert (s. Seite 295).

Gehirnverletzungen bei der Geburt

G

Bedenklich sind die bei einer schweren Geburt möglichen Verletzungen innerer Organe und des Gehirns. Jede Blausucht (Asphyxie) bei der Geburt ist deshalb sehr ernst zu nehmen. Der Arzt stellt dies mit dem sogenannten APGAR-Index fest (siehe Seite 262 „Vorsorgeuntersuchungen"). Bei schweren Sauerstoffschäden besteht große Gefahr, die dadurch erkennbar wird, daß das Neugeborene bewußtlos wird oder unter Krämpfen leidet. Manchmal weisen auch hochgradige Trinkfaulheit und Benommenheit auf eine Hirnverletzung hin.

Gelbsucht

Gelbsucht ist immer ein Zeichen dafür, daß der Gallenfarbstoff nicht in ausreichender Menge mit der Galle ausgeschieden werden kann. Häufig liegt dem eine Leberschädigung oder eine Blutkrankheit zugrunde. Akut kann eine Gelbsucht auch auf eine Vergiftung durch Medikamente hinweisen.
Eine Sonderform der Gelbsucht ist der „Neugeborenen-Ikterus". Die Haut und die Bindehäute sind stark gelb. Dies tritt am dritten Lebenstag auf und muß nach einigen Tagen wieder abklingen.
Ein längerdauernder Ikterus oder eine bereits nach dem ersten Lebenstag auftretende starke Gelbsucht ist in jedem Falle krankhaft und erfordert eine sofortige Behandlung durch Austausch-Transfusion oder Lichttherapie.

Grippe

Unter Grippe versteht man eine meist epidemisch auftretende Infektionskrankheit, die teils durch Virus- teils durch bakterielle Entzündungen bedingt ist. Typisch sind neben hohem Fieber Kopf- und Gliederschmerzen sowie ein trockener, schmerzhafter Reizhusten mit Schnupfen.
Grippeimpfungen haben ihren Wert als Prophylaxemaßnahme gezeigt (Schutzimpfung Seite 296). Ein spezifisches Mittel gegen Grippe gibt es bis jetzt nicht.

H Halsentzündung

Entzündliche Erkrankungen des Nasen-Rachen-Raumes und der Rachenmandeln gehören ebenso wie Entzündungen der Gaumenmandeln zu den häufigsten Erkrankungen im Kindesalter. Die Entzündungen können wie ein Katarrh verlaufen mit hochroten, geschwollenen Gaumenmandeln. In der Regel sind die Kieferwinkel geschwollen. Als Ursache kommen Infektionen in Frage. Es ist insbesondere an Vi-

430

rusinfektion, Diphtherie, Scharlach und Mononucleose zu denken (siehe entsprechende Stichworte).

Große Gaumenmandeln müssen nicht immer auch entzündet sein. Eine chronische Tonsillitis kommt als Ursache weiterer Erkrankungen in Frage.

Jedesmal, wenn Sie den Eindruck haben, daß sich Ihr Kind nicht richtig wohl fühlt, sollten Sie nicht nur die Temperatur messen, sondern auch in den Hals schauen, um festzustellen, ob eine Angina, das heißt eine Enge im Hals, besteht, die gewöhnlich durch eine entzündliche Rötung und Schwellung der Gaumenmandeln und des Rachens verursacht wird. Mit der bekannten Aufforderung: „Sag mal schön ah!" werden Sie bei dem Kleinkind meistens nicht zum Ziel kommen. Hier hilft aber ein Trick: Setzen Sie das Kleine auf den Schoß des Vaters. Er hält mit der linken Hand den Kopf an der Stirn fest, und mit der rechten Hand umgreift er den Körper. Die Beine des Kindes hält er zwischen seinen Beinen. Wenn das Kind so fixiert ist, schieben Sie einen Mundspatel oder einen Löffelstiel seitlich in die Backentasche nach hinten. Wenn Sie den Stiel bzw. den Spatel nach unten drücken, wird ein Würgereflex ausgelöst, wobei sich der Mund so weit öffnet, daß man ein oder zwei Sekunden lang Rachen und Gaumenmandeln gut überblicken kann.

Vielfach sind bei einer Mandelentzündung die Drüsen unterhalb der Ohren, am sogenannten Kieferwinkel, geschwollen. Wegen der Schluckbeschwerden will das Kind nicht essen.
Die einfache, sogenannte katarrhalische Angina, die oft mit hohem Fieber beginnt, pflegt nach zwei bis drei Tagen wieder abzuklingen. Dennoch sollten Sie den Kinderarzt rufen, denn er muß unbedingt klären, ob eine Angina nicht Begleiterscheinungen einer anderen Erkrankung, beispielsweise eines Scharlachs ist oder ob sich aus einer zunächst einfachen eine eitrige Mandelentzündung entwickelt hat.

Besteht hohes Fieber, dann können Sie Ihrem Kind kalte Beinwickel machen und außerdem durch lauwarme Halsumschläge den Krankheitsverlauf günstig beeinflussen. Solange die Gaumenmandeln entzündet und geschwollen sind, sollte man die Zufuhr von Milch und Milchbrei einschränken. Geben Sie dafür mehrmals täglich kalten, gesüßten Zitronen- oder Orangensaft.

431

Harnwegsinfektionen

Gelangen Krankheitskeime von außen, d.h. durch die Harnröhre aufsteigend oder vom Körperinneren her (auf dem Blut- oder Lymphweg), in Nierenbecken, Harnleiter und Harnblase, dann kann es zu einer Harnwegsinfektion kommen. Mädchen sind wegen ihrer kürzeren Harnröhre wesentlich häufiger betroffen als Jungen. Während eine akute, hochfieberhafte Blasen- und Nierenbeckenentzündung, die mit Kopfschmerz, Brechreiz und Schmerzen in der Nierengegend einherzugehen pflegt, kaum fehlgedeutet wird, macht eine schleichend einhergehende Infektion der Harnwege oft keine klaren Beschwerden. Falls Sie Ihrem Kinderarzt berichten, daß Ihr Baby blaß, weinerlich und appetitlos ist und daß es schlecht gedeiht, dann wird er sicherlich auch an die Möglichkeit einer Harnwegsinfektion denken. Er wird Sie auffordern, eine Urinprobe mitzubringen, um festzustellen, ob der Harn krankhafte Beimengungen von Bakterien, Eiweiß, Zucker oder von weißen und roten Blutkörperchen zeigt.

Das Auffangen einer Urinportion war für die Mutter bisher oft ein Gedulds- und Geschicklichkeitsspiel, besonders bei kleinen Mädchen. Heute kann man in Apotheken und Sanitätshäusern sterilisierte Plastikbeutel kaufen, die oben mit einem Klebestoffrand versehen sind und so leicht rings um das Geschlechtsteil des Babys befestigt werden können. Sobald es sein „kleines Geschäft" produziert hat, wozu es erfahrungsgemäß gern die Zeiten des Fütterns oder kurz danach bevorzugt, sollte die Urinprobe zum Arzt gebracht werden, damit sich der Harn nicht durch längeres Stehen zersetzt.

Auch wenn sie zunächst keine schwerwiegenden Symptome verursacht, muß eine Blasen- und Nierenbeckenentzündung stets ernstgenommen und längere Zeit behandelt und beobachtet werden. Es muß auch mit gelegentlichen Rückfällen gerechnet werden. Wenn es nicht gelingt, den Übergang in eine chronische, immer wieder aufflackernde Harnwegsinfektion zu verhindern, besteht die Gefahr, daß sich im Verlauf von Jahren oder Jahrzehnten eine lebensbedrohende Schrumpfniere entwickelt.

Hautausschlag

Achten Sie auf die Art des Hautausschlages. Eine allgemeine Hautrötung kann bei einem jungen Säugling schon beim Schreien auftreten. Eine stichpunktartige, kleinfleckige Rötung wie bei einem Reibeisen spricht für Scharlach, besonders wenn das Nasen-Mund-Dreieck weiß bleibt.

Ein grobfleckiger Hautausschlag spricht für Röteln, wenn er ganz leicht ist; für Masern, wenn er den ganzen Körper intensiv befällt. Hautausschläge kommen auch bei allergischen Erkrankungen, bei Blutkrankheiten und chronischen Erkrankungen wie Tuberkulose etc. vor, desgleichen örtlich auch bei Pilzkrankheiten. Die Unterscheidung muß der Arzt treffen.

Hautkrankheiten

Der bedeutsame Einfluß der erblichen Veranlagung zeigt sich besonders an der Reaktionsweise der Haut: Manchen Säuglingen macht es nichts aus, stundenlang in einer schmutzigen Windel zu liegen. Bei anderen kommt es trotz sorgfältiger Pflege zu Wundsein, Rötungen, Ekzemen usw. Brustkinder sind davon nicht ausgenommen. Auch sie können einen Milchschorf bekommen, der zum Krankheitsbild der sogenannten

exsudativen Diathese (= besondere Krankheitsbereitschaft) gehört. Unter der Einwirkung bestimmter Reize (Staub, Milchfett, wollener Wäsche usw.) neigen die so veranlagten Kinder zu Schleimhautkatarrhen und Hautausschlägen, die vorwiegend im Gesicht und auf dem behaarten Kopf auftreten.

Ekzem. Auf dem Boden einer erblich angeborenen Bereitschaft zu allergischen und entzündlichen Reaktionen spielt das Ekzem – neuerlich auch atopische Dermatitis genannt – eine immer größere Rolle. Chemische Stoffe wie alkalische Seifen, unverträgliche Salben, wie auch Sonnenstrahlen etc. führen zu dieser Überempfindlichkeitsreaktion der Haut, auch bei Nahrungsallergien, vor allem bei fett- und kochsalzreicher Kost findet man Verschlechterung.
Auf der Haut treten nadelkopfgroße Papel oder Bläschen auf, die Bläschendecke schmilzt ein und die Haut beginnt zu nässen. Bei Eintrocknung entstehen Borken, darunter bleibt die Haut aber entzündlich, weshalb sie leicht von Eiterinfektion befallen wird.

Der Milchschorf, meist Frühform des Ekzems juckt weniger, doch sind die Kinder auch für Bronchial- und Darmkatarrh besonders anfällig. Nicht immer ist es das Milchfett, das den Milchschorf veranlaßt. Manchmal bereitet es große Schwierigkeiten, den oder die auslösenden Reize zu ermitteln und auszuschalten. Hier können Sie als Mutter die ärztlichen Bemühungen wesentlich unterstützen, wenn Sie die Haut des Säuglings besonders pflegen: kein Wasser, keine Seife, nur mildes Kinderöl, keine Gummieinlagen, auch im Winter kein Wollmützchen;

auch sollten nur mit milden Waschmitteln mehrfach gewaschene Windeln und Wäsche verwendet werden.

Die Schuppenflechte (Ichthyosis) ist meist familiär bedingt; sie geht mit einer Verhornungsstörung mit dicker, trockener und rauher Haut einher. Betroffen sind insbesondere Ellbogen und Knie.

Pigmentstörungen, sogenannte „Naevi", sind Mißbildungen der Haut, die entweder flach, erhaben oder behaart, gelblich-bräunlich, blau bis schwarz aussehen können. In der Regel sind sie gutartig. Die Behandlung ist verschieden.

Unter **Urtikaria** wird eine plötzliche Hautreaktion mit roten Quaddeln verstanden, die mit Juckreiz einhergeht. Sie gehört zu den sogenannten „allergischen Hautkrankheiten" und ist eine Überempfindlichkeitsreaktion gegen tierische und pflanzliche Nahrungsmittel (Eier, Fisch, Milch, bestimmte Obstsorten etc.).

Von den **infektiösen Hautkrankheiten** ist die Impetigo sehr leicht übertragbar. Es handelt sich um rasch wachsende, eitrig werdende Bläschen, die aufplatzen und mit einer honiggelben, braunen Kruste eintrocknen. Wegen der Infektionsgefahr suche man schnellstens den Arzt auf.

Unter **Mykosen** versteht man Pilzerkrankungen, die an der behaarten Kopfhaut oder der übrigen Körperhaut auftreten. Charakteristisch sind kreisrunde oder ovale mit Schüppchen bedeckte Flächen.
Fuß-Mykosen treten meist zwischen den Zehen auf. Sie hinterlassen rote nässende Herde. Durch Hallenbäder und Schulturnen findet eine leichte Verbreitung statt.

Eine **Akne** ist fast immer hormonell bedingt. Es handelt sich um kleine Erhabenheiten mit schwarzem Punkt. Bei Neugeborenen spielen die mütterlichen Hormone während der Schwangerschaft eine Rolle; desgleichen auch bei der Pubertäts-Akne.

Warzen sind gutartige, halbkugelige, oft auch zerklüftete oberflächliche Erhebungen der Außenhaut, die mit großer Wahrscheinlichkeit durch Virus bedingt sind. In der Regel klingen sie nach einer gewissen Zeit von selbst ab. Andernfalls muß die ärztliche Behandlung in Anspruch genommen werden.

Läuse   siehe Seite 440.

Herpes-Virus-Infektionen

Das Herpes-Virus ist weit verbreitet. Bis zum 6. Lebensjahr sind 60 %
der Kinder infiziert. Das Virus sitzt auch in der normalen Haut, und
bei einem Absinken der Antikörper z.B. durch Streß (Reise), Sonnen-
brand etc. kommt es zu einer Erkrankung.
Die Stomatitis aphthosa (Mundfäule) ist bei Kleinkindern die häufigste Form mit linsengroßen, rundlichen Belägen auf Wangenschleim-
haut, Lippen, Zunge, Zahnfleisch. Gleichzeitig besteht Fieber. Bei
älteren Kindern tritt das typische Herpes-Bläschen im Bereich der Lippen auf.
Bei schweren Einbußen der Immunität kann es auch zu einem genera-
lisierten Hautbefall bei Säuglingen und Kleinkindern (Herpes-Sepsis)
kommen. Die spezifische Therapie mit dem Virastatikum Aciclovir
(Zovirax) ist eine der großen Errungenschaften, weil erstmalig ein spezifisches Heilmittel gegen Viruserkrankungen gefunden wurde.

Hepatitis

Als Erreger kommen verschiedene Viren in Frage, vor allem Hepatitis
A-Virus und Hepatitis B-Virus. Die Übertragung erfolgt hauptsächlich
durch Kotberührung, aber auch durch Blutübertragung (nicht gut ent-
seuchte Spritzen), vor allem bei Hepatitis B.
Nach einem Vorstadium mit Müdigkeit, Appetitmangel, Temperatur-
erhöhung, Brechreiz kommt es zur Leberschwellung mit Gelbsucht,
bierbraunem Urin und hellen Stühlen.
Die Heilungsaussicht bei Hepatitis A ist gut. Bei Hepatitis B besteht
die Neigung zu einer chronischen Leberentzündung, vor allem bei Kindern. Durch Impfungen hat sich die Situation erheblich gebessert.

Herzfehler

Es gibt angeborene und später erworbene Herzfehler. Nicht alle Herzfehler sind mit einem Herzgeräusch verbunden. Die vielfältigen Formen der angeborenen Herzfehler lassen sich durch Abhören, Röntgenbild, EKG, eventuell durch Herzkatheter unterscheiden.

Erworbene Herzkrankheiten entstehen meistens auf der Basis eines
Scharlachs oder anderer Infektionskrankheiten.

Hirnhautentzündung

Diese gefürchtete Erkrankung, an der vor 30 Jahren noch viele Kinder starben oder bleibende Schäden (Blindheit, Taubheit, Geistesschwäche) zurückbehielten, hat seit der Einführung wirksamer chemotherapeutischer Mittel viel von ihrem Schrecken verloren. Aber auch heute noch ist eine Hirnhautentzündung für Säuglinge und Kleinkinder eine sehr ernste Erkrankung. Auch hier hängt der Ausgang von einer frühzeitigen Diagnose und Behandlung ab.

Nach uncharakteristischen Anzeichen, die zunächst an eine Erkältung oder einen Bronchialkatarrh denken lassen, setzt ganz unvermittelt wechselnd hohes Fieber mit Kopfschmerzen und Erbrechen ein. Je nach Art der Erreger kommt es entweder zu hochgradiger Hautempfindlichkeit und zu der als typisch geltenden Nackensteifigkeit („Genickstarre"). Auch treten Bewußtseinstrübungen und Krämpfe auf. Die Notwendigkeit einer schnellen Klinikeinweisung ist angesichts der Schwere der Erkrankung auch für jeden Laien verständlich. Die Eltern dürfen niemals zögern, ihr Einverständnis zu der notwendigen Lumbalpunktion (Flüssigkeitsentnahme aus dem Rückenmarkskanal) zu geben. Nur so kann die Art der Erreger festgestellt und eine erfolgversprechende Behandlung eingeleitet werden.

Hodenhochstand

Normalerweise wandern die Hoden bis zum Geburtstermin in den Hodensack. Bei 5 % der neugeborenen Buben ist dies nicht vollständig geschehen. Je nachdem wie weit die Hoden abgewandert sind, spricht man von Pendelhoden oder Gleithoden; wenn keine Hoden im Hodensack nachweisbar sind, von Kryptorchismus.

Die Behandlung muß bis zum dritten Lebensjahr erfolgen. Nach dem Versuch einer Hormonbehandlung führt die Operation zu besten Resultaten.

Hundebiß   siehe „Erste Hilfe" Seite 413.

Husten

Reizungen der Schleimhaut im Bereich der Luftwege führen zu Husten. Wir unterscheiden bellenden, heiseren, auch zweitönigen Husten.

Der Husten kann durch Entzündung im Nasen-Rachen-Raum, im Kehlkopf, in der Luftröhre, in den Bronchien, in den Bronchiolen oder den Lungenalveolen bedingt sein. Je nach Ausmaß, Tonfall und Intensität vermag der Arzt oft schon beim ersten Hustenstoß zu unterscheiden, wodurch er zustande kommt. (Siehe auch Keuchhusten.)

Keuchhusten

K

Er ist anfangs schwer von einer gewöhnlichen Bronchitis zu unterscheiden, doch wenn der Husten immer heftiger wird und anfallartigen Charakter annimmt und vor allem nachts auftritt, dann sollte man an Keuchhusten denken, vor allem wenn das Kind blau-rot wird, und wenn das Ende einer Hustenattacke von einer tiefen, ziehenden Einatmung gefolgt wird. Bei jungen Säuglingen ist der Keuchhusten eine ernste Erkrankung, wobei als Komplikation nicht selten eine Lungenentzündung auftritt. Da eine Antibiotikabehandlung nur im Anfangsstadium erfolgversprechend ist, kommt es auch hier auf eine Frühdiagnose an. Deshalb sollte der Kinderarzt stets um Rat gefragt werden, wenn sich bei einem Säugling oder Kleinkind ein Husten länger als eine Woche hinzieht und eine Tendenz zur Verschlimmerung erkennen läßt.

Kinderlähmung

An Kinderlähmung (Poliomyelitis) ist zu denken, wenn im Spätsommer das Kind mit Fieber, Luftröhrenkatarrh, Kopf-, Hals- und Bauchschmerzen, manchmal auch mit Durchfällen, erkrankt und Nackensteife hinzutritt. Nach einem oder mehreren Tagen können sich schlaffe Lähmungen verschiedenster Muskelgruppen bilden. Jede Nackensteifigkeit mit Fieber muß an eine Hirnhautreizung denken lassen. Sofort den Arzt holen.

Der unbestrittene Erfolg der seit einigen Jahren laufenden großen Impfaktionen gegen die Polio wird leider in Frage gestellt, wenn die Impfbereitschaft in der Bevölkerung nachläßt, wie dies neuerdings zu beobachten ist. Von einer Ausrottung der Krankheit kann noch nicht gesprochen werden, weshalb die neu heranwachsenden Säuglinge alljährlich zu den öffentlichen ausgeschriebenen Schluckimpfungen gebracht werden sollten. Überdies ist zu bedenken, daß in manchen Ländern, die von Urlaubern gern bereist werden, die Polio noch eine durchaus große Rolle spielt.

Kopfblutgeschwulst

Wird der Kopf des Kindes während des Geburtvorgangs stark gequetscht, so kann es zu einer Blutung unter der Knochenhaut kommen, die gewöhnlich erst im Verlauf des ersten oder zweiten Tages auf der betreffenden Kopfseite zu einer manchmal bis kinderfaustgroßen Geschwulst führt. Sie brauchen deshalb nicht zu erschrecken, denn es handelt sich hier nicht um einen bösartigen Tumor, sondern um einen meist gutartigen Bluterguß, der sich innerhalb von einigen Wochen ohne jede Behandlung wieder zurück bildet (siehe auch S. 112).

Kopfschmerzen

Kopfschmerzen werden in der Regel erst von älteren Kindern angegeben. Bei Mittelohrentzündung greifen jüngere Kinder nach der Ohrmuschel.
Bei größeren Kindern, insbesondere bei Schulkindern, muß man auch an Augenstörungen denken, besonders wenn die Kopfschmerzen gegen Abend zunehmen. Heftige Kopfschmerzen können bei Entzündungsprozessen innerhalb der Schädelkapsel auftreten. Sie sind meist mit Bewußtlosigkeit, Krämpfen und Erbrechen verbunden.

Krämpfe

Krampfanfälle (Epilepsie) spielen im Kindesalter eine größere Rolle als dies gemeinhin angenommen wird. Während ein großer Anfall (Grand-mal) auch vom Laien leicht zu erkennen ist, weil er mit Bewußtseinsverlust und Zuckungen einhergeht, werden sogenannte kleine Anfälle (Petit-mal) häufig übersehen.

Absencen dauern oft nur wenige Sekunden bis eine Minute. Das Kind ist einen Moment nicht ansprechbar, es bleibt plötzlich stehen, hört im Satz auf zu sprechen, unterbricht kurzfristig ein Spiel und ist dann wieder da. Manchmal sind solche Absencen mit Leck-, Kau-, Saug- oder Schluckbewegungen oder einem unverständlichen Gemurmel verbunden.

Jeder Anfall bedarf einer ärztlichen Behandlung, weil er bleibende Störungen im Gehirn hinterlassen kann.
Im Gegensatz zu einer weitverbreiteten Meinung führt das Zahnen des Kindes nicht zu Krampfanfällen. Bei Krämpfen jeder Art muß immer ein Arzt hinzugezogen werden.

Krämpfe können auch bei Störungen des Mineralstoffwechsels, insbesondere als Begleiterscheinung einer Rachitis auftreten. Diese Krämpfe werden als kindliche Tetanie oder auch als Spasmophilie (Krampfneigung) bezeichnet. Infolge Kalkverarmung des Blutes wird das Nervensystem übererregbar. Es kommt zu Zuckungen im Gesicht und an den Gliedmaßen. Hände und Füße zeigen eine typische „Pfötchenstellung". Bei dem oft gleichzeitig auftretenden Kehlkopfkrampf besteht Erstickungsgefahr. Deshalb muß sofort ein Arzt gerufen werden.

Krätze

„Was nachts juckt, ist Krätze. Wer nach Milben sucht, ist als Laie schon erkannt", erklärte der bekannte Münchener Dermatologe *Zumbusch* seinen Studenten schon vor Jahrzehnten. Krätze ist ebenso wie Kopfläuse ein Zeichen mangelnder Hygiene. Der Arzt erkennt Krätze an den Milbengängen im Bereich der Kratzstellen (Nabelgegend, zwischen den Fingern). Behandlung mit Milben tötenden Mitteln, die eingerieben werden.

Kropf

Eine Schilddrüsenvergrößerung beruht entweder auf einer Jodmangel- oder Jodverwertungsstörung. Durch moderne Untersuchungsmethoden kann die Ursache soweit geklärt werden, daß eine frühzeitige Behandlung spätere Schäden ausschließt.
In manchen Gegenden fehlt Jod im Wasser, so daß eine Kropfprophylaxe über das Kochsalz sinnvoll ist (Vollsalz). Siehe auch Seite 120.

Krupp

Der echte Krupp ist wohl nur noch jenen Kinderärzten bekannt, die täglich mit der Diphtherie zu tun hatten. Er ist ein hochdramatisches, fast immer zum Tode führendes Geschehen gewesen. Durch die Diphtherie-Bazillen entstanden im Bereich des Rachens im Kehlkopf und in den Bronchien weiße Beläge, die schließlich den ganzen Bronchialraum auskleideten und zur Erstickung des Kindes führten. Hilfe brachte fast nur der Luftröhrenschnitt, wobei die Hoffnung bestand, daß die Membrane nicht auch die unteren Lungenflügel befallen. Erfreulicherweise ist mit der Diphtherie-Schutzimpfung und der damit verbundenen Ausrottung der Diphtherie der Krupp verschwunden, geblieben ist der Pseudokrupp (siehe S. 446).

L Lähmungen

Man unterscheidet schlaffe Lähmungen von spastischen Lähmungen.
Schlaffe Lähmungen kommen dadurch zustande, daß Nervenstörungen im Rückenmark oder im Bereich der Nerven zwischen Rückenmark und Muskeln vorliegen. Die häufigste Ursache, die Kinderlähmung, ist durch die Schluckimpfung weitgehend beseitigt.
Heute spielen mehr Nervenentzündungen und degenerative Nervenschäden eine Rolle, die zu schlaffen Lähmungen führen.
Spastische Lähmungen entstehen bei Ausfällen zwischen Großhirnrinde und dem Rückenmark. Meist ist eine Schädigung vor der Geburt oder durch die Geburt die Ursache, bei der mehr oder minder ganze Bereiche des Gehirns betroffen werden. Entsprechend weisen die Lähmungen ganz unterschiedliche Krankheitsbilder im Kindesalter auf. Man spricht deshalb von „cerebralen Bewegungsstörungen".
Je nachdem, welche Gehirnbereiche betroffen sind, kommt es entweder zu einer spastischen Halbseitenlähmung (Hemiplegie), einer spastischen Lähmung beider Beine (Diplegie) oder einer spastischen Lähmung aller vier Gliedmaßen (Tetraplegie).
Eine andere Form ist die sogenannte „Athetose". Sie tritt auf, wenn die Störung mehr im Bereich des Kleinhirns liegt. Typisch bei der Athetose sind drehende, schraubende Bewegungen mit der Unfähigkeit, gezielt zu greifen oder gezielt zu gehen. Bei allen Anstrengungen erfolgen Mitbewegungen, welche auch die Gesichtsmimik betreffen und zu Grimassieren führen.
Neben der Handfertigkeit ist insbesondere die Sprache behindert. Nicht selten haben die Kinder eine gute Intelligenz.
Eine weitere Form der cerebralen Bewegungsstörung ist die „Ataxie". Es handelt sich um Schüttel- und Wackelbewegungen, wobei die Kinder beim Gehen und Stehen schwanken wie Betrunkene. Die Sprachentwicklung ist gehemmt, das Schlucken behindert. Auch an den Augen treten Wackelbewegungen auf.
In der Regel treten cerebrale Bewegungsstörungen aber als Mischformen auf. Die Frühdiagnose ist deswegen wichtig, weil in den ersten sieben Lebensmonaten eine einzigartige Chance der Frühtherapie besteht (siehe auch Seiten 222, 262, 277).

Läuse

Läuse sind kleine flache Insekten ohne Flügel, welche sich von Blut und Gewebesäften ernähren. Kopf- und Kleiderläuse haben eine längliche Form und eine Größe von zwei bis fünf mm. Filzläuse sind annähernd quadratisch und nur ein bis zwei mm groß.

Die Zunahme des Läusebefalls von Kindern in Kindergärten und Schulen deutet auf eine sträfliche Mißachtung hygienischer Grundbedingungen hin. Die Übertragung der Kleiderläuse erfolgt unmittelbar von einem Kind auf das andere, sie wird durch Körperkontakt begünstigt. Kopfläuse können einige Tage von ihrem Wirt getrennt leben. Hauptübertragungsweg ist der Sprung der Laus von Kopfhaar zu Kopfhaar bei spielenden Kindern oder durch indirekte Übertragung durch Gemeinschaftskämme. Am Haar sind Kopfläuse an den Nissen zu erkennen, die als weißliche Punkte an den Haaren kleben.
Läusebefall führt zu Juckreiz mit Kratzeffekten und Bläschen, aus denen Pusteln entstehen. Die Haare können zu dem sogenannten ‚Weichselzopf' verkleben. Die Lymphknoten der befallenen Hautpartien sind geschwollen.
Zur Vernichtung der Kopfläuse ist eine Kopfwäsche mit antiparasitären Mitteln notwendig, die Sie sich von Ihrem Arzt verschreiben lassen. Kleiderläuse werden durch fachgerechte Entlausung der infizierten Kleider, Betten etc. vernichtet.

Legasthenie

Die Lese-Rechtschreibe-Schwäche ist ein pädagogisches Symptom, das erst in den letzten Jahren massenweise nach Einführen der sogenannten Ganzwort-Lesemethode aufgetreten ist. Ihr liegt keine spezielle ärztliche Erkrankung zugrunde. Meist haben die betroffenen Kinder jedoch unerkannte leichte Störungen. Sie kommen deswegen in einem Unterrichtssystem, das ständig hohe Anforderungen an das Kind stellt, nicht oder nicht genügend schnell mit.
Die Eltern sollten sich mit der pädagogischen Feststellung einer Legasthenie nicht zufriedengeben und untersuchen, ob und inwieweit Störungen bei ihrem Kind vorliegen bzw. Fehler in der Lernmethode. Die Gefahr einer Legasthenie liegt darin, daß gesunde Kinder als krank abgestempelt werden. Bei guter pädagogischer Führung „heilt" jede Legasthenie aus.

Leistenbruch

Ein Leistenbruch sieht wie eine walzenförmige Geschwulst in der Leistengegend aus. Wenn das Kind schreit oder preßt, wird die Geschwulst härter. Ein Leistenbruch kann mit Schmerzen, Erbrechen, Appetitlosigkeit verbunden sein.
Gefährlich ist die Einklemmung, vor allem in den ersten Lebensjahren. Die Kinder schreien plötzlich auf, werden unruhig und erbrechen.

Leistenbrüche sollten operiert werden, und zwar je eher um so besser. In manchen kinderchirurgischen Kliniken erfolgt diese Operation ambulant.

Leukämie

Die Leukämie ist die häufigste bösartige Geschwulsterkrankung des Blutes. Es wuchern die weißen Blutkörperchen. Erste Anzeichen sind Müdigkeit, unklares erhöhtes Fieber, Gewichtsverlust, Appetitlosigkeit und Blässe. Insbesondere Knochenschmerzen deuten auf Leukämie hin. In den vergangenen Jahren wurden mit neuen Medikamenten und kombinierten Behandlungen solche Erfolge erzielt, daß die Todesrate erheblich herabgesetzt werden konnte.

Lippen-Kiefer-Gaumenspalte

Bei zwei Kindern auf 1000 Geburten findet man Spaltbildungen, die je nach Ausmaß die Lippen, Kiefer oder die Gaumen betreffen. Man spricht von Hasenscharte oder Wolfsrachen. Neuerliche kinderchirurgische Methoden sind in der Lage, die angeborenen Fehlbildungen fast gänzlich zu beseitigen. Eine Nachbehandlung, insbesondere der Sprachentwicklung ist notwendig.

Lues   siehe Syphilis

Lungenentzündung

Je jünger das Kind, desto gefährlicher ist die Erkrankung. Sie kann sich bei einem Säugling schon aus einem einfachen Schnupfen heraus entwickeln: Das Kind ist unruhig, es ißt kaum etwas, es erbricht und hat ansteigende Temperaturen. Neben Husten und erschwerter und zugleich beschleunigter Atemtätigkeit fällt vor allem eine starke Bewegung der Nasenflügel – das sogenannte Nasenflügelatmen – auf. In schweren Fällen wird eine Krankenhausbehandlung unerläßlich sein, denn trotz moderner Heilmittel ist eine Lungenentzündung im Säuglings- und Kleinkindalter noch immer eine bedrohliche Erkrankung. Falls der Kinderarzt eine Behandlung im Hause für vertretbar hält, fallen der Mutter besondere pflegerische Aufgaben zu. Das Kind braucht viel frische Luft. Zur Erleichterung der Atmung wird eine zusammengefaltete Wolldecke unter den Brustkorb (nicht unter den Nacken!) gelegt. Im Zimmer sollten große feuchte Tücher aufgehängt werden, um die Atemluft anzufeuchten.

Unter Bronchopneumonie versteht man eine Infektion, die sich auf dem Bronchialweg fortsetzt und in die Lunge hineingeht. Sie ist bei Kleinkindern am häufigsten, während bei Schulkindern in der Regel ein ganzer Lungenlappen betroffen ist (Kruppöse Pneumonie). Lungenentzündungen können durch die verschiedensten Erreger bedingt sein. Entsprechend ist die Behandlung unterschiedlich.

Durch die modernen Chemotherapeutika und Antibiotika sind bösartige Komplikationen, Lungenabszesse, Rippenfellentzündung, selten geworden.

Mandelentzündung   siehe Halsentzündung

M

Masern

Nach einer Inkubation („Ausbrütezeit") von elf Tagen treten die ersten Krankheitszeichen auf: Fieber mit starkem Schnupfen und tränenden Augen, die deutlich lichtempfindlich sind. Dazu Husten und erhebliches Krankheitsgefühl. Nach einer scheinbaren Besserung von wenigen Tagen kommt es dann unter erneutem Fieberanstieg zu dem typischen Masernausschlag. Er besteht aus roten, linsengroßen Flecken, die meist nicht zusammenfließen, so daß ihr Kind gescheckt aussieht.

Masern galten bis vor wenigen Jahren als eine zwar sehr ansteckende, aber doch mehr harmlose Erkrankung, bei der höchstens die jetzt sehr selten auftretenden Komplikationen (Mittelohrentzündung, Lungenentzündung, Gehirnentzündung) ins Gewicht fallen. Inzwischen hat sich aber gezeigt, daß speziell die Komplikationen im Nervensystem häufiger vorkommen als man bisher angenommen hat.

Deshalb halten wir Kinderärzte auch bei dieser Erkrankung eine Schutzimpfung für sehr empfehlenswert (siehe auch Seite 296). Masern führen bei sehr jungen Kindern leichter zu Komplikationen. Diese wirken sich besonders dann ungünstig aus, wenn sich ein bereits von einer anderen Krankheit befallenes Kind zusätzlich mit Masern infiziert, was bei der großen Verbreitung dieser Erkrankung keine Seltenheit ist.

Migräne

Bei Schulkindern, meist zu Beginn der Pubertät, treten besonders Halbseitenkopfschmerzen auf, die mit Nabelkolik, Übelkeit und Erbrechen einhergehen können. Dabei ist Flimmern vor den Augen häufig.

Migräne-Anfälle bedürfen der Behandlung des Arztes.

Mittelohrentzündung

Eine akute Mittelohrentzündung ist schon beim Säugling häufig. Von der Nase oder vom Rachen her wandern Eitererreger in den Ohrbereich hinein. Plötzliches Aufschreien, schmerzhaftes Verziehen des Gesichts, wenn man auf das Ohr drückt, unruhiges Hin- und Herwerfen des Kopfes können typisch sein.
Bei älteren Kindern stehen typische Trommelfellzeichen mit stechenden und klopfenden Schmerzen im Vordergrund. Wegen der Komplikationen sollte frühzeitig eine Behandlung mit Antibiotika durch den Arzt erfolgen.

Mononucleose

Infektiöse Mononucleose − *Pfeiffer*'sches Drüsenfieber genannt − ist eine Viruserkrankung. Die Übertragung erfolgt durch direkten Kontakt von Mensch zu Mensch, nach einer Inkubationszeit von vier bis sieben Wochen kommt es zu hohem Fieber, das sich einige Wochen hinziehen kann. Hauptsymptom sind Lymphknotenschwellungen mit einer typischen Mandelentzündung, die unter Umständen wie eine Diphtherie aussehen kann. Charakteristisch sind Blutveränderungen, von denen die Krankheit ihren Namen hat, weil die sogenannten Monozyten vermehrt sind. Ein Heilmittel gibt es nicht, die Behandlung beschränkt sich darauf, die unangenehmen Symptome zu bessern.

Mumps

Bei dieser Erkrankung, die auch als „Ziegenpeter" oder als „Wochentölpel" bezeichnet wird, handelt es sich um eine Virusinfektion der Ohrspeicheldrüsen, an der vorwiegend Schulkinder erkranken. Sie kommt auch bei älteren Säuglingen und Kleinkindern vor. Nach einer Inkubationszeit von zwei bis drei Wochen kommt es zu einer typischen teigigen und schmerzhaften Schwellung vor den Ohren, die gewöhnlich einseitig beginnt und etwa acht Tage anhält. Auch wenn nur mäßig hohes Fieber besteht, sollte Bettruhe eingehalten werden. Eine spezielle Behandlung gibt es nicht, doch werden feuchtwarme Tücher über der geschwollenen Wange als angenehm empfunden.

Gelegentlich kommt es während einer Mumpserkrankung zu Reizerscheinungen des Zentralnervensystems, die mit Kopfschmerzen und Brechreiz einhergehen. Auch können andere drüsige Organe (Zungenspeicheldrüse, Bauchspeicheldrüse, Keimdrüsen) mit erkranken. We-

444

gen der Gefahr einer späteren Sterilität ist eine Miterkrankung der Hoden eine ernstzunehmende Komplikation, die allerdings nicht vor Eintritt der Pubertät zu erwarten ist.

Mundfäule

Mundfäule äußert sich in einem scheußlichen Mundgeruch. Kleine, etwa linsengroße, gelblich-weiße Beläge, die mit einem roten Hof umgeben sind, fließen zusammen. Der Erreger der Aphten-Stromatitis ist das Herpes-Virus. Näheres auch über die Behandlung, siehe Herpesinfektionen S. 435.

Mundschleimhautpilz

Bei mangelnder Pflege und Sauberkeit, aber auch als Vorbote oder Folge einer anderen Erkrankung, treten bisweilen auf der Mundschleimhaut kleine weißliche Flecken oder zusammenhängende Beläge auf, die durch den sogenannten Soorpilz verursacht werden. Diese Krankheit, die auch als „Schwämmchen" bezeichnet wird, ist nicht gefährlich, solange sie von der Mundhöhle aus nicht auf Speiseröhre und Darm oder auf die Lunge übergreift. Sofern die weißen Fleckchen nach Betupfen mit Boraxglyzerin nicht innerhalb von wenigen Tagen verschwinden, sollten Sie den Arzt um Rat fragen. Jedenfalls dürfen die Beläge nicht mit einem Läppchen abgewischt werden, dies würde nur zu Schleimhautblutungen und zur Verschlechterung des Zustands führen.

Schreitet die Soorinfektion fort (Pilzrasen in der Speiseröhre, in den Lungen, so ist an einen Defekt der Körperabwehr gegenüber Infektionen zu denken. Spezielle Antibiotika (Moronal) können die Soorinfektion bekämpfen.

Muskelerkrankungen

Die Muskulatur ist das größte Organ des Körpers. Muskelerkrankungen sind weitaus häufiger, als angenommen wird. Ein Teil von ihnen ist progressiv, sie können den Schultergürtel, den Beckengürtel, den Augenbereich oder die gesamte Körpermuskulatur betreffen. Je frühzeitiger die Diagnose einer Muskelsystemerkrankung gestellt wird und je konsequenter die Behandlung durchgeführt wird, um so günstiger ist die Beeinflussung. Eine spezielle Behandlung existiert bisher nicht.

N Nabelbruch

Während nach der Geburt der Nabelring normalerweise noch durchlässig ist, kann es bei mangelnder Vernarbung zu einem Nabelbruch kommen: eine erbs- bis walnußgroße Vorwölbung des Nabels, die sich leicht wegdrücken läßt.

Die Behandlung mit einem Nabelpflaster ist sinnlos. Meistens verschwindet ein Nabelbruch von selbst; wenn nicht, sollte er operiert werden. Die Operation kann ohne Klinikaufnahme ambulant durchgeführt werden.

Nabelinfektion

Nässen des Nabels ist normal, ein gelblicher oder schmieriger Belag deutet dagegen auf eine ernste Infektion. Die Behandlung muß der Arzt durchführen, weil diese Infektionen lebensgefährlich sein können.

Nasenbluten

Meist kommt ein harmloser trockener Schnupfen mit Krustenbildung als Ursache in Frage. Durch Nasenbohren wird die Kruste verletzt und es blutet. Manchmal ist Nasenbluten das erste Zeichen einer beginnenden Infektionskrankheit; ferner kommen als Ursachen Blutungsübel und andere Blutkrankheiten in Frage.

Die einfachste Hilfe besteht darin, die Nasenflügel fest zusammenzudrücken. Wenn die Blutung nicht steht, muß ärztliche Hilfe in Anspruch genommen werden.

P Pfeiffer'sches Drüsenfieber   siehe Mononucleose

Phimose der Vorhaut

Sie besteht in einer im Verhältnis zur Eichel des männlichen Gliedes zu engen Vorhaut, so daß diese nicht über die Eichel zurückgezogen werden kann. Ist die Vorhautöffnung sehr eng und bläht sie sich beim Urinlassen womöglich auf, dann muß sie operativ erweitert werden, was am besten schon im Kleinkindalter geschieht.

Die Vorhautverengung darf nicht mit der natürlichen Verklebung zwischen der Vorhautinnenseite und der Eichel verwechselt werden, die gewöhnlich während der ganzen Säuglingszeit besteht und sich später

446

von selbst löst. Der Kinderarzt kann beides genau unterscheiden und wird Ihnen zu allen erforderlichen Maßnahmen raten.

Pilzvergiftungen siehe „Erste Hilfe" Seite 413.

Pseudokrupp

Der Pseudokrupp hat in den letzten Jahren viele Eltern in der Bundesrepublik so in Aufregung versetzt, daß gleich Elterninitiativen für diese angeblich „neue Krankheit" gegründet wurden.
Der Pseudokrupp ist ebenso wie der echte Diphtherie-Krupp ein hochdramatisches Ereignis, das vor allem die Eltern entsetzt, wenn die Kinder plötzlich aus heiterem Himmel schwerste Luftnot bekommen, blau werden und zu ersticken drohen. Der Pseudokrupp beginnt – ebenso wie der echte Krupp – mit einem plötzlich auftretenden bellenden Husten. Dann kommt es zu einem starken ziehenden Geräusch beim Einatmen mit Schleimhautschwellung im Kehlkopfbereich und einem ziehenden Geräusch beim Ausatmen mit schwerster Atemnot.
Pseudokruppanfälle kommen besonders bei älteren Säuglingen und Kleinkindern vor. Als Ursachen werden vor allem Infektionen mit Schwellungen der Schleimhaut im Bereich unterhalb der Stimmbänder, Schwellungen der Kehlkopfschleimhaut (Epiglottitis), aber auch der Beginn eines Keuchhustens, einer Lungenentzündung und einer Fremdkörpereinatmung befunden.
Ganz sicher besteht ein Zusammenhang mit dem passiven Rauchen. Die beste Prophylaxe ist daher, das Kind vor Tabakrauch zu bewahren! Ob der Smog der Umwelt eine entscheidende Rolle spielt, ist nicht sicher erwiesen, jedoch scheinen Umweltschmutzstoffe eine leichte Zunahme von Pseudokrupp in den letzten Jahren hervorgerufen zu haben. Sicher ist jedenfalls bekannt, daß der Schadstoffgehalt der Luft akute Atemwegsstörungen wie Bronchitis und Asthma auslösen kann.
Zur schnellen Behandlung des Pseudokrupps ist es sinnvoll, dem Kind feuchte Luft anzubieten. Nehmen Sie als erste Hilfe bis der Arzt kommt den nächstliegenden Dampftopf und gehen Sie gemeinsam mit Ihrem Kind unter eine große Decke, damit es einerseits seine Angst in Ihren Armen verliert, anderseits die feuchte Luft aus dem Dampftopf einatmen kann.

Rachitis

R

Die Englische Krankheit, wie die Rachitis auch genannt wird, ist eine Vitamin-D-Mangelerkrankung. Sie ist die Folge von zuwenig Sonnenlicht, dessen ultraviolette Strahlen die in der Haut vorhandene Vitaminvorstufe zum eigentlichen D-Vitamin umzuwandeln vermag. Vitamin D kann auch in Form von Tabletten oder in öliger Lösung gegeben werden. Ein gesunder Säugling benötigt etwa 500 internationale Einheiten Vitamin D pro Tag.

Rachitis ist eine tiefgreifende Störung des Kalzium- und Phosphorstoffwechsels, wodurch die Entwicklung und die Festigkeit des Knochensystems nachhaltig beeinträchtigt wird. Schwitzen am Hinterkopf mit Haarausfall, Knochenweichheit, vor allem am Schädel sind Frühsymptome der Englischen Krankheit. Wenn sie nicht rechtzeitig behandelt wird, kommt es zu den typischen Verdickungen an den vorderen Rippenenden in der Nähe des Brustbeins, die man sehr treffend „rachitischer Rosenkranz" bezeichnet. Weitere Rachitisfolgen sind verzögerter Zahndurchbruch, O-Beine bei älteren Säuglingen, die schon gehen können, sowie Verformungen des Beckens bei Mädchen, die später als Geburtshindernis eine Gefahr für die Neugeborenen darstellen.

Obwohl in den Kliniken, von Mütterberatungsstellen und von den praktischen Ärzten schon seit Jahren ein systematische Rachitisvorbeugung betrieben wird, gibt es noch Fälle von Englischer Krankheit, weil manche Mütter bei der Verabreichung der ärztlich verordneten Vitamin-D-Gaben zu nachlässig sind. Mit Frischluft und Sonnenbestrahlung und beim älteren Säugling mit Zugaben von Butter, Eigelb und Lebertran, die Vitamin D enthalten, kann man zwar nachhelfen, doch ist eine zuverlässige Rachitisvorbeugung dadurch nicht möglich. Der Vitaminbedarf der Kinder kann individuell sehr verschieden sein.

Rachitisverhütung erfolgt am besten durch fortlaufende Verabreichung kleiner Mengen von D-Vitaminen in Form von Tropfen oder Tabletten. Es gibt auch entsprechende Vitamin-D-Kalkpräparate, die der Flaschen- oder der Milchmahlzeit zugegeben werden können. Die tägliche Zufuhr kleiner Vitamingaben wird heute von der Mehrzahl der Kinderärzte als die sinnvollere bevorzugt. Sie setzt allerdings voraus, daß die Mutter oder eine andere Pflegeperson die gewissenhafte Durchführung garantieren (siehe auch Seite 298).

Riesenwuchs (Gigantismus)

Riesenwuchs hat verschiedene Ursachen. Meist liegt eine Hormonstörung vor, wenn die Hirnanhangdrüse zu viel Wachstumshormon produziert. Vorzeitiger Riesenwuchs kommt auch bei Frühpubertät vor, außerdem beim Ausfall der männlichen Keimdrüsen (Eunuchen) und bei einer Überfunktion der Schilddrüse.

Nicht zu verwechseln mit dem Riesenwuchs ist die Größenzunahme infolge der verbesserten Lebensbedingungen breiter Bevölkerungskreise, die sogenannte „Akzeleration". Im Durchschnitt sind die Kinder heute schon mit fünf Jahren um zehn cm größer als ihre Altersgenossen um die Jahrhundertwende. Sie wachsen vor allem im Kleinkindesalter auch schneller (siehe auch Seite 226).

Röteln

Diese für Kinder harmlose Krankheit, die nach einer Inkubationszeit von zwei bis drei Wochen mit Lymphknotenschwellungen in der seitlichen Halsgegend und im Nacken und mit einem masernähnlichen Hautausschlag beginnt, wäre kaum der Erwähnung wert, wenn es hier nicht ein anderes, ernstes Problem gäbe: Wird eine Schwangere während der ersten drei Monate mit dem Rötelvirus infiziert, so besteht die große Gefahr, daß sie ein geschädigtes Kind zur Welt bringt.
Um dem vorzubeugen, sollten Sie dafür sorgen, daß Ihr Kind (wenn es ein Mädchen ist) schon vor der Pubertät eine Rötelinfektion durchmacht, weil dies eine lebenslang anhaltende Immunität hinterläßt. Dringend ist eine Schutzimpfung anzuraten, die am besten im Alter von zehn bis zwölf Jahren durchgeführt werden sollte (siehe auch Seite 296).

Ruhr

Unter diesem Begriff faßt man Durchfall-Erkrankungen zusammen, die durch eine bestimmte Erregergruppe, den sogenannten Shigellen, hervorgerufen werden. Nach einer Inkubationszeit von 3 bis 5 Tagen kommt es unter Fieber und Erbrechen zu Durchfällen. Der Durchfall geht mit akutem, schmerzhaftem, spastischem Stuhlgang einher. Die Stühle sind wässerig, dünn und enthalten vor allem Schleim, Blut, gelegentlich auch Eiter.

Eine Ruhrerkrankung ist ansteckend, sie bedarf einer intensiven ärztlichen Therapie, welche auch die Umgebung mit einbezieht.

S

Soor siehe Mundschleimhautpilz

Spastische Lähmungen siehe Lähmungen

Speiseröhrenverschluß bei Neugeborenen

Bei einem Neugeborenen, das von Geburt an dauernd erbricht oder bei einem Kind, das nach drei Tagen immer noch kein Kindspech entleert hat, besteht der dringende Verdacht eines angeborenen Verschlusses der Speiseröhre bzw. des Enddarms. Solche Zustände dürften von einer erfahrenen Hebamme und auch von einer aufmerksamen Mutter kaum übersehen werden. Dank der Fortschritte auf dem Gebiet der Säuglingschirurgie und der modernen Narkosetechnik können diese Kinder heutzutage gerettet werden.

Sprech- und Sprachstörungen

Schon beim Neugeborenen ist sein Schreien so typisch, daß eine Mutter nach wenigen Tagen die Stimme ihres Kindes von der anderer Kinder unterscheiden kann.

Sprachentwicklungsstörungen lassen sich bereits im ersten Lebensjahr feststellen. Als Ursache kommen Hörstörungen, mangelnde mütterliche Zuwendung, familiäre Sprachschwäche und Intelligenzdefekte in Frage.

Die häufigste Sprachstörung sind Stammelfehler. Bis zum Ende des vierten Lebensjahres kann Stammeln aber normal sein. Stammelbilder können einen Laut (S-Laut), mehrere Sprachlaute (S-, L-Laute) oder die gesamte Aussprache betreffen.

Poltern und Stottern kommen für sich allein, aber auch kombiniert vor. Unter Poltern versteht man ein hastiges, überstürztes und verstümmeltes Sprechen mit Verwischen von Worten und Wortzusammensetzungen.

Beim Stottern liegt eine Hemmung des Sprachablaufes mit spastischen unharmonischen Veränderungen, gleichzeitig der Atmung, der Stimme und der Artikulation, vor. Sprachstörungen bedürfen einer eingehenden Diagnostik und einer frühzeitigen Behandlung (siehe auch Seite 304).

Syphilis

Am gefährlichsten ist die angeborene Syphilis, weil die Übertragung der Erreger unmittelbar über die Mutter in das kindliche Blut erfolgt.

450

Milz- und Lebervergrößerung beim Säugling sind ebenso wie Entzündungen am Skelettsystem typische Zeichen. In schweren Fällen kann ein lange andauernder eitriger Schnupfen durch Lues bedingt sein. Auch Hautausschläge (Pemphigoid) sind ebenso wie Erkrankungen des Zentralnervensystems (Hirnhautentzündung) typisch. Die Behandlung mit Penicillin ist um so erfolgreicher, je früher die Diagnose gestellt wird.

Schälblasenerkrankung

Linsen- bis pfenniggroße, mit einer trüben Flüssigkeit gefüllte Hautblasen sind das Typische dieser sehr ansteckenden, meist ernsten Hautinfektion. Die Schälblasen können am ganzen Körper auftreten mit Ausnahme der Handteller und Fußsohlen. Diese Erkrankung muß vom Arzt behandelt werden, der Medikamente und Desinfektionsmittel verschreibt.

Scharlarch

Der scharlachrote Hautausschlag, der so aussieht, als ob er durch unzählige Nadelstiche verursacht worden sei, hat dieser Erkrankung seinen Namen gegeben. Der Scharlach, der eine Inkubationszeit von nur drei bis fünf Tagen hat und wesentlich weniger ansteckend ist als Masern oder Windpocken, zeigt in den letzten Jahrzehnten wegen der systematischen Behandlung mit Penizillin einen zunehmend leichten Verlauf. Auch Komplikationen werden wesentlich seltener beobachtet als früher.
Sofern die Erkrankung nicht einen besonders milden und uncharakteristischen Verlauf nimmt, wie dies heute nicht selten der Fall ist, beginnt sie mit Fieber und Halsschmerzen, Rachen und Gaumenmandeln sind deutlich gerötet, die Drüsen am Hals geschwollen. Die zunächst belegte Zunge wird nach einigen Tagen auffallend rot, man spricht von einer „Himbeerzunge". Sie gilt als typisches Symptom dieser Erkrankung.
Das Problem des Scharlachs liegt vor allem in den möglichen Komplikationen, die das Mittelohr und die Nieren, seltener auch das Herz, betreffen können. Mit Penicillin kann der Scharlach wirksam behandelt werden.

Schielen

Von Schielen spricht man, wenn die Augen nicht parallel stehen. Das Problem des Einwärtsschielens (Strabismus convergens) und des Auswärtsschielens (Strabismus divergens) liegt darin, daß räumliches Sehen nur möglich ist bei Parallelstellung der Augen.

Das beidäugige Sehen reift zwischen der Geburt und dem 6. Lebensmonat. Wenn im ersten Lebenshalbjahr eine vorübergehende Schielstellung besteht, kann dies entwicklungsbedingt sein. Ist die Schielstellung aber ständig und vor allem auch noch nach dem 6. Monat, ist das krankhaft und muß sofort behandelt werden. Die Schielschwachsichtigkeit kann bei rechtzeitigem Behandlungsbeginn und konsequenter Behandlung unter Umständen bis in das Jugendalter hinein bis auf einen kleinen Prozentsatz verhindert und geheilt werden.

Wichtig ist für die Eltern zu wissen, daß Schielen zu keinem Zeitpunkt „noch normal" ist, und daß eine Behandlung so früh wie möglich einsetzen muß.

Die operative Behandlung findet heute etwa um das 4. Lebensjahr statt. Operationen vor diesem Zeitpunkt haben die Hoffnungen, die man in sie setzte, nicht erfüllt.

Schlafstörungen

Wohl die häufigsten Beschwerden bei Kleinkindern sind Schlafstörungen. Sie sind meist das Ergebnis einer falschen Erziehung, welche zu wenig die Physiologie des Schlafes (Schlafzeiten, Eigenarten des Schlafes) berücksichtigen. (Siehe auch Seite 133 ff.) Eine medikamentöse Behandlung hat keinen Zweck. Besser ist es, beim Kinderarzt oder in einer Erziehungsberatungsstelle nach den Ursachen zu fragen.

Schlangenbiß   siehe „Erste Hilfe" Seite 414.

T Taubstummheit

Einer Taubstummheit liegt meistens Gehörlosigkeit oder Schwerhörigkeit zugrunde, wenn Kinder keine Umgangssprache verstehen. Die Verstummung ist eine sekundäre Folge der Hörstörung. Ihre Folgen betreffen die gesamte kindliche Entwicklung, denn alle höheren Denkprozesse sind letztlich eng mit der Sprache verbunden.

Die frühe Sprachanbahnung, auch bei gehörlosen Kindern, zeigt, daß die soziale Zuwendung durch die Mutter in der Familie im Säuglingsalter bei allen hörbehinderten Kindern extrem wichtig ist. (Siehe auch Seite 304). Daneben muß versucht werden, den Hörverlust so früh wie möglich im Säuglingsalter durch ein Hörgerät auszugleichen.

Tollwut

Als Überträger von Tollwut kommen Wildtiere (Füchse!), daneben Hunde und Katzen in Frage. Erreger ist ein Virus. Die Erkrankung setzt nach einer Inkubationszeit von ein bis zwei Monaten, manchmal aber auch bis zu einem Jahr ein. Typisch sind Überempfindlichkeit gegen Licht und Lärm. Kopfschmerzen und Schlaflosigkeit treten ebenfalls auf. Schlagartig setzt dann ein böses Erregungsstadium ein mit schmerzhaften Schluckkrämpfen. Die Erkrankung ist sehr bösartig und hat eine hohe Todesrate. Aus diesem Grunde sollte in jedem Falle eine Tollwut-Schutzimpfung durchgeführt werden. Die Dauer des Impfschutzes beträgt drei Monate. Tollwutkranke Tiere (auch Haustiere) sind in jedem Falle zu töten.

Tonsillitis   siehe Halsentzündung

Toxoplasmose

Der Name der Erkrankung kommt von einem Parasiten mit bogenförmiger Gestalt (Toxon = Bogen, Plasma = die Gestalt). In der Regel ist die Erkrankung latent. Sie ist als stumme Infektion sehr häufig. Dabei werden in erster Linie die Lymphknoten befallen (vor allem am Hals), die über lange Zeit geschwollen bleiben.
Die Erkrankung ist hauptsächlich bekannt geworden durch die Gefahr einer Übertragung in den letzten Schwangerschaftsmonaten. Auf dem Blutweg können die Erreger dann auf das Kind übertragen werden. Es kann zu bösartigen Zerstörungen kommen mit Verkalkungen im Gehirn, mit Augenveränderungen, die zur Blindheit führen und einem Wasserkopf. Die Übertragung kann verhindert werden, wenn die Erkrankung der Mutter während der Schwangerschaft behandelt wird. Eine Übertragung in den ersten Schwangerschaftsmonaten ist nicht möglich.

Tuberkulose

Die Tuberkulose ist eine chronische Infektionskrankheit, die durch den Tuberkelbazillus hervorgerufen wird. Die meisten Kinder stecken sich bei Erwachsenen mit offener Tuberkulose an. Die Ansteckung der Erreger erfolgt vorwiegend über die Luftwege oder den Verdauungstrakt. Ganz besonders gefährdet sind Säuglinge, weil es über den Blutweg zur tuberkulösen Gehirnhautentzündung kommt.

Im Kleinkindes- und Schulalter kann die Tuberkulose ohne schwere Symptome ablaufen. Die Diagnose wird über das Röntgenbild gestellt. Sicher ist der Nachweis für eine stattgehabte Tuberkulose-Infektion durch die sogenannte Tuberkulin-Diagnostik. Auf die Haut wird etwas Tuberkulin gebracht. Zwei Tage später kommt es zu einer Rötung, wenn das Kind bereits eine Tuberkuloseinfektion durchgemacht hat bzw. eine Tuberkuloseinfektion besteht.

Positive Tuberkulinproben sind auch nach der Tuberkulose-Schutzimpfung vorhanden.

Typisch für die Tuberkulose im Kindesalter ist der sogenannte Primärkomplex: er besteht aus einem Prozeß in der Lungenperipherie sowie einer Anschwellung der zugehörigen Lungenwurzellymphdrüse.

Die bösartigste Form der Tuberkulose ist die sogenannte Miliartuberkulose. Hierbei kommt es zu einer Aussaat der Tuberkelbazillen in Lungen und vor allem im Bereich der Hirnhäute.

Bei älteren Kindern können die Formen der Tuberkulose denen der Erwachsenen ähneln. Es kommt zu einem Verfall der Tuberkuloseherde und damit zum Verfall der zugehörigen Lungenteile.

Die Tuberkulose der Halslymphknoten kann Hühnereigröße erreichen. Hier sind die Tuberkelbazillen meist im Bereich der Mundhöhle oder des Rachens in den Körper eingedrungen.

Die Kindertuberkulose ist in den vergangenen Jahren erfreulicherweise zurückgegangen. Hierbei waren bessere Lebensumstände, Impfungen und nicht zuletzt ärztliche Maßnahmen (Tuberkulose-Heilmittel, Operationen) maßgeblich beteiligt.

Denken Sie daran, daß Sie eine Tuberkulinprobe bei Ihrem Kind nicht ablehnen sollten! Sie gibt Ihnen wichtige Hinweise, ob die Tuberkulose-Schutzimpfung erfolgreich war, bzw. wenn das Kind nicht schutzgeimpft wurde, ob ein Kind mit Tuberkulose infiziert ist oder nicht.

Typhus

Erreger von Typhus und Paratyphus sind Salmonellen. Charakteristisch ist hohes Fieber, das mit Müdigkeit und Kopfschmerzen einhergeht. Der Durchfall äußert sich in Erbsbrei-Stühlen.

Verdächtig für Typhus sind auch Störungen des Bewußtseins mit Fieberkrämpfen.

Alle Typhuserkrankungen sind hochansteckend und bedürfen einer entsprechenden intensiven Therapie.

Verstopfung

Die weitverbreitete Neigung zu Stuhlträgheit kommt schon bei Säuglingen vor. Sie ist keine Krankheit im eigentlichen Sinn. Wenn Ihr Kind nur jeden zweiten oder dritten Tag oder noch seltener Stuhl entleert, dann besteht eine Neigung zur Verstopfung.
Überprüfen Sie, ob Ihr Kind zuviel Milch bekommt. Ein beginnender Milchnährschaden zeichnet sich unter anderem dadurch ab, daß der Stuhl hart, trocken und weiß-grau bis kalkfarben sein kann.
Kontrollieren Sie, ob es sich vielleicht um eine Scheinverstopfung handelt, die bei Brustkindern normal ist.

Regen Sie die Darmtätigkeit an, indem Sie anstelle von Kochzucker Malzextrakt oder Milchzucker verwenden und bei entsprechendem Alter des Kindes solche Obst- und Gemüsesorten bevorzugen, die leicht abführend wirken. Das sind Apfelsinensaft, Pflaumenmus, Spinat.
Ein Einlauf sollte nur ausnahmsweise nach Anweisung des Arztes gemacht werden.

Vorhautentzündung   siehe Phimose

Wasserverlust-Erkrankung   siehe Durchfall Seite 426

Windpocken

Nach einer Inkubationszeit von zwei bis drei Wochen treten zunächst stecknadelkopf- bis linsengroße zartrosa Flecken auf, die sich später in mehr oder weniger runde wasserhelle und dünnwandige Bläschen umwandeln. Mit den echten Pocken hat diese Erkrankung, die wegen der wäßrigen, pockenähnlichen Bläschen auch „Wasserpocken" genannt wird, glücklicherweise nichts zu tun. Sie verläuft oft ohne oder mit nur geringem Temperaturanstieg, das Allgemeinbefinden des Kindes ist nur wenig beeinträchtigt. Als unangenehm wird der Juckreiz empfunden. Wenn die Bläschen aufgekratzt werden, können daraus eitrige Pusteln entstehen, die später Narben hinterlassen. Dies zu verhindern, gehört zu Ihrer Pflege, und deshalb sollten Sie Ihrem Kind die Fingernägel kurz schneiden und es ablenken, damit es nicht zu kratzen anfängt. Die Bläschen werden mit einem gewöhnlichen Kinderpuder behandelt, damit sie schneller eintrocknen. Bäder werden als angenehm empfunden, doch darf das Kind danach nicht abgetrocknet werden, wo es nach einigen Minuten auch ohne Reiben trocken wird. Bettruhe ist nur bei hohem Fieber, oder wenn sich das Kind unwohl fühlt, erforderlich. Ob ein Kindergartenbesuch unterbleiben soll, bis der Ausschlag abgeheilt ist, hängt von den Verhältnissen ab. Praktisch sind beim Auftreten von Windpocken bereits alle Kinder infiziert, so daß mit ihrer Erkrankung sicher gerechnet werden kann.

Würmer

Madenwürmer sind etwa 2–10 mm lang, etwa 1 mm dick und weiß.

Spulwürmer sind etwa 10–25 cm lang, grau-rosa, regenwurm-ähnlich.

Bandwürmer sind bis zu 10 cm lang, mit bandnudelartigen Gliedern; sie können auch Kleinkinder befallen.

Die **Maden- oder Fadenwürmer** schlüpfen nachts zur Eiablage aus dem After heraus, was dort Juckreiz und Kratzen verursacht. Die mit Wurmeiern verunreinigten Finger führen zu einer ständigen Selbstinfektion durch den Mund. Um dies zu verhindern, ist mehrmals täglich, besonders nach dem Stuhlgang, eine sorgfältige Reinigung der Aftergegend mit Wasser und Seife erforderlich. Die Nägel des Kindes müssen kurz geschnitten und die Hände mit Wasser und Seife gebürstet werden. Außerdem sollte das Kind nachts um den After gepudert werden und eine enganliegende Hose tragen, die jeden Morgen gewechselt werden muß.

Die **Spülwürmer**, vor allem wenn sie in größeren Mengen im Darm auftreten, können im Gegensatz zu den harmlosen Madenwürmern, zu Verdauungsstörungen führen und das Allgemeinbefinden des Kindes beträchtlich stören. Manchmal gelangen die Eier der Spulwürmer vom Darm aus auf dem Blutweg in andere Organe, beispielsweise in die Lungen, und verursachen so einen lästigen Reizhusten. Da die Wurmeier durch Salat und Gemüse und auch durch verunreinigtes Trinkwasser übertragen werden, kann man durch entsprechende hygienische Maßnahmen, also durch Waschen von Salat und Gemüse, durch Abkochen von verdächtigem Trinkwasser, bis zu einem gewissen Grad Vorbeugung betreiben.

Ein Kind, das von einem **Bandwurm** befallen ist, fällt unter anderem durch seine blasse Gesichtsfarbe auf, und es verliert schnell an Gewicht. Weil die Finnen (= Larven) des Rinderbandwurms durch den Genuß von rohem Fleisch übertragen werden, ist das Durchbraten oder Abkochen des Fleisches ein wirksames Vorbeugungsmittel. Auch der Hundebandwurm spielt hierzulande eine, wenn auch unbedeutende Rolle.

Wundstarrkrampf (Tetanus)

Er kann schon von einer relativ geringfügigen Verletzung ausgehen, weil die Erreger in Gartenerde und Straßenstaub, manchmal auch im Hausstaub vorhanden sein können. Bei nicht geimpften Kindern verläuft die Erkrankung unter schweren Muskelkrämpfen, die schließlich zur Lähmung der Atemmuskulatur führen, in fast der Hälfte der Fälle tödlich. Die früher übliche Verabreichung von Tetanusserum, bei welcher nach Ausbruch der Erkrankung Abwehrstoffe gegen das Tetanusgift zugeführt werden, ist viel weniger zuverlässig als eine aktive Schutzimpfung. Überdies ist zu beachten, daß bei einer später vielleicht notwendigen erneuten Gabe eines Serums, welches von Pferd, Rind oder Hammel stammen kann, bedrohliche Überempfindlichkeitsreaktionen auftreten können. Schon aus diesem Grund ist das Anlegen eines Impfpasses dringend zu empfehlen, damit der Arzt erkennen kann, ob ein Kind schon einmal eine Seruminjektion erhalten hat und von welchem Tier dieses Serum stammte (siehe auch Seite 296). Die aktive Schluckimpfung verhindert sicher den Tetanus.

Zecken siehe Frühsommerenzephalitis Seite 429

Z

Zwergwuchs

Minderwuchs hat verschiedene Ursachen. Häufig ist er familiär bedingt, denn kleine Mütter und Väter bekommen in der Regel auch kleine Kinder.

Andere Minderwuchsformen entstehen durch Fehlbildungen im Bereich des Knorpel-Knochen-Wachstums, sogenannte „Chondrodystrophe Zwerge" mit normalem oder zu großem Kopf, normaler Intelligenz, aber Wachstumsstörungen im Bereich der unteren und oberen Extremitäten.

Hormonell bedingt ist ein Minderwuchs, der meist durch Abriß der Hirnanhangdrüse bei der Geburt entsteht. Hier fehlt das Wachstumshormon. Die betroffenen Kinder sind normal proportioniert, aber extrem klein.

Die Aussichten für diesen hypophysären Minderwuchs sind besser geworden, seitdem man eine erfolgreiche frühzeitige Hormontherapie machen kann.

Mutter und Kind in der gesetzlichen Krankenversicherung

Erfreulicherweise ist sich heutzutage wohl jede werdende Mutter dessen bewußt, daß von ihrem eigenen Verhalten viel abhängt, wenn sie selbst gesund bleiben und ein gesundes Kind zur Welt bringen will. Dabei hilft ihr die gesetzliche Krankenversicherung. Jede Frau, die selbst oder als Familienangehörige bei einer Krankenkasse versichert ist, erhält vielfältige Leistungen für den Fall der Mutterschaft, von denen einige nachstehend genannt werden sollen.

Die Mutterschaftsvorsorge

ist eine der bedeutsamsten und wertvollsten Leistungen Ihrer Krankenkasse. Es kann Ihnen daher nur geraten werden, diese Leistung auch in Anspruch zu nehmen. Sobald Sie wegen der bekannten Anzeichen annehmen können, daß Sie ein Kind erwarten, sollten Sie zu einem Arzt gehen, der Sie während der ganzen Zeit der Schwangerschaft betreut. Im übrigen untersucht Sie der Arzt auch noch nach der Entbindung, und zwar innerhalb der ersten Woche, und eine weitere Untersuchung soll etwa sechs Wochen, spätestens jedoch acht Wochen nach der Entbindung folgen.

Für die Inanspruchnahme dieses Arztes erhalten Sie von Ihrer Krankenkasse auf Antrag einen Mutterschaftsvorsorgeschein, der bis acht Wochen nach der Entbindung gültig bleibt. Sollten Sie inzwischen Mitglied einer anderen Krankenkasse werden oder den Arzt wechseln wollen, müßten Sie Ihre Krankenkasse sofort verständigen, damit diese Ihnen einen neuen Mutterschaftsvorsorgeschein zusenden kann.

Vorsorgeleistungen während der Schwangerschaft

Den Umfang der ärztlichen Betreuung im Rahmen der Mutterschaftsvorsorge hat der Bundesausschuß für Ärzte und Krankenkassen in Richtlinien festgelegt. Darin ist vorgesehen, daß nach der Feststellung der Schwangerschaft eine Allgemeinuntersuchung und eine gynäkologische Untersuchung vorzunehmen sind. Auch die Blutdurckmessung sowie eine Urin- und eine Blutuntersuchung gehören dazu. Die nachfolgenden Untersuchungen sollen im allgemeinen in Abständen von 4 Wochen stattfinden, in den letzten beiden Schwangerschaftsmonaten in Abständen von etwa 2 Wochen. Sie umfassen Gewichtskontrollen, Blutdruckmessungen, Urinuntersuchungen, Kontrollen des Gebärmutterstandes und der kindlichen Herztöne sowie die Feststellung der Lage des Kindes. Ferner sind zu einem möglichst frühen Zeitpunkt serologische Untersuchungen auf Infektionen und auf Immunität gegen Röteln sowie zur Bestimmung der Blutgruppe und des Rhesusfaktors vorgesehen. Wenn sich dabei die Notwendigkeit einer Blutunter-

458

suchung bei dem Vater des Kindes ergeben sollte – worüber jeweils der Arzt entscheidet –, dann übernimmt Ihre Krankenkasse selbstverständlich auch die Kosten dafür.

Alle diese Untersuchungen dienen der Erkennung und Überwachung einer Risikoschwangerschaft und Risikogeburt.

Sprechen dringende Gründe für die Annahme, daß das noch ungeborene Kind an einer nicht behebbaren Gesundheitsschädigung leiden könnte, so sollte der Rat eines Arztes eingeholt werden. Ursachen für solche Gesundheitsschädigungen könnten zum Beispiel sein: Erbleiden in der Verwandtschaft, miteinander verwandte Partner, schädliche Einflüsse während der Schwangerschaft sowie ein höheres Alter der werdenden Mutter (bei ihrem ersten Kind über 34 Jahre oder sonst über 40 Jahre alt).

Der Mutterpaß

Schon nach der ersten Untersuchung, bei der Ihr Arzt die Schwangerschaft festgestellt hat, erhalten Sie von ihm einen Mutterpaß. In den Mutterpaß – ein kleines Heftchen – werden die Ergebnisse aller ärztlichen, also auch der blutgruppen-serologischen Untersuchungen eingetragen. Diese Aufzeichnungen sind sehr wichtig, insbesondere bei einem etwa erforderlichen Arztwechsel und für die ärztliche Betreuung im Krankenhaus, das Sie zur Entbindung aufsuchen.

Sie sollten deshalb den Mutterpaß in Ihrem eigenen Interesse während der Schwangerschaft stets bei sich führen und ihn auch später gut aufheben – nämlich für den Fall, daß Ihr Kind noch Geschwister bekommt.

Weitere Leistungen Ihrer Krankenkasse

Neben der Mutterschaftsvorsorge bietet Ihnen Ihre Krankenkasse eine Reihe weiterer Leistungen, wie zum Beispiel Mutterschaftsgeld. Über Umfang und Höhe gibt Ihnen Ihre Krankenkasse gern Auskunft. Unabhängig vom Mutterschaftsgeld erhalten Sie einen Pauschbetrag von 100 DM. Dieser Pauschbetrag wird nur gezahlt, wenn Sie die Vorsorgeuntersuchungen vor und nach der Entbindung in Anspruch genommen haben, es sei denn, ein nicht von Ihnen zu vertretender Grund hat es nicht zu Untersuchungen kommen lassen. Wichtig ist für Sie sicherlich auch die Frage, in welchem Umfang die Kosten der Pflege in einer Entbindungs- oder Krankenanstalt von der Kasse übernommen werden.

Gehen Sie deshalb beizeiten zu Ihrer Kasse, um Auskunft über alle

Ihnen zustehenden Leistungen und die notwendigen Formalitäten einzuholen.

Übrigens: Kann Ihr Haushalt während Ihres Aufenthaltes im Krankenhaus von keiner anderen im Haushalt lebenden Person weitergeführt werden, so können Sie auch die Leistung Haushaltshilfe beanspruchen. Voraussetzung für diese Leistung ist, daß in Ihrem Haushalt ein Kind lebt, das das 8. Lebensjahr noch nicht vollendet hat oder das behindert und auf Hilfe angewiesen ist. Handelt es sich bei der Ersatzkraft um Verwandte und Verschwägerte bis zum 2. Grade, so können Kosten nur im beschränkten Umfang erstattet werden. Erkundigen Sie sich auch darüber rechtzeitig bei Ihrer Krankenkasse. Sie dürfen gewiß sein, daß die geschulten Sachbearbeiterinnen und Sachbearbeiter Sie gut und umfassend beraten werden. Daß Sie mit absoluter Verschwiegenheit rechnen können, wissen Sie ja.

Früherkennung von Krankheiten des Kindes

Eltern und Ärzte begrüßen es gleichermaßen, daß von den gesetzlichen Krankenversicherungen die Kosten für Untersuchungen zur Früherkennung bestimmter Krankheiten bei Kindern bis zur Vollendung des 4. Lebensjahres übernommen werden. Auch wenn Sie den Eindruck haben, daß Ihr Baby ein Prachtkind ist, so sollten Sie sich nicht in falscher Sicherheit wiegen. Denn es gibt einige Krankheiten, die auch der Arzt nicht auf den ersten Blick erkennen, sondern erst bei einer zielgerichteten Untersuchung erfassen kann. Dies gilt für angeborene Herzfehler und Stoffwechselkrankheiten ebenso wie für Hüftgelenksanomalien, Augenfehler, Hörschäden und für die Neigung zu spastischer Lähmung.

Wenn Sie nun erfahren, daß im Rahmen dieses Programms für Säuglinge und Kleinkinder insgesamt acht Untersuchungen bis zum 4. Lebensjahr vorgesehen sind, dann sollten Sie dies nicht als übertriebene Vorsicht ansehen und aus eigenem Entschluß oder weil Sie meinen, Ihr Baby sei „unheilbar gesund", den einen oder anderen Termin verpassen. Hierzu sei noch vermerkt, daß die ersten beiden Untersuchungen, nämlich diejenige auf Lebensfähigkeit unmittelbar nach der Geburt und die Basisuntersuchung des Neugeborenen zwischen dem 3. bis 10. Lebenstage, schon seit jeher zu den Routineaufgaben des Geburtshelfers bzw. der Hebamme gehören.

Vorgesehen sind weitere sechs eingehende ärztliche Untersuchungen, und zwar in der 4. bis 6. Woche, im 3. bis 4. Monat, im 6. bis 7. Monat, im 10. bis 12. Monat und im 21. bis 24. Monat nach der Geburt sowie im 3 1/2. bis 4. Lebensjahr des Kindes.

Für die Notwendigkeit dieser Untersuchungen gibt es viele Gründe.

460

Einer der wichtigsten ist, daß in der ersten Lebenszeit eine nicht wiederkehrende Chance besteht, angeborene oder früherworbene Schäden erheblich zu bessern, wenn nicht gar zu heilen. Dies hängt damit zusammen, daß die Gewebe und Organe des jungen Menschenkindes noch eine hohe Anpassungsfähigkeit haben, d. h. sehr gut auf eine Behandlung reagieren.

Sie sollten deshalb diese Vorsorge im Interesse Ihres Kindes auf keinen Fall verpassen, also die angegebenen Untersuchungstermine unbedingt wahrnehmen.

Für die Untersuchungen stellt Ihre Krankenkasse besondere Berechtigungscheine aus, die dem Arzt vorzulegen sind. Außerdem gibt sie ein Untersuchungsheft für Kinder aus, in das alle Untersuchungsergebnisse eingetragen werden. Dieses Untersuchungsheft ist ebenfalls dem untersuchenden und behandelnden Arzt jeweils vorzulegen. Es sollte übrigens gut verwahrt werden, denn darin sind auch – als Erinnerungshilfe – die Untersuchungstermine angegeben.

Bei Krankheit Ihres Kindes

Trotz sorgfältiger Pflege und Ernährung kann Ihr Kind auch einmal erkranken. Als berufstätige und in der gesetzlichen Krankenkasse versicherte Mutter können Sie sich – wenn es nach ärztlichem Attest notwendig ist und Sie gegenüber Ihrem Arbeitgeber für diese Zeit keinen Gehalts- oder Lohnanspruch haben – von Ihrer Arbeit unbezahlt freistellen lassen, um Ihr krankes Kind zu pflegen, zu beaufsichtigen oder zu betreuen.

Voraussetzung für die unbezahlte Freistellung von der Arbeit ist auch hier, daß das Kind das 8. Lebensjahr noch nicht vollendet hat und in Ihrem Haushalt keine andere Person lebt, die die Pflege übernehmen könnte. Für die Zeit Ihrer unbezahlten Freistellung erhalten Sie Krankengeld von Ihrer Krankenkasse. Sowohl die Freistellung als auch das Krankengeld können für jedes Kind für längstens fünf Arbeitstage im Kalenderjahr beansprucht werden. Es ist selbstverständlich, daß Sie Ihren Arbeitgeber sofort verständigen, wenn Sie wegen Krankheit Ihres Kindes zu Hause bleiben müssen, und daß Sie Ihrer Krankenkasse ein ärztliches Attest über die Erkrankung einreichen.

Der Schutz der erwerbstätigen Mutter am Arbeitsplatz

Es gibt seit langem gesetzliche Vorschriften, die dem Schutz der erwerbstätigen Mutter am Arbeitsplatz dienen. Sie werden laufend den Veränderungen des Arbeitslebens angepaßt. Auf die wichtigsten Bestimmungen wird im folgenden hingewiesen.

Kündigungsschutz

Während der Schwangerschaft und bis zum Ablauf von vier Monaten nach der Entbindung ist die Kündigung gegenüber einer Frau unzulässig, wenn dem Arbeitgeber zur Zeit der Kündigung die Schwangerschaft oder Niederkunft bekannt war oder innerhalb von zwei Wochen mitgeteilt wird.

Eine Ausnahme besteht nur bei Frauen, die im Familienhaushalt mit hauswirtschaftlichen, erzieherischen oder pflegerischen Arbeiten voll beschäftigt werden, z. B. bei Hausgehilfinnen und Krankenpflegerinnen. Ihnen kann nach Ablauf des fünften Monats der Schwangerschaft gekündigt werden.

Beschäftigungsverbote

Grundsätzlich darf eine werdende Mutter sechs Wochen vor der Entbindung nicht beschäftigt werden. Allerdings kann sie selbst sich zur Arbeitsleistung ausdrücklich bereit erklären und diese Erklärung auch jederzeit widerrufen.

Das Beschäftigungsverbot für die Zeit nach der Entbindung erstreckt sich generell auf acht Wochen, für Mütter nach Früh- oder Mehrlingsgeburten auf zwölf Wochen. Dabei ist es unerheblich, ob die Mutter ihr Kind stillt.

Allgemeine und besondere Maßnahmen zum Schutz der Mutter

Dem Arbeitgeber, der werdende oder stillende Mütter beschäftigt, ist durch Gesetz eine Reihe von Pflichten hinsichtlich der Art und Weise, wie er diese Mütter beschäftigen darf, auferlegt worden. Er muß ganz allgemein bei der Einrichtung und Unterhaltung der Arbeitsplätze Vorkehrungen und Maßnahmen treffen, die dem Schutz der werdenden und stillenden Mutter dienen. So ist z. B. grundsätzlich die Beschäftigung von werdenden Müttern mit Akkordarbeit oder sonstigen Arbeiten verboten, bei denen gesteigertes Arbeitstempo verlangt wird. Verboten ist auch die Beschäftigung mit Arbeiten, bei denen regelmäßig Lasten von mehr als 5 kg Gewicht oder gelegentlich Lasten mit mehr als 10 kg Gewicht ohne mechanische Hilfsmittel von Hand bewegt werden müssen.

Werdende Mütter dürfen nicht über bestimmte, im Gesetz festgelegte Arbeitszeiten hinaus und auch nicht mit solchen Arbeiten beschäftigt werden, bei denen sie gesundheitsschädigendem Lärm ausgesetzt sind. Dies sind nur einige Beispiele aus den sehr umfangreichen Schutzvorschriften, die das Gesetz enthält. Da sie unmöglich sämtlich hier aufgeführt werden können, dürfte in besonderen Fällen eine Beratung notwendig sein. Als Beratungsstellen bieten sich an: die Behörden, die für den Arbeitsschutz zuständig sind, die Innungen, Arbeitgeber, Betriebsräte, Arbeitgeberverbände und Gewerkschaften.

Gewährung von Freizeit

Für die ärztlichen Untersuchungen während der Schwangerschaft, auf die die berufstätige Frau einen Rechtsanspruch hat, muß der Arbeitgeber die notwendige Freizeit gewähren. Ein Entgeltausfall darf dadurch nicht entstehen.
Stillende Mütter haben Anspruch auf eine Stillpause von mindestens einer Stunde oder zweimal 30 Minuten täglich ohne Rücksicht darauf, wie lange sie arbeiten.

Meldung der Schwangerschaft

Natürlich kann der Arbeitgeber die ihm obliegenden vielfältigen Pflichten auf dem Gebiet des Mutterschutzes nur erfüllen, wenn er rechtzeitig Kenntnis von einer bestehenden Schwangerschaft erhält. Als werdende Mutter sollten Sie deshalb Ihrem Arbeitgeber unverzüglich Ihre Schwangerschaft mitteilen, nachdem der Arzt sie festgestellt hat.
Der Arbeitgeber ist seinerseits gesetzlich verpflichtet, der örtlich zuständigen Aufsichtsbehörde Kenntnis von der bestehenden Schwangerschaft und dem voraussichtlichen Tag der Entbindung zu geben. Das ist vorgeschrieben, damit die Aufsichtsbehörde gegebenenfalls nachprüfen kann, ob die erforderlichen Schutzmaßnahmen im Betrieb getroffen worden sind.
Übrigens ist es dem Arbeitgeber gesetzlich untersagt, seine Kenntnis von einer Schwangerschaft unbefugt Dritten gegenüber zu offenbaren.

Vertrauensvolles Zusammenwirken

Alle gesetzlichen Bestimmungen zum Schutz der werdenden und stillenden Mutter, die erwerbstätig ist, können nur sinnvoll angewendet werden, wenn die Beteiligten vertrauensvoll zusammenwirken. Nur auf diese Weise läßt sich das mit den gesetzlichen Vorschriften angestrebte Ziel erreichen: die Erhaltung der Gesundheit der Mutter und ihres Kindes.

Stichwortverzeichnis

Der Verlag dankt den Inserenten, die durch ihre Anzeige den Sonderpreis für dieses
  Buch ermöglicht haben.

Bildimpressum

Fotos: Lennart Nilsson aus: Ein Kind entsteht, Bertelsmann Ratgeberverlag: Fotostudio
  Erbelding, Bavaria, Gruner & Jahr, dpa. Mauritius, Plessl, Römer-Wingart, Prof.
  Hellbrügge, Gabriele Pée-Seidel, Studio Wirtschaftsdienst, Deutsche Verkehrswacht

Grafiken: Reinhard Loschky, Dr. Moll